Manual SOGIMIG de EMERGÊNCIAS OBSTÉTRICAS

Manual SOGIMIG de EMERGÊNCIAS OBSTÉTRICAS

Agnaldo Lopes da Silva Filho
Professor Titular do Departamento de Ginecologia e Obstetrícia da Faculdade de Medicina da Universidade Federal de Minas Gerais – FM-UFMG. Vice-Presidente da Região Sudeste da FEBRASGO. Presidente da Associação de Ginecologistas e Obstetras de Minas Gerais (SOGIMIG 2015/2016)

Cláudia Lourdes Soares Laranjeira
Ginecologista e Obstetra TEGO nº 157/1996. Mestre em Ginecologia e Obstetrícia pela UFMG. Coordenadora do Programa de Residência Médica em Ginecologia e Obstetrícia da Rede Mater Dei de Saúde – Belo Horizonte-MG. Subcoordenadora do Serviço de Ginecologia e Obstetrícia da Rede Mater Dei de Saúde – Belo Horizonte-MG. Diretora Científica da SOGIMIG – biênio 2015/2016.

Carlos Henrique Mascarenhas Silva
Especialista em Ginecologia e Obstetrícia com Áreas de Atuação em Medicina Fetal e Ultrassonografia em Ginecologia e Obstetrícia pela FEBRASGO. Research Fellow do King's College London. Coordenador dos Serviços de Medicina Fetal e de Ginecologia e Obstetrícia do Hospital Mater Dei. Especialista em Ginecologia e Obstetrícia pela FEBRASGO. Subcoordenador da Equipe de Ginecologia e Obstetrícia da Rede Mater Dei de Saúde – Belo Horizonte-MG. Diretor das Delegadas SOGIMIG no interior (2015/2016).

Frederico José Amedee Peret
Coordenador do Serviço de Medicina Materno-Fetal do Hospital Vila da Serra – Nova Lima-MG. Mestre em Obstetrícia pela Faculdade de Medicina da UFMG. Professor do Curso de Pós-Graduação em Terapia Intensiva da Fundação Unimed. Editor Associado da Revista FEMINA – FEBRASGO.

Inessa Beraldo de Andrade Bonomi
Diretora da SOGIMIG, biênio 2015-2016. Mestre em Saúde da Mulher pela UFMG. Professora-Coordenadora do Internato de Saúde da Mulher da Faculdade de Medicina da Unifenas-BH.

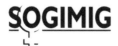
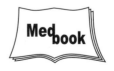

Manual SOGIMIG de EMERGÊNCIAS OBSTÉTRICAS
Direitos exclusivos para a língua portuguesa
Copyright © 2016 by
MEDBOOK – Editora Científica Ltda.

Nota da editora: Os organizadores desta obra verificaram cuidadosamente os nomes genéricos e comerciais dos medicamentos mencionados; também conferiram os dados referentes à posologia, objetivando fornecer informações acuradas e de acordo com os padrões atualmente aceitos. Entretanto, em virtude do dinamismo da área da saúde, os leitores devem prestar atenção às informações fornecidas pelos fabricantes, para que possam se certificar de que as doses preconizadas ou as contraindicações não sofreram modificações, principalmente em relação a substâncias novas ou prescritas com pouca frequência. Os organizadores e a editora não podem ser responsabilizados pelo uso impróprio nem pela aplicação incorreta de produto apresentado nesta obra.

Apesar de terem envidado esforço máximo para localizar os detentores dos direitos autorais de qualquer material utilizado, os organizadores e a editora estão dispostos a acertos posteriores caso, inadvertidamente, a identificação de algum deles tenha sido omitida.

Editoração Eletrônica: REDB STYLE – Produções Gráficas e Editorial Ltda.
Capa: Adielson Anselme

CIP-BRASIL. CATALOGAÇÃO NA PUBLICAÇÃO
SINDICATO NACIONAL DOS EDITORES DE LIVROS, RJ

S578m
    Silva Flho, Agnaldo Lopes da
    Manual SOGIMIG de emergências obstétricas / Agnaldo Lopes da Silva Filho;
organização Cláudia Lourdes Soares Laranjeira; Carlos Henrique Mascarenhas Silva; Frederico José
Amedee Peret; Inessa Beraldo de Andrade Bonomi - 1. ed. - Rio de Janeiro: MedBook, 2016.
    464 p.: il.; 24 cm.

    ISBN 978-85-8369-014-6

    1. Obstetrícia - Manuais, etc.. I. Laranjeira, Cláudia Lourdes Soares. II. Silva, Carlos Henrique Mascarenhas. III. Título.

15-27533   CDD: 618.2
                                   CDU: 618.2

22/10/2015   22/10/2015

Reservados todos os direitos. É proibida a duplicação ou reprodução deste volume, no todo ou em parte, sob quaisquer formas ou por quaisquer meios (eletrônico, mecânico, gravação, fotocópia, distribuição na Web ou outros), sem permissão expressa da Editora.

MEDBOOK – Editora Científica Ltda.
Rua Professora Ester de Melo, 178 – Benfica – Cep 20930-010 – Rio de Janeiro – RJ
Telefones: (21) 2502-4438 e 2569-2524 – **www.medbookeditora.com.br**
contato@medbookeditora.com.br – vendasrj@medbookeditora.com.br

Colaboradores

ACHILLES ROHLFS BARBOSA

Médico, Clinico e Intensivista. Coordenador Médico da UTI da Maternidade Odete Valadares e do Hospital Unimed-BH.

ALBERTO BORGES PEIXOTO

Professor de Ginecologia e Obstetrícia da Universidade de Uberaba-MG. Médico-Assistente da Disciplina de Ginecologia e Obstetrícia da Universidade Federal do Triângulo Mineiro-MG (UFTM). Doutorando em Obstetrícia pela UNIFESP. Mestre em Medicina pela UFTM. Research Fellow em Medicina Fetal – King's College London-UK. Título de Especialista em Ginecologia e Obstetrícia com Área de Atuação em Ultrassonografia em Ginecologia e Obstetrícia – CBR/FEBRASGO/AMB.

ALIM ALVES DEMIAN

Mestre e Doutor em Saúde da Mulher, com ênfase em Perinatologia, pela FAME/UFMG. Professor Titular da FAME/UNIPAC-JF. Especialista em Medicina Fetal e em Ultrassonografia pela FEBRASGO.

ALINE EVANGELISTA SANTIAGO

Residência Médica em Ginecologia e Obstetrícia pelo Hospital Municipal Odilon Behrens – Belo Horizonte-MG. Título de Especialista em Ginecologia e Obstetrícia – TEGO 2014.

ANDREA GIROTTO AMORIM

Residência Médica em Ginecologia e Obstetrícia pelo Hospital das Clínicas da UFMG.

ANELISE IMPELIZIERI NOGUEIRA

Professora do Departamento de Clínica Médica da Faculdade de Medicina da UFMG. Doutorado em Saúde da Mulher pela UFMG. Endocrinologista e Médica do Ambulatório de Endocrinologia e de Gravidez de Alto Risco do Hospital das Clínicas da UFMG.

ARLENE DE OLIVEIRA FERNANDES

Mestre em Ginecologia e Obstetrícia pela FMRP-USP. Professora-Assistente do Departamento de Ginecologia e Obstetrícia do Centro Universitário UNIBH.

BEATRIZ MOISÉS PÚBLIO DE MOURA

Graduação em Medicina pela Universidade de Itaúna. Residente em Ginecologia e Obstetrícia na Maternidade Unimed-BH.

BERNARDO XAVIER LIMA

Urologista pela Fundació Puigvert e Universidad Autónoma de Barcelona. Membro Titular da Sociedade Brasileira de Urologia.

CAMILA ISSA DE AZEVEDO

Cirurgiã-Substituta Oficial do Serviço de Cirurgia Geral e do Trauma do Hospital João XXIII (FHEMIG).

CARLOS HENRIQUE MASCARENHAS SILVA

Especialista em Ginecologia e Obstetrícia com Áreas de Atuação em Medicina Fetal e Ultrassonografia em Ginecologia e Obstetrícia pela FEBRASGO. Research Fellow do King's College London. Coordenador dos Serviços de Medicina Fetal e de Ginecologia e Obstetrícia do Hospital Mater Dei. Especialista em Ginecologia e Obstetrícia pela FEBRASGO. Subcoordenador da Equipe de Ginecologia e Obstetrícia da Rede Mater Dei de Saúde – BH. Diretor das Delegadas SOGIMIG no interior (2015/2016).

CAROLINA TRANCOSO DE ALMEIDA

Mestre em Cirurgia pelo Programa de Pós-Graduação da Faculdade de Medicina da UFMG. Membro-Adjunto do Colégio Brasileiro de Cirurgiões. Instrutora dos Cursos ATLS® e PHTLS® Núcleo de Minas Gerais.

CLÁUDIA LOURDES SOARES LARANJEIRA

Ginecologista e Obstetra TEGO nº 157/1996. Mestre em Ginecologia e Obstetrícia pela UFMG. Coordenadora do Programa de Residência Médica em Ginecologia e Obstetrícia da Rede Mater Dei de Saúde – Belo Horizonte-MG. Subcoordenadora do Serviço de Ginecologia e Obstetrícia da Rede Mater Dei de Saúde – Belo Horizonte-MG. Diretora Científica da SOGIMIG – biênio 2015/2016.

CLÁUDIA MARIA VILLAS FREIRE

Cardiologista e Ecocardiografista pela Sociedade Brasileira de Cardiologia. Coordenadora do Ambulatório de Cardiopatia e Gravidez do Hospital das Clínicas da UFMG. Mestre e Doutora em Ciências Aplicadas à Saúde do Adulto pela UFMG. Ecografista Vascular pelo Colégio Brasileiro de Radiologia.

CLÓVIS ANTÔNIO BACHA

Mestre e Doutor em Obstetrícia pela UFMG. Membro do Conselho Consultivo da SOGIMIG. Diretor do Hospital da Mulher e da Maternidade Santa Fé de Belo Horizonte. Coordenador do Serviço de Gestação de Alto Risco da Unimed-BH.

DANIEL DIAS RIBEIRO

Médico Patologista Clínico e Hematologista. Mestre e Doutor em Saúde do Adulto pela Faculdade de Medicina da UFMG. Doutorando em Epidemiologia Clínica pela Leiden University Medical Center – Holanda. Coordenador do Ambulatório de Hemostasia do Hospital das Clínicas da UFMG.

DANIEL XAVIER LIMA

Mestre e Doutor em Cirurgia pela UFMG. Professor da Faculdade de Medicina da UFMG. Membro Titular da Sociedade Brasileira de Urologia.

DIOGO AYRES-DE-CAMPOS

Doutor em Medicina. Professor do Departamento de Ginecologia e Obstetrícia da Faculdade de Medicina da Universidade do Porto, Portugal. Coordenador do Grupo de Monitorização Fetal do Instituto de Engenharia Biomédica – Porto, Portugal. Membro do "Safe Motherhood and Newborn Health Committee" da Federação Internacional de Ginecologia e Obstetrícia (FIGO).

ELIANE CRISTINA DE SOUZA SOARES

Anestesiologista do Hospital Mater Dei. Professora-Assistente do Departamento de Cirurgia da UFMG. Coordenadora Acadêmica da Clínica de Dor – HC/UFMG. Diretora ACLS/ACLS EP – Sociedade Mineira de Terapia Intensiva.

ERIKA MILHOMEM DA SILVA MOTA

Residência Médica em Ginecologia e Obstetrícia no Hospital Vila da Serra – Nova Lima/MG.

FERNANDA MAGALHÃES MENICUCCI

Especialista em Ginecologia e Obstetrícia pela FEBRASGO. Médica Ginecologista e Obstetra do Hospital Mater Dei. Médica do Serviço de Medicina Fetal do Hospital Mater Dei.

FREDERICO DUARTE GARCIA

Professor do Departamento de Saúde Mental da UFMG. Pesquisador do Centro de Referência em Drogas da UFMG.

FREDERICO JOSÉ AMEDEE PERET

Coordenador do Serviço de Medicina Materno-Fetal do Hospital Vila da Serra – Nova Lima-MG. Mestre em Obstetrícia pela Faculdade de Medicina da UFMG. Professor do Curso de Pós-Graduação em Terapia Intensiva da Fundação Unimed. Editor Associado da Revista FEMINA – FEBRASGO.

GABRIEL COSTA OSANAN

Professor-Adjunto do Departamento de Ginecologia e Obstetrícia da UFMG. Coordenador da Residência de Medicina Fetal do Hospital das Clínicas da UFMG.

GISELLI DE SOUZA PIRES

Médica Hematologista da UFMG. Mestranda em Saúde do Adulto da UFMG. Membro do Ambulatório de Hemostasia do Hospital das Clínicas da UFMG.

GUSTAVO FRANCISCO DA SILVA

Residência Médica em Obstetrícia e Ginecologia do Hospital Vila da Serra – Nova Lima-MG.

HENRIQUE MILHOMEM MARTINS

Neurologista do Hospital Mater Dei. Coordenador da Equipe de Neurologia da Unidade Santo Agostinho.

INESSA BERALDO DE ANDRADE BONOMI

Diretora da SOGIMIG, biênio 2015-2016. Mestre em Saúde da Mulher pela UFMG. Professora-Coordenadora do Internato de Saúde da Mulher da Faculdade de Medicina da Unifenas-BH.

JOÃO ULISSES RIBEIRO

Professor-Adjunto do Departamento Materno-Infantil da Universidade Federal do Triângulo Mineiro-MG.

JOSÉ DOS SANTOS QUINTÃO

Médico Hematologista da Agência Transfusional do Hospital das Clínicas da UFMG, Fundação Hemominas e Clínica Hematológica.

JÚLIA MACHADO KHOURY

Residência Médica em Psiquiatria no Hospital das Clínicas da UFMG.

JULIANA DA SILVA BARRA

Mestre e Doutora em Saúde da Mulher da UFMG. Professora-Adjunta do Departamento de Ginecologia e Obstetrícia da UFMG.

KAMILLA MARIA ARAÚJO BRANDÃO RAJÃO

Médica Especialista em Endocrinologia e Metabologia pelo Hospital das Clínicas da UFMG. Mestrado em Saúde do Adulto pela UFMG. Médica do Ambulatório de Endocrinologia e de Gravidez de Alto Risco do Hospital das Clínicas da UFMG.

LIV BRAGA DE PAULA

Mestre em Saúde da Mulher pela Faculdade de Medicina da UFMG. Professora-Assistente do Departamento de Ginecologia e Obstetrícia do Centro Universitário UNIBH.

LUIZ CLÁUDIO M. FRANÇA

Ortopedista, Traumatologista e Cirurgião de Coluna. Membro Titular da Sociedade Brasileira de Ortopedia e Traumatologia e da Sociedade Brasileira de Coluna. Membro da Sociedade Norte-Americana de Cirurgia da Coluna. Coordenador da Equipe de Ortopedia, Traumatologia e Cirurgia da Coluna do Hospital Mater Dei.

LUIZA LIBOREIRO MOTTA FERRARI

Residência Médica em Ginecologia e Obstetrícia no Hospital Vila da Serra – Nova Lima-MG.

LUÍZA MEELHUYSEN SOUSA AGUIAR

Residência Médica em Obstetrícia e Ginecologia na Rede Mater Dei de Saúde – BH/MG – turma 2014/2016.

MAILA DE CASTRO NEVES

Professora do Departamento de Saúde Mental da UFMG. Pesquisadora do Centro de Referência em Drogas da UFMG.

MARCOS CAMPOS W. REIS

Coordenador da Equipe de Cirurgia do Hospital da Baleia. Coordenador da Equipe de Cirurgia Quiron – Hospital Mater Dei. Professor do Curso de Medicina da FASEH – Vespasiano-MG. Membro Titular do Colégio Brasileiro de Cirurgiões. Membro Titular da Sociedade Brasileira de Videocirurgia. Membro Titular da Sociedade Brasileira de Cirurgia Bariátrica e Metabólica. Instrutor do Curso ATLS®.

MARIA CLARA DE ASSIS BRITO ALVES

Ginecologista e Obstetra do Hospital Mater Dei. Residente em Medicina Fetal no Hospital Mater Dei.

MARINA CARVALHO PASCHOINI

Professora-Adjunta do Departamento Materno-Infantil da Universidade Federal do Triângulo Mineiro-MG.

MARINA PIMENTA CARREIRO

Endocrinologista Titulada pela Sociedade Brasileira de Endocrinologia e Metabologia. Mestrado em Saúde do Adulto pela UFMG.

MÁRIO DIAS CORRÊA JÚNIOR

Mestre e Doutor em Obstetrícia pela UFMG. Professor-Adjunto do Departamento de Ginecologia e Obstetrícia da Faculdade de Medicina da UFMG. Coordenador Clínico da Maternidade do Hospital das Clínicas da UFMG.

MÁRIO SERGIO SILVA GOMES CAETANO

Professor de Ginecologia e Obstetrícia da Universidade de Uberaba-MG. Professor de Tocoginecologia da Universidade de Uberaba-MG. Médico-Assistente da Disciplina de Ginecologia e Obstetrícia da Universidade Federal do Triângulo Mineiro-MG. Mestre em Medicina pela Universidade Federal do Triângulo Mineiro. Título de Especialista em Ginecologia e Obstetrícia pela FEBRASGO/AMB.

MATHEUS VIEIRA DOS SANTOS

Residência Médica em Psiquiatria pelo Hospital do Servidor Estadual IAMSPE e em Psiquiatria da Infância e Adolescência pela UNIFESP.

MICHELLE RALIL DA COSTA

Psicóloga. Mestre em Saúde da Criança e do Adolescente. Pesquisadora do Centro de Referência em Drogas da UFMG.

NÉLI SUELI TEIXEIRA DE SOUZA

Mestre em Ginecologia pela UFMG. Professora-Assistente do Departamento de Ginecologia e Obstetrícia da Faculdade de Ciências Médicas de Minas Gerais.

PATRÍCIA SANTOS RESENDE CARDOSO

Médica Hematologista pela UFMG. Mestre em Saúde da Mulher pela UFMG. Membro do Ambulatório de Hemostasia do Hospital das Clínicas da UFMG.

PHILIPE EDUARDO CARVALHO MAIA

Membro da Equipe de Ortopedia, Traumatologia e Cirurgia de Mão do Hospital Mater Dei. Residência em Cirurgia de Mão e Microcirurgia Reconstrutiva IOT – Passo Fundo-RS.

RACHEL DE ANDRADE IVO

Anestesiologista do Hospital Lifecenter. Coordenadora do Serviço de Anestesia Obstétrica do Hospital Risoleta T. Neves.

RAFAEL GONÇALVES DUARTE

Ortopedista, Traumatologista e Cirurgião de coluna. Membro Titular da Sociedade Brasileira de Ortopedia e Traumatologia e da Sociedade Brasileira de Coluna. Membro da Equipe de Ortopedia, Traumatologia e Cirurgia da Coluna do Hospital Mater Dei.

RAQUEL PINHEIRO TAVARES

Médica Ginecologista e Obstetra. Especialista em Medicina Fetal pela UFMG. Coordenadora da Maternidade do Hospital Julia Kubitschek – BH. Médica do Corpo Clínico do Hospital Mater Dei.

REGINA AMÉLIA LOPES PESSOA AGUIAR

Mestre e Doutora em Obstetrícia. Professora-Associada do Departamento de Ginecologia e Obstetrícia da Faculdade de Medicina da UFMG.

RENATA REGINA ROCHA DE MIRANDA HENRIQUES

Residência Médica em Obstetrícia e Ginecologia no Hospital Vila da Serra – Nova Lima-MG.

RENATO AJEJE

Mestre em Obstetrícia pela UNIFESP – Escola Paulista de Medicina. Professor do Curso de Emergências Obstétricas da SOGIMIG.

RICARDO VILAS FREIRE DE CARVALHO

Médico Hematologista da Fundação Hemominas e da Clínica Hematológica. Especialista em Vigilância em Hemoterapia pela ESP-MG.

RÍVIA MARA LAMAITA

Ginecologista e Obstetra, Coordenadora do Programa de Residência Médica em Ginecologia e Obstetrícia da Rede Mater Dei de Saúde – Belo Horizonte-MG – e do Centro de Reprodução Humana da Rede Mater Dei de Saúde – Belo Horizonte-MG. Professora-Adjunta do Departamento de Ginecologia e Obstetrícia da Faculdade de Medicina da UFMG.

RODRIGO DIAS CAMBRAIA

Médico do Hospital das Clínicas da UFMG, Instituto Alfa de Gastroenterologia – Belo Horizonte-MG.

SABRINA DE SOUZA ALVES

Residência Médica em Ginecologia e Obstetrícia no Hospital das Clínicas da UFMG.

SANDRO RODRIGUES CHAVES

Especialista em Cirurgia Geral pelo Hospital das Clínicas da UFMG. Diretor Técnico da Rede Mater Dei de Saúde – Belo Horizonte.

SIZENANDO VIEIRA STARLING

Cirurgião Titular do Serviço de Cirurgia Geral e do Trauma do Hospital João XXIII (FHEMIG). Cirurgião Geral e do Trauma do Hospital Lifecenter – Belo Horizonte-MG. Professor Convidado do Departamento de Cirurgia da Faculdade de Medicina da UFMG. Instrutor do ATLS® Núcleo de Minas Gerais.

SUZANA MARIA PIRES DO RIO

Doutora em Medicina pela UFMG. Professora de Obstetrícia na Faculdade de Medicina de Barbacena. Preceptora do Serviço de Gravidez de Alto Risco da Maternidade Odete Valadares (FHEMIG). Tutora dos Cursos de Emergências Obstétricas e Gravidez de Alto Risco da SOGIMIG.

TATIANA TEIXEIRA DE SOUZA COUTO

Especialista em Ginecologia e Obstetrícia pela FEBRASGO. Especialista em Ultrassonografia em Ginecologia e Obstetrícia pelo Colégio Brasileiro de Radiologia.

THAÍS DO CARMO OLIVEIRA

Especialista em Psiquiatria pelo Centro de Ensino Superior de Valença-RJ.

VANESSA FENELON

Mestre em Saúde da Mulher pela UFMG. Médica do Hospital Odilon Behrens e Professora da Unifenas-BH.

WILLIAM SCHNEIDER KRETTLI

Doutor em Obstetrícia pela UFMG. Médico Obstetra do Hospital das Clínicas da UFMG. Médico do Serviço de Alto Risco do Hospital Vila da Serra – Nova Lima-MG. Professor da Universidade José do Rosário Vellano – UNIFENAS-BH.

ZILMA SILVEIRA NOGUEIRA REIS

Doutora em Medicina. Professora do Departamento de Ginecologia e Obstetrícia da Faculdade de Medicina da UFMG. Diretora de Educação da Sociedade Brasileira de Informática em Saúde (SBIS).

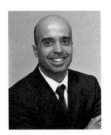

Apresentação

O Brasil é o quarto país mais lento em redução da mortalidade materna e, por isso, não conseguirá cumprir a meta estabelecida pela Organização das Nações Unidas (ONU) para redução dessas ocorrências até o fim de 2015. A morte de uma mulher em decorrência de gravidez, aborto ou parto foi, durante muito tempo, considerada uma fatalidade. No entanto, essa ocorrência deve ser vista como o resultado de uma assistência obstétrica desarticulada, desorganizada e de qualidade inadequada. Grande parte das mortes maternas poderia ser evitada pelo acesso em tempo oportuno a serviços qualificados de saúde. Quanto às causas de morte materna no Brasil, predominam as obstétricas diretas, destacando-se as doenças hipertensivas e as síndromes hemorrágicas, que se mantêm, há décadas, como as duas principais causas.

A Associação de Ginecologistas e Obstetras de Minas Gerais (SOGIMIG) tem como uma de suas metas principais a adoção de "Boas Práticas Obstétricas e o Parto Seguro", e um de seus pilares de atuação é a educação médica continuada. O atendimento de urgência e emergência é essencial para manutenção da vida e diminuição da morbidade materno-fetal. Desse modo, são fundamentais a capacitação e a educação continuadas dos profissionais que prestam atendimento às gestantes.

Nesse contexto, a SOGIMIG lança o **Manual SOGIMIG de EMERGÊNCIAS OBSTÉTRICAS**, que visa auxiliar os profissionais da especialidade na tomada de decisões, por meio de informações científicas de alta qualidade, uniformização de condutas e estímulo à adoção de estratégias de prevenção. Os principais objetivos são a prevenção de complicações no parto e a redução da morbimortalidade materna. Esta obra cumprirá, com certeza, os objetivos da SOGIMIG, preenchendo uma lacuna na literatura médica, e certamente terá importante papel na melhoria da assistência obstétrica às nossas pacientes. Acreditamos que este manual será muito bem avaliado pelos leitores e se tornará uma referência na obstetrícia brasileira.

Professor Agnaldo Lopes da Silva Filho
Presidente da Associação de
Ginecologistas e Obstetras de Minas Gerais

Prefácio

Estimados obstetras, ginecologistas, especialistas, residentes e acadêmicos de medicina, esta é uma obra construída por muitas mãos. Conta com a experiência e a reflexão de grandes profissionais voltados para a atenção à assistência, em urgências e emergências, às mães e a seus conceptos.

Desde meados dos anos 1990, o mundo tem visto uma substancial redução nas taxas de mortalidade materna. Considerando que os determinantes sociais e os arranjos do sistema de saúde interferem de maneira relevante nesse resultado, e não subestimando o número de vidas que de fato foram poupadas, sempre podemos mais.

A despeito de a mortalidade materna continuar a ser uma tragédia global, o progresso observado inspira a comunidade internacional a lutar pela erradicação das mortes maternas evitáveis nos próximos anos. Este é um dos objetivos do milênio, segundo a Organização Mundial da Saúde (OMS).

É tão importante indicar os progressos significativos alcançados em nível mundial (no sentido de desenvolvimento tecnológico, humano, social, político) quanto questionar a influência crucial de cada um desses fatores em sua realidade prática profissional.

Aqui, o progresso ainda é insuficiente, desigual e lento. Em 2011, em países como o Brasil, a taxa de mortalidade materna permanecia entre 40 e 60 mortes/100 mil nascidos vivos, enquanto países desenvolvidos (como a Suécia) já apontavam índices de 4 mortes/100 mil nascidos vivos. No Brasil, o excesso de intervenções na assistência ao parto e a elevada taxa de cesarianas nos colocam "na mira" de entidades governamentais, ONG (a favor da desinstrumentalização da assistência obstétrica) e, até mesmo, de respeitadas entidades mundiais que buscam melhorias na área da saúde.

A faceta mais marcante do uso indevido de tecnologias em obstetrícia é que, a despeito dos recursos investidos nessa área, a mortalidade materna permanece alta no Brasil, e as taxas de prematuridade têm se elevado nos últimos anos. Sentimos que o obstetra presente nas unidades de Pronto Atendimento enfrenta dificuldades para o exercício da profissão. Dentre estas, podemos citar: déficits de logística e infraestrutura, dúvidas clínico-assistenciais e, por que não dizer, "solidão", por ser ele o único médico no setor.

Nos últimos anos, a Associação de Ginecologistas e Obstetras de Minas Gerais, representada por sua diretoria, tem observado a necessidade de abordar as EMERGÊNCIAS OBSTÉTRICAS em uma obra como esta. Observa-se essa "lacuna" na assistência a partir dos depoimentos dos associados e dos relatos dos gestores, em reuniões realizadas tanto com órgãos governamentais como privados. Como se não bastasse, queixas referentes às condições de trabalho nas unidades de Pronto Atendimento Obstétrico estão sempre presentes em discussões realizadas na Câmara Técnica do Conselho Regional de Medicina.

Há aproximadamente 8 anos, a SOGIMIG iniciou uma parceria com o Conselho Regional de Medicina e executou um projeto de atualização e capacitação, do qual constavam cursos teóricos e práticos em emergências obstétricas. Percorrendo o estado e ministrando mais de 50 cursos, percebemos a necessidade de projetos verdadeiramente ousados.

Nesta gestão, continuamos a amadurecer e, de modo coerente com a proposta, finalmente conseguimos executar a edição deste livro. Destinado ao atendimento de emergências em obstetrícia e com intuito de melhor atender e acolher a gestante e seu concepto, este representa muito da força e da experiência do ginecologista-obstetra mineiro.

Cláudia L. Soares Laranjeira
Diretora Científica da Associação de
Ginecologistas e Obstetras de Minas Gerais
Biênio 2015-2016

Sumário

SEÇÃO I • ASPECTOS GERAIS DO ATENDIMENTO DE EMERGÊNCIA À GESTANTE, 1

1 Fisiologia materna, 3
Alim Alves Demian • Frederico José Amedee Peret

2 Aspectos éticos na urgência e emergência, 11
Frederico José Amedee Peret

3 Acolhimento obstétrico, 15
Raquel Pinheiro Tavares

4 Avaliação da vitalidade e monitoração fetal intraparto, 33
Zilma Silveira Nogueira Reis • Diogo Ayres-de-Campos

5 Fármacos usados em emergências na gestação, 43
Rívia Mara Lamaita • Cláudia Lourdes Soares Laranjeira • Luíza Meelhuysen Sousa Aguiar

6 Princípios de hemoterapia, 69
Ricardo Vilas Freire de Carvalho • José dos Santos Quintão

7 Princípios da anestesia na gestante, 73
Eliane Cristina de Souza Soares • Rachel de Andrade Ivo

8 Cuidados intensivos na gestação, 85
Frederico José Amedee Peret • Erika Milhomem da Silva Mota • Luiza Liboreiro Motta Ferrai

SEÇÃO II • EMERGÊNCIAS CLÍNICO-CIRÚRGICAS NA GESTAÇÃO, 91

9 Dor torácica na gestação, 93
Cláudia Maria Villas Freire

10 Tromboembolismo venoso, 111
Daniel Dias Ribeiro • Patrícia Santos Resende Cardoso • Giselli de Souza Pires

11 Insuficiência respiratória e crise asmática, 125
Clóvis Antônio Bacha • Beatriz Moisés Públio de Moura

12 Complicações neurológicas na gravidez, 135
Henrique Milhomem Martins • Maria Clara de Assis Brito Alves • Carlos Henrique Mascarenhas Silva

13 Urgências endocrinológicas: citoacidose diabética e crise tireotóxica na gestação, 157
Anelise Impelizieri Nogueira • Marina Pimenta Carreiro • Kamilla Maria Araújo Brandão Rajão

14 Urgências urológicas, 177
Daniel Xavier Lima • Bernardo Xavier Lima

15 Emergências na gestante com doença falciforme, 189
Regina Amélia Lopes Pessoa Aguiar • Vanessa Fenelon

16 Urgências ortopédicas na gestação, 199
Luiz Cláudio M. França • Rafael Gonçalves Duarte • Philipe Eduardo Carvalho Maia

17 Hepatopatias agudas, 213
Rodrigo Dias Cambraia

18 Distúrbios psiquiátricos, 223
Aline Evangelista Santiago • Matheus Vieira dos Santos • Thaís do Carmo Oliveira

19 Abdome agudo não obstétrico na gravidez, 241
Carolina Trancoso de Almeida • Marcos Campos W. Reis

20 Traumatismo na gestante, 251
Sizenando Vieira Starling • Carolina Trancoso de Almeida • Camila Issa de Azevedo

21 Intoxicações exógenas na gestante, 265
Júlia Machado Khoury • Michelle Ralil da Costa • Maila de Castro Neves • Frederico Duarte Garcia

22 Sepse e choque séptico, 281
Achilles Rohlfs Barbosa

SEÇÃO III • EMERGÊNCIAS OBSTÉTRICAS ANTENATAIS, 287

23 Incompetência istmocervical, 289
Carlos Henrique Mascarenhas Silva • Fernanda Magalhães Menicucci

24 Emergência hipertensiva, 295
Mário Dias Corrêa Júnior • Andrea Girotto Amorim • Sabrina de Souza Alves

Sumário   **xix**

25   Síndrome HELLP, 301

William Schneider Krettli • Gustavo Francisco da Silva • Renata Regina Rocha de Miranda Henriques

26   Hemorragias na primeira metade da gravidez, 307

Néli Sueli Teixeira de Souza • Tatiana Teixeira de Souza Couto

27   Descolamento prematuro da placenta, 327

Renato Ajeje

28   Abordagem ao trabalho de parto prematuro, 335

Suzana Maria Pires do Rio

29   Rotura prematura de membranas, 351

Inessa Beraldo de Andrade Bonomi

SEÇÃO IV • EMERGÊNCIAS INTRAPARTO E PÓS-PARTO, 359

30   Emergências fetais e ressuscitação intrauterina, 361

Juliana da Silva Barra

31   Intervenções imediatas em caso de parto prematuro iminente, 367

Gabriel Costa Osaman

32   Parto de emergência em apresentações anômalas, 377

Alberto Borges Peixoto • Mário Sérgio Silva Gomes Caetano

33   Extração fetal dificultosa e distocia de ombros, 389

Marina Carvalho Paschoini • João Ulisses Ribeiro • Mário Sérgio Silva Gomes Caetano

34   Hemorragia pós-parto, 401

Liv Braga de Paula • Arlene de Oliveira Fernandes • Érika Milhomem da Silva Mota

SEÇÃO V • APÊNDICES, 411

A – Termos de consentimento livre e esclarecido, 413

B – Partograma SOGIMIG, 429

ÍNDICE REMISSIVO, 433

Seção I

ASPECTOS GERAIS DO ATENDIMENTO DE EMERGÊNCIA À GESTANTE

1

Fisiologia Materna

Alim Alves Demian
Frederico José Amedee Peret

■ INTRODUÇÃO

O conhecimento e a compreensão das alterações que ocorrem no organismo feminino após a concepção são fundamentais para o sucesso ou não da gestação. Essas alterações – anatômicas, bioquímicas e funcionais – se iniciam logo após a fecundação e seguem por todo o período gestacional. Os sistemas orgânicos, ao sofrerem esses processos de adaptação por ação hormonal, podem potencializar pequenas alterações já preexistentes. Apesar de acontecerem concomitantemente, ou quase, para efeitos didáticos separaremos esses processos em dois grupos: sistêmicos e dos órgãos genitais.

■ ALTERAÇÕES FISIOLÓGICAS DOS ÓRGÃOS GENITAIS DURANTE A GESTAÇÃO
Útero

O útero é o órgão da gestação por excelência, onde se dá o crescimento do feto. Nele ocorrem a proteção, a nutrição e, depois de determinado tempo, a expulsão do feto e seus anexos. Durante as primeiras 8 a 10 semanas de gestação ainda é órgão pélvico, mas com o desenvolvimento da gestação invade a cavidade abdominal, chegando próximo ao apêndice xifoide em torno da 38ª semana. Esse aumento volumétrico exerce influência sobre a anatomia dos órgãos abdominais e promove redução da reserva respiratória da gestante no terceiro trimestre.

Peso, volume e perfusão sanguínea

O peso inicial do útero é de 30 a 100g (variando de acordo com a paridade da paciente), chegando ao termo com até 1.200g; esse crescimento se dá por conta da hipertrofia (de 50 a 600μ), hiperplasia e metaplasia celular de elementos indiferenciados, e também pelo aumento de outras células conjuntivas, tecido fibroso e líquido extracelular. O volume uterino também aumenta de 10 a 50mL até 5.000mL, além de ocorrer aumento da perfusão sanguínea, inicialmente de 50mL/min para até 650mL/min durante o trabalho de parto, correspondendo a 25% do débito cardíaco (DC) materno. Portanto, a ocorrência de hemorragias graves, como descolamento de placenta e/ou hemorragia pós-parto não controlada, pode resultar rapidamente em choque hipovolêmico, por tratar-se de um órgão de alta perfusão. Mediado por estrogênio, progesterona e óxido nítrico e pela maior refratariedade às catecolaminas, o aumento do fluxo sanguíneo apresenta-se diminuído durante as contrações uterinas, processos obstrutivos vasculares e em caso de perda volêmica materna > 20%.

■ MODIFICAÇÕES SISTÊMICAS

Metabolismo materno

Durante a gravidez ocorrem alterações necessárias para suprir o concepto e a placenta, além da nutrição materna e do preparo energético para amamentação.

Ganho de peso

No século XX estimou-se que o ganho de peso ideal, ao final da gestação, seria de 12 a 13kg, assim distribuídos: feto: 3,2kg; placenta: 650g; líquido amniótico: cerca de 800g; útero: 1.000g; volume sanguíneo: 1.400g; mamas: 400g, enquanto o restante ocorreria em razão de diversas adaptações metabólicas. Atualmente, com o desenvolvimento da avaliação do metabolismo, a rigidez quanto à estimativa do ganho de peso vem se adaptando em relação ao corpo materno prévio à gestação (Quadro 1.1).

Quadro 1.1 Avaliação do índice de massa corporal

Baixo	até 18kg
Normal	até 14kg
Alto	até 12kg
Obesidade	até 10kg

Metabolismo glicídico

O feto é um consumidor de glicose e aminoácidos, e a mãe se torna a única fonte desses elementos para o crescimento fetal adequado. Assim, ela rearranja seu metabolismo para ofertar esses elementos ao concepto.

Capítulo 1   Fisiologia Materna

A oferta de glicose ao feto aumenta durante a gestação. Na metade inicial, por ação de hormônios contrainsulinares (estrogênio, progesterona, cortisol e hormônio lactogênio placentário [hPL]), ocorre um aumento gradativo na captação periférica de glicose, com armazenamento de glicogênio e redução de glicogenólise e da glicemia de jejum (após uma noite de jejum, os níveis séricos maternos podem ser até 20mg/dL menores do que em uma paciente não grávida). Na segunda metade da gestação, a resistência insulínica aumenta até 50%. O hPL faz com que estoques de gorduras sejam mobilizados, e a mãe passa a extrair sua energia de ácidos graxos livres, mantendo a oferta de glicose para o feto.

Por difusão facilitada, a glicose atravessa a placenta e chega a seu destino. A glicemia fetal é em torno de 20mg/dL menor do que a materna, e como a insulina materna não alcança níveis importantes na circulação fetal, é a própria insulina do feto que age em seu metabolismo.

Metabolismo lipídico

Fonte de energia materna, os lipídios não atravessam a placenta, à exceção dos ácidos graxos livres. A modificação materna para sua utilização como fonte de energia é decorrente da ação dos hormônios supracitados, o que desencadeia duas respostas: deposição de gordura nos tecidos maternos e hiperlipidemia gestacional.

O aumento da lipose materna eleva a quantidade de ácidos graxos livres e glicerol que, ao chegarem ao fígado, são então convertidos em suas formas ativas de utilização (acetil-CoA e glicerol-3-fosfato), formando triglicerídeos e glicose.

Metabolismo proteico

A gestante apresenta valores proteicos (albumina e globulinas) aumentados; entretanto, devido à hemodiluição, a concentração dessas proteínas está diminuída. Cerca de 1.000g de proteínas são gastos nesse período: 500g na placenta e no concepto e os outros 500g por aumento das proteínas contráteis do útero, tecido glandular mamário e no sangue materno (globulinas, hemoglobinas). Embora as necessidades diárias sejam evidentemente aumentadas, esse tema ainda é mal estudado (Quadro 1.2).

■ ADAPTAÇÃO DO SISTEMA CARDIOVASCULAR

Logo após a concepção são observadas alterações no aparelho cardiovascular por ação hormonal, como na resistência vascular periférica geral, na pressão arterial (PA)

Quadro 1.2 Valores aceitos como normais para a gestação

Colesterol total	245mg/dL
HDL	57mg/dL
LDL	148mg/dL

e na resistência vascular pulmonar, que apresentam valores diminuídos, e no volume sanguíneo, no DC, na frequência cardíaca (FC) e no volume-minuto, que estão aumentados.

Coração

Durante a gravidez o coração sofre modificações em sua posição e tamanho; seu ápice encontra-se desviado em até 2cm para a esquerda e seu peso apresenta aumento de até 10%. A FC varia conforme a evolução da gestação, podendo estar, ao termo, de 10 a 15 batimentos acima dos valores basais encontrados em não grávidas (4bpm entre 20 e 24; 12bpm entre 28 e 32 semanas e até 14bpm ao termo).

- **Eletrocardiograma:** desvio do eixo cardíaco para a esquerda com inversão da onda T em D3.
- **Ecocardiograma:** aumento da fração de ejeção, dilatação fisiológica de anéis valvares com discreta insuficiência funcional mitral e tricúspide.

Ocorre acréscimo importante, de até 50%, no rendimento cardíaco (passa de 4,5L/m para 7L/m), sendo mais pronunciado até 32 semanas de gestação. Com o crescimento do útero e sua compressão sobre a veia cava inferior, esse aumento é mais modesto. Durante o trabalho de parto, a cada contração, cerca de 500mL de sangue são empurrados de volta à circulação materna, ocasionando aumento da ordem de 30% durante as contrações, metade durante os intervalos. Com cerca de 8 semanas de puerpério, o DC volta ao estado pré-gestacional.

Em gestações múltiplas, todos os parâmetros hemodinâmicos maternos fisiológicos são acrescidos de mais 30% de modificações fisiológicas (Quadro 1.3).

Pressão arterial

Por ação vasodilatadora (diminuição da resistência vascular periférica), ocorre queda na PA nos 2 primeiros trimestres da gestação, e no terceiro trimestre a PA situa-se no limite dos valores prévios à gravidez. A queda da PA diastólica é de cerca de 15mmHg e a da sistólica, em torno de 10mmHg. Esses valores podem ser influenciados pela hora, pelo estresse materno ou por esforço físico. Idealmente, a avaliação da PA deveria ser aferida após pequeno intervalo em repouso.

■ SISTEMA SANGUÍNEO

O aumento do volume plasmático, apesar do aumento importante dos elementos do sangue, leva à *anemia fisiológica da gravidez*. Esse aumento visa atender as demandas do organismo materno durante a gestação e também serve como reserva para a perda sanguínea que ocorre após o parto e no período de amamentação.

Capítulo 1 Fisiologia Materna

Quadro 1.3 Fluxos regionais durante a gestação

Placenta	
10 semanas	50mL
28 semanas	185mL
Termo	500mL
Renal	
Início	50% (25% DC)
Pele	
Vasodilatação	500mL

As reservas de ferro iônico nas mulheres variam de 2 a 3g. Em razão dos ciclos menstruais, essa reserva é baixa (uma mulher perde de 30 a 80mL de sangue durante o período menstrual; em 1 ano, as perdas podem chegar a quase um litro), sendo necessário cerca de 1g de ferro iônico para suprir as demandas do período gestacional. A distribuição é assim estimada: 300mg – feto e placenta; 200mg – perdidos (trato gastrointestinal); 500mg – aumento do volume de hemácias. Para isso, o organismo materno dobra seu potencial de absorção, passando de 10% para 20% do ferro ingerido. As necessidades de ácido fólico também aumentam (de 50 para 400mg/dia).

Hemácias

A produção diária e a meia-vida das hemácias estão aumentadas em cerca de 30% (valores de até 450mL), em virtude da ação de estrogênio, progesterona, eritropoetina e somatostatina placentária.

Leucócitos

Aumento dos valores absolutos é encontrado, chegando a 12.000 leucócitos/mL, basicamente por conta dos neutrófilos polimorfonucleares. Após o parto, são encontrados valores de 34.000/mL (sem desvio à esquerda), em razão do estresse materno, mas os valores normais retornam em 6 dias.

Plaquetas

Os valores plaquetários variam conforme a idade gestacional (de 150.000 a 450.000/mL), ocorrendo decréscimo de 80.000 a 150.000/mL ao termo (plaquetopenia gestacional).

Fatores de coagulação

A gestação é um estado de hipercoagulabilidade marcado pelo aumento dos fatores de coagulação e a diminuição da fibrinólise. Todos os fatores, excetuando-se o XI e o

XII, apresentam valores normais ou aumentados. O fibrinogênio tem valores aumentados em até 50%. Essa resposta visa minimizar as perdas no sítio placentário após o parto. A ativação fisiológica do sistema fibrinolítico no final da gestação, no parto e no puerpério pode levar a aumento da concentração de produtos de degradação (dímeros D).

SISTEMA DIGESTIVO

Náuseas e vômitos são eventos marcantes no primeiro trimestre de gravidez em decorrência das alterações hormonais (em virtude dos níveis elevados de hCG e estrogênio). Com a evolução da gravidez, esses sintomas diminuem.

Boca

Sialorreia ocorre em razão do edema das tonsilas e da dificuldade de deglutição. As gengivas estão edemaciadas e sangram com facilidade, devido à diminuição da resistência capilar e ao maior fluxo sanguíneo. A alteração do pH bucal aumenta o risco de cáries.

Tubo digestivo

As mudanças hormonais que ocorrem durante a gestação promovem relaxamento do tubo digestivo. Pirose ocorre por relaxamento da cárdia em virtude do aumento do útero no final da gestação. O trânsito intestinal lento faz aumentar a absorção de nutrientes e água (melhorando a absorção dos primeiros e promovendo constipação intestinal em virtude da segunda).

Fígado e vesícula biliar

Ocorre lentidão no esvaziamento biliar, propiciando o aparecimento de cálculos e dificultando a digestão. O fígado pode aumentar ligeiramente de volume, desviando-se para cima. As transaminases não sofrem alterações, mas os valores de bilirrubinas, globulinas e gamaglutamil transferase podem aumentar levemente.

SISTEMA URINÁRIO E EQUILÍBRIO HIDROELETROLÍTICO

Rins e ureteres

Ocorre aumento do tamanho e do peso dos rins. Os rins podem aumentar de 1 a 1,5cm em virtude do aumento do volume sanguíneo filtrado (aumento de 25% no ritmo de filtração), mas também do aumento do volume intersticial, principalmente à direita (dextrorrotação uterina). O sistema coletor também sofre aumento de até 80%, em razão ação da progesterona, do óxido nítrico e das relaxinas.

Em consequência da dilatação, ocorrem hidronefrose, dilatação ureteral e aumento do resíduo vesical.

Durante a gestação ocorre aumento de 60% a 80% do fluxo sanguíneo renal (no segundo trimestre), levando ao aumento de 50% da taxa de filtração glomerular. Com isso, os valores da excreta renal estão aumentados e consequentemente diminuídos no sangue, sendo fator de confusão e tornando necessária investigação clínica importante. O *clearance* de creatinina aumenta (de 110 para 150mL/m) e, no sangue, os valores da creatinina decrescem para 0,7 no primeiro trimestre, 0,6 no segundo e 0,5 no terceiro, e os valores de ureia passam para 20mg.

Bexiga

O aumento da pressão vesical ocasionado pelo útero gravídico promove refluxo vesicoureteral. Por conta do relaxamento muscular, a diminuição do tônus aumenta os resíduos urinários em 60mL, predispondo a infecções. O tônus esfincteriano aumenta, assim como seu comprimento; entretanto, até 25% das pacientes relatam incontinência urinária no primeiro trimestre, o que pode chegar até 40% ao termo.

Íons

Sódio

Para contrabalançar o volume hídrico aumentado é necessária maior reabsorção de sódio (até 30.000mEq/dia) e, ao final da gestação, cerca de 25g de sódio são retidos no organismo materno. Os fatores que promovem essa absorção são: maior taxa de filtração glomerular, aldosterona, vasopressina e fator peptídeo natriurético; em contrapartida, outros fatores, como progesterona, mudança postural, hPL, estrogênio e corticoides, promovem maior perda de sódio.

Potássio

Durante a gravidez ocorre retenção de potássio por diminuição de sua absorção no túbulo de Henle e no túbulo distal e em razão de sua maior absorção no túbulo proximal, com elevação de 350mEq/dia nos valores de potássio.

Cálcio

Ocorre aumento da excreção renal com maior absorção intestinal, sob a influência do paratormônio.

Balanço hídrico

A retenção de água pelo organismo materno é fundamental para o bom desenvolvimento da gestação. Cerca de 8 a 10 litros são retidos em todo o período gestacional, sendo o sódio fundamental para o equilíbrio osmótico desse volume de líquido.

SISTEMA RESPIRATÓRIO

Nariz

Com a vasodilatação e o aumento do volume plasmático, são esperados sangramento nasais, assim como congestão e alteração no olfato.

Pulmões

O gasto de oxigênio é 20% maior no binômio materno-fetal do que em não grávidas. Para suprir esses valores, são necessárias modificações importantes na anatomia materna e adequações fisiológicas.

A caixa torácica se altera, fazendo com que em cada incursão respiratória o volume corrente aumente de 450 para 600mL (30% a 40%), sem alteração na frequência respiratória. O diafragma se eleva em quase 4cm, associado a aumento de cerca de 6cm da caixa torácica. Caem o volume expiratório de reserva e a capacidade residual funcional. O produto final dessa equação é uma maior capacidade respiratória.

A ação da progesterona no centro respiratório ocasiona aumento da sensibilidade ao CO_2, melhorando a respiração, em razão do aumento crescente da necessidade do feto e da própria mãe de teores de oxigênio cada vez maiores. A PO_2 está aumentada tanto no ar alveolar como no sangue materno. A PCO_2 está diminuída devido a esses fatores, mas o pH materno não se altera em virtude da maior excreção de bicarbonato por via urinária (alcalose respiratória compensada). Os valores normais de PCO_2 no terceiro trimestre são em torno de 26 a 32mmHg, bem abaixo dos limites fisiológicos em não grávidas (até 45mmHg). A saturação arterial (até 95%) e venosa (até 70%) de oxigênio não sofre modificações durante a gestação.

APARELHO LOCOMOTOR

A postura se altera mesmo antes do aumento do peso materno, do volume uterino e do peso das mamas. Quando esses fatores se associam, o centro de gravidade da paciente se modifica e, para mantê-la equilibrada, ocorre aumento em sua base de sustentação. Todo esse peso provoca lordose importante e grupamentos musculares paravertebrais passam a atuar, levando a sensibilidade aumentada e dor (lombalgia e dores cervicais).

As alterações posturais na gravidez se refletem na marcha típica da grávida (como ao carregar um objeto pesado à frente do corpo – *marcha anserina*).

As articulações pélvicas sofrem tração, e são comuns as pubalgias (por vezes incapacitantes), em virtude da liberação das relaxinas placentárias.

Leitura sugerida

Shangavi M, Rutheford JD. Cardiovascular physiology of pregnancy. Circulation 2014 Sep 16; 130(12):1003-8.

Tan EK, Tan El. Alterations in physiology and anatomy during pregnancy. Best Pract Res Clin Obstet Gynae-

2

Aspectos Éticos na Urgência e Emergência

Frederico José Amedee Peret

■ INTRODUÇÃO

A estrutura e a funcionalidade da emergência visam a um atendimento rápido e eficaz, sendo um verdadeiro desafio para o emergencista e a equipe equilibrar a velocidade de resposta clínica e a competência com questões éticas e legais que permeiam a relação médico-paciente. Essa relação assume características peculiares nessa situação, uma vez que não há vínculo prévio, os antecedentes clínicos são desconhecidos, as condutas estão protocoladas e, habitualmente, não há tempo para um consenso quanto às decisões. Então, fica implícita uma relação de confiança estabelecida pelas necessidades desse momento.

Portanto, o comportamento da equipe deve ser fundamentado em diretrizes, resoluções e no código de ética médica, os quais se revestem de uma importância substancial diante dos dilemas que surgem na emergência, notadamente eventuais conflitos e/ou mudanças de conduta no processo assistencial.

■ CLASSIFICAÇÃO DE RISCO

O Conselho Federal de Medicina (CFM), na Resolução 2.077/2014, determina ser obrigatória a adoção do acolhimento com classificação de risco, o que deve ser realizado de imediato à chegada do paciente à unidade, sendo imprescindível o atendimento por um médico durante o processo. Nenhum paciente deve ser dispensado, internado ou encaminhado sem avaliação médica.

CONSENTIMENTO INFORMADO

Nas urgências e emergências não é frequente, pela própria situação em si, a obtenção de documento de consentimento informado. A obtenção do consentimento do paciente é um dever do médico expresso no artigo 46 do Código de Ética Médica (CEM), que determina ser vedado ao médico efetuar qualquer procedimento sem o esclarecimento e o consentimento prévios do paciente ou de seu responsável legal, salvo em caso de iminente perigo de morte.

Recomenda-se que o consentimento seja aplicado em situações como cirurgias de alto risco (laparotomias, risco de histerectomia) e em caso de necessidade de resolução imediata da gravidez.

PRONTUÁRIO MÉDICO

Conforme a Resolução do CFM 1.638/2002, artigo primeiro, o prontuário médico consiste em um documento único, constituído de um conjunto de informações, sinais e imagens registradas e geradas a partir de fatos e acontecimentos relativos à saúde do paciente e à assistência a ele prestada. O prontuário tem caráter legal e sigiloso e possibilita a comunicação entre membros da equipe multidisciplinar e a continuidade da assistência prestada, podendo servir de instrumento científico com o devido consentimento ético.

Todo ato médico deve estar registrado no prontuário. Caso o registro não tenha sido realizado no horário exato do atendimento, deve ser justificado (atenção especial aos prontuários eletrônicos, em virtude do registro da hora no servidor do sistema).

Os documentos produzidos no pronto-socorro deverão ser arquivados com o prontuário, em caso de internação hospitalar.

Não se justifica registrar e arquivar separadamente os documentos produzidos no pronto-socorro, uma vez que os atendimentos feitos nesse setor devem ser registrados com anamnese, diagnóstico e resultados de exames laboratoriais, se porventura efetuados, terapêutica prescrita e executada, bem como a evolução e a alta.

PLANTÃO MÉDICO

O atendimento de urgência/emergência nas áreas de ginecologia e obstetrícia, especialmente nesta última, exige a presença diuturna dos médicos especialistas nos locais sob sua responsabilidade.

Assim, cumpre ao diretor clínico das instituições hospitalares, juntamente com o corpo clínico, coordenar a confecção das escalas de plantão desses profissionais, bem como zelar para que sejam cumpridas exemplarmente.

As diretorias clínica e técnica, bem como a direção administrativa do hospital, devem garantir qualidade e segurança assistencial ao paciente e ao médico no serviço hospitalar de urgência e emergência (Resolução CFM 2.077/2014).

Capítulo 2   Aspectos Éticos na Urgência e Emergência

O médico plantonista na urgência e emergência deverá acionar imediatamente o coordenador de fluxo ou, em caso de inexistência desse profissional, o diretor técnico do hospital, quando: (a) forem detectadas condições inadequadas de atendimento ou constatada a inexistência de leitos vagos para a internação de pacientes, com superlotação do serviço hospitalar de urgência e emergência; (b) houver pacientes que necessitem de unidade de terapia intensiva e não existir leito disponível; (c) quando o serviço hospitalar de urgência e emergência receber pacientes encaminhados na condição de "vaga zero".

A inexistência de condições mínimas para a prática médica em um serviço que atende casos de urgência/emergência não justifica que o profissional médico se ausente do plantão. Nesses casos, ele deverá manter o atendimento da melhor maneira possível e, em respeito aos artigos 22 e 24 do Código de Ética Médica, informar os órgãos competentes (Comissão de Ética Médica ou Conselho Regional de Medicina) sobre as condições de trabalho na instituição.

Ainda de acordo com essa resolução, é obrigatória a passagem de plantão, médico a médico, na qual o profissional que está assumindo o plantão deve tomar conhecimento do quadro clínico dos pacientes que ficarão sob sua responsabilidade.

É obrigatório o registro completo da assistência prestada ao paciente na ficha de atendimento de emergência/boletim de atendimento/prontuário médico, constando a identificação dos médicos envolvidos no atendimento.

Leitura sugerida

American College of Emergency Physicians. Code of ethics for emergency physicians. Ann Emerg Med 1997; 30:365-72.

Conselho Federal de Medicina – Resolução 2.077/2014.

Pereira LA. Aspectos éticos e legais no atendimento da emergência. Revista AMRIGS 2004; 48(3):190-4.

Rosas CF (coord.). Cadernos Cremesp – Ética em ginecologia e obstetrícia. 3. ed. São Paulo: Conselho Regional de Medicina do Estado de São Paulo, 2004. 141 p.

3

Acolhimento Obstétrico

Raquel Pinheiro Tavares

■ INTRODUÇÃO

A gestação, o parto e o período puerperal compõem um processo singular, uma experiência especial no universo da mulher e de seu parceiro, envolvendo também suas famílias e a comunidade (Brasil, 2001).

Um dos focos para a qualidade da assistência é a humanização desde o acolhimento obstétrico até o momento do parto. Segundo o manual *Parto, Aborto e Puerpério*, publicado pelo Ministério da Saúde em 2001, a assistência ao parto é o processo que inclui desde a adequação da estrutura física e equipamentos dos hospitais, até a mudança da postura/atitude dos profissionais de saúde, garantindo atenção resolutiva e articulação integralizada com os outros setores da saúde para dar continuidade à assistência conforme as condutas programadas pela equipe.

O referido manual destina-se a favorecer a organização dos serviços de obstetrícia, garantindo acesso com qualidade às mulheres no período gravídico-puerperal e promovendo impacto positivo nos indicadores de morbidade e mortalidade materna e perinatal.

O manual inclui a classificação de risco com o objetivo de facilitar a pronta identificação da paciente em estado crítico ou mais grave, possibilitando atendimento rápido e seguro de acordo com o potencial de risco. Objetiva, ainda, facilitar a identificação de situações que ameaçam a vida e definir o papel de cada membro da equipe perante situações de risco, facilitando a organização do atendimento, de modo a promover a resolução o mais precoce possível das demandas apresentadas pela paciente.

◼ ACOLHIMENTO E ATRIBUIÇÕES DE CADA MEMBRO DA EQUIPE

Segundo a Política Nacional de Humanização, "acolhimento traduz-se em recepção do usuário nos serviços de saúde, desde sua chegada, responsabilizando-se integralmente por ele, ouvindo sua queixa, permitindo que ele expresse suas preocupações. Implica prestar um atendimento com resolutividade e corresponsabilização, orientando, conforme o caso, o usuário e a família, garantindo a articulação com os outros serviços de saúde para a continuidade da assistência quando necessário" (PNH/MS, 2006).

É fundamental que os profissionais responsáveis pelo atendimento à mulher respeitem sua individualidade, sempre se referindo a ela pelo nome e se identificando, para que ela saiba quem é responsável pelo seu atendimento, além de ser fundamental informá-la, assim como sua família, sobre os procedimentos a que será submetida, esclarecer suas dúvidas e aliviar sua ansiedade.

Além disso, cabe à equipe e ao estabelecimento hospitalar propiciar um ambiente acolhedor, adequado e o mais confortável possível.

Em obstetrícia, o acolhimento apresenta peculiaridades específicas, uma vez que a gestação e o parto são caracterizados por momentos repletos de ansiedade e preocupação de todos os familiares com o nascimento, fato de extrema importância para a sociedade. Muitas vezes a falta de informação faz com que a gestante procure com frequência os serviços de urgência e maternidades. Um acolhimento adequado e humanizado da mulher, e também de seu acompanhante (lembrando que a lei 11.108, de 7 de abril de 2005, garante a presença de um acompanhante durante todo o período de trabalho de parto, parto e puerpério, de livre escolha da paciente), facilita a vinculação com a equipe assistencial, garantindo um atendimento de qualidade.

O atendimento burocrático, por ordem de chegada, não possibilita que casos graves sejam devidamente identificados e priorizados. Nesse sentido, o acolhimento, associado à ferramenta de classificação de risco, visa reorganizar a "porta de entrada" nas maternidades.

O ideal é a construção de um fluxo de atendimento que contemple todos os profissionais envolvidos na recepção da gestante.

Profissionais da recepção

- Acolher na recepção todas as pacientes que procuram a maternidade, orientando-as e direcionando-as para o atendimento.
- Preencher correta e completamente a ficha de atendimento.
- Encaminhar a paciente para a classificação de risco.
- Manter-se integrado à equipe multiprofissional da maternidade, buscando melhorar o processo de resolução dos problemas da paciente e estabelecendo uma fácil comunicação com o profissional responsável, de modo a proporcionar um atendimento ágil.

Profissional responsável pelo acolhimento com classificação de risco (técnico de enfermagem, enfermeiro assistencial ou enfermeiro obstetra – de acordo com o fluxograma definido pela instituição)

- Acolher a mulher e o acompanhante de maneira cordial e responsável.
- Aferir sinais vitais da mulher.
- Classificar o risco com rapidez e eficiência, seguindo o protocolo apropriado.
- Registrar dados da classificação na ficha de atendimento, sinalizando por meio de cores a classificação da mulher.
- Orientar a mulher de maneira clara quanto a sua situação e quanto ao tempo de espera pelo atendimento.
- Encaminhar a ficha de atendimento aos consultórios.
- Reclassificar as pacientes, quando necessário, durante o período de espera.
- Manter-se integrado à equipe multiprofissional com o objetivo de resolver com mais agilidade os problemas da paciente.

Médicos obstetras

- Atender as pacientes de maneira humanizada e acolhedora.
- Comunicar a equipe de enfermagem sobre a conduta adotada: admissão, observação, reavaliação ou alta da paciente.
- Estar ciente de todos os casos admitidos na maternidade.
- Estar ciente da situação da maternidade e do CTI neonatal, discutindo os casos com a equipe de neonatologia quando houver necessidade de assistência intensiva.
- Trabalhar em um contexto multidisciplinar, respeitando a atuação de cada profissional.
- Tomar todas as medidas obstétricas recomendadas cientificamente e conforme protocolo de condutas da maternidade.
- Preencher adequadamente prontuário médico, fichas de atendimento e documentos exigidos pela instituição.
- Checar cartão de pré-natal e solicitar exames rotina essenciais para assistência ao parto.
- Identificar situações clínicas que necessitem internação para acompanhamento materno-fetal.

■ CLASSIFICAÇÃO DE RISCO (A&CR) EM OBSTETRÍCIA

As experiências acumuladas sobre o acolhimento com classificação de risco demonstram que de nada adianta classificar o risco na porta de entrada se o risco classificado não for considerado nos tempos de atendimento nos setores/unidades de apoio diagnóstico e terapêutico.

Fluxos de atendimento após classificação de risco

Classificação vermelha (atendimento médico imediato)

- O atendimento dessas pacientes se dá diretamente na sala de emergência, pois elas apresentam risco de morte e necessitam atendimento médico imediato.

Classificação laranja (atendimento médico em até 15 minutos)

- O atendimento dessas pacientes deverá ocorrer no consultório médico ou da enfermeira obstetra, atentando para prioridade do atendimento ou, caso a estrutura física da unidade favoreça, diretamente no centro obstétrico, pois seu risco potencial demanda o atendimento por esses profissionais o mais rápido possível.

Classificação amarela (atendimento médico em até 30 minutos)

- O atendimento dessas pacientes deverá ser feito no consultório médico, atentando para a prioridade do atendimento.

Classificação verde (atendimento médico em até 120 minutos)

- Por definição, trata-se de pacientes sem risco de agravo, as quais serão atendidas por ordem de chegada.

Classificação azul (atendimento não prioritário)

- Orientar a paciente quanto à ausência de necessidade de atendimento em unidade hospitalar. No entanto, se ela desejar esperar, deverá ser garantido o atendimento na maternidade.

■ CLASSIFICAÇÃO DE RISCO: PASSOS

1. Avaliar nível de consciência/estado mental.
2. Verificar ventilação e circulação/dados vitais.
3. Avaliar a dor.
4. Avaliar sinais e sintomas.
5. Considerar os fatores de risco.

Capítulo 3 Acolhimento Obstétrico

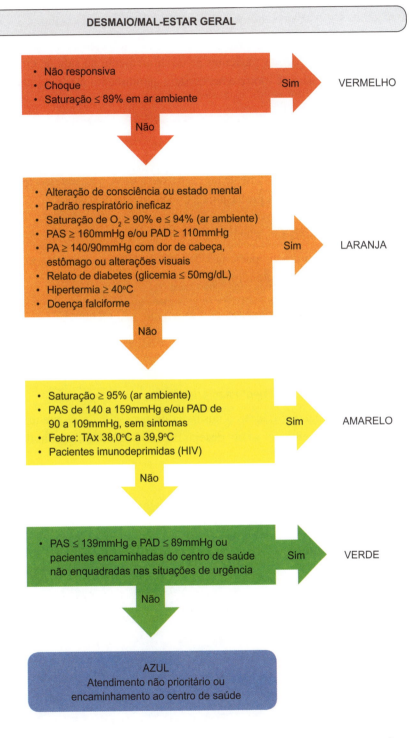

PAD: pressão arterial diastólica; PAS: pressão arterial sistólica; PA: pressão arterial; TAx: temperatura axilar.
Fonte: Manual de Acolhimento com Classificação de Risco – MS, 2014.

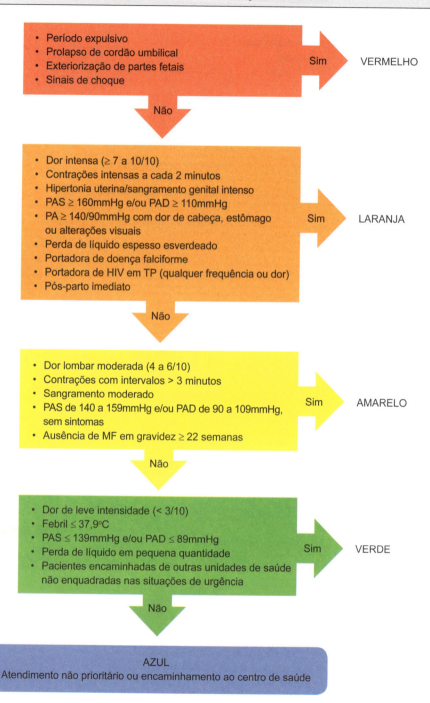

TP: trabalho de parto; MF: movimentos fetais.
Fonte: Manual de Acolhimento com Classificação de Risco – MS, 2014.

Capítulo 3 Acolhimento Obstétrico

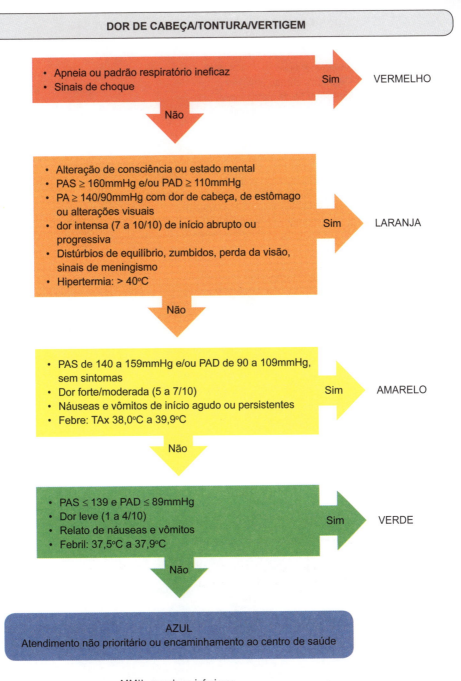

MMII: membros inferiores.
Fonte: Manual de Acolhimento com Classificação de Risco – MS, 2014.

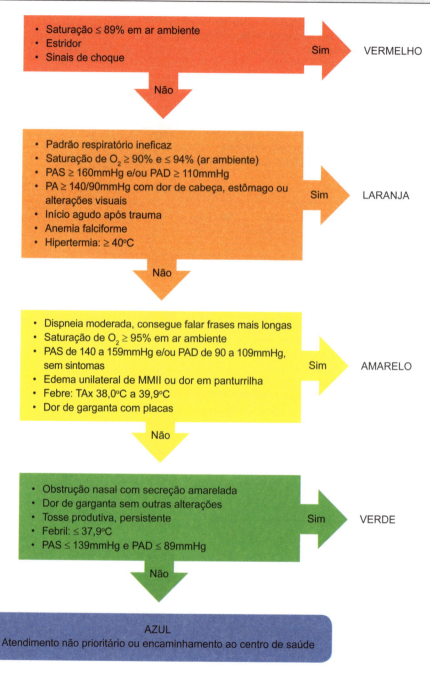

MMII: membros inferiores.
Fonte: Manual de Acolhimento com Classificação de Risco – MS, 2014.

Capítulo 3   Acolhimento Obstétrico

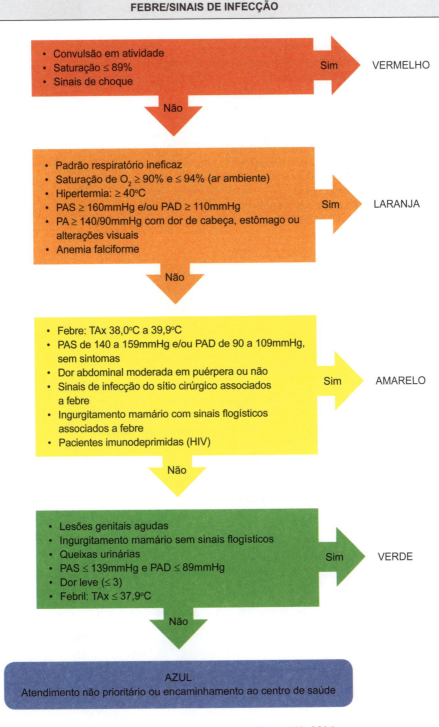

Fonte: Manual de Acolhimento com Classificação de Risco – MS, 2014.

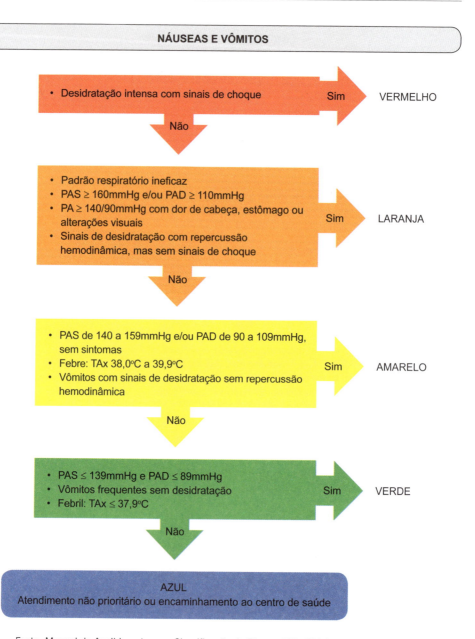

Fonte: Manual de Acolhimento com Classificação de Risco – MS, 2014.

Capítulo 3   Acolhimento Obstétrico

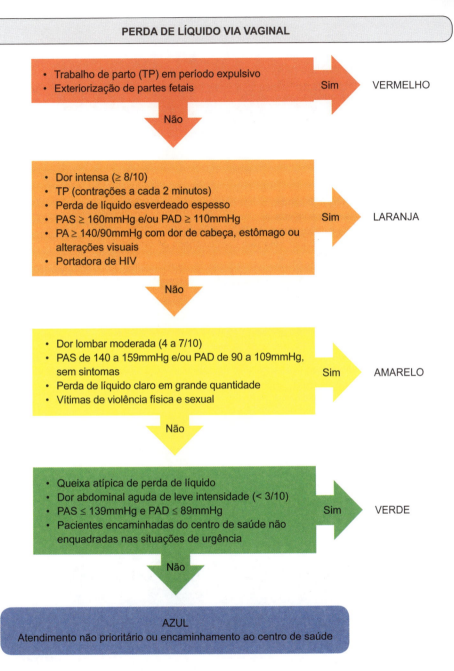

Fonte: Manual de Acolhimento com Classificação de Risco – MS, 2014.

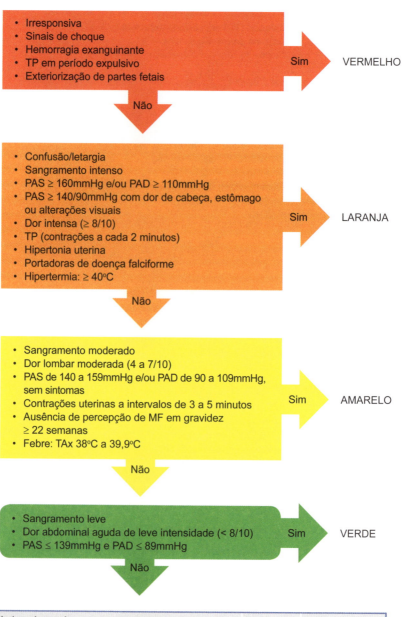

Fonte: Manual de Acolhimento com Classificação de Risco – MS, 2014.

Capítulo 3 Acolhimento Obstétrico

QUEIXAS URINÁRIAS

- Saturação de $O_2 \geq 90\%$ e $\leq 94\%$ (ar ambiente)
- PAS $\geq$ 160mmHg e/ou PAD $\geq$ 110mmHg
- PA $\geq$ 140/90mmHg com dor de cabeça, estômago ou alterações visuais
- Hipertermia: $\geq 40^{\circ}C$
- Dor intensa ($\geq$ 7/10)

Sim → LARANJA

Não

- Febre: TAx $38,0^{\circ}C$ a $39,9^{\circ}C$
- PAS de 140 a 159mmHg e/ou PAD de 90 a 109mmHg, sem sintomas
- Dor moderada (4 a 7/10)
- Retenção urinária
- Pacientes imunodeprimidos (HIV)

Sim → AMARELO

Não

- Algúria, disúria (dor/dificuldade para urinar), poliúria
- Lesões vulvares externas
- Dor leve (1 a 3/10)
- Febril: TAx $\leq 37,9^{\circ}C$
- PAS $\leq$ 139mmHg e PAD $\leq$ 89mmHg

Sim → VERDE

Não

AZUL
Atendimento não prioritário ou encaminhamento ao centro de saúde

Fonte: Manual de Acolhimento com Classificação de Risco – MS, 2014.

PARADA/REDUÇÃO DE MOVIMENTOS FETAIS

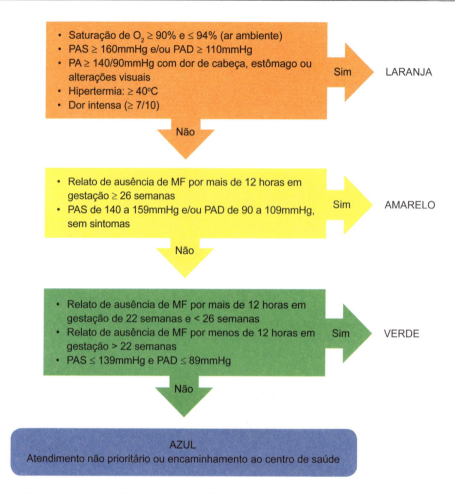

Fonte: Manual de Acolhimento com Classificação de Risco – MS, 2014.

RELATO DE CONVULSÃO

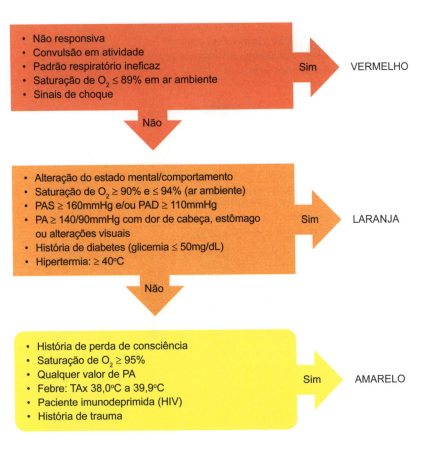

Fonte: Manual de Acolhimento com Classificação de Risco – MS, 2014.

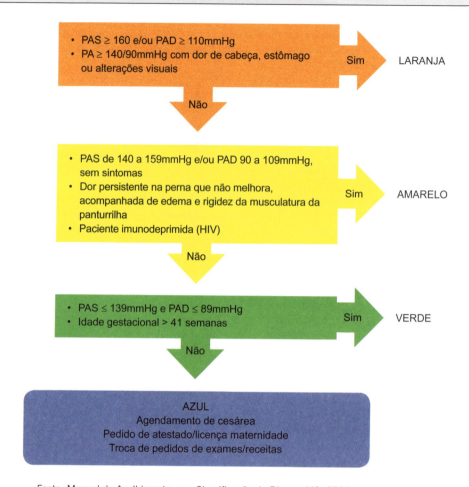

Fonte: Manual de Acolhimento com Classificação de Risco – MS, 2014.

Capítulo 3 Acolhimento Obstétrico

Leitura sugerida

Brasil. Ministério da Saúde. Secretaria de Atenção à Saúde. Departamento de Ações Programáticas Estratégicas. Manual de Acolhimento e Classificação de Risco em Obstetrícia. Brasília: Editora do Ministério da Saúde, 2014.

Brasil. Ministério da Saúde. Gabinete do Ministro. Portaria nº 1459, de 24 junho de 2011. Institui, no âmbito do Sistema Único de Saúde – SUS – a Rede Cegonha. Diário Oficial da União n. 27, seção 1, p.109, 27 de junho de 2011.

Brasil. Ministério da Saúde. Gabinete do Ministro. Portaria nº 2351, de 05 outubro de 2011. Altera a Portaria nº 1.459/GM/MS, de 24 de junho de 2011, que institui, no âmbito do Sistema Único de Saúde (SUS), a Rede Cegonha. Diário Oficial da União n. 193, seção 1, p. 58, 06 de outubro de 2011.

Brasil. Ministério da Saúde. Secretaria de Atenção à Saúde/SAS. Portaria nº 650, de 05 outubro de 2011. Dispõe sobre os Planos de Ação regional e municipal da Rede Cegonha, documentos orientadores para a execução das fases de implementação da rede, assim como o repasse dos recursos, monitoramento e a avaliação da implementação da Rede Cegonha. Diário Oficial da União n. 193, seção 1, p. 69, 06 de outubro de 2011.

Brasil. Ministério da Saúde. Secretaria de Atenção à Saúde. Núcleo da Política Nacional de Humanização. Acolhimento nas práticas de produção de saúde. 2. ed. Brasília: Ministério da Saúde, 2006, 44 p. (Série B. Textos Básicos de Saúde).

Brasil. Ministério da Saúde. Secretaria de Atenção à Saúde. Política Nacional de Humanização da Atenção e Gestão do Sul. Acolhimento e classificação de risco nos Serviços de Urgência. Brasília: Ministério da Saúde, 2009, 56 p. (Série B. Textos Básicos de Saúde)

Brasil. Ministério da Saúde. Política Nacional de Humanização. Ambiência/Ministério da Saúde, Secretaria de Atenção à Saúde, Núcleo Técnico da Política Nacional de Humanização. 2. ed. – Brasília: Editora do Ministério da Saúde, 2006. 32 p. (Série B. Textos Básicos de Saúde).

Melo VH Silva Filho Aguiar RAL. Coopmed Editora Médica. Manual de Ginecologia e Obstetrícia – SOGIMIG.

Secretaria Municipal de Saúde. Belo Horizonte, Comissão Perinatal. Associação Mineira de Ginecologia e Obstetrícia. Acolhimento com Classificação de Risco em Obstetrícia. SUS-BH. Belo Horizonte, 2009.

4

Avaliação da Vitalidade e Monitoração Fetal Intraparto

Zilma Silveira Nogueira Reis
Diogo Ayres-de-Campos

■ RELEVÂNCIA E EPIDEMIOLOGIA

A prevenção da hipoxia fetal associada ao processo do nascimento, seguida de orientação clínica adequada da situação, consiste em estratégia fundamental na assistência obstétrica. Em gestações consideradas de risco maior para desfecho materno ou perinatal adverso, a vigilância contínua da frequência cardíaca fetal (FCF) durante o trabalho de parto é uma medida de rastreamento capaz de reduzir a ocorrência de complicações. Atualmente, nos países industrializados, é considerado intolerável que o processo de nascimento cause danos às mulheres, que leve à morte do feto ou, ainda, que resulte em sequelas permanentes para ambos.

No Brasil, estima-se a ocorrência anual de 2,9 milhões de partos. Em 2010, ocorreram 68,2 mortes maternas em cada 100 mil nascimentos e 10,1 recém-nascidos faleceram no período neonatal a cada 1.000 nascimentos. Esses números estão muito acima do desejável, uma vez que a maior parte dessas ocorrências é considerada evitável e reflete os enormes desafios enfrentados para promover condições seguras de nascimento no país. A maior parte dos óbitos neonatais no Brasil ocorre no período neonatal precoce (0 a 6 dias de vida), cerca de 40% no primeiro dia de vida, e um número significativo acontece nas primeiras horas após o nascimento, evidenciando-se uma estreita relação entre a assistência pré-natal e os partos, mesmo quando estes acontecem em maternidades.

Em todo o mundo, a hipoxia fetal intraparto em recém-nascidos de termo é responsável, anualmente, por cerca de 814 mil mortes neonatais e 1 milhão de mortes fetais.

Cerca de outro milhão de recém-nascidos permanecem com deficiências neurológicas e do desenvolvimento, incluindo paralisia cerebral, retardo mental, cegueira, déficits intelectuais e distúrbios do comportamento. No entanto, nem sempre os distúrbios neurológicos, representados em sua forma mais grave pela paralisia cerebral, são causados por hipoxia fetal intraparto, mas a ausência de registros adequados durante o trabalho de parto leva frequentemente à suspeita dessa causa e ao litígio médico-legal. Assim, o monitoramento contínuo da FCF durante o parto configura-se como importante documentação do processo do nascimento.

■ DEFINIÇÃO DE HIPOXIA/ACIDOSE FETAL ASSOCIADA AO PARTO

O aporte de oxigênio e glicose é essencial ao metabolismo celular aeróbio humano e precisa ocorrer de maneira constante e em quantidade satisfatória. No feto, a oferta de oxigênio depende diretamente da respiração e circulação maternas, da troca de gases em nível placentário e do fluxo umbilical. Esses dois últimos aspectos podem ser postos em causa pelas contrações cada vez mais frequentes, prolongadas e intensas do trabalho de parto, as quais reduzem o aporte sanguíneo materno ao leito placentário e podem ocasionar compressão do cordão umbilical. Destaca-se que a glicose pode ser estocada na vida fetal, mas não o oxigênio. Assim, sua demanda constante é considerada crítica, pois a falta, por apenas alguns minutos, pode colocar em risco a vida intrauterina.

O profissional de saúde que presta assistência ao nascimento deve permanecer atento aos fatores de risco para as alterações no compartimento materno, placentário ou fetal potencialmente capazes de comprometer o aporte de oxigênio ao feto. O Quadro 4.1 enumera os contextos mais frequentes. O monitoramento da FCF durante o parto tem por objetivo detectar sinais indiretos de hipoxia/acidose fetal e, assim, possibilitar uma

Quadro 4.1 Principais fatores de risco associados a hipoxia fetal intraparto e recomendações para assistência

	Fatores causais	Aspectos clínicos relevantes
Compartimento materno	Atividade uterina excessiva Hipoxemia materna Hipotensão materna	Evitar uso abusivo de ocitocina sintética na condução do parto Monitoramento fetal contínuo nos partos induzidos e nos partos com cesariana anterior Oferecer líquidos durante o trabalho de parto Monitorar dados vitais maternos Manter doenças maternas sob controle adequado
Compartimento placentário	Insuficiência placentária crônica Eventos placentários agudos	Monitoramento fetal intraparto contínuo em gestações de alto risco Atenção ao sangramento genital sem causa aparente Abordagem adequada das anormalidades placentárias: placenta prévia e descolamento prematuro
Compartimento fetal	Esgotamento das reservas energéticas fetais Comprometimento do fluxo sanguíneo umbilical	Monitoramento fetal intraparto contínuo em fetos com restrição de crescimento Atenção especial ao trabalho de parto prolongado Evitar amniotomia sem encaixamento da apresentação Realizar toque vaginal e monitoração da FCF após amniotomia

Capítulo 4 Avaliação da Vitalidade e Monitoração Fetal Intraparto

abordagem oportuna no sentido de reverter fatores causais ou amenizá-los, evitando hipoxia fetal prolongada e morte ou lesão permanente.

Algum grau de hipoxemia (baixa concentração de oxigênio no sangue circulante) ocorre em praticamente todos os fetos durante o trabalho de parto. O feto a termo saudável está apto a suportar o estado de hipoxemia intermitente causada pelas contrações. No entanto, se a intensidade e/ou a duração da hipoxemia se agravam, pode haver comprometimento da oxigenação nos tecidos (hipoxia), especialmente se já existe déficit em suas reservas energéticas, como nos fetos previamente submetidos a insuficiência placentária crônica. Perante o deficiente aporte de oxigênio aos tecidos, as células necessitam recorrer ao metabolismo anaeróbio como forma de produção da energia necessária para manter as funções celulares. Essa forma de produção de energia pode ser suportada apenas durante alguns breves minutos, pois leva à produção de ácido láctico e, consequentemente, a acidose metabólica (Figura 4.1).

A concentração de oxigênio tecidual não pode ser quantificada na prática clínica, pelo que o diagnóstico da hipoxia fetal só é possível com a documentação da acidose metabólica no sangue do cordão umbilical coletado ao nascimento. Quando a acidose metabólica é persistente e progressiva, leva a disfunção celular e, posteriormente, a lesão e morte celular e tecidual.

A coleta de amostras de sangue arterial e venoso do cordão umbilical para gasometria, em seringa heparinizada de 1mL, é prática inócua que pode quantificar objetivamente a hipoxia/acidose fetal. A gasometria do sangue umbilical é considerada o exame padrão para diagnóstico de hipoxia intraparto, diferenciando-a de complicações neonatais e da infância cuja causa não é o deficiente aporte fetal de oxigênio durante o parto. Valores de pH < 7,00 e de déficit de bases > 12mmol/L traduzem acidose metabólica e estão associados a maior incidência de complicações neonatais e sequelas neurológicas a longo prazo. O sangue arterial é o que reflete melhor o estado de hipoxia/acidose fetal, mas as diferenças arteriovenosas são também importantes. Grandes diferenças entre os valores arteriais e venosos são indicativos de hipoxia aguda, enquanto pequenas diferenças traduzem situação mais crônica. Por vezes ocorre a coleta errada de sangue venoso, pensando tratar-se de arterial, ou uma coleta mista arteriovenosa, porque a agulha atravessa ambos os vasos. Para certificar-se de que foi obtido sangue arterial, deverão ser coletadas amostras dos dois vasos para duas seringas separadas, e deverá haver uma diferença entre as duas medições de pH > 0,02 e do pCO2 > 5mmHg. O valor do pH arterial é sempre inferior ao da veia.

O escore de Apgar apresenta baixa associação com hipoxia/acidose intraparto porque pode estar diminuído por outras causas, como prematuridade, infecção, traumatismo obstétrico, aspiração meconial e medicamentos administrados à parturiente, entre outros. No entanto, nas situações de hipoxia/acidose graves, o escore de Apgar encontra-se sistematicamente baixo e, quando perdura até o quinto minuto, está associado a complicações neurológicas nos primeiros dias de vida, mortalidade perinatal e sequelas neurológicas a longo prazo.

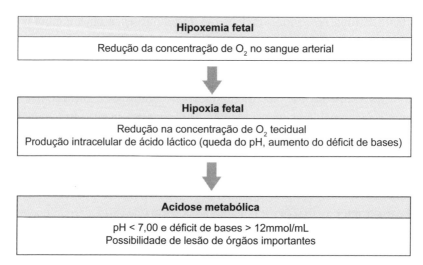

Figura 4.1 Progressão dos fatores que conduzem à acidose metabólica fetal.

■ MONITORAMENTO FETAL INTRAPARTO

O objetivo da monitoração fetal intraparto é a detecção de situações que precedam a hipoxia/acidose fetal, possibilitando a atuação do profissional de saúde no sentido de reverter rapidamente uma causa de hipoxemia (excesso de contrações uterinas, hipotensão materna) ou, caso não haja causa reversível, terminar o trabalho de parto através de uma cesariana ou de um parto instrumentalizado. Evitam-se, assim, as consequências da hipoxia/acidose persistente, reduzindo a morbimortalidade perinatal e as sequelas futuras. Por outro lado, pretende-se que não sejam executadas intervenções desnecessárias (cesarianas e partos instrumentalizados), as quais estão associadas a maior morbimortalidade materna e neonatal.

■ MONITORAMENTO MEDIANTE AUSCULTA INTERMITENTE DO BATIMENTO CARDÍACO

A ausculta intermitente da FCF é o método mais empregado em todo o mundo e encontra-se incorporada à rotina de cuidados durante o parto em muito países. Os instrumentos utilizados têm tecnologia simples, e são de baixo custo e acessíveis: o estetoscópio de Pinard ou o Doppler portátil.

A ausculta intermitente está recomendada como forma de monitoração fetal intraparto em situações de baixo risco de hipoxia. A ausculta do coração fetal deve ser realizada durante e pelo menos 30 segundos após as contrações, até o total de no mínimo 1 minuto. O intervalo entre as auscultas deverá ser de pelo menos uma vez a cada 15 minutos na fase ativa de dilatação e a cada 5 minutos no período expulsivo. A frequência cardíaca média e as acelerações e desacelerações devem ser registradas. Recomenda-se a palpação concomitante do fundo uterino, para detecção de contrações uterinas e movimentos fetais, aliada à avaliação simultânea do pulso materno. Se a frequência cardíaca média estiver < 110 batimentos/minuto (bpm) ou > 160bpm, a ausculta deverá ser prolongada por pelo menos três contrações.

Quando se confirmam as alterações da frequência cardíaca média, o aparecimento de desacelerações repetitivas ou > 3 minutos, ou mais de cinco contrações em um intervalo de 10 minutos, recomenda-se a monitoração cardiotocográfica (CTG) contínua. Na impossibilidade de ausculta dos batimentos cardíacos, deverá ser realizada ultrassonografia obstétrica.

A convocação de um médico obstetra ou, caso ele não esteja na equipe, a transferência da parturiente deverão ser consideradas, quando essas alterações forem identificadas. Essa recomendação se aplica até mesmo aos casos de gestações inicialmente classificadas como de baixo risco.

■ CARDIOTOCOGRAFIA CONTÍNUA

A CTG promove uma análise do registro gráfico dos batimentos cardíacos fetais e das contrações uterinas maternas. Os monitores cardiotocográficos são dispositivos eletrônicos capazes de captar, processar e apresentar graficamente esses sinais. Introduzidos na prática clínica desde a década de 1960, são utilizados nos países industrializados para monitoração fetal intraparto em gestações de alto risco e em alguns centros para monitoração de todos os partos.

O tocodinamômetro (TOCO) capta as variações da pressão uterina através do abdome materno, devendo ser posicionado próximo ao fundo uterino e preso por uma fita elástica. O transdutor Doppler capta os sinais da FCF e é posicionado no melhor local de ausculta cardíaca (Figura 4.2).

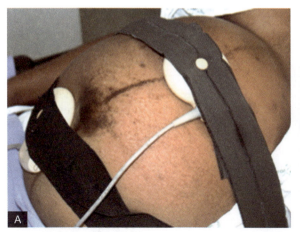 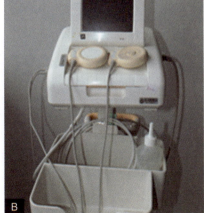

Figura 4.2 Monitoração cardiotocográfica. **A** Colocação dos transdutores no abdome materno. **B** Cardiotocógrafo.

Alguns equipamentos permitem que em trabalho de parto seja colocado um eletrodo fetal na apresentação e que os sinais elétricos observados nesse local sejam utilizados para detecção dos batimentos cardíacos fetais (cardiotocografia interna). Além disso, possibilitam a introdução no útero de uma sonda de pressão intrauterina, a qual promove uma avaliação mais rigorosa das contrações uterinas.

Durante o trabalho de parto, os traçados cardiotocográficos devem ser avaliados regularmente pelos profissionais de saúde, em intervalo não maior do que 30 minutos. A análise deve incluir a estimativa da linha de base, a avaliação das oscilações do sinal, denominadas variabilidade, a identificação de acelerações e desacelerações da FCF e as contrações uterinas (Figura 4.3).

Entende-se por "linha de base" o valor médio dos segmentos mais horizontais e menos oscilatórios da FCF. A "linha de base" deve ser estimada em períodos de 10 minutos e expressa em bpm. O valor da linha de base pode variar entre segmentos subsequentes.

Por "variabilidade" entendem-se as oscilações da FCF, avaliadas com a banda média da amplitude das oscilações do sinal em segmentos de 1 minuto. Por acelerações entendem-se os aumentos bruscos da FCF acima da linha de base, com mais de 15bpm de amplitude e mais de 15 segundos de duração. Por desacelerações entendem-se as diminuições da FCF abaixo da linha de base, com mais de 15bpm de amplitude e mais de 15 segundos de duração.

Da análise periódica dos traçados CTG nos últimos 30 a 60 minutos deverá advir uma classificação global que traduza o estado atual de oxigenação fetal. A classificação inclui três categorias: normal, suspeita e patológica. As características dessa classificação, sua interpretação e as ações a adotar diante de cada achado estão detalhadas no Quadro 4.2.

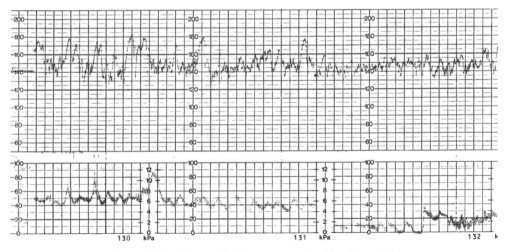

Figura 4.3 Cardiotocografia intraparto com classificação normal.

Capítulo 4 Avaliação da Vitalidade e Monitoração Fetal Intraparto

Quadro 4.2 Critérios de classificação, interpretação e recomendações clínicas para CTG de acordo com as normas revistas pela Federação Internacional de Ginecologia e Obstetrícia (FIGO)

	Normal	Suspeito	Patológico
Linha de base	110 a 160bpm		< 100bpm
Variabilidade	5 a 25bpm	Ausência de pelo menos uma característica de normalidade, mas sem achados patológicos	Variabilidade reduzida em > 50min, variabilidade aumentada em > 30min, padrão sinusoidal por > 30min
	Não repetitivas*		Desacelerações repetitivas* tardias ou prolongadas > 30min ou 20min, se variabilidade reduzida, ou desaceleração prolongada > 5min
Interpretação	Feto sem hipoxia/acidose	Feto com baixa probabilidade de ter hipoxia/acidose	Feto com alta probabilidade de ter hipoxia/acidose
Conduta clínica	Nenhuma intervenção é necessária para melhorar o estado de oxigenação fetal	Ação para corrigir causa reversível, monitoração interna ou método adicional de avaliação da oxigenação fetal	Ação imediata para corrigir causa reversível, método adicional de avaliação da oxigenação fetal ou, se não é possível, cesariana ou parto instrumentalizado. Em situações agudas (prolapso de cordão, rotura uterina ou descolamento da placenta), o nascimento deve ser imediato

Nota: a presença de acelerações denota um feto que não tem hipoxia/acidose, mas sua ausência durante o parto tem significado incerto.
*Desacelerações são repetitivas quando associadas a > 50% das contrações.

■ PONTOS CRÍTICOS DA MONITORAÇÃO FETAL INTRAPARTO

Muitos fetos vão exibir, em algum momento do parto, um traçado anormal à cardiotocografia, mas a maioria das alterações não significa que esteja ocorrendo hipoxia/acidose fetal. Grande parte dos traçados suspeitos melhora com medidas simples de redução do ritmo de perfusão de ocitocina e posicionamento lateral da parturiente. Mesmo quando perduram as alterações, estas geralmente têm pouco significado, a não ser que atinjam claramente os critérios patológicos. No entanto, a subjetividade na avaliação visual de alguns eventos cardiotocográficos, como a variabilidade e as desacelerações, suscita dúvidas na classificação e um desacordo entre os profissionais quanto à análise dos traçados. A análise computadorizada do CTG é uma alternativa atualmente disponível em algumas centrais de monitoramento fetal e que se encontra em fase de grande desenvolvimento e pesquisa (Figura 4.4).

Uma alternativa consiste na utilização conjunta de cardiotocografia interna com a eletrocardiografia fetal intraparto (STAN®, Neoventa, Gotemburgo, Suécia). Essa técnica avalia a morfologia do segmento ST do eletrocardiograma fetal (Figura 4.4) e produz alertas quando ocorre infradesnivelamento desse segmento ou aumento da amplitude da onda T.

Outra alternativa consiste na coleta de sangue do escalpe fetal, utilizando um amnioscópio e uma pequena incisão na apresentação fetal, seguida da coleta do sangue

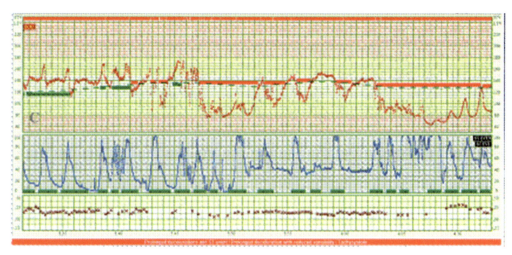

Figura 4.4 Análise computadorizada da CTG + eletrocardiografia fetal pelo sistema OmniView-SisPorto (Speculum, Lisboa, Portugal). Traçado patológico com alerta visual.

produzido para um tubo capilar e da análise gasométrica. Essas duas técnicas são utilizadas em muitos hospitais europeus como métodos adicionais para garantir a adequada oxigenação fetal intraparto.

■ AÇÕES IMEDIATAS E CONDUTAS

Nos casos em que há suspeita de hipoxia/acidose fetal, seja a partir da ausculta intermitente ou da CTG, a equipe obstétrica deverá tentar identificar imediatamente a causa e avaliar a possibilidade de reversão. Outro parâmetro importante é a proximidade ou não da expulsão fetal. A causa mais frequente de hipoxemia é o excesso de contrações uterinas, as quais podem ser reduzidas em frequência e intensidade mediante a suspensão de eventuais perfusões de ocitocina e/ou utilizando a tocólise aguda com salbutamol em infusão EV ou terbutalina SC. Deve-se ressaltar que a ocitocina tem sobrevida de cerca de 6 minutos, por vezes tornando necessária uma espera de 5 a 10 minutos antes que seja observada uma alteração do padrão cardiotocográfico. Caso essa reversão necessite ser mais rápida, ou se não houver perfusão de ocitocina em curso, a tocólise aguda deverá ser considerada. Nos trabalhos de parto induzidos com dinoprostona ou misoprostol, a lavagem vaginal pode ser considerada para remoção dos produtos restantes, embora sua eficácia seja difícil de demonstrar. Os *inserts* vaginais de dinoprostona e misoprostol permitem remoção manual. No período expulsivo, as contrações intensas associadas aos esforços expulsivos maternos podem condicionar alterações dos padrões cardiotocográficos pelos mesmos motivos. As mesmas medidas já referidas aplicam-se também a esse período do parto. A suspensão periódica dos esforços expulsivos maternos também poderá ajudar a reverter as alterações observadas à CTG.

Capítulo 4 Avaliação da Vitalidade e Monitoração Fetal Intraparto

As parturientes em decúbito dorsal apresentam frequentemente compressões aorto-cavas pelo útero gravídico, condicionando redução do aporte sanguíneo ao leito placentário. Acredita-se que essa posição também possa aumentar a intensidade das contrações uterinas. A mudança de posição da parturiente para decúbito lateral torna possível a reversão de muitas dessas situações e deverá ser utilizada precocemente quando ocorrer ligeira alteração do traçado cardiotocográfico.

Sobretudo nas parturientes submetidas a analgesia epidural, a hipotensão materna súbita pode condicionar redução do aporte sanguíneo ao leito placentário. A rápida correção da situação, com aumento do aporte de soros ou a utilização de efedrina em *bolus* EV de 5mg, muitas vezes reverte as alterações nos padrões cardiotocográficos.

Raramente, as alterações dos padrões cardiotocográficos se devem à oxigenação materna deficiente, o que pode ocorrer em situações de grande mal asmático ou de parada cardiorrespiratória. Nessas situações particulares, é necessária a administração de oxigênio por máscara à mãe. Em todas as situações restantes não foi demonstrado benefício com esse procedimento.

■ CONSIDERAÇÕES FINAIS

- A hipoxia/acidose fetal continua a ser fonte de grande morbimortalidade em todo o mundo, mas em alguns países a morte fetal intraparto tornou-se residual, bem como a ocorrência de acidose metabólica ao nascimento.
- Na impossibilidade de diagnóstico direto de hipoxia/acidose fetal, a ausculta intermitente da frequência cardíaca e a CTG contínua são os métodos mais empregados para monitoração fetal intraparto.
- As evidências que buscam comparar os benefícios da CTG em relação à ausculta cardíaca intermitente são cientificamente inconclusivas. A CTG está inequivocamente recomendada nas situações de maior risco de hipoxia fetal, como nas gestações complicadas com diabetes ou doenças hipertensivas, líquido meconial, partos induzidos, analgesia epidural e alterações detectadas na ausculta intermitente.
- Para a quantificação objetiva da ocorrência de hipoxia/acidose fetal intraparto é necessária gasometria do sangue umbilical arterial e venoso coletado no primeiro minuto após o nascimento. O método é inócuo, de fácil realização e baixo custo, não necessitando clampagem prévia do cordão.

Leitura sugerida

Alfirevic Z, Devane D, Gyte GM. Continuous cardiotocography (CTG) as a form of electronic fetal monitoring (EFM) for fetal assessment during labour. The Cochrane Library 2013.

Ayres-de-Campos D, Arulkumaran S. For the revised FIGO guidelines consensus panel. Physiology of fetal oxygenation during labour and the main aims of intrapartum fetal monitoring. Int J Gynecol Obstet 2015.

Ayres-de-Campos D, Bernardes J, Costa-Pereira A, Pereira-Leite L. Inconsistencies in classification by experts of cardiotocograms and subsequent clinical decision. BJOG 1999; 106:1307-10.

Ayres-de-Campos D, Spong C, Chandraharan E. For the revised FIGO guidelines consensus panel. Cardiotocography. Int J Gynecol Obstet 2015.

Brasil, Ministério da Saúde. Manual dos comitês de prevenção do óbito infantil e fetal. In: Ministério da Saúde (ed.) Normas e manuais técnicos. 1. ed. Brasília: Ministério da Saúde do Brasil, 2004.

Costa A, Santos C, Ayres-de-Campos D, Costa C, Bernardes J. Access to computerised analysis of intrapartum cardiotocographs improves clinicians' prediction of newborn umbilical artery blood pH. BJOG. 2010; 117:1288-93.

Kerber KJ, de Graft-Johnson JE, Bhutta ZA, Okong P, Starrs A, Lawn JE. Continuum of care for maternal, newborn, and child health: from slogan to service delivery. The Lancet 2007; 370:1358-69.

Kro G, Yli B, Rasmussen S et al. A new tool for the validation of umbilical cord acid-base data. BJOG 2010; 117:1544-52.

Liston R, Sawchuck D, Young D. Fetal health surveillance: antepartum and intrapartum consensus guideline. Journal of Obstetrics and Gynaecology – Canada JOGC 2007; 29:S3-56.

Simpson KR. Intrauterine resuscitation during labor: Should maternal oxygen administration be a first-line measure? Seminars in Fetal and Neonatal Medicine, Elsevier, 2008:362-7.

Sistema de Informática do SUS, 2010. Disponível em: http://www2.datasus.gov.br/DATASUS. Acesso em: 10/02/2015.

Speer M, Hankins GD. Defining the true pathogenesis and pathophysiology of neonatal encephalopathy and cerebral palsy. J Perinatol 2003; 23:179-80.

Women's NCCf, Health CS. Intrapartum care: care of healthy women and their babies during childbirth. Royal College of Obstetricians and Gynaecologists, 2014.

5

Fármacos Usados em Emergências na Gestação

Rívia Mara Lamaita
Cláudia Lourdes Soares Laranjeira
Luíza Meelhuysen Sousa Aguiar

■ INTRODUÇÃO

As situações de emergência que ocorrem durante a gestação ameaçam agudamente a saúde materna e fetal, podendo deteriorá-la em curto espaço de tempo. Por isso, o manejo correto dessas situações é fundamental para redução da morbimortalidade materna e perinatal, garantindo o desfecho adequado da gestação. O uso de medicamentos é imprescindível na abordagem adequada dessas intercorrências, porém o uso irrestrito de fármacos não é possível durante a gravidez, uma vez que eles podem atravessar a barreira placentária e causar dano fetal.

Para o estudo dos fármacos usados durante a gravidez devem ser levadas em consideração as modificações no organismo materno que influenciam os processos de absorção, distribuição, metabolismo e excreção das substâncias. Além disso, a placenta, que apresenta mecanismos de transferência bem definidos e sistemas enzimáticos ativos, interfere no comportamento dos fármacos que chegam ao concepto e dos metabólitos que retornam ao organismo materno. O efeito teratogênico das substâncias é potencialmente maior durante a embriogênese, devido à velocidade em que ocorre a multiplicação celular, porém outros efeitos adversos podem ocorrer nos demais períodos da gestação. Por isso, é fundamental o conhecimento dos medicamentos que podem ser utilizados nas situações de emergência durante o período gestacional, e é este o objetivo deste capítulo.

A Food and Drug Administration (FDA) classifica os fármacos de acordo com o risco para o feto nas seguintes categorias:

A – Estudos controlados em mulheres não demonstraram risco para o feto no primeiro trimestre, não havendo evidência de risco nos demais.

B – Estudos em animais não demonstraram risco fetal, e não existem estudos controlados em mulheres no primeiro trimestre, não havendo evidência de risco nos demais.

C – Estudos em animais não revelaram risco fetal, mas não há estudos controlados em mulheres nem em animais, e o fármaco deve ser administrado quando o risco potencial justifica o benefício.

D – Há evidência de risco fetal em humanos, mas os benefícios são aceitáveis, apesar dos riscos.

X – Estudos em animais e humanos demonstraram anormalidades fetais, sendo o fármaco contraindicado em mulheres que estão ou querem se tornar gestantes.

■ EMERGÊNCIAS CARDIOVASCULARES

Crise hipertensiva

Os distúrbios hipertensivos na gestação constituem a principal causa de morbi-mortalidade materna. Crise hipertensiva é definida como elevação abrupta e intensa da pressão arterial, com a presença de pressão arterial diastólica ≥ 110mmHg, podendo caracterizar-se como urgência, quando há ausência de sintomatologia clínica, ou emergência hipertensiva, quando há sintomas associados aos níveis pressóricos elevados. As emergências hipertensivas caracterizam-se por lesão aguda de órgãos-alvo com comprometimento de funções vitais e devem ser prontamente tratadas, visto que o dano endotelial se instala rapidamente ante uma medida da pressão arterial média > 150mmHg. A principal complicação materna decorrente desse dano é a hemorragia cerebral, que pode ocasionar consequências graves e permanentes à mulher. Pode ser prevenida mediante a instalação precoce do tratamento. O principal objetivo do tratamento das crises hipertensivas é evitar eventos cardiovasculares e cerebrovasculares.

O tratamento das crises hipertensivas deve ser feito com agentes hipotensores de ação rápida, de fácil manejo, que promovam decréscimo lento e progressivo dos níveis pressóricos e que reduzam a vasoconstrição uteroplacentária, minimizando os efeitos adversos para mãe e feto. Queda abrupta da pressão arterial leva a hipoperfusão placentária e, consequentemente, sofrimento fetal. Assim, deve-se promover queda em torno de 20% do nível pressórico inicial, mantendo-se a pressão arterial diastólica entre 90 e 100mmHg.

Os agentes classicamente empregados em casos de crise hipertensiva são: hidralazina, nifedipina e labetalol.

Anti-hipertensivo simpaticolítico e vasodilatador arterial, a hidralazina é um relaxante direto da musculatura arterial lisa, sendo classificada como categoria C para uso durante a gestação. Atravessa a placenta, não havendo relato de danos fetais quando utilizada no primeiro trimestre, além de ser compatível com a amamentação. Para o manejo das crises hipertensivas, é usada na dose de 5 a 10mg EV, em *bolus*, a cada 15 a 30 minutos, até a dose cumulativa máxima de 40mg, quando outro agente deve ser tentado, caso não se tenha obtido o controle da pressão arterial. Seu efeito hipotensor tem início entre 10 e 30 minutos e pode durar até 4 horas. Como esse efeito não é previsível, recomenda-se monitoração constante da pressão arterial materna durante a infusão do medicamento. Apresenta efeitos colaterais, como rubor facial, cefaleia, taquicardia reflexa, palpitação, náusea e sudorese.

Agente bloqueador dos canais de cálcio, a nifedipina produz relaxamento da musculatura arterial lisa. Apesar de associada a teratogenicidade quando administrada em altas doses a animais no primeiro trimestre, seu uso em humanos não mostrou risco aumentado de malformações, sendo classificada na categoria C. Deve ser administrada na forma de liberação lenta, pois liberação rápida, tanto por via oral como sublingual, está contraindicada em razão do alto potencial de produzir hipotensão grave, acidente vascular encefálico e infarto agudo do miocárdio. Com início de ação entre 10 e 30 minutos e duração de 3 a 5 horas, reduz a pressão arterial sem diminuir o fluxo uteroplacentário. A dose preconizada da nifedipina de liberação lenta é de 30mg VO, a qual pode ser repetida em 30 minutos, sendo tão eficaz quanto a hidralazina. Apresenta interação com sulfato de magnésio, podendo potencializar o bloqueio neuromuscular, o que aumenta o risco de hipotensão, interrupção das contrações uterinas, fraqueza muscular e dificuldade na deglutição. Interage, também, com amiodarona, bloqueadores β-adrenérgicos, cimetidina, buflomedil, ciclosporina, delavirdina, diltiazem, fluconazol, itraconazol, cetoconazol, rifampicina, ritonavir, saquinavir, anti-inflamatórios não esteroides e anticoagulantes orais. As contraindicações a seu uso incluem hipersensibilidade ao fármaco e aos componentes da fórmula, estenose aórtica, infarto do miocárdio recente e angina estável.

Antagonista do receptor vascular tipo β_1, o labetalol (categaria C) apresenta eficácia igual ou maior do que a da hidralazina na redução dos valores pressóricos, com menos efeitos adversos, sendo usado em *bolus* inicial de 20mg EV e repetido em 20 minutos, se necessário. Seu pico de ação é rápido, e seu efeito permanece por até 6 horas. Não produz taquicardia reflexa, não causa vasoconstrição cerebral e apresenta baixo risco de hipotensão. Pode causar bradicardia fetal persistente, hipotensão e hipoglicemia neonatal. Como esse medicamento ainda não se encontra disponível no Brasil, a maioria dos serviços utiliza o pindolol, na dose de 10 a 30mg/dia, um betabloqueador não seletivo com atividade simpaticomimética intrínseca (categoria B para uso na gestação). Atravessa a placenta, mas não provoca restrição do crescimento fetal. Seus efeitos adversos são: bradicardia, insônia, hipotensão, taquicardia e tontura. São listados como contraindicações: hipersensibilidade ao fármaco, bradicardia, asma e choque cardiogênico.

O nitroprussiato de sódio (categoria C) pode ser usado quando não se consegue o controle da pressão arterial com os fármacos supracitados. Trata-se de um poderoso vasodilatador, tanto para os vasos sanguíneos de resistência como para os de capacitância, devendo ser utilizado em regime de tratamento intensivo com monitoração hemodinâmica central. Sua ação é imediata, com meia-vida de 2 a 3 minutos. Tem a vantagem de fazer a pressão arterial retornar aos níveis pré-tratamento tão logo seja suspenso. O tempo de uso é limitado a, no máximo, 4 horas, em virtude da possibilidade de toxicidade fetal por seu metabólito, o cianeto, que atravessa a placenta.

O diazóxido é um anti-hipertensivo simpaticolítico que atua diretamente no capilar arteriolar e que também pode ser utilizado nos quadros de hipertensão grave. É considerado um fármaco categoria C para uso na gravidez. Pode causar hipotensão materna importante, com hipoperfusão placentária e sofrimento fetal, além de inibição das contrações uterinas e hiperglicemia no recém-nascido, não sendo considerado boa opção para o tratamento das crises hipertensivas. A dose recomendada é de 30 a 60mg em *minibolus* EV a cada 5 minutos, quando necessário. O pico de ação ocorre entre 2 e 3 minutos, com duração de 4 a 12 horas.

Nas pacientes com crise hipertensiva e diagnóstico de pré-eclâmpsia grave, sulfato de magnésio deve ser prescrito para profilaxia de eclâmpsia, não tendo indicação como anti-hipertensivo. Deve ser administrada dose de ataque de 4g EV, lentamente, em 20 minutos, seguida por dose de manutenção de 1 a 2g/h. Esse medicamento é classificado como categoria A para uso na gravidez. No entanto, há relatos de síndrome do mecônio tampão, distúrbios neurocomportamentais e depressão respiratória em neonatos cujas mães receberam, antes do parto, sulfato de magnésio por via parenteral e em grandes doses para tratamento de eclâmpsia.

Parada cardiorrespiratória

A parada cardiorrespiratória materna é evento incomum que afeta mulheres no período de gestação e em até 42 dias após o parto. Pode apresentar etiologias diversas, incluindo causas relacionadas com a gravidez ou patologias pregressas. Condutas preconizadas na gestante com parada cardiorrespiratória seguem a mesma sequência recomendada para as não grávidas, iniciando por suporte básico, seguido pelo suporte avançado à vida. Este ocorre em ambiente hospitalar e inclui o uso de medicamentos, além das manobras de reanimação.

O medicamento a ser utilizado dependerá do ritmo cardíaco apresentado.

Adrenalina (epinefrina), 1mg EV ou IO ou 2 a 2,5mg ET, é um fármaco categoria C para uso na gestação, podendo ser utilizada em paradas cardiorrespiratórias com todos os tipos de ritmos cardíacos. Não há experiência clínica suficiente para a determinação da segurança da adrenalina durante a gravidez, e embora alguns efeitos adversos tenham sido associados a seu uso, ela continua sendo usada na prática clínica. Pode reduzir o fluxo de sangue uterino e a contratilidade.

Amiodarona (300mg em *bolus* EV ou IO na primeira dose e 150mg na segunda dose), usada nos casos de fibrilação ventricular e taquicardia ventricular sem pulso, é um medicamento considerado categoria D. Ela e seus metabólitos atravessam a placenta e podem provocar complicações fetais, como hipotireoidismo e hipertireoidismo neonatal. Por isso, deve ser usada com cautela durante a gestação e todo recém-nascido deve ter sua função tireoidiana monitorada. Excretada no leite em níveis maiores do que os do plasma materno, seu uso não é recomendado durante a amamentação. Apresenta efeitos tóxicos quando usada a longo prazo, na maioria das vezes relacionados com a dose utilizada (pulmonares, tireoidianos, neuromusculares, gastrointestinais, oculares, hepáticos e cutâneos), potencializa o efeito da varfarina e aumenta o nível sérico de fármacos como digoxina, quinidina, procainamida, fenitoína e diltiazem.

A lidocaína (categoria C) é uma alternativa à amiodarona, porém aumenta a incidência de assistolia, motivo pelo qual não é usada como primeira escolha. Usada nos casos de parada cardiorrespiratória com fibrilação ventricular ou taquicardia ventricular sem pulso, também é eficaz para suprimir extrassístoles ventriculares e taquiarritmias ventriculares. O início de ação EV é imediato, e o efeito dura de 10 a 20 minutos, mas sua meia-vida é de 100 minutos. Atravessa a placenta com concentração plasmática fetal de 50% a 60% da materna. Seu uso é seguro durante a gestação, mas deve ser evitado em situações que provocam acidose fetal, como trabalho de parto prolongado e sofrimento fetal, pois aumenta o nível sérico do medicamento no feto, agravando a depressão fetal. Também é compatível com a amamentação. Excretada pelo fígado, deve ter a dose ajustada em caso de prejuízo da função hepática.

O sulfato de magnésio, 1 a 2g, (categoria A), deve ser administrado em casos de intervalo QT longo no eletrocardiograma, para prevenção de *torsades de pointes*.

Após administração desses medicamentos, recomenda-se a infusão de 20mL de soro fisiológico ou água destilada, a fim de auxiliar sua distribuição. Além disso, deve ser elevado o membro em que foi infundida a medicação.

Infarto agudo do miocárdio

A ocorrência de infarto agudo do miocárdio é rara durante a gestação, sendo sua incidência estimada em torno de 3 a 10 casos para cada 10 mil gestações. Embora possa ocorrer em qualquer período gestacional, é mais frequente no terceiro trimestre.

O tratamento não difere muito do adotado na paciente não grávida, mas deve-se sempre levar em consideração as possíveis ações dos medicamentos ou dos procedimentos sobre o concepto. O manejo do infarto agudo do miocárdio na paciente gestante engloba o uso de analgesia, sedativos, nitratos, bloqueadores beta-adrenérgicos, fibrinolíticos, antiagregantes plaquetários, anticoagulantes, angioplastia transluminal coronariana e revascularização miocárdica.

A dor e a ansiedade provocam hiperatividade simpática com aumento resultante das catecolaminas circulantes, o que, além de aumentar a necessidade de oxigênio pelo miocárdio, predispõe o aparecimento de taquiarritmias atriais e ventriculares. Assim, preconiza-se o uso de analgésicos potentes, como sulfato de morfina, para alívio tanto da dor como da ansiedade. A morfina é considerada categoria C para uso na gestação. A dose varia de 2 a 4mg EV, diluídos a cada 5 minutos, monitorando-se a pressão arterial para evitar hipotensão. Não é teratogênica, mas, como atravessa rapidamente a placenta, pode provocar depressão respiratória no neonato, quando usada imediatamente antes do parto. É também compatível com a amamentação. Na ausência de morfina, ou em caso de hipersensibilidade a seus componentes, pode ser administrada a meperidina, que também é um analgésico narcótico (categoria B/D) compatível com a amamentação. Os ansiolíticos são reservados para situações especiais, como em pacientes que não foram sedadas pela morfina, sendo os benzodiazepínicos os mais utilizados.

A trombose coronariana tem papel de destaque no desencadeamento e na progressão dos quadros de isquemia aguda. No centro da patogênese da trombose coronariana estão a ativação e agregação plaquetárias. Os antiplaquetários inibem a agregação plaquetária por diferentes mecanismos.

O ácido acetilsalicílico (AAS) é o antiplaquetário de escolha, na dose de 200mg VO, mastigáveis, seguida de dose de manutenção a longo prazo de 100mg/dia. Contraindicado em caso de alergia ou intolerância gástrica, sangramento ativo, úlcera péptica ativa ou alta probabilidade de sangramento gastrointestinal ou geniturinário (categoria C), o AAS é seguro tanto para a mãe como para o feto quando administrado em doses baixas (< 150mg/dia) e em qualquer período da gestação. Apesar de seu uso no primeiro trimestre não ter sido associado a anomalias congênitas, como defeitos de fechamento do tubo neural, tem sido descrito risco elevado de surgimento de alterações vasculares, particularmente gastrosquise. O uso crônico ou intermitente em altas doses (> 325mg/ dia) deve ser evitado, principalmente próximo ao termo, pois pode causar fechamento prematuro do ducto arterioso e comprometimento da coagulação, tanto materna como no neonato, além de intoxicação congênita por salicilato. Além disso, pode causar também oligúria fetal, oligoidrâmnio, dismorfoses faciais, contraturas musculares e hipertensão pulmonar primária do recém-nascido e prolongar a gestação. O AAS é rapidamente transferido da mãe para o feto, através da barreira placentária, e concentrações significativas do salicilato podem ser encontradas no neonato.

A ticlopidina e o clopidogrel são derivados tienopiridínicos que se antagonizam com a agregação plaquetária por mecanismo diferente do apresentado pelo AAS e, em casos de intolerância ou alergia, estão indicados inicialmente como substitutos preferenciais do AAS. O clopidogrel parece ser o mais seguro durante a gestação (categoria B). Não é teratogênico em animais, existindo apenas relatos de casos de seu uso em gestantes, sem a ocorrência de complicações. O início de sua ação ocorre em 2 horas e o efeito dura 5 dias. É desconhecida a quantidade excretada no leite materno e como pode produzir disfunção

Capítulo 5   Fármacos Usados em Emergências na Gestação

plaquetária no feto. O parto vaginal deve ser descartado para evitar o risco de hemorragia cerebral no neonato. O implante de *stent* coronariano necessita proteção adequada de modo a evitar a trombose; assim, o uso de clopidogrel associado ao AAS tem sido a melhor opção segundo os ensaios clínicos. A ticlopidina também é considerada categoria B, sendo fetotóxica em animais, mas não teratogênica.

Outra classe de antiplaquetários disponível no Brasil é a dos antagonistas dos receptores glicoproteicos IIb/IIIa, representados pelo abciximabe e o tirofiban, porém são muito limitadas as informações sobre seu uso durante a gestação. Portanto, não são preconizados como fármacos de escolha nessa situação. Estão classificados como categoria C. Apresentam início de ação imediato e duração de 48 horas. Em não grávidas, não há redução de eventos e há registro de aumento do risco de sangramento.

Os nitratos (categoria C) exercem efeitos importantes sobre a circulação periférica e coronariana, promovendo vasodilatação das artérias coronárias e reduzindo o consumo de oxigênio pelo miocárdio, mediante redução do retorno venoso ao coração e do volume diastólico final do ventrículo esquerdo (VE). Inicia-se a administração dos nitratos SL, 5mg de mononitrato ou dinitrato de isossorbida. Devem ser administradas no máximo três doses, separadas por intervalos de 5 minutos, com o cuidado de evitar hipotensão arterial. Caso não haja alívio rápido da dor, as pacientes podem se beneficiar com a administração EV. A nitroglicerina e o mononitrato de isossorbida são as substâncias disponíveis em nosso meio. A nitroglicerina não deve ser usada em caso de pressão sistólica < 100mmHg ou se houver taquicardia. Doses > 200µg/min não devem ser usadas. O tratamento EV deverá ser mantido por 24 a 48 horas a partir da última dor anginosa, e sua suspensão deverá ser gradual.

Os betabloqueadores podem ser utilizados durante a gestação. Aliviam a dor e reduzem a necessidade de analgésicos e o tamanho do infarto, pois diminuem a frequência cardíaca, a pressão arterial e a contratilidade miocárdica, provocando redução do consumo de oxigênio pelo miocárdio e diminuindo também a incidência de arritmias ventriculares complexas e reinfarto. São fármacos indicados, principalmente, para pacientes com taquicardia sem disfunção de VE e/ou com hipertensão arterial. Contraindicações a seu uso incluem hipotensão, insuficiência cardíaca, asma, bradicardia e bloqueio cardíaco.

Os agentes mais utilizados no infarto agudo do miocárdio durante a gestação são o metoprolol (categoria C) e o atenolol (categoria D). Podem provocar restrição de crescimento intrauterino, relacionada com a dose e o tempo de uso, além de hipoglicemia, bradicardia e depressão respiratória neonatal. Esses efeitos adversos são menores com o uso do metoprolol. O propranolol (categoria C), apesar de não ser seletivo, também é utilizado, devendo ser evitadas doses > 160mg, as quais produzem complicações mais importantes sobre o concepto. É excretado pelo leite, mas em concentrações menores do que as dos anteriores.

Antagonistas dos canais de cálcio, como nifedipina (veja *Crise hipertensiva*), verapamil e diltiazem, não são recomendados rotineiramente. Devem ser empregados na tentativa de controlar os sintomas isquêmicos refratários em pacientes já em uso de nitratos e betabloqueadores em doses adequadas ou em pacientes que não toleram ou apresentam alguma contraindicação ao uso desses medicamentos. Não são fetotóxicos e podem ser usados durante a amamentação. O verapamil (categoria C) não é teratogênico, sendo considerado um anti-hipertensivo seguro e eficaz na gestação. Pode ser usado na dose de 120 a 320mg/dia VO. Mostra-se eficaz na reversão de taquiarritmias supraventriculares por via EV (5 a 10mg em 10 minutos) e é compatível com o aleitamento materno.

Os inibidores da enzima conversora da angiotensina estão formalmente contraindicados na gestação (categoria X), independente da idade gestacional. Associam-se a malformação dos sistemas cardiovascular e nervoso central do feto, quando usados no primeiro trimestre, e comprometem o desenvolvimento renal do feto nos demais períodos gestacionais, além de provocar oligoidrâmnio, malformações ósseas, hipoplasia pulmonar, hipotensão, anúria e morte neonatal.

A trombólise sistêmica, apesar de descrita como contraindicação relativa na gestação, em virtude de ser desconhecido o risco real de hemorragia, tem sido realizada segundo as indicações clássicas, quando os benefícios superam os riscos. Os trombolíticos estão relacionados com risco aumentado de hemorragia, tanto materna como fetal, e devem ser evitados no período periparto, em razão do risco aumentado de complicações hemorrágicas. Os trombolíticos não são teratogênicos, sendo desconhecida sua ação sobre o neonato durante a amamentação. A estreptoquinase (categoria C) atravessa a placenta em pequena quantidade e não produz efeito fibrinolítico no feto, mas anticorpos são transferidos, e essa sensibilização tem importância se o neonato necessitar dessa terapêutica. Com meia-vida de 23 minutos, pode provocar reação alérgica ou hipotensão e, após seu uso, o fibrinogênio demora de 36 a 48 horas para retornar ao normal. Há possibilidade de descolamento prematuro da placenta, principalmente nas primeiras 18 semanas de gestação. A alteplase, também considerada categoria C, tem alto peso molecular e, por isso, não se sabe se consegue atravessar a barreira placentária. Trata-se de um ativador direto do plasminogênio, seletiva para o coágulo, com meia-vida de 5 minutos, e não é antigênica nem causa hipotensão. A uroquinase (categoria B) pode sofrer inativação parcial por uma proteinase produzida pela placenta e, como os demais trombolíticos, apresenta risco aumentado de sangramento e descolamento prematuro da placenta.

As diretrizes para o tratamento do infarto agudo do miocárdio recomendam avaliação do perfil lipídico na fase aguda e o início do tratamento com hipolipemiante, caso o colesterol LDL esteja em 130mg/dL, porém as estatinas são classificadas como categoria X e estão contraindicadas durante a gestação e a amamentação, devido à falta de informações adequadas sobre a segurança de sua utilização. Fibratos (categoria C) e niacina (categoria C) também não devem ser administrados durante a gestação e a amamentação. A colestiramina (categoria B), por não ser absorvida, pode ser utilizada tanto na gestação como na amamentação, mas pode depletar também vitaminas como

Capítulo 5 Fármacos Usados em Emergências na Gestação

A, D, E e K, sendo mais utilizada nos casos de colestase gestacional. A ezetimiba é considerada categoria C para uso na gravidez, pois em doses altas é teratogênica em ratos, mas não em coelhos, não havendo relatos de seu uso em mulheres grávidas. No entanto, se é mandatória terapia hipolipemiante na gestação, parece ser melhor opção do que as estatinas.

Distúrbios tromboembólicos

A gravidez normal é por si só um estado de hipercoagulabilidade, o que predispõe a ocorrência de fenômenos tromboembólicos, como trombose venosa profunda e tromboembolismo pulmonar, componentes da síndrome de tromboembolismo venoso. Como o tromboembolismo venoso é uma das principais causas de morbimortalidade materna no mundo, são imprescindíveis diagnóstico e tratamento corretos.

O tratamento desses fenômenos é embasado na terapia anticoagulante. Em gestantes, pode-se utilizar apenas heparina de baixo peso molecular ou heparina não fracionada, que não atravessam a barreira placentária.

A heparina não fracionada (categoria B para uso na gravidez) pode ser administrada EV ou SC. Por via SC, sua biodisponibilidade é 10% menor e o início do efeito é retardado em até 2 horas. Nos eventos tromboembólicos agudos, é usada inicialmente EV, em dose inicial em *bolus*, seguida de infusão contínua. A infusão contínua e lenta é a preferida, pois os níveis resultantes são mais estáveis e é menor o risco de hemorragia. A heparina é metabolizada em fase rápida pelo fígado e em outra fase, lenta, pelo rim. Não atravessa a placenta nem é excretada pelo leite materno, sendo compatível com a amamentação. O controle da ação anticoagulante deve ser realizado de acordo com o tempo de tromboplastina parcial ativado (TTPa), que deverá ser mantido entre 1,5 e 2,0 vezes acima do valor normal. O controle é dificultado no final da gestação, quando ocorre uma aparente resistência à heparina, devido ao aumento do fibrinogênio e do fator VIII, que influenciam o resultado do TTPa, levando a aumento desnecessário das doses de heparina e elevando substancialmente o risco de sangramento. Nessa fase, está indicada a determinação do nível do anti-Xa e, na impossibilidade desse controle, não se deve exceder a dose de 40.000UI/dia. Deve ser suspensa de 4 a 6 horas antes do parto, quando administrada EV, e reiniciada de 12 a 24 horas após. Por via de SC, seu efeito persiste por até 28 horas após a última dose, o que limita o uso dessa via antes do parto. O principal efeito adverso da heparina não fracionada é a trombocitopenia, que ocorre com o uso prolongado, sendo o risco observado já a partir de 7 dias de infusão EV. Deve ser suspensa quando as plaquetas sofrem queda > 50% em relação ao valor basal. Outro efeito adverso é a osteoporose, que também ocorre com tratamento a longo prazo. Nesses casos, está indicada densitometria óssea quando a heparina é usada por mais de 12 semanas. Recomendam-se, então, uso de cálcio profilático e suplementação de vitamina D para pacientes em uso prolongado de heparina. A heparina não fracionada pode causar, também, necrose de pele e anafilaxia.

As heparinas de baixo peso molecular (categoria B) são preferidas em relação à não fracionada porque têm sido associadas a índice menor de sangramentos volumosos, risco menor de trombocitopenia, frequência menor de fraturas osteoporóticas, além de resposta anticoagulante mais previsível, melhor biodisponibilidade SC e maior meia-vida plasmática. Não necessitam monitoração do coagulograma nem plaquetometria. Sua atividade é medida pela dosagem dos níveis do antifator-Xa. Níveis entre 0,3 e 0,7 são considerados terapêuticos, medidos entre 3 e 4 horas após a administração SC. A monitoração do efeito está indicada apenas nas situações em que há risco de sangramento, como peso corporal < 50kg ou > 90kg, e na presença de insuficiência renal. Devem ser aplicadas preferencialmente em duas doses diárias, calculadas de acordo com o peso da paciente, porque sua meia-vida pode estar reduzida durante a gestação. Em relação à eficácia, não há diferença estatisticamente significativa entre as heparinas de baixo peso molecular e as não fracionadas.

Os cumarínicos são anticoagulantes orais que atuam diminuindo a concentração dos fatores II, VII, IX e X, os quais são sintetizados no fígado e dependentes da vitamina K. O mais utilizado no Brasil é a varfarina. Indicados para anticoagulação crônica após eventos tromboembólicos em pacientes não grávidas, estão contraindicados durante a gestação (categoria X), pois atravessam a placenta e podem causar embriopatia varfarínica quando utilizados no primeiro trimestre, entre a sexta e a 12ª semana de idade gestacional, além de outras complicações fetais, como anormalidades do sistema nervoso central, lesões cerebrais mínimas com comprometimento do QI, aborto espontâneo, morte fetal e neonatal, prematuridade e hemorragia cerebral. Os efeitos adversos fetais estão relacionados com a dose utilizada, sendo muito mais frequentes quando > 5mg/dia. A meia-vida da varfarina é de 36 a 42 horas. Seu efeito é avaliado pelo tempo de protrombina (TP) e o RNI (relação normalizada internacional). O TP deve situar-se entre 20% e 25% em relação ao normal e o RNI, entre 2 e 3. Valores de RNI < 2 aumentam o risco de trombose; quando > 4, aumentam o risco de hemorragias. A resposta anticoagulante sofre flutuações com a dieta ou comorbidades, como disfunção hepática, insuficiência renal, insuficiência cardíaca e anemia. Excepcionalmente, durante a gestação, a varfarina pode ser utilizada em pacientes portadoras de prótese valvar cardíaca mecânica entre 13 e 36 semanas de gestação, sendo substituída pela heparina fora desse período.

Os trombolíticos podem ser utilizados em casos de embolia pulmonar maciça ou de comprometimento hemodinâmico mas, devido ao risco de sangramento, a relação custo-benefício deve ser levada em conta para sua indicação (veja *Infarto agudo do miocárdio*).

Choque

O choque é uma síndrome caracterizada por insuficiência circulatória aguda com má distribuição generalizada do fluxo sanguíneo, implicando baixa oferta de oxigênio aos tecidos. As várias etiologias e sua fisiopatologia diversa podem ser dos tipos hipovolêmico, obstrutivo, cardiogênico ou distributivo.

Capítulo 5 Fármacos Usados em Emergências na Gestação

Como há hipovolemia absoluta ou relativa, independente do tipo de choque, a reposição volêmica agressiva constitui o primeiro passo no manejo desses eventos. Caso a reposição volêmica não seja suficiente para manutenção da estabilidade hemodinâmica da paciente, é necessária a administração de vasopressores por meio de cateter central, com monitoração invasiva da pressão arterial, objetivando manter a pressão arterial média ≥ 65mmHg.

A noradrenalina é um mediador adrenérgico natural com potente efeito constritor venoso e arterial (α-dependente) e menor efeito inotrópico positivo (β_1-dependente). Eleva a pressão arterial por meio do aumento da resistência vascular sistêmica. Utilizada, principalmente, em casos de choque séptico e em condições de choque refratário, pode ser útil no choque cardiogênico por infarto agudo do miocárdio, por aumentar a pressão na raiz da aorta, melhorando a perfusão coronariana. Necrose tecidual pode ser observada quando ocorre extravasamento para o subcutâneo, o que torna necessária sua administração em acesso central. Outros possíveis efeitos colaterais são: lesões isquêmicas em decorrência da potente ação vasoconstritora, hipertensão, angina, cefaleia, ansiedade, arritmias e acidose lática. Não se sabe se a noradrenalina é excretada no leite materno. Não existem estudos em animais sobre seu uso na gestação, sendo, portanto, um fármaco considerado na categoria C. Seu uso deve ser encarado como medida temporária, e a dose deve ser reduzida ou a administração descontinuada assim que possível.

Precursor imediato da noradrenalina na via biossintética das catecolaminas, a dopamina estimula diretamente receptores α e β-adrenérgicos, ao mesmo tempo que promove liberação de noradrenalina endógena. Em baixas doses (< 10mg/kg/min), eleva a pressão arterial média e o débito cardíaco, em virtude de seus efeitos inotrópico e cronotrópico positivos. Particularmente útil em pacientes com comprometimento da função sistólica, é mais arritmogênica. Distribui-se amplamente no organismo, não atravessa a barreira hematoencefálica e não se sabe se atravessa a placenta. Sua meia-vida plasmática é de cerca de 2 minutos, com duração de 10 minutos e eliminação renal. A dopamina está contraindicada em pacientes portadores de feocromocitoma, bem como na presença de taquiarritmias ou fibrilação ventricular. Esse fármaco está enquadrado na categoria C de risco para uso na gravidez.

A vasopressina induz vasoconstrição por ação nos receptores V1 na camada muscular endotelial, mas não há estudos relatando seu uso na gestação, sendo também enquadrada na categoria C.

A dobutamina é uma catecolamina sintética com ação inotrópica direta, cuja atividade primária é resultante da estimulação dos receptores adrenérgicos cardíacos, principalmente os receptores β_1 e, com menor intensidade, os receptores β_2 e α-adrenérgicos. Portanto, aumenta a força de contração e o volume sistólico, enquanto produz apenas leves efeitos cronotrópicos, pressóricos, arritmogênicos e vasodilatadores. Considerada na categoria C para uso na gestação, não se sabe se é excretada no leite materno; portanto, a amamentação não está recomendada durante o tratamento. Não libera noradrenalina endógena e induz menos taquicardia, arritmias e isquemia miocárdica do que a dopamina e a noradrenalina. Não tem efeito vasodilatador renal, mas o volume urinário e o fluxo renal parecem aumentar igualmente, em comparação com a dopamina. Não deve ser usada em caso de pressão sistólica < 90mmHg.

Para o uso de vasopressores é necessário manter atenção quanto à monitoração fetal, pois eles podem reduzir o fluxo sanguíneo uteroplacentário.

Nos casos de choque cardiogênico, quando os pacientes se encontram ressuscitados do ponto de vista volêmico e se apresentam normotensos ou hipertensos, são candidatos às terapias que interfiram na pós-carga para facilitar o trabalho do VE. Nesses casos, o fármaco de primeira escolha é o nitroprussiato de sódio, sendo a nitroglicerina indicada para as pacientes coronariopatas, visto que produz vasodilatação das artérias coronárias. Potente vasodilatador arterial e venoso, o nitroprussiato de sódio (categoria C) apresenta ação rápida, mas seu tempo de uso é limitado a no máximo 4 horas, em virtude da possibilidade de toxicidade fetal por seu metabólito cianeto, que atravessa a placenta (veja também *Crise hipertensiva*).

A adrenalina (categoria C) é utilizada nos casos de choque anafilático (veja *Parada cardiorrespiratória*).

No Quadro 5.1 são apresentados os fármacos cardiovasculares mais frequentemente usados na gestação, segundo a FDA.

■ EMERGÊNCIAS RESPIRATÓRIAS

Crise asmática

A asma é doença inflamatória crônica, caracterizada por hiper-responsividade das vias aéreas inferiores e limitação variável ao fluxo aéreo, reversível espontaneamente ou com tratamento, manifestando-se clinicamente por episódios recorrentes de sibilância, dispneia, dor torácica e tosse.

Nenhum fármaco utilizado no tratamento de asma integra a categoria A, ou seja, nenhum foi submetido a estudos controlados que demonstrem a inexistência de risco para o feto. A maioria dos fármacos utilizados no tratamento dessa doença está englobada nas categorias B e C, isto é, sem evidência de risco em humanos ou cujo risco não pode ser excluído por provável efeito teratogênico em animais, respectivamente (Quadro 5.2).

Quadro 5.1 Agentes cardiovasculares usados na gestação e suas respectivas categorias

A	Sulfato de magnésio
B	Pindolol, meperidina, clopidogrel, ticlopidina, uroquinase, colestiramina, heparina não fracionada, heparinas de baixo peso molecular
C	Hidralazina, nifedipina, labetalol, nitroprussiato de sódio, diazóxido, adrenalina, lidocaína, sulfato de morfina, ácido acetilsalicílico, mononitrato de isossorbida, dinitrato de isossorbida, nitroglicerina, metoprolol, propranolol, furosemida, digitálicos, verapamil, estreptoquinase, alteplase, fibratos, niacina, ezetimiba, noradrenalina, dopamina, vasopressina, dobutamina, nitroprussiato de sódio
D	Amiodarona, meperidina, atenolol
X	Inibidores da enzima conversora da angiotensina, estatinas, varfarina

Capítulo 5 Fármacos Usados em Emergências na Gestação

Quadro 5.2 Fármacos utilizados para tratamento da asma na gravidez e suas respectivas categorias

A	–
B	Terbutalina, brometo de ipratrópio, prednisona, budesonida
C	Agonistas β_2 (exceto terbutalina), prednisolona, aminofilina, teofilina, beclometasona, fluticasona, flunisolida, atropina
D	–
X	–

As pacientes que apresentam exacerbação das crises de asma brônquica devem ser tratadas inicialmente com agonistas β_2 com ação de curta duração, que são os agentes de escolha nessa situação, sendo a via inalatória a de eleição, por promover rápido início de ação, poucos efeitos colaterais e baixos níveis plasmáticos. A administração pela via inalatória pode ser feita por meio de aerossol dosimetrado (*spray*) ou por nebulizador de fluxo contínuo de ar comprimido. É preferível o uso do *spray*, visto que o medicamento administrado por nebulização está associado a mais efeitos colaterais, por promover maior absorção sistêmica da substância. A utilização de agonistas β_2 de curta duração de ação inalados não parece estar associada a aumento do risco de malformações congênitas ou outras complicações adversas da gravidez. O sulfato de salbutamol é o broncodilatador de escolha para uso na gravidez. A oxigenação insuficiente do feto em decorrência da asma não controlada representa riscos maiores do que qualquer efeito proveniente do fármaco. Os agonistas β_2 também podem ser administrados SC ou EV, porém o uso parenteral de salbutamol pode comprometer o miométrio e oferecer potenciais riscos cardiovasculares à gestante, como hipotensão arterial e isquemia cerebral. A terbutalina é qualificada como classe B, enquanto todos os outros β-agonistas pertencem à classe C, incluindo também os broncodilatadores de longa duração de ação salmeterol e formoterol, usados no tratamento de manutenção contra asma de moderada a grave.

Anticolinérgicos, como o brometo de ipratrópio (categoria B) inalatório, são broncodilatadores menos potentes e com início de ação mais lento do que os agonistas β_2. Seu uso é associado nos casos de pacientes com pobre resposta aos agonistas β_2, a cada 6 horas. Não acarretam aumento de efeitos colaterais. Ensaios pré-clínicos não relataram efeitos embriotóxicos nem teratogênicos após inalação ou aplicação intranasal de doses consideravelmente mais altas do que as recomendadas em humanos. Embora cátions quaternários insolúveis em lipídios passem para o leite materno, não é de se esperar que o brometo de ipratrópio alcance o lactente de maneira importante, especialmente quando administrado por via inalatória.

Os corticosteroides devem ser administrados precocemente a todas as pacientes com asma aguda grave, visto que sua ação demora várias horas para ter início. São as únicas medicações que evitam a recidiva dos sintomas e reduzem as taxas de hospitalização. Podem ser usadas hidrocortisona (3 a 4mg/kg EV, a cada 6 horas), metilprednisolona (40 a 80mg EV, a cada 6 ou 8 horas; nos casos graves, até 125mg a cada 6 horas) ou doses equivalentes de prednisona oral. Como não há evidências que demonstrem superioridade da via EV, a VO é a primeira escolha. A prednisona é considerada categoria B para uso na gestação e a prednisolona, categoria C. O uso de corticoides sistêmicos, em casos de exacerbação, parece ser seguro na gravidez, podendo, no entanto, aumentar o risco de diabetes gestacional e, segundo alguns autores, induzir hipertensão.

As xantinas devem ser reservadas para terapêutica de segunda linha, devendo ser evitadas no último trimestre devido ao risco de irritabilidade e apneia neonatal. A aminofilina (categoria C) é usada quando não se obteve resposta com os fármacos de primeira linha. Pode produzir urticária ou dermatite esfoliativa. As doses terapêuticas das xantinas induzem refluxo gastroesofágico durante o sono, aumentando a possibilidade de aspiração e agravando o broncoespasmo, o que é mais grave nas gestantes que apresentam esvaziamento gástrico retardado. Toxicidade pode surgir em casos de concentrações séricas entre 15 e 20mg/mL, principalmente no início da terapêutica, ocasionando taquicardia, arritmias ventriculares ou crises convulsivas. Podem ocorrer vômitos e pirose, hipotensão, cefaleia, palpitações, calafrios, febre, taquipneia, anorexia, nervosismo ou inquietude. Como a aminofilina libera teofilina livre *in vivo*, seu emprego durante a gravidez pode produzir concentrações de teofilina e cafeína potencialmente perigosas para o neonato. O uso de aminofilina pela lactante pode produzir irritabilidade, inquietude ou insônia na criança.

Os corticoides inalatórios podem ser usados durante a gravidez para o tratamento de manutenção da asma, não apresentando efeitos colaterais importantes com as doses preconizadas; portanto, não têm consequências para o parto nem para o feto. O dipropionato de beclometasona é o corticoide inalatório mais estudado na gravidez, sendo seguro e não determinando alterações perinatais. Atualmente, a budesonida é o único corticoide inalatório categoria B, sendo o mais adequado para uso nas gestantes. As pacientes que usam corticoide antes da gestação podem manter o fármaco usado previamente, devido à similaridade dos diversos medicamentos com a budesonida no que concerne ao perfil terapêutico e aos efeitos colaterais. O acetonido de triancinolona e o propionato de fluticasona apresentam eficácia e boa tolerabilidade, podendo ser usados por pacientes que necessitam altas doses de corticoide inalado.

Edema agudo de pulmão

O edema agudo de pulmão é uma emergência clínica que se manifesta por quadro de insuficiência respiratória de início e evolução rápidos. Está associado a risco elevado de morte para a paciente, tanto pelo quadro pulmonar agudo como por doença cardiovascular subjacente. Os agentes de primeira linha utilizados no manejo do edema agudo de pulmão são os nitratos, os diuréticos de alça e a morfina.

A morfina promove venodilatação com redução do retorno venoso em até 40%, diminuindo, portanto, a pré-carga. Reduz também a pós-carga e melhora a ansiedade.

Reduz, assim, o gasto de energia respiratória, diminui a pressão atrial direita e reduz as catecolaminas maternas. Trata-se de um fármaco categoria C para uso na gestação. Não é teratogênica, mas, como atravessa rapidamente a placenta, pode provocar depressão respiratória no neonato, quando usada imediatamente antes do parto. É também compatível com a amamentação. Devem ser monitorados a frequência cardíaca, o nível de consciência, a pressão arterial e a presença de náuseas, pois a morfina pode induzir broncoconstrição, em razão da liberação de histamina, e pode provocar narcose pelo CO_2, por diminuir o estímulo ventilatório. Quando ocorre depressão respiratória, usa-se naloxona, 0,4mg EV, repetido a intervalos de 2 a 3 minutos, se necessário. A meperidina também pode ser utilizada para diminuir o quadro de ansiedade. Trata-se de um analgésico narcótico, categoria B/D, compatível com a amamentação.

Os diuréticos de alça são utilizados tanto para eliminação de líquidos como por seu efeito venodilatador. A furosemida (categoria C) deve ser utilizada EV. Espera-se melhora no padrão respiratório devido a seu efeito venodilatador, que se inicia em 5 minutos. Após 20 a 30 minutos, ocorre a diurese propriamente dita. A furosemida também é utilizada no tratamento de insuficiência cardíaca e hipertensão grave e para teste de função renal fetal. É excretada no leite, mas sem efeito adverso para o lactente.

O nitrato mais utilizado é o dinitrato de isossorbida (categoria C). Seu benefício é decorrente da diminuição da pré e pós-carga, melhorando o desempenho sistólico do VE.

No caso de edema agudo de pulmão em virtude de estenose mitral, os betabloqueadores são os agentes de escolha. Metoprolol é o agente de primeira linha, em doses de 5mg EV a cada 5 minutos, até a dose total de 15mg. Por ser um betabloqueador seletivo, não atua no tônus uterino e parece produzir menos efeitos adversos sobre o feto. Por ser eliminado em concentrações maiores no leite materno, recomenda-se que a amamentação seja realizada de 3 a 4 horas depois do uso do fármaco. Seus efeitos colaterais são: bradicardia, hipotensão, depressão, insônia, tontura e cefaleia. Está contraindicado em casos de bradicardia, choque cardiogênico e bloqueio atrioventricular, além de hipersensibilidade ao fármaco. Na gestação, aumenta a resistência vascular no binômio mãe-feto proporcionalmente ao tempo de exposição (veja também *Infarto agudo do miocárdio*).

Os digitálicos (categoria C) devem ser usados em caso de edema agudo de pulmão associado a fibrilação atrial com alta resposta ventricular. Têm sido usados também para tratamento de insuficiência cardíaca e taquicardia supraventricular, tanto materna como fetal, em qualquer período da gestação, sem causar efeitos adversos. Nos casos de edema agudo de pulmão, dá-se preferência ao deslanosídeo C EV (categoria C).

■ EMERGÊNCIAS ENDOCRINOMETABÓLICAS

Cetoacidose diabética e estado hiperosmolar

A cetoacidose diabética e o estado hiperglicêmico hiperosmolar são as complicações mais sérias das pacientes com diabetes. A cetoacidose diabética consiste em uma tríade bioquímica formada por hiperglicemia, cetonemia e acidemia. Apesar de ser mais frequente em pacientes diabéticas tipo I, alguns estudos mais recentes sugerem que a cetoacidose diabética pode ocorrer também em negras obesas com diabetes tipo II recém-diagnosticado.

O tratamento desses eventos baseia-se na correção dos desequilíbrios eletrolíticos e ácido-básicos, além da correção da hiperglicemia.

A hiperglicemia é corrigida por meio de insulinoterapia EV com insulina regular, com o objetivo de reduzir a glicemia em cerca de 50 a 70mg/dL em 1 hora. Inicialmente, administra-se um *bolus* de 0,1UI/kg de insulina regular, seguido por infusão constante de 0,1UI/kg/h em bomba de infusão. A insulina regular é considerada categoria de risco B para uso na gravidez. Apresenta início de ação entre 5 e 6 minutos e duração de 15 minutos. Após a resolução da cetoacidose diabética, a insulina EV poderá ser modificada para SC. Quando aplicada SC, apresenta início de ação em aproximadamente 30 minutos, pico de ação de 2 a 3 horas e duração de 4 a 6 horas.

■ EMERGÊNCIAS NEUROLÓGICAS

Crise convulsiva

As crises convulsivas durante a gestação promovem complicações para o feto, principalmente nos casos de crises convulsivas generalizadas. Durante as crises, ocorre hipoxia fetal, podendo haver danos irreversíveis ao sistema nervoso, hemorragias intracranianas fetais e, até mesmo, morte fetal. Além disso, podem ocasionar danos à gestante, como sangramento uterino, e aumentar a incidência de abortos, natimortos, prematuridade e recém-nascidos de baixo peso.

Estudos sobre os agentes antiepilépticos utilizados comumente demonstraram sua relação com risco aumentado de malformações, e nenhum deles está totalmente isento de riscos, mesmo os mais modernos disponíveis na prática clínica. As malformações provocadas por esses fármacos podem ser classificadas em maiores e menores. As maiores compreendem cardiopatias congênitas, fissura palatina, anomalias do trato urinário ou da genitália externa e defeitos do tubo neural. Entre as malformações menores estão hipertelorismo e hipoplasia das falanges distais e unhas. Os fármacos classicamente usados na abordagem das crises convulsivas são ácido valproico, carbamazepina, fenitoína e fenobarbital. Atualmente, encontram-se disponíveis também os fármacos denominados recentes, que incluem lamotrigina, gabapentina e oxcarbazepina, todos da categoria C para uso na gestação. Os estudos acerca de seu uso ainda não são suficientemente conclusivos, e eles devem ser usados com cautela na gravidez (Quadro 5.3).

O ácido valproico é um anticonvulsivante pertencente à classe D para uso na gestação. Seu risco teratogênico está bem definido em doses > 1g/dia. Pode causar defeitos renais, cardiovasculares e de vias urinárias, dismorfismo facial, hidrocefalia e braquicefa-

Capítulo 5 Fármacos Usados em Emergências na Gestação

Quadro 5.3 Anticonvulsivantes para uso na gestação e suas respectivas categorias

A	–
B	–
C	Lamotrigina, gabapentina, oxcarbazepina
D	Ácido valproico, carbamazepina, fenitoína, fenobarbital, diazepam
X	–

lia. Entre os achados craniofaciais, podem ser incluídas hiperplasia gengival, anomalias nasais, auriculares e labiais, micrognatia e macro ou microcefalia. Entre as alterações neurológicas, podem ser encontradas atrofia dos hemisférios cerebrais, com predomínio em lobo temporal, anomalias do septo pelúcido e malformações do tubo neural e cerebelares. As malformações causadas por esse medicamento podem configurar-se na síndrome fetal por valproato, cujas características incluem dismorfismo facial, malformações urológicas, cardiopatias congênitas e alterações dermatológicas, oculares, osteoarticulares, musculares e, em porcentagem menor, neurológicas. É compatível com a amamentação nas doses habituais. Utilizado na dose de 250mg, duas a três vezes ao dia, está contraindicado em casos de hepatopatia e hipersensibilidade ao fármaco. Seus efeitos adversos são trombocitopenia, sedação, tremor, ganho de peso e aplasia da série vermelha. Embora não existam evidências comprobatórias, a suplementação com ácido fólico pode ser feita antes da gravidez, estendendo-se até que se complete naquelas pacientes que necessitem usá-lo durante a gravidez.

A carbamazepina é usada com frequência no tratamento de crises convulsivas, neuralgia do trigêmeo e distúrbios psiquiátricos. Também considerada categoria D para uso na gestação, pode dar origem a malformações congênitas graves, incluindo defeitos no fechamento do tubo neural, cardiopatias congênitas, fissura palatina e anomalias esqueléticas e cerebrais. Pode causar, também, anomalias menores, que incluem malformações craniofaciais, defeitos de membros, retardo mental e deficiência de crescimento. É utilizada na posologia de 200 a 400mg, em dose única diária. Seus efeitos colaterais são náuseas, tontura, sonolência e discrasias sanguíneas. Nas doses habituais, é compatível com a amamentação. A combinação com outros anticonvulsivantes aumenta o risco de malformação. Seus benefícios justificam sua utilização na gestação, sob monitoramento criterioso, a despeito dos riscos envolvidos. Recomenda-se a suplementação de folato.

A fenitoína também é um anticonvulsivante que se enquadra na categoria D. Apresenta poucos efeitos colaterais e é bem tolerada. Está associada a anomalias congênitas, principalmente fissura palatina, anomalias renais, hidrocefalia, cardiopatias e anomalias da genitália externa. Anomalias menores causadas por esse medicamento são: nariz em sela, prega palmar única, hipertelorismo, implantação baixa de orelhas, hipoplasia das falanges distais e unhas, implantação baixa de cabelo e outras, além de atraso no desenvolvimento psicomotor. A associação dessas diversas malformações origina um quadro denominado síndrome hidantoínica, que ocorre em 10% a 30% das gestantes expostas. A fenitoína é utilizada na dose de 125mg, três vezes ao dia. Seus efeitos colaterais são nistagmo, ataxia, letargia, discrasia sanguínea e toxicidade cardiovascular. É compatível com a amamentação.

O fenobarbital é um barbitúrico utilizado como anticonvulsivante, sedativo e hipnótico, pertencente à categoria de risco D para uso na gravidez. Apresenta maior incidência de alterações congênitas ao ser usado durante a gestação, porém com riscos mais baixos do que o ácido valproico e a fenitoína. Entre os defeitos congênitos verificados estão fissura palatina, cardiopatias congênitas e anomalias genitais. Esse medicamento aumenta a incidência de recém-nascidos de baixo peso, com menor perímetro cefálico e diminuição da capacidade intelectual. Sua posologia é de 60 a 200mg, em dose única diária. Está contraindicado em casos de porfiria e hipersensibilidade ao fármaco. Seus efeitos adversos são: hipotensão, sonolência, ataxia, depressão e discinesias. Quando usado no último trimestre, o neonato pode apresentar sintomas em decorrência da retirada do fármaco, além de hemorragias nas primeiras 24 horas de vida, devido à deficiência de vitamina K.

Os benzodiazepínicos podem ser usados em caso de crise convulsiva. O diazepam e seus metabólitos atravessam a barreira placentária e atingem o leite materno. Para o diazepam, os níveis séricos no recém-nascido são três vezes maiores do que na circulação materna. Esse medicamento pode aumentar o risco de ocorrência de fendas orofaciais, além de hérnia inguinal, malformações cardiovasculares e crescimento intrauterino restrito. Usado próximo ao parto, causa hipotonia e sintomas de abstinência no recém--nascido. É classificado como categoria D para uso na gestação.

■ ANALGÉSICOS E ANTI-INFLAMATÓRIOS

Os analgésicos e anti-inflamatórios constituem a terceira classe de medicamentos mais utilizados pelas gestantes, perdendo apenas para os suplementos vitamínicos e os agentes que atuam sobre o aparelho digestivo. Isso porque são inúmeras as situações que podem causar dor durante a gestação, predominantemente distúrbios musculoesqueléticos, que estão entre as principais queixas das gestantes (Quadro 5.4).

Medicamento com propriedades analgésicas e antipiréticas, o acetaminofeno (categoria B/D) pode apresentar-se de maneira isolada ou em associação a outros medicamentos, como anti-histamínicos ou medicamentos narcóticos. Pode ser administrado na dose de 500mg a cada 4 a 6 horas, VO ou IM, até a dose máxima de 4.000mg/dia. Na gestação, apresenta farmacocinética não completamente estabelecida, sendo a dose usual recomendada próxima à dose tóxica para o adulto. Atravessa a placenta e, apesar de seu uso frequente no período gestacional, dados a respeito da possível relação causal entre defeitos congênitos e seu uso são escassos, com estudos apresentando tanto dados negativos como inconclusivos. No entanto, o uso de acetaminofeno durante o período

Capítulo 5 Fármacos Usados em Emergências na Gestação

Quadro 5.4 Analgésicos e anti-inflamatórios usados na gravidez e suas respectivas categorias

A	–
B	Acetaminofeno, dipirona, cafeína, AINE
C	Codeína, tramadol, sumatriptano, morfina
D	Acetaminofeno, codeína, AINE
X	Ergotamina

AINE: anti-inflamatórios não esteroides.

gestacional não está associado a aumento na incidência de defeitos congênitos em geral (pulmonares, cardíacos, digestivos, urogenitais), mas foi observado aumento significativo de anomalias congênitas faciais, auditivas e da região cervical. Alguns estudos associam o uso do acetaminofeno durante o terceiro trimestre da gestação a risco aumentado para o desenvolvimento de pré-eclâmpsia, o qual é mais elevado nas gestantes que desenvolveram pré-eclâmpsia antes da 32ª semana de gestação. Observa-se também, nesses estudos, risco aumentado para tromboembolismo pulmonar e trombose venosa profunda, quando analisado seu uso durante o segundo e terceiro trimestres da gestação. Em doses terapêuticas, entretanto, o acetaminofeno é compatível com a gestação e o aleitamento materno, mas consumo elevado, por tempo prolongado, pode provocar lesões hepáticas e renais nos organismos materno e fetal.

Fármaco da categoria B, a dipirona pode ser usada na posologia habitual durante a gestação. No primeiro e terceiro trimestres, no entanto, pode estar relacionada com fechamento prematuro do ducto arterioso e retardo do trabalho de parto, havendo poucos dados sobre a segurança desse medicamento durante o período gestacional.

Os opioides são considerados não teratogênicos e seguros durante a gravidez, sendo os mais usados o tramadol, a codeína e a morfina (veja *Infarto agudo do miocárdio* e *Edema agudo de pulmão*). A codeína é um analgésico opioide da categoria C/D utilizado na dose de 30 a 60mg a cada 3 a 6 horas. Na gestação, há relatos de malformações do aparelho respiratório, hipospádia, hérnia inguinal e umbilical e estenose pilórica no primeiro trimestre, além de hipotonia e síndrome de privação do recém-nascido, quando utilizada próximo ao termo. Assim, para seu uso na gravidez devem ser levados em consideração os riscos e benefícios envolvidos em cada caso. Seus efeitos adversos são: tontura, sedação, náuseas, vômitos, euforia, constipação intestinal, hipotensão, psicose, porfiria, nefrotoxicidade, disfunção sexual, edema pulmonar, miastenia grave, alterações cutâneas e prurido. O tramadol é um medicamento da categoria C segundo a classificação da FDA. Estudos em animais revelaram que, em doses muito altas, afeta o desenvolvimento dos órgãos, a ossificação e a taxa de mortalidade neonatal. Se administrado antes ou durante o trabalho de parto, não compromete a contratilidade uterina. Em neonatos, pode induzir alterações na taxa respiratória, normalmente de importância clínica pouco relevante. O uso crônico durante a gravidez pode ocasionar sintomas de abstinência neonatal.

Em caso de necessidade de analgesia para tratamento de crises de enxaqueca, a cafeína é considerada categoria B e o sumatriptano, categoria C. Já a ergotamina é classificada na categoria X para uso na gravidez.

Os anti-inflamatórios não esteroides, sejam eles derivados do indol (indometacina), do ácido propiônico (naproxeno, ibuprofeno, cetoprofeno), do ácido fenilacético (diclofenaco sódico), dos salicilatos (ácido acetilsalicílico) e dos oxicans (meloxicam, piroxicam), apresentam como mecanismo de ação a inibição da produção das prostaglandinas por inibição direta da enzima cicloxigenase (COX). Há riscos associados ao uso desses fármacos no terceiro trimestre, tanto maternos como fetais. As complicações maternas envolvem trabalho de parto prolongado, hemorragia pós-parto e irritação gástrica, enquanto as fetais podem variar desde oligoidrâmnio e fechamento precoce do ducto arterioso até desenvolvimento de hipertensão pulmonar persistente e morte. Outros efeitos adversos para o concepto são: insuficiência renal, síndrome do desconforto respiratório, hemorragia intraventricular, displasia broncopulmonar e enterocolite necrosante. Dessa maneira, os anti-inflamatórios não esteroides são classificados na categoria de risco B/D para uso na gravidez.

ANTIMICROBIANOS

As gestantes podem ser acometidas pelos mais diversos tipos de infecção, que ameaçam o binômio mãe-feto e o desfecho adequado da gestação, de modo que a instituição de terapia antimicrobiana correta, e com o menor número possível de efeitos colaterais, é fundamental nesse contexto (Quadro 5.5).

As penicilinas são os antimicrobianos mais seguros durante a gravidez e, com base na extensa experiência com seu uso, é improvável que alguma delas seja teratogênica. A benzilpenicilina (penicilina G cristalina, procaína e benzatina), a amoxicilina e a ampicilina têm sido amplamente utilizadas durante a gravidez, sendo a ampicilina o antibiótico mais estudado em gestantes. Pesquisas demonstraram redução da concentração sérica desses antimicrobianos, sugerindo que doses mais altas seriam necessárias durante a gravidez. As penicilinas atravessam a placenta, mas aquelas com alto índice de ligação às proteínas plasmáticas alcançam concentrações muito menores no feto e no líquido amniótico. A concentração das penicilinas no leite materno representa de 2% a 20% da concentração sérica. A excreção dessa quantidade não deve modificar a indicação de aleitamento materno. Os inibidores da betalactamase também parecem ser seguros durante a gravidez.

A penicilina G benzatina é considerada categoria B para uso na gestação, sendo indicada em casos de endocardite, erisipela, estreptococcia, gangrena gasosa e sífilis. Aplicada na posologia de 1.200.000UI, IM, em dose única, pode causar efeitos adversos, como choque anafilático, erupção cutânea, convulsão e nefrite. Contraindicada em casos de hipersensibilidade ao fármaco, em doses habituais é compatível com a gestação e a amamentação.

Capítulo 5 Fármacos Usados em Emergências na Gestação

Quadro 5.5 Antimicrobianos e antifúngicos na gravidez e suas respectivas categorias

A	Ampicilina
B	Penicilina G benzatina, penicilina G cristalina, penicilina procaína, amoxicilina, amoxicilina + ácido clavulânico, cefalexina, cefazolina, cefalotina, ceftriaxona, cefepime, metronidazol, clindamicina, lincomicina, vancomicina, teicoplanina, eritromicina, azitromicina, anfotericina B, meropenem, nitrofurantoína
C	Ampicilina + sulbactam, aztreonam, imipenem, sulfametoxazol + trimetoprima, rifampicina, cloranfenicol, fluconazol, cetoconazol, amicacina, ciprofloxacino, levofloxacino, moxifloxacino, neomicina, tobramicina
D	Tetraciclinas, sulfametoxazol + trimetoprima, aminoglicosídeos, claritromicina, doxiciclina, gentamicina, tigeciclina
X	Metronidazol, flucitosina, fluconazol

A penicilina G cristalina (penicilina G potássica) também é considerada categoria B durante a gestação, sendo seu uso liberado tanto na gestação como no aleitamento materno. Está indicada em casos de septicemia e infecções respiratórias e do trato geniturinário, além de ser o fármaco de escolha para profilaxia de sepse neonatal precoce nas pacientes com indicação para tal. Utilizada na posologia de 1 a 5 milhões de unidades a cada 4 a 6 horas, pode ser administrada EV ou IM. Contraindicada apenas em casos de hipersensibilidade às penicilinas, seus principais efeitos adversos são erupção cutânea e diarreia.

Como as outras penicilinas, a penicilina procaína é classificada na categoria B de risco na gravidez, sendo usada tanto em gestantes como em lactantes, na posologia de 600 mil a 1.200.000UI, IM, em dose única. Está indicada para casos de septicemia, infecções dos tratos respiratório e geniturinário, antraz, erisipela, escarlatina e sífilis. Seus efeitos adversos são: nefrite, erupção cutânea e tontura.

A amoxicilina (também categoria B), na posologia de 500mg a cada 8 horas, está indicada para casos de infecções de vias aéreas superiores, vias urinárias, meningite e demais infecções causadas por germes sensíveis ao fármaco. Seus efeitos adversos são: choque anafilático, erupção cutânea, diarreia e vômitos. Contraindicada apenas em casos de hipersensibilidade ao fármaco, é usada na gestação e no aleitamento materno. Pode ser associada ao ácido clavulânico em casos de otite média, sinusite, infecções do trato respiratório inferior e nas demais infecções causadas por bactérias sensíveis à associação. A amoxicilina associada ao clavulanato também é considerada categoria de risco B, podendo ser usada na gravidez.

Já a ampicilina é classificada na categoria A de risco para uso na gestação, sendo indicada para casos de gonorreia, meningite meningocócica, faringite, pneumonia, sepse, infecções de partes moles e pele, sinusite, infecções do trato respiratório inferior e demais infecções causadas por bactérias sensíveis ao fármaco. É prescrita na dose de 500mg a cada 6 horas VO ou 1g a cada 8 horas EV. Quando associada ao sulbactam, é considerada categoria de risco C e é utilizada para combater dermatites e infecções dos tratos urinário, genital e respiratório. Pode causar efeitos adversos como erupção cutânea, náusea, vômito e colite.

As cefalosporinas, principalmente as de primeira geração, têm sido utilizadas como agentes de escolha no tratamento de infecções do trato urinário e de tecidos moles. A experiência acumulada com esses fármacos permite considerar improvável que algum deles seja teratogênico. Estudos com diversas cefalosporinas, principalmente as de primeira geração, demonstraram que os níveis séricos médios observados se encontram consideravelmente reduzidos. Esses fármacos também podem ser utilizados durante a amamentação, admitindo-se a possibilidade de não ocorrência de efeitos adversos significativos no lactente. As cefalosporinas de terceira geração têm sido empregadas com segurança para a gestante durante a gravidez, e as de quarta geração (cefepima) também são provavelmente seguras, porém existem poucas informações sobre seu uso na gravidez.

A cefalexina é um fármaco da categoria B utilizado em casos de amigdalite, faringite, infecção das vias urinárias, de pele e de tecidos moles, otite média, pneumonia e demais infecções causadas por germes sensíveis ao fármaco. Administrada na dose de 500mg a 1g a cada 8 horas VO, seus principais efeitos adversos são: diarreia, náusea, vômito e tontura. Pode ser usada na gravidez e na lactação.

A cefazolina (categoria B) está indicada para os casos de endocardite, infecções dermatológicas, dos tecidos moles, do sistema osteoarticular e das vias urinárias, septicemia e outras infecções causadas por agentes sensíveis ao fármaco. Também classificada na categoria de risco B, a cefalotina é utilizada em casos de endocardite, artrite, infecções de tecidos moles e das vias urinárias, pneumonia, septicemia e demais infecções causadas por bactérias sensíveis ao fármaco. Ambas são agentes utilizados na gestação e no aleitamento e frequentemente prescritos para antibioticoprofilaxia pré-operatória.

A ceftriaxona, também considerada na categoria de risco B, é administrada na dose de 500mg a 2g a cada 12 horas EV ou IM. Pode ser usada em casos de infecção auricular, dos tecidos moles e das vias urinárias, pneumonia e demais infecções causadas por germes sensíveis ao fármaco. Pode causar erupção cutânea, náusea e vômito.

O cefepime, cefalosporina de quarta geração, também pode ser usado com segurança na gestação (categoria B). Usado para tratar infecções do trato respiratório inferior, infecções complicadas do trato geniturinário, septicemia e outras infecções produzidas por bactérias suscetíveis ao fármaco, seus efeitos adversos são diarreia, cefaleia, flebite e colite pseudomembranosa.

O aztreonam, pertencente à classe dos monobactâmicos, e o imipenem, da classe dos carbapenens, são antimicrobianos betalactâmicos e, por isso, provavelmente isentos de ação teratogênica. No entanto, o uso desses antimicrobianos durante a gravidez deve ser feito com cautela, devendo ser prescritos apenas quando a indicação for muito bem fundamentada.

Classificado na categoria de risco C, o aztreonam é utilizado na dose de 2g a cada 6 ou 8 horas, EV ou IM. Indicado para infecções dos tratos respiratório inferior, genituri-

Capítulo 5 Fármacos Usados em Emergências na Gestação

nário e tecidos moles, pode causar efeitos adversos, como náusea, vômito, diarreia, anafilaxia, exantema, prurido, púrpura, urticária, hipotensão e cefaleia. É compatível com a amamentação em doses habituais e não demonstrou efeitos embriotóxicos em animais de experimentação durante a gestação, mas não há estudos controlados no ser humano.

O imipenem também é classificado na categoria de risco C para uso na gravidez. Testes de reprodução em animais foram realizados com o imipenem (imipenem/cilastatina), em doses de até 320mg/kg/dia. Altas doses promoveram diminuição do peso corporal fetal, não tendo ocorrido nenhum efeito adverso relativo à fertilidade, ao desempenho reprodutor, à viabilidade fetal e ao crescimento ou desenvolvimento pós-natal dos filhotes. Estudos teratológicos em camundongos fêmeas e ratas prenhas, que receberam altas doses de imipenem, não revelaram qualquer evidência de teratogenicidade. No entanto, até o momento não foram realizados estudos com o emprego de imipenem/cilastatina durante a gravidez em humanos, desconhecendo-se também a proporção em que é eliminado no leite materno. Não deve ser utilizado durante a amamentação devido à possibilidade de efeitos colaterais no lactente. Esse antimicrobiano está indicado para casos de infecções dos tratos respiratório inferior e geniturinário, dermatite e meningite.

As fluoroquinolonas constituem uma classe de agentes estruturalmente relacionados com o ácido nalidíxico. No Brasil, encontram-se disponíveis para comercialização: ciprofloxacino, norfloxacino, levofloxacino, ofloxacino, pefloxacino, lomefloxacino e trovafloxacino. Produzem artropatia ocasionada por danos à cartilagem de animais de experimentação. A preocupação quanto a possível lesão articular induzida por esses fármacos constitui o motivo para a contraindicação desses antimicrobianos em gestantes e crianças.

O metronidazol é um antimicrobiano e antiprotozoário contraindicado por pertencer à categoria X no primeiro trimestre e à categoria B no restante da gravidez, quando pode então ser utilizado. Pode provocar náusea, vômitos, convulsão e paladar metálico.

As tetraciclinas (categoria D) devem ser evitadas durante a gravidez por se ligarem firmemente às estruturas dentárias e aos ossos em desenvolvimento, podendo ocasionar várias alterações nesses tecidos, desde alteração da coloração dos dentes até hipoplasia da dentina. Provocam, também, efeitos tóxicos, como necrose gordurosa aguda do fígado, pancreatite e lesão renal. Apesar de quelados pelo cálcio contido no leite materno, esses antibióticos estão contraindicados durante o aleitamento materno.

O sulfametoxazol-trimetoprima (800mg + 160mg) é uma associação categoria C/D de risco para uso na gestação. A trimetoprima é um agente pirimidínico com propriedades semelhantes às da pirimetamina, e que atua como antagonista do ácido fólico. O sulfametoxazol apresenta efeitos nocivos fetais semelhantes aos das demais sulfas e pode provocar hiperbilirrubinemia próximo ao termo. Em animais de laboratório, essa associação em altas doses pode provocar defeitos congênitos, especialmente fenda palatina. Embora não se conheçam os efeitos nocivos dessa associação em mulheres grávidas, é recomendável evitar seu emprego durante a gravidez, sobretudo durante o primeiro e terceiro trimestres. Constituem exceções as situações clínicas nas quais o benefício do uso ultrapassa o risco potencial dos efeitos adversos para o feto, como a pneumocistose.

Os aminoglicosídeos são classificados como categoria D, se administrados por via parenteral, ou categoria C, quando por via oftálmica. Deverão ser utilizados apenas se os potenciais benefícios justificarem o risco para o feto. Atravessam a placenta, havendo relatos de surdez bilateral congênita irreversível em crianças cujas mães foram tratadas com estreptomicina durante a gravidez. O potencial tóxico encontra-se presente, também, com o uso dos outros agentes dessa classe. Pequena quantidade de aminoglicosídeos é excretada no leite materno. Como não são absorvidos no tubo digestivo do lactente, não há motivo para suspender a amamentação quando a mãe for tratada com qualquer antimicrobiano desse grupo.

A polimixinas atravessam a barreira placentária e atingem concentração terapêutica no feto. Sua utilização está associada a insuficiência renal, neurotoxicidade e ototoxicidade fetal.

A rifampicina (categoria C) deve ser usada em gestantes apenas para tratamento da tuberculose, pois estudos experimentais demonstraram que ela é dotada de potencial teratogênico, além de ser pequena a experiência com seu uso em gestantes.

A lincomicina e a clindamicina (categoria B) devem ser prescritas apenas em situações especiais, tendo em vista a pequena experiência com seu uso em gestantes. A clindamicina atravessa rapidamente a barreira placentária e alcança concentrações terapêuticas no feto. Até o momento, nenhum efeito teratogênico foi atribuído à clindamicina, a qual está indicada em casos de vaginite, endometrite, diverticulite, peritonite, doença inflamatória pélvica, pneumonia e faringite. Seus efeitos adversos são: colite pseudomembranosa, náusea, vômito, erupção cutânea e diarreia.

Os glicopeptídeos (vancomicina e teicoplanina) são fármacos classificados na categoria B. Atravessam a barreira placentária e atingem concentrações terapêuticas no feto, sendo pequena a experiência com seu uso em gestantes. Assim, seu emprego se justifica em caso de indicações precisas, como, por exemplo, estafilococos resistentes à oxacilina. A administração de vancomicina é acompanhada de risco de neurotoxicidade, podendo provocar ainda alterações auditivas e nefrotoxicidade fetal. O mesmo é válido para a teicoplanina.

O cloranfenicol (categoria C) não deve ser usado durante a gestação, pois é pouco metabolizado pelo concepto, podendo alcançar concentração sérica elevada. Pode provocar manifestações como síndrome cinzenta, caracterizada por palidez, cianose, distensão abdominal, colapso circulatório e morte. Causa ainda idiossincrasias hematológicas, como aplasia medular. Seu uso está indicado para o tratamento de infecções por bactérias gram-positivas e gram-negativas.

Os macrolídeos atuam preferencialmente sobre cocos gram-positivos, sem muita atividade sobre o *S. aureus*. São eficazes no tratamento de infecções bacterianas do trato respiratório, pele, tecidos moles e trato geniturinário. Nas gestantes, são usados para tratamento da sífilis e de infecções das vias aéreas superiores, e também para pro-

Capítulo 5 Fármacos Usados em Emergências na Gestação

filaxia intraparto de infecções por estreptococos do grupo B nas pacientes alérgicas aos betalactâmicos. Além disso, a espiramicina é utilizada no esquema de tratamento da toxoplasmose nas grávidas.

A eritromicina é classificada na categoria B da FDA para uso na gestação. Sua concentração plasmática na gestante pode variar muito, de acordo com o trimestre da gestação, podendo atingir concentrações plasmáticas subinibitórias ou, ainda, superexposições, ocasionando toxicidade ao feto. O fármaco atravessa livremente a placenta, acarretando concentrações fetais em torno de 5% a 20% da concentração materna. Tendo em vista essa baixa concentração no sangue fetal, recém-nascido de mãe com sífilis tratada com eritromicina durante a gravidez deve receber benzilpenicilina. Não existem relatos na literatura acerca de efeitos teratogênicos com o uso da eritromicina. O uso do estolato deve ser evitado em gestantes, em virtude de sua hepatotoxicidade; portanto, as gestantes só devem receber estearato de eritromicina. A excreção da eritromicina no leite materno é relativamente elevada sem proporcionar, no entanto, concentração que exija suspensão da amamentação.

A claritromicina (categoria D) tem como principais indicações o tratamento de infecções de vias aéreas superiores, a erradicação do *H. pylori* e, especialmente na gestação, a profilaxia contra *Mycobacterium avium* em pacientes HIV-positivas. Os dados da literatura referentes ao uso da claritromicina na gestação ainda são poucos e contraditórios. Não é embriotóxica ou teratogênica em animais de experimentação, mas há relatos de malformações no ser humano. Deve ser usada na gestação apenas na ausência de outra opção terapêutica segura.

A azitromicina é utilizada no tratamento de infecções faríngeas e em pneumonias comunitárias, pois sua farmacocinética possibilita a administração apenas uma vez ao dia, facilitando a adesão do paciente ao tratamento. Na gestante, tem sido muito usada para tratamento de uretrites causadas por *Chlamydia trachomatis*. Os dados referentes a sua segurança na gestação ainda são poucos e não mostraram qualquer potencial de teratogenicidade. Classificada na categoria B de risco para uso na gestação pela FDA, a azitromicina é mais segura do que a claritromicina durante a gravidez. Estudos em animais não mostraram risco de teratogenicidade com a azitromicina, que se mostra compatível com a amamentação.

Em relação aos antifúngicos, a anfotericina B (categoria B) tem sido utilizada EV em gestantes para o tratamento de micoses profundas. Não induz efeitos tóxicos ou teratogênicos no feto. Esse medicamento atravessa a placenta e alcança concentração sérica fetal correspondente a um terço da concentração sérica materna. Pode desencadear trabalho de parto devido a vasospasmo. Já a flucitosina é teratogênica em ratos, sendo contraindicada na gravidez. O fluconazol é considerado categoria de risco X/C, havendo relatos de teratogenicidade quando administrado continuamente no primeiro trimestre, porém a experiência com seu uso durante a gravidez ainda é limitada. O cetoconazol (categoria C) associa-se a embriotoxicidade e teratogenicidade em ratos, além de hepatotoxicidade e bloqueio da síntese de androgênios e corticosteroides. Embora não tenham sido documentadas malformações fetais, deve ser prescrito com cautela.

Leitura sugerida

American Heart Association. Destaques das diretrizes da American Heart Association 2010 para RCP e ACE. Dallas: American Heart Association, 2010. Disponível em: <http://www.heart.org/idc/groups/heartpublic/@wcm/@ecc/documents/downloadable/ucm_317343.pdf>.

Andrade BAM, Gagliardo GI, Péret FJA. Tromboembolismo venoso no ciclo gravídico puerperal. FEMINA, novembro 2009; 37(11).

Auto HF, Constant JMC, Constant ABL. Antibióticos e quimioterápicos. 5. ed. São Paulo, SP: Ufal, 2008.

Braga A, Trindade AP, Soggia MEV, Boccaletti MC, Asmar FTC, Rezende-Filho J, Montenegro CB. Colapso materno – Conduta da parada cardíaca na gravidez. FEMINA, julho/agosto 2012; 40(4).

Briggs GG, Freeman RK, Yaffe SJ. Drugs in pregnancy and lactation: a reference guide to fetal and neonatal risk. 7. ed. Philadelphia: Lippincott, Williams & Wilkins, 2005.

Cadinha S et al. Asma e gravidez: revisão da literatura. Revista Portuguesa de Imunoalergologia 2003; XI:07-16.

Carvalho ACA, Rocha RS, Pereira ES, EC Santos, Costa JLS, Costa FS. O uso de drogas psicotrópicas na gestação. FEMINA, junho 2009; 37(6).

Cunningham GF, Leveno KJ, Bloom SL, Hauth JC, Rouse DJ, Spong CY. Obstetrícia de Williams. 23. ed. Porto Alegre, RS: Artmed, 2012.

Dalcin PTR et al. Manejo da asma aguda em adultos na sala de emergência: evidências atuais. Rev Assoc Med Bras 2009; 55(1):82-8.

Diretriz da Sociedade Brasileira de Cardiologia para Gravidez na Mulher Portadora de Cardiopatia. Arq Bras Cardiol 2009; 93(6 supl.1):e110-e178.

Diretrizes da Sociedade Brasileira de Cardiologia para Gravidez e Planejamento Familiar da Mulher Portadora de Cardiopatia. Arq Bras Cardiol 1999; 72 (suplemento III).

Drogas na gravidez – manual de orientação FEBRASGO. Kulay Jr. L, Lapa AJ. São Paulo: Ponto, 2003.

Epilepsia e gravidez. FEMINA, janeiro 2008; 36(1).

FEBRASGO – Gestação e analgesia, 2011.

Foley MR, Stong TH, Garite TJ. Obstetric intensive care manual. Third Edition Hardcover – September 10, 2010.

Goodman & Gilman. As bases farmacológicas da terapêutica. 10. ed. Porto Alegre, RS: McGrall-Hill, 2005.

Gutiérrez-Álvarez AM. Use of anticonvulsive drugs during pregnancy and the risk of malformations in the newborn: a meta-analysis. Rev Neurol 2003; 37:1022-8.

Janson C, Boe J, Crompton GK. Acute asthma. Eur Respir Rev 2000; 10:503.

Mesquita MRS, Atallah NA, Rocha NSC, Camano L, Bertini AM. Emprego da hidralazina e da nifedipina nas emergências hipertensivas na gestação. RBGO março 1995; 17(2).

Secretaria de Políticas de Saúde Área Técnica da Saúde da Mulher. Urgências e emergências maternas: guia para diagnóstico e conduta em situações de risco de morte materna. 2. ed. Brasília: Ministério da Saúde, 2000.

Sociedade Brasileira de Endocrinologia e Metabologia. Projeto Diretrizes Diabetes Mellitus: Cetoacidose. 2005.

Tanure LM, Leite HV, Ferreira CRC, Cabral ACV, Brandão AHF. Manejo da crise hipertensiva em gestantes. FEMINA, julho/agosto 2014; 42(4).

Tedoldi CL. Infarto agudo do miocárdio na gravidez. Revista da Sociedade de Cardiologia do Rio Grande do Sul Mai/Jun/Jul/Ago 2005; nº 05.

6

Princípios de Hemoterapia

Ricardo Vilas Freire de Carvalho
José dos Santos Quintão

■ EPIDEMIOLOGIA E RELEVÂNCIA

Uma das principais causas de morbidade e mortalidade maternas, a hemorragia obstétrica representa aproximadamente 35% das mortes maternas em todo o mundo, chegando a 60% nos países em desenvolvimento, de acordo com a Organização Mundial da Saúde (OMS). Cerca de 80% das hemorragias graves, que necessitam hemoterapia, ocorrem no período pós-parto. Em virtude da gravidade do quadro e de suas potenciais consequências, a abordagem à hemorragia obstétrica grave deverá ser conduzida por equipe multidisciplinar, composta por obstetra e profissionais de banco de sangue, análises clínicas e de serviços de suporte, com a elaboração de protocolos específicos para sua abordagem.

■ DEFINIÇÃO/DIAGNÓSTICO

Não há consenso quanto ao critério diagnóstico. Segundo a OMS, levando em conta sua maior prevalência e o potencial de gravidade no pós-parto, deve ser considerada hemorragia obstétrica a ocorrência de perda sanguínea > 500mL dentro das primeiras 24 horas após o parto vaginal ou > 1.000mL após cesariana.

■ PONTOS CRÍTICOS

A necessidade de terapia transfusional depende, principalmente, do volume da hemorragia e do quadro clínico apresentado pela paciente, sendo frequentemente indicada em casos de perdas volêmicas > 20%.

Deve-se monitorar continuamente dados vitais, oximetria, temperatura, diurese e estado de consciência e solicitar coleta de amostras de sangue para classificação sanguínea, testes pré-transfusionais, hemograma e coagulograma (tempo de tromboplastina parcial ativado [PTTa], protrombina com razão normalizada internacional [RNI] e contagem de plaquetas e fibrinogênio), os quais deverão ser repetidos a cada 30 minutos, até a estabilização do quadro. A tromboelastografia poderá ser utilizada para avaliação dinâmica das fases da coagulação e fibrinólise em casos graves.

■ CONDUÇÃO

Medidas simultâneas:

- Comunicação eficaz entre as equipes.
- Monitoramento clínico contínuo e do volume de sangramento.
- Investigação etiológica.
- Estabelecer medidas de ressuscitação e controle do sangramento.
- Manter Hb > 8g/dL, plaquetas > 50.000, protrombina/PTTa < 1,5 × controle (RNI < 1,5) e fibrinogênio > 100mg/dL.
- Aquecer paciente e ambiente.
- Medidas para combater hipotermia, acidose e coagulopatia.
- Todas as medidas deverão ser estabelecidas em protocolos específicos (Figura 6.1).

A abordagem em casos de hemorragia obstétrica pode ser resumido de acordo com o organograma apresentado na Figura 6.2.

Quadro 6.1 Classificação do choque hipovolêmico

	Classe I	Classe II	Classe III	Classe IV
Perda sanguínea (mL)	Até 750mL	750 a 1.500 mL	1.500 a 2.000 mL	>2.000 mL
Perda sanguínea (% volume sanguíneo)	< 15%	15% a 30%	30% a 40%	40%
Frequência do pulso	< 100	> 100	> 120	> 140
Pressão arterial	Normal	Normal	Diminuída	Diminuída
Preenchimento capilar	Normal	Diminuído	Diminuído	Diminuído
Frequência respiratória	14 a 20	20 a 30	30 a 40	> 35
Diurese (mL/h)	> 30	20 a 30	5 a 15	Desprezível/anúria
Estado mental	Ansioso leve	Ansioso moderado	Ansioso/confuso	Letárgico
Reposição	Cristaloides	Cristaloides	Cristaloides/sangue	Cristaloides/sangue

Fonte: American College of Surgeons. ATLS student course manual. Advanced Trauma Life Support for Doctors. 8. ed., 2003.

Capítulo 6 Princípios de Hemoterapia

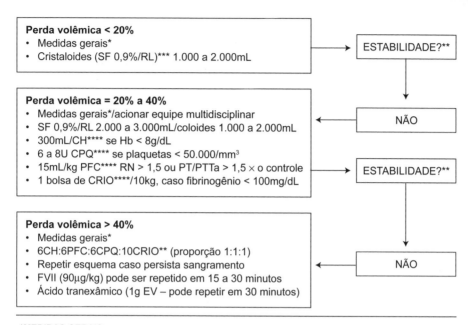

Figura 6.1 Exemplo de protocolo de atendimento em casos de hemorragia obstétrica.

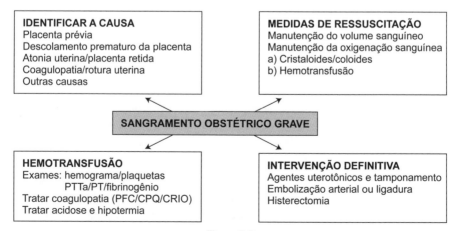

Figura 6.2

Leitura sugerida

American College of Surgeons. ATLS student course manual. Advanced Trauma Life Support for Doctors. 8. ed., 2008.

Chavan R, Latoo MY. Recent advances in the management of major obstetric haemorrhage. Brit J Med Pract 2013; 6(1):a604.

Kadir R, McLintock C, Ducloy AS et al. Evaluation and management of postpartum hemorrhage: consensus from an international expert panel. Transfusion 2014; 54:1756-68.

Kloster B, Gorlin J. Obstetric haemorrage. Blood Bulletin America's Blood Centers Dec 2012.

Lefkow E, Hunt B. Management of obstetric hemorrhage: hemostatic management. In: Pavord S, Hunt B (eds.) The obstetric hematology manual. London: Cambridge University Press, 2010:166-70.

McLintock C, James AH. Obstetric hemorrhage. J Thromb Haemost 2011; 9:1441-51.

Pacheco L, Saade G, Gei A et al. Cutting-edge advances in the medical management of obstetrical hemorrhage. Am J Obst Gynecol Dec 2011; 526-32.

Protocolo do acolhimento com classificação de risco em obstetrícia e principais urgências obstétricas. Comissão Perinatal – Secretaria Municipal de Saúde – Associação Mineira de Ginecologia e Obstetrícia, 2010:1-52.

Royal College of Obstetricians and Gynaecologists. Green-top Guideline n. 52. Prevention and management of postpartum hemorrhage. 2011:1-24.

7

Princípios da Anestesia na Gestante

Eliane Cristina de Souza Soares
Rachel de Andrade Ivo

■ INTRODUÇÃO

Importantes alterações anatômicas e fisiológicas ocorrem com a mulher durante a gestação, no trabalho de parto e no parto, tornando possível sua adaptação ao desenvolvimento do feto e ao nascimento. Algumas dessas alterações, associadas ou não a doenças, tornam peculiares e específicos os procedimentos de anestesia e analgesia nesse grupo de pacientes. O sucesso no acompanhamento da gestante no período perioperatório depende do reconhecimento dessas particularidades e da comunicação constante e eficaz entre obstetras, anestesiologistas e toda a equipe assistente.

■ JEJUM

Historicamente, a aspiração de conteúdo gástrico durante a realização de procedimentos cirúrgicos tem relação direta com a anestesia em pacientes obstétricas. Embora o primeiro relato de caso com morte tenha sido o de uma adolescente submetida a anestesia inalatória com clorofórmio para retirada de uma unha no hálux, o Dr. James Young Simpson, obstetra responsável pela popularização do uso desse tipo de anestesia durante o trabalho de parto, lançou a suposição de que a causa do óbito estaria ligada a regurgitação e aspiração de água e conhaque ingeridos pela paciente, e não aos efeitos colaterais do clorofórmio. O relato subsequente de uma série de casos mostrou quadros semelhantes em 14 gestantes (com a morte de cinco delas durante a anestesia para o parto) e, em um artigo que se tornou histórico, o Dr. Curtis Mendelson descreveu dados epidemiológicos e o quadro clínico da aspiração pulmonar em grávidas, além dos achados histopatológicos, em animais, da síndrome que posteriormente levaria seu nome.

A melhor compreensão das alterações gastrointestinais, pulmonares e das vias aéreas na gestante possibilitou a definição de rotinas em relação ao jejum pré-operatório e ao uso de medicamentos para profilaxia de aspiração pulmonar nesse grupo. A validação e o embasamento dessas rotinas, no entanto, ainda são alvos de discussões, uma vez que os trabalhos nessa área costumam ser escassos, e o fator que teve maior impacto no número de mortes por aspiração pulmonar em gestantes foi o aumento do uso de técnicas neuroaxiais para analgesia e anestesia em relação às técnicas sistêmicas. Entretanto, atenção especial deve ser dada às recomendações atuais para que sejam mantidas as estatísticas favoráveis de baixas morbidade e mortalidade.

Em relação ao jejum para líquidos sem resíduos, as evidências publicadas são insuficientes e as recomendações atuais são fundamentadas na opinião de especialistas. São considerados líquidos sem resíduos: água, chás, sucos sem polpa de fruta, café, bebidas carbonadas, isotônicos e gelatina. Aconselha-se o uso da expressão "sem resíduos" no lugar de líquidos "claros", para evitar que o leite (que tem o mesmo comportamento de alimentos sólidos) seja incluído inadvertidamente nesse grupo. A ingestão oral de líquidos sem resíduos durante o trabalho de parto e até 2 horas antes de uma cesariana aumenta o conforto e a satisfação materna e parece não aumentar a incidência de complicações em pacientes hígidas. No entanto, pacientes com fatores de risco para aspiração, como obesidade mórbida, diabetes e parâmetros preditores de via aérea difícil, devem ter suspendida sua ingesta líquida, assim como as pacientes em trabalho de parto com estado fetal não tranquilizador e, portanto, maior chance de cesariana em caráter emergencial.

Não foi determinado um tempo de jejum específico para sólidos que reduza a incidência de complicações anestésicas maternas. As evidências publicadas são insuficientes para garantir a segurança de qualquer período de jejum, e a ingestão oral de sólidos durante trabalho de parto e no pré-operatório imediato de cesarianas aumenta as chances de complicações maternas. De acordo com as recomendações atuais, as pacientes que serão submetidas a cesariana eletiva ou salpingotripsia pós-parto devem ter um período de jejum de 8 horas para refeições com proteínas e gorduras (incluindo leite) e 6 horas para refeições leves, compostas por carboidratos, frutas e verduras.

Em cirurgias urgentes e emergenciais, é prudente aguardar o maior tempo possível (considerando a segurança da mãe e do feto) em relação ao preconizado e utilizar os métodos de profilaxia medicamentosa para aspiração pulmonar.

Em seu trabalho, Mendelson dividiu a pneumonia em grupos de aspiração de sólidos e líquidos. A aspiração de sólidos costuma levar à morte por asfixia, e quanto maiores a acidez e o volume do conteúdo aspirado, mais grave se torna a aspiração de líquidos. Desse modo, o uso de medicamentos que diminuam a acidez e o conteúdo gástrico pode reduzir a gravidade do quadro de aspiração pulmonar. Os dados da literatura, no entanto, são insuficientes para determinar a relação entre a diminuição da acidez gástrica e a frequência de vômitos, aspiração pulmonar e mortalidade em pacientes obstétricas.

As evidências publicadas registram a eficácia do uso de antiácido não particulado (citrato de sódio) em diminuir a acidez gástrica, mas não examinam o impacto desse medicamento no volume gástrico. Esse medicamento não está disponível comercialmente como composto único, mas pode ser obtido por manipulação. Antiácidos particulados não devem ser usados porque, quando aspirados, causam *shunt* pulmonar e hipoxemia similares aos ocasionados pela aspiração de suco gástrico.

A recomendação atual sugere, adicionalmente, o uso de antagonistas dos receptores histaminérgicos do tipo 2 (ranitidina 50mg EV) ou inibidores da bomba de prótons (omeprazol 20mg EV), para diminuição da acidez gástrica, e de metoclopramida (10mg EV), em virtude de sua ação pró-cinética. Esses medicamentos devem ser administrados de 30 a 40 minutos antes do início do ato anestésico, e como o risco de regurgitação e aspiração pulmonar é semelhante durante a indução e o despertar da anestesia geral, a profilaxia farmacológica deve ser aplicada mesmo que o tempo de ação não seja suficiente para a indução anestésica.

■ MONITORAÇÃO

Para uma anestesia segura são necessários disponibilidade e bom funcionamento de equipamentos e monitores. No centro obstétrico, as salas cirúrgicas devem ser equipadas com os mesmos recursos disponíveis em um centro cirúrgico convencional, incluindo monitores e materiais para abordagem de situações emergenciais e de uma via aérea difícil. De acordo com as normas internacionais e a resolução federal referente à prática anestésica, todas as pacientes que serão submetidas a anestesia deverão receber monitoração básica com eletrocardiografia contínua, oximetria de pulso e pressão arterial não invasiva. A monitoração dos batimentos fetais também está recomendada no pré-operatório imediato de cesarianas e a intervalos mínimos de 30 minutos em pacientes sob analgesia de parto.

Em alguns países, o cateter vesical de demora é usado rotineiramente em todas as mulheres submetidas à cesariana. O cateterismo urinário ajuda a evitar a distensão da bexiga durante a cirurgia e no pós-operatório imediato, em especial quando se considera o uso de morfina intratecal para analgesia pós-parto (a retenção urinária é efeito colateral frequente desse medicamento). Além disso, a sondagem vesical permite acompanhar o débito urinário nos casos associados a hipovolemia e/ou oligúria e deve ser considerada especialmente nos casos de possível sangramento importante. O uso de monitoração invasiva deve ser individualizado e, considerando o prolongamento do bloqueio neuromuscular adespolarizante que pode ocorrer em pacientes em uso de sulfato de magnésio, a monitoração desse parâmetro deve ser considerada em gestantes em uso desse medicamento.

■ ANESTESIA PARA CESARIANA

As técnicas neuroaxiais constituem a anestesia de escolha para a cesariana, por reduzirem a exposição neonatal a medicamentos, possibilitarem a manutenção da consciência materna, reduzirem o sangramento intraoperatório e puerperal, melhorarem a qualidade da analgesia, diminuírem a incidência de febre, disfunção gastrointestinal, tosse e depressão pós-operatórias e evitarem a manipulação invasiva da via aérea materna. Historicamente, a redução da mortalidade materna foi o principal motivador para o aumento do uso da anestesia neuroaxial.

Um nível de bloqueio sensitivo adequado é essencial para minimizar a dor peroperatória e evitar a necessidade de conversão emergencial da técnica para anestesia geral durante a cirurgia em virtude da falta de reconhecimento de falha anestésica. O teste de sensibilidade cutânea no local da incisão cirúrgica é válido, mas insuficiente para avaliação adequada da extensão do bloqueio. A incapacidade de flexão da coxa ou da movimentação dos pés usualmente indica bloqueio lombossacro adequado mas, como fibras que inervam órgãos abdominais e pélvicos têm projeções ascendentes e descendentes pelo tronco simpático (de T5 a L1), um bloqueio adequado deve se estender dos dermátomos sacrais ao quarto dermátomo torácico. Assim, antes da incisão cirúrgica, um teste de sensibilidade tátil ou térmico deve ser realizado na região da linha intermamilar (T4) para assegurar o alcance da altura adequada do bloqueio.

A escolha da técnica anestésica mais adequada para a cesariana deve levar em consideração fatores maternos (clínicos e obstétricos) e fetais, além da urgência e duração do procedimento. No passado, a alta incidência de hipotensão e cefaleia pós-punção de dura-máter associadas à raquianestesia tornava a anestesia peridural a técnica de escolha. Atualmente, no entanto, a redução das doses de anestésicos locais, o uso associado de opioides intratecais e o uso de agulhas de punção finas com pontas cônicas reduziram consideravelmente a ocorrência de hipotensão e cefaleia, tornando a raquianestesia a técnica mais utilizada em situações eletivas e emergenciais na maior parte das maternidades do mundo.

A raquianestesia é uma técnica cuja execução costuma ser mais simples e confiável do que a anestesia peridural (por possibilitar a confirmação do posicionamento correto da agulha mediante visualização do retorno de liquor). O início de ação é rápido e o tempo necessário para obtenção de bloqueio profundo e de alta qualidade é significativamente menor. As doses dos medicamentos utilizados são consideravelmente menores em relação à peridural, levando a uma redução importante do risco de injeção intravascular (ou intratecal) inadvertida, com baixíssima chance de intoxicação por anestésicos locais, usualmente seguida por convulsões e/ou parada cardíaca. O ingurgitamento do plexo venoso vertebral na gestante torna a injeção intravascular mais comum nessas pacientes, e o uso da dose-teste com lidocaína associada à adrenalina não tem validade adequada em identificar a injeção vascular em grávidas.

Mais de 15% das gestantes saudáveis a termo podem apresentar quadro grave de bradicardia e queda importante da pressão arterial em decúbito dorsal horizontal, conhecido como síndrome da hipotensão supina. Essa síndrome é resultado da profunda redução do retorno venoso por compressão da veia cava pelo útero gravídico e sua extensão depende do posicionamento, do tamanho do útero e da idade gestacional. Recomenda-se atenção quando do posicionamento da gestante, com desvio uterino manual para a esquerda, uso de dispositivos apropriados sob o quadril ou leve inclinação da mesa cirúrgica. No grupo de pacientes que apresentam a síndrome, além do desvio uterino, deve ser considerada a escolha de técnicas e doses anestésicas que produzam menor impacto sobre os parâmetros hemodinâmicos, como peridurais contínuas ou anestesias combinadas.

■ ANESTESIA GERAL

Como descrito previamente, os bloqueios neuroaxiais são a primeira escolha na anestesia para cesariana, restringindo a anestesia geral a situações muito particulares e raras. Essa rotina pode ser atribuída a vários fatores, sendo o principal deles a associação do emprego da anestesia geral a maiores índices de morbimortalidade materna. Os dados clássicos que corroboraram essa hipótese foram publicados em estudo retrospectivo que comparou a mortalidade materna relacionada com a anestesia entre os anos de 1979 e 1990 nos EUA. O trabalho mostrou que a anestesia representava a sexta principal causa de morte materna e que a mortalidade, entre 1985 e 1990, era 16,7 vezes maior com o uso de anestesia geral, quando comparada à anestesia neuroaxial.

Essa publicação foi alvo de vários comentários na literatura, e uma análise detalhada mostrou que o maior risco de mortalidade associada à anestesia geral estaria relacionado com os seguintes fatores: (a) a manipulação da via aérea é mais difícil nas pacientes obstétricas (problemas com intubação e ventilação e a aspiração pulmonar são de longe a principal causa de morte relacionada com a anestesia geral); (b) esse tipo de anestesia está geralmente indicado nas situações emergenciais, nas quais o tempo para avaliação e preparo da paciente nem sempre é o ideal e nas quais algumas condições clínicas preexistentes já carregam alta taxa de mortalidade; (c) a anestesia geral é utilizada em pacientes nas quais houve falha na execução do bloqueio neuroaxial (sendo a obesidade a principal causa) ou em casos nos quais as condições clínicas da paciente contraindicam a técnica neuroaxial; e (d) o anestesiologista tem um aprendizado deficiente quanto ao uso dessa anestesia em gestantes, já que nos programas de treinamento são pouco frequentes os casos em que a técnica é requerida.

Os dados atuais são muito mais otimistas. Entre 1997 e 2002, o risco apontado caiu de 16,7 para 1,7 e, embora a taxa de cesarianas tenha se tornado maior (10 vezes maior nos últimos 54 anos), a taxa de mortalidade geral apresentou redução importante, sendo raros os casos de morte em decorrência da anestesia. No entanto, como a mortalidade ainda é maior com a anestesia geral, seu uso deve ser considerado de exceção em cesarianas, tanto nas situações eletivas como emergenciais.

As gestantes apresentam retenção de líquidos secundária às mudanças hormonais, ao esforço do trabalho de parto e, às vezes, à presença de hipertensão induzida pela gravidez e à hidratação periparto. O ingurgitamento de capilares nas mucosas nasal e orofaríngea e nas estruturas laríngeas ocorre já no primeiro trimestre e continua no restante da gestação, aumentando o risco de sangramento à manipulação e contraindicando a intubação nasotraqueal devido ao risco de epistaxe grave. O edema da mucosa traqueal torna necessária a utilização de tubos orotraqueais de menor diâmetro e, se a intubação é difícil, as múltiplas tentativas de laringoscopia podem levar à piora do edema preexistente, havendo indicação para o uso dos tubos de menor diâmetro e mais tempo até a extubação (para possibilitar a resolução do edema). O ganho de peso e o aumento das mamas contribuem para dificultar a realização da laringoscopia. O consumo de oxigênio aumenta de 30% a 60% e a capacidade residual funcional diminui até 20%, resultando em rápida dessaturação com a apneia.

A via aérea da gestante deve ser exaustivamente avaliada e não pode ser subestimada. Os principais fatores associados à dificuldade de intubação são Mallampati classe III ou IV, teste de protrusão mandibular classe C, distâncias mentoesternal e mentotireoidianas < 12 e < 6cm, respectivamente, e protrusão acentuada dos incisivos superiores. A presença desses quatro fatores, associados, leva a índices de falha de intubação de cerca de 90%.

A via aérea da gestante pode sofrer transformações importantes durante o trabalho de parto. Kodali e cols., usando a classificação de Mallampati e a reflectometria acústica, determinaram que o edema das mucosas oral e faríngea aumenta durante o trabalho de parto e resulta em piora da classificação inicial. Os dados mostraram que 38% das pacientes apresentaram piora no Mallampati após o trabalho de parto, oito delas mudaram o Mallampati de 2 ou 3 para 4. Os dados obtidos nesse estudo mostram que uma avaliação da via aérea deve ser realizada imediatamente antes do início da anestesia, independente dos resultados obtidos na avaliação ambulatorial.

Em alguns casos particulares, a anestesia geral ainda é a técnica de escolha em virtude da presença de contraindicações absolutas ou relativas à realização do bloqueio neuroaxial (Quadro 7.1).

Além das situações apresentadas no Quadro 7.1, a anestesia geral é fortemente recomendada:

- Nos casos em que o anestesiologista não tem sucesso na execução do bloqueio. Nas situações eletivas, é importante que o profissional solicite a ajuda de um colega ou opte por uma técnica neuroaxial alternativa, principalmente quando a paciente apresenta preditores de uma via aérea difícil.
- Nos casos em que ocorre falha parcial do bloqueio sem resolução por um bloqueio alternativo. Após falha parcial da raquianestesia, é controversa a repetição de nova in-

Capítulo 7 Princípios da Anestesia na Gestante

Quadro 7.1 Bloqueios neuroaxiais – Contraindicações absolutas ou relativas

Recusa materna, na ausência de fatores preditores de uma via aérea difícil
Situações que impedem a colaboração da paciente durante a execução da técnica, aumentando o risco de lesões em estruturas neurais e outras complicações:
  Doença psiquiátrica grave não compensada
  Déficit de desenvolvimento neuropsicomotor grave
  Imaturidade emocional importante
  Paciente de língua estrangeira, sem disponibilidade de profissionais com fluência ou tradução adequadas
Hipertensão intracraniana secundária a lesão expansiva
Instabilidade hemodinâmica
Distúrbios de coagulação
Septicemia
Infecção no local da punção
Alergia documentada a anestésicos locais
Cardiopatias maternas (descompensadas ou primariamente incompatíveis com as técnicas neuroaxiais)
Doença neurológica preexistente (esclerose múltipla, esclerose lateral amiotrófica, neuromielite óptica e neuropatias periféricas de membros inferiores)
Inexperiência do anestesiologista na realização de analgesia de parto

jeção subaracnóidea utilizando soluções hiperbáricas. Nessas situações, está indicada a realização de uma técnica neuroaxial alternativa, usualmente a punção peridural com passagem de cateter. Caso a nova técnica não seja possível, ou resulte novamente em falha, a anestesia geral deverá ser considerada.

- Nos casos de dor intraoperatória persistente em decorrência de bloqueio inadequado e não resolvido com o uso de outros métodos analgésicos. Essa situação deve ser evitada a todo custo e depende primariamente de uma avaliação criteriosa do nível de bloqueio sensitivo antes de iniciado o ato cirúrgico.
- Nas situações de emergência em que o quadro obstétrico impossibilite posicionamento ou tempo adequados para a realização da raquianestesia.
- Nos casos de emergência em que a existência de contraindicações ao bloqueio não podem ser adequadamente investigadas (o risco-benefício da realização da anestesia fica a critério do julgamento clínico de cada profissional e deve levar em consideração os dados obtidos na avaliação da via aérea materna).
- Nas situações em que é necessária a realização de cirurgia EXIT (*ex utero intrapartum treatment*) em associação à cesariana.

Para alguns autores, a anestesia geral é recomendada como primeira opção nas situações emergenciais, principalmente nos casos de sofrimento fetal agudo com bradicardia intensa, em razão do tempo gasto na realização e instalação de um bloqueio espinhal. A exposição fetal aos medicamentos deve ser minimizada, sendo recomendada indução anestésica somente depois da antissepsia e da colocação dos campos estéreis e a extração do feto no menor tempo possível. O papel prejudicial dos anestésicos inalatórios, propofol, benzodiazepínicos e todos os demais medicamentos que atuam em receptores N-metil-D-aspartato (NMDA) e gabaérgicos no neurodesenvolvimento do recém-nascido ainda é polêmico, mas não pode ser negligenciado até que conclusões clínicas estejam disponíveis.

As principais vantagens da anestesia geral são: rapidez, previsibilidade, resultado independente da colaboração da paciente, controle da via aérea e da ventilação (quando há sucesso na intubação orotraqueal) e maior estabilidade hemodinâmica. Além disso, a técnica não apresenta os riscos de cefaleia pós-punção de dura-máter, toxicidade sistêmica e neurotoxicidade aos anestésicos locais. As desvantagens estão relacionadas com: (a) uso de maior número de fármacos (com seus possíveis efeitos colaterais e maior exposição do feto a esses medicamentos), (b) dificuldade em promover adequada proteção aos reflexos autonômicos decorrentes da intubação e do estímulo cirúrgico; (c) privação da participação materna na experiência do parto; (d) impossibilidade do uso de opioides neuroaxiais para analgesia pós--operatória; (e) maior risco de desenvolvimento de dor pélvica crônica pós-parto; (f) maior risco de tromboembolismo venoso pós-operatório; (g) menor chance de amamentação no pós-parto imediato e, como já descrito, (h) necessidade da manipulação da via aérea materna, com os riscos potenciais não desprezíveis de falha de intubação e aspiração pulmonar.

Em levantamentos epidemiológicos, boa parte dos óbitos maternos recentes relacionados com a anestesia ocorreu por falha de oxigenação no pós-operatório. Essas estatísticas sugerem que o próximo alvo dos anestesiologistas para redução da mortalidade materna de causas anestésicas será a atenção aos cuidados pós-operatórios com a via aérea. Esses cuidados incluiriam maior rigor no momento da extubação e uso correto de uma unidade de recuperação pós-anestésica, com monitoração e acompanhamento contínuos de um profissional responsável Nesse contexto, atenção especial deve ser dada às pacientes obesas, asmáticas e portadoras de apneia do sono.

Nas situações eletivas, a avaliação pré-anestésica é o momento ideal para discutir com a paciente os riscos relacionados com cada uma das técnicas anestésicas e para se obter o consentimento informado. Nos casos em que a anestesia geral já está indicada, o consentimento informado precisa contemplar a indicação da técnica e os riscos relacionados com o manejo da via aérea e da consciência transoperatória. Nos casos emergenciais, embora o tempo seja um fator limitante, alguma atenção deve ser direcionada para tranquilizar a paciente e informá-la sobre a conduta a ser adotada sempre que for possível.

ANALGESIA DE PARTO – CONVERSÃO EM ANESTESIA PARA CESARIANA

Em raras situações, as técnicas de analgesia para o trabalho de parto serão utilizadas em caráter de urgência. Situações emergenciais, no entanto, podem ocorrer em pacientes sob analgesia de parto, sendo necessária sua conversão para uma técnica anestésica que possibilite a realização de cesariana em poucos minutos. A analgesia peridural e a analgesia combinada raqui/peridural, ambas com inserção de cateter, são as técnicas farmacológicas mais indicadas para controle da dor no trabalho de parto.

Toda paciente admitida em trabalho de parto é candidata potencial à anestesia em caráter de emergência para uma cesariana não planejada. Nessas ocasiões, como descrito para as situações eletivas, a anestesia neuroaxial é comumente preferida e compartilha as mesmas vantagens da anestesia geral.

Uma boa comunicação entre as equipes é essencial para o acompanhamento seguro da gestante sob analgesia que será submetida a uma cesariana não planejada. A equipe obstétrica deve se lembrar de comunicar ao anestesiologista responsável, o mais rápido possível, situações emergenciais ou não tranquilizadoras, de modo a possibilitar a ação precoce e rápida desse profissional na assistência e conversão. Além de optar pela técnica anestésica de conversão ideal e iniciar a monitoração, o anestesiologista deve participar ativamente da ressuscitação intrauterina do feto em sofrimento, alívio da compressão aortocava, parada da infusão de ocitocina, oxigenação suplementar e tratamento da hipotensão arterial materna, infusão de cristaloides e inibição da contração uterina com o uso de tocolíticos, quando indicado.

A técnica anestésica de escolha para conversão em uma cesariana de emergência consiste na complementação da peridural. Ainda há controvérsias quanto ao melhor momento para o início dessa complementação e se ela deve ser realizada na sala de parto ou dentro da sala cirúrgica. A conversão no ambiente do pré-parto pode poupar tempo, mas a monitoração materna nesse ambiente costuma ser subótima, e nesse momento da conversão é maior o risco de bloqueio alto ou toxicidade sistêmica pelo anestésico local (uma vez que o cateter peridural pode ter migrado da posição correta para um vaso sanguíneo ou para o espaço subaracnóideo). A espera até a chegada à sala de cirurgia antes de ser iniciada a conversão da analgesia em anestesia pode promover ansiedade na equipe obstétrica e tornar necessária a realização de anestesia geral em virtude da redução do tempo necessário à adequada instalação da peridural. Portanto, são extremamente importantes a comunicação entre a equipe obstétrica e o anestesiologista sobre o grau de urgência da cesariana e um tempo adequado até a obtenção de uma anestesia neuroaxial ideal, preservando a segurança da mãe e do feto. Um meio-termo seria a administração de pequena dose inicial na sala de parto ou no pré-parto, para assegurar o posicionamento correto do cateter, com posterior incremento de doses na sala de cirurgia.

A eficácia da anestesia peridural é consistentemente reportada como inferior em relação à anestesia espinhal, tanto nas situações de emergência como nas eletivas. A não ser que esteja contraindicada, a raquianestesia em tentativa única é apropriada para a maioria das mulheres e pode ser empregada mesmo naquelas que receberam analgesia neuroaxial para o trabalho de parto. Não há dados na literatura que comparem a realização de uma nova punção com a conversão via cateter mas, na prática, alguns profissionais preferem a raquianestesia nesse contexto em virtude da rapidez de instalação do bloqueio. No entanto, um destaque precisa ser dado à modificação da dinâmica nos espaços peridural e subaracnóideo após a injeção de uma dose analgésica prévia via cateter (ou várias, caso o repique já tenha sido realizado). A injeção prévia de solução anestésica no espaço peridural modifica a dispersão da solução injetada no espaço suba-racnóideo durante a raquianestesia para a conversão. Até o momento, contudo, não está definido o ajuste ideal de doses na raquianestesia para reduzir a incidência de hipoten-são arterial e desconforto respiratório por bloqueios excessivamente altos.

A conversão de analgesia de parto com cateter peridural em anestesia para cesa-riana é importante estratégia adotada para limitar o uso de anestesia geral. A falha na conversão pode resultar em riscos imprevisíveis associados ao manejo da via aérea na gestante, à realização de raquianestesia na presença de bloqueio peridural parcial ou à titulação de medicações analgésicas e sedativas. Os riscos para essa falha de conversão incluem grande número de repiques da analgesia durante o trabalho de parto, o grau de urgência para a realização do parto cesariano e a assistência anestésica realizada por anestesiologista não obstétrico. De qualquer maneira, a recomendação atual é a de que mais de 85% das cesarianas de emergência sejam realizadas sob anestesia regional e menos de 3% dos bloqueios regionais necessitem conversão para anestesia geral.

Leitura sugerida

Anesthesia ASoATFoO. Practice guidelines for obstetric anesthesia: an updated report by the American Society of Anesthesiologists Task Force on Obstetric Anesthesia. Anesthesiology 2007; 106(4):843-63.

Bauer ME, Kountanis JA, Tsen LC, Greenfield ML, Mhyre JM. Risk factors for failed conversion of labor epi-dural analgesia to cesarean delivery anesthesia: a systematic review and meta-analysis of observational trials. Int J Obstet Anesth 2012; 21(4):294-309.

Committee ASoA. Practice guidelines for preoperative fasting and the use of pharmacologic agents to re-duce the risk of pulmonary aspiration: application to healthy patients undergoing elective procedures: an updated report by the American Society of Anesthesiologists Committee on Standards and Practice Parameters. Anesthesiology 2011; 114(3):495-511.

Eltzschig HK, Lieberman ES, Camann WR. Regional anesthesia and analgesia for labor and delivery. N Engl J Med 2003; 348(4):319-32.

George RB, Allen TK, Habib AS. Intermittent epidural bolus compared with continuous epidural infusions for labor analgesia: a systematic review and meta-analysis. Anesth Analg 2013; 116(1):133-44.

Gevirtz CM, Sanapati MR, Lebowitz P. Anesthesia-related deaths during obstetric delivery in the United States. 1979-1990. Anesthesiology 1997; 87(4):1007-8.

Gibbs CP, Schwartz DJ, Wynne JW, Hodd CI, Kuck EJ. Antacid pulmonary aspiration in the dog. Anesthe-siology 1979; 51(5):380-5.

Gibbs CP, Spohr L, Schmidt D. The effectiveness of sodium citrate as an antacid. Anesthesiology 1982; 57(1):44-6.

Hawkins JL. Epidural analgesia for labor and delivery. N Engl J Med 2010; 362(16):1503-10.

Hawkins JL. Maternal mortality: anesthetic implications. Int Anesthesiol Clin 2002; 40(4):1-11.

Hawkins JL, Koonin LM, Palmer SK, Gibbs CP. Anesthesia-related deaths during obstetric delivery in the United States, 1979-1990. Anesthesiology 1997; 86(2):277-84.

Howard BK, Goodson JH, Mengert WF. Supine hypotensive syndrome in late pregnancy. Obstet Gynecol 1953; 1(4):371-7.

Kerr MG, Scott DB, Samuel E. Studies of the inferior vena cava in late pregnancy. Br Med J 1964; 1(5382):532-3.

Kinney MA, Rose CH, Traynor KD et al. Emergency bedside cesarean delivery: lessons learned in teamwork and patient safety. BMC Res Notes 2012; 5:412.

Kodali BS, Chandrasekhar S, Bulich LN, Topulos GP, Datta S. Airway changes during labor and delivery. Anesthesiology 2008; 108(3):357-62.

Levy DM. Emergency caesarean section: best practice. Anaesthesia 2006; 61(8):786-91.

Mander R, Smith GD. Saving Mothers' Lives (formerly Why Mothers die): reviewing maternal deaths to make motherhood safer 2003-2005. Midwifery 2008;24(1):8-12.

Mendelson CL. The aspiration of stomach contents into the lungs during obstetric anesthesia. Am J Obstet Gynecol 1946; 52:191-205.

Mhyre JM, Riesner MN, Polley LS, Naughton NN. A series of anesthesia-related maternal deaths in Michigan, 1985-2003. Anesthesiology 2007; 106(6):1096-104.

Munnur U, de Boisblanc B, Suresh MS. Airway problems in pregnancy. Crit Care Med 2005; 33(10 Suppl):S259-68.Mander R, Smith GD. Saving Mothers' Lives (formerly Why Mothers die): reviewing maternal deaths to make motherhood safer 2003-2005. Midwifery 2008; 24(1):8-12.

National Collaborating Centre for Women's and Children's Health (Commissioned by the National Institute for Clinical Excellence). Clinical guideline: Caesarean section. Disponível em: http:// www.nice.org.uk/ nicemedia/live/13620/57162/.pdf. Acessado em março de 2015.

Palanisamy A. Maternal anesthesia and fetal neurodevelopment. Int J Obstet Anesth 2012; 21(2): 152-62.

Resolução CFM no 1.802/2006. Disponível em: http://www.portalmedico.org.br/resolucoes/cfm/2006/ 1802_2006.htm.

Reynolds F. General anesthesia is unacceptable for elective cesarean section. Int J Obstet Anesth 2010; 19(2):212-7.

Sympson JY. Remarks on the alleged case of death from the action of chloroform. Lancet 1848; 51:175-6.

Thurlow JA, Kinsella SM. Intrauterine resuscitation: active management of fetal distress. Int J Obstet Anesth 2002; 11(2):105-16.

Tsen L. Anesthesia for cesarean delivery. In: Chestnut's obstetric anesthesia – Principles and practice. 5. ed. Philadelphia: Elsevier Saunders, 2014:545-602.

Tully L, Gates S, Brocklehurst P, McKenzie-McHarg K, Ayers S. Surgical techniques used during caesarean section operations: results of a national survey of practice in the UK. Eur J Obstet Gynecol Reprod Biol 2002; 102(2):120-6.

Warner MA, Warner ME, Weber JG. Clinical significance of pulmonary aspiration during the perioperative period. Anesthesiology 1993; 78(1):56-62.

Whittaker S, Fortescue C, Wee M. Emergency caesarean section: best practice. Anaesthesia 2006; 61(11): 1120-1; author reply 1-2.

Wong CA. Epidural and spinal analgesia/anesthesia for labor and vaginal delivery. In: Chestnut's obstetric anesthesia – principles and practice. 4. ed. Philadelphia: Mosby Elsevier, 2009:431.

Wong CA. General anesthesia is unacceptable for elective cesarean section. Int J Obstet Anesth 2010; 19(2):209-12.

8

Cuidados Intensivos na Gestação

Frederico José Amedee Peret
Erika Milhomem da Silva Mota
Luiza Liboreiro Motta Ferrari

■ EPIDEMIOLOGIA E RELEVÂNCIA

O papel da terapia intensiva aplicada às pacientes obstétricas consiste em evitar que gestantes com morbidade grave (*near-miss*) progridam de situações que ameaçam a vida para a morte. A Organização Mundial da Saúde (OMS), com base em estudos multicêntricos de morbidade grave, estima que, para cada 1.000 partos, três a 15 (média de sete) mulheres apresentarão desfechos graves (0,7%).

Os indicadores de mortalidade e morbidade materna grave são sensíveis à instituição de cuidados obstétricos adequados, e o tempo na obtenção de cuidados adequados é o fator mais importante relacionado com morbidade grave e mortes maternas. Portanto, é essencial que o atendimento das emergências clínicas e cirúrgicas em obstetrícia seja estruturado com base em protocolos que contem com indicadores sensíveis para identificar os casos prioritários, seja na sala de emergência, seja no bloco obstétrico ou em unidades de internação, com foco, sempre, na qualidade e na segurança da paciente. Além disso, é essencial entender que a maior parte das urgências e emergências maternas se refere ao feto; portanto, o atendimento estruturado imediato e os cuidados intensivos aplicados no momento oportuno são fundamentais para a continuidade da gravidez ou sua resolução da maneira mais segura.

■ CLASSIFICAÇÃO DE RISCO EM URGÊNCIA E EMERGÊNCIA

Modelos e/ou protocolos de classificação de risco são ferramentas de apoio à decisão clínica, fornecendo uma linguagem universal para o atendimento às emergências e a organização dos fluxos, incluindo a organização da equipe multiprofissional e do ambiente.

A maioria desses protocolos baseia-se na sistematização em categorias de risco que servem de base para organização de fluxogramas. Estas são:

- Alteração no nível de consciência.
- Avaliação de ventilação e respiração.
- Avaliação da circulação.
- Avaliação da escala de dor.
- Sinais e sintomas gerais.
- Presença de fatores de risco e/ou fatores agravantes.

A partir dessa sistematização, as pacientes são classificadas em cinco categorias (Figura 8.2):

- **Vermelho:** atendimento imediato na sala de emergência.
- **Laranja:** atendimento em até 15 minutos em consultório no setor de emergência.
- **Amarelo:** atendimento em até 30 minutos em consultório no setor de emergência.
- **Verde:** atendimento em até 120 minutos em consultório no setor de emergência.
- **Azul:** atendimento não urgente, devendo ser encaminhado para consulta eletiva.

Quadro 8.1 Parâmetros para avaliação dos sinais vitais em gestantes

Pressão arterial sistólica	Pressão arterial diastólica	Frequência cardíaca
Inaudível ou < 80mmHg	–	> 140 ou < 59bpm em paciente assintomática
> 160mmHg	> 110mmHg	> 140 ou < 50bpm em paciente assintomática
> 140mmHg a 159mmHg com sintomas	> 90mmHg a 109mmHg com sintomas	91 a 139bpm
< 139mmHg	< 89mmHg	60 a 90bpm

Fonte: VI Diretriz Brasileira de Hipertensão (hipertensão em situações especiais).

Quadro 8.2 Parâmetros para avaliação da glicemia em gestantes

Glicemia	Valores
Hiperglicemia	Glicemia capilar > 300mg/dL
Hiperglicemia com cetose	Glicemia capilar > 200mg/dL com cetona urinária ou sinais de acidose
Hipoglicemia	Glicemia capilar < 50mg/dL

Fonte: Consenso Brasileiro de Diabetes, 2012.

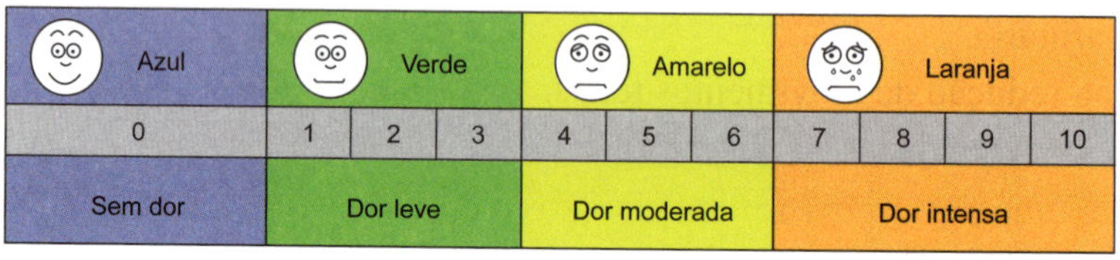

Figura 8.1 Escala visual analógica da dor. (Reproduzida do *Manual de Acolhimento e Classificação de Risco em Obstetrícia*, 2014.)

Capítulo 8   Cuidados Intensivos na Gestação

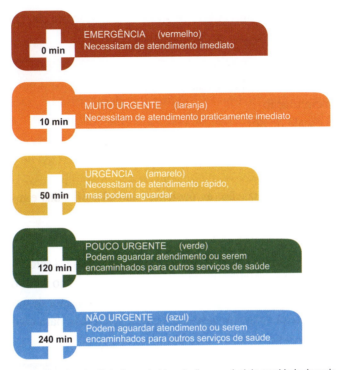

Protocolo de Manchester: Pulseiras coloridas sinalizam o nível de gravidade de cada caso

Figura 8.2 Classificação de Manchester. (Reproduzida do *Manual de Acolhimento e Classificação de Risco em Obstetrícia* – SUS-BH, 2009.)

Em 2014, o Ministério da Saúde publicou o *Manual de Acolhimento e Classificação de Risco em Obstetrícia*, fundamentado na metodologia descrita previamente e preconizando a adoção sistemática dos seguintes fluxogramas nos serviços de emergência clínica e obstétrica:

- Desmaio.
- Dor abdominal/lombar, contrações uterinas.
- Cefaleia, vertigem.
- Dispneia.
- Febre, sinais de infecção.
- Náuseas e vômitos.
- Perda de líquido, secreções.
- Queixa urinária.
- Parada ou redução de movimentos fetais.
- Pacientes referenciadas de outras unidades.

Os fluxogramas previstos podem ser consultados na íntegra através da publicação na Biblioteca Virtual em Saúde (BVS), no endereço www.saude.gov.br/bvs.

■ TIMES DE RESPOSTA RÁPIDA EM OBSTETRÍCIA

As falhas no planejamento e na comunicação e a incapacidade de reconhecer quando a condição do paciente está se deteriorando podem se tornar um dos principais contribuintes para a mortalidade intra-hospitalar. A identificação em tempo hábil das condições que ameaçam a vida pode evitar mortes desnecessárias. De acordo com observações do Colégio Americano de Obstetrícia e Ginecologia (ACOG), a implantação de times de resposta rápida em serviços terciários de saúde é responsável pela redução das taxas de parada cardíaca, bem como pela melhora da sobrevida do paciente hospitalizado e a redução das admissões em unidades de tratamento intensivo (UTI).

O time de resposta rápida consiste em uma equipe multidisciplinar que tem por objetivo oferecer assistência médica e interdisciplinar ao paciente que necessita de recursos não alocados nos cuidados de rotina (perícia, conhecimento em cuidados intensivos e pessoal equipado), bem como a prevenção de intercorrências clínicas graves.

O sistema de resposta rápida é composto por:

- Detecção do caso conforme critérios clínicos e/ou obstétricos.
- Acionamento do time de resposta rápida simultaneamente à detecção do caso.
- Equipe de resposta rápida disponível em todos os momentos.
- Apoio administrativo: estrutura adequada e avaliações periódicas.

O time deve ser acionado simultaneamente à ocorrência do evento e responderá ao código amarelo/azul ou vermelho:

- **Código vermelho:** corresponde à parada cardíaca e deve ser atendido prontamente.
- **Código amarelo ou azul:** corresponde à deterioração clínica que antecede a parada e necessita atendimento urgente, em no máximo 10 minutos após acionamento do código (Quadro 8.3).

Quadro 8.3 Descrição de códigos para acionamento do time de resposta rápida

Código vermelho	Código amarelo/azul	Código alfa (laboratorial)
Parada cardíaca	Frequência respiratória < 12 ou > 30irpm	Hb < 6,0 ou > 20,0
	Saturação de oxigênio em ar ambiente ≤ 92%	Plaquetas < 50.000 ou > 500.000
		RNI > 4,0
	Frequência cardíaca < 50 ou >120bpm	TTPa > 100
	Cianose aguda	PCO_2 < 40 ou > 60
	Temperatura axilar > 38,0°C, não responsiva a antitérmicos	PO_2 < 70
		pH < 7,25 ou >7,5
	Pressão arterial < 100/60mmHg ou > 150/110mmHg	Sódio < 125 ou > 160
		Potássio < 2,5 ou > 6,0
	Diurese < 25mL/h	Cálcio total < 7,0 ou > 12
		Cálcio iônico < 0,8 ou > 1,5
		Glicemia < 70 ou > 200
		Lactato > limite superior

Capítulo 8 Cuidados Intensivos na Gestação

89

O código alfa corresponde a critérios laboratoriais de gravidade, os quais devem ser identificados pelo laboratório e comunicados ao médico assistente imediatamente. No período de gestação, o código alfa deve obedecer às modificações fisiológicas da gravidez e aos critérios laboratoriais de morbidade grave recomendados pela OMS para sua correta interpretação e o acionamento do serviço de emergência.

Além das causas médicas não obstétricas citadas, o código amarelo obstétrico pode ser acionado nas seguintes condições:

- Trabalho de parto pré-termo.
- Sangramento vaginal anteparto.
- Hemorragia pós-parto.
- Convulsão em gestante ou puérpera.
- Contração uterina e dor abdominal fora da unidade obstétrica.

■ IDENTIFICAÇÃO DO RISCO DE VIDA E DE ÓBITO – MORBIDADE GRAVE

Em 2009, condições que ameaçam a vida foram definidas pela OMS. Como resultado, critérios clínicos, laboratoriais e de manejo específicos passaram a orientar a identificação de casos de *near-miss* ou morbidade materna grave. Essa identificação é validada e está relacionada com o risco de óbito; portanto, a presença desses critérios – tanto de condições ameaçadoras como de morbidade materna grave – deve ser levada em consideração para priorização e indicação de cuidados intensivos às gestantes e puérperas (Quadro 8.4).

Quadro 8.4 Critérios para definição de morbidade grave segundo a OMS

CRITÉRIOS CLÍNICOS	
Cianose aguda	Perda de consciência durante 12h ou mais
Gasping	Ausência de consciência e ausência de
Frequência respiratória > 40 ou < 6	pulso/batimento cardíaco
Choque	Acidente vascular encefálico
Oligúria não responsiva a fluidos ou diuréticos	Convulsão não controlada/paralisia total
Distúrbio de coagulação	Icterícia na presença de pré-eclâmpsia e eclâmpsia
CRITÉRIOS LABORATORIAIS	
Saturação de oxigênio < 90% por > 60 minutos	pH < 7,1
PaO_2/FiO_2 < 200	Lactato > 5
Creatinina ≥ 300mmol/L ou ≥ 3,5mg/dL	Trombocitopenia aguda (< 50 mil plaquetas)
Bilirrubina ≥ 100mmol/L ou ≥ 6,0mg/dL	Ausência de consciência e presença de glicose e
	cetoacidose na urina
CRITÉRIOS DE MANEJO	
Uso contínuo de agente vasoativo	Intubação e ventilação por ≥ 60 minutos,
Histerectomia puerperal por infecção ou hemorragia	não relacionada com anestesia
Transfusão de u ≥ 5 unidades de concentrado de	Diálise para insuficiência renal aguda
hemácias	Ressuscitação cardiopulmonar (RCP)

Fonte: adaptado de: World Health Organization 2011 – Evaluating the quality of care for severe pregnancy complications the WHO near-miss approach for maternal health. Disponível em: www.who.int.

ATIVIDADES ESSENCIAIS NO MANEJO DA GESTANTE EM SITUAÇÕES DE EMERGÊNCIA

O manejo ideal da gestante na emergência deve levar em consideração algumas ações essenciais nos cenários de gravidade materno-fetal:

- **Posicionamento:** preferir decúbito lateral esquerdo ou desvio lateral do útero para otimizar o retorno venoso, a pré-carga e a perfusão uterina.
- **Avaliação de vias aéreas:** permeabilidade e anatomia com o objetivo de prevenir algum evento adverso em virtude de via aérea de difícil acesso.
- **Proteção uterina:** no caso de necessidade de propedêutica por imagem com raios X.
- **Acesso venoso calibroso:** 16 a 18G para reposição volêmica rápida, caso necessário.
- **Interpretação de exames:** considerando sempre as modificações fisiológicas da gestação e os critérios laboratoriais de morbidade grave definidos pela OMS.

Leitura sugerida

ACOG Committee Opinion – Preparing for Clinical Emergencies in Obstetrics and Gynecology 590 March 2014. Committee of Patient Safety and Quality.

Brasil. Ministério da Saúde. Secretaria de Atenção à Saúde. Departamento de Ações Programáticas Estratégicas. Manual de acolhimento e classificação de risco em obstetrícia/Ministério da Saúde, Secretaria de Atenção à Saúde, Departamento de Ações Programáticas Estratégicas. Brasília: Ministério da Saúde, 2014.

Clardy FP et al. Critical illness during pregnancy and the peripartum period. Dezembro, 2014. Disponível em: www.uptodate.com.

Comissão Perinatal SUS PBH e Associação Mineira de Ginecologia e Obstetrícia. Acolhimento com classificação de risco em obstetrícia. Belo Horizonte, 2009.

Gosman GGG, Simhan H. Use of a crisis response team for obstetric emergencies. The Female Patient Dez 2008; 33. Disponível em: www.obgynnews.com.

Munnur U, Bandi V, Kalpalatha K. Guntupalli M. Management principles of the critically ill obstetric patient. Clin Chest Med 2011; 32:53-60.

Souza JP, Cecatti JG, Haddad SM et al., on behalf of the Brazilian Network for Surveillance of Severe Maternal Morbidity Group. The WHO Maternal Near-Miss Approach and the Maternal Severity Index (MSI): validated tools for assessing the management of severe maternal morbidity. PlosOne 2012; 7(8):e44-129.

World Health Organization 2011 – Evaluating the quality of care for severe pregnancy complications: the WHO near-miss approach for maternal health. Disponível em: www.who.int.

Seção II

EMERGÊNCIAS CLÍNICO-CIRÚRGICAS NA GESTAÇÃO

9

Dor Torácica na Gestação

Cláudia Maria Villas Freire

■ INTRODUÇÃO

As doenças cardiovasculares complicam cerca de 0,2% a 4% das gestações em países industrializados. No Brasil, em centros de referência, podem alcançar 4,2%, sendo consideradas a principal causa de morte materna indireta no ciclo gravídico-puerperal. A melhora do tratamento das doenças cardíacas congênitas, possibilitando que essas pacientes cheguem à idade reprodutiva, a ainda elevada prevalência de doenças reumáticas valvares em nosso meio e os hábitos de vida modernos, que levam as mulheres a engravidar mais tarde, associados ao aumento epidêmico da obesidade e do tabagismo entre mulheres e ao sedentarismo, expõem essas mulheres às síndromes coronarianas durante o período gravídico-puerperal.

As causas de dor torácica aguda na gestação são múltiplas e, geralmente, envolvem sistemas outros que não apenas o sistema cardiovascular. Na população de pacientes ambulatoriais, as causas mais comuns de dor torácica são: dor da parede torácica, costocondrite e esofagite de refluxo. Inicialmente, a maneira mais custo-efetiva de avaliar uma gestante com dor torácica consiste na coleta de história detalhada e no exame físico completo, para afastar diagnósticos de doenças mais prevalentes em mulheres em idade procriativa do que doença cardiovascular. No Quadro 9.1 encontram-se as etiologias mais comuns de dor torácica na gestação, distribuídas por sistemas envolvidos. Entretanto, neste capítulo nos ateremos apenas às causas cardiovasculares consideradas urgências/emergências.

Quadro 9.1 Causas de dor torácica na gestação

Musculoesqueléticas	Costocondrite
	Espasmo de musculatura intercostal
Gastrointestinais	Refluxo gastroesofágico
	Espasmo esofagiano
	Colelitíase com cólica biliar
	Colecistite aguda
	Gastrite
	Lesão aguda da mucosa gastrointestinal
Transtornos de ansiedade	Síndrome de hiperventilação
	Ataque de pânico
Sistema respiratório	Pneumonia/dor pleurítica
	Traqueobronquite
	Pneumotórax espontâneo
Cardiovasculares	Induzida por tocolíticos
	Prolapso da valva mitral
	Pericardite
	Miocardiopatia hipertrófica
	Estenose aórtica
	Angina/infarto agudo do miocárdio
	Dissecção aórtica/síndromes aórticas
	Tromboembolismo pulmonar
Doenças da mama	Mastodinia
	Mastite
	Tumor

■ INFARTO AGUDO DO MIOCÁRDIO (IAM)

Definição e diagnóstico

A incidência de doença arterial coronariana (DAC) em mulheres em idade reprodutiva é baixa, e a ocorrência de IAM é incomum. Entretanto, a gestação está associada a aumento de três vezes no risco de IAM, se comparado ao risco de mulheres não grávidas da mesma faixa etária. Com a atual tendência de aumento da idade das gestantes e os avanços nos métodos de reprodução assistida, espera-se aumento na incidência de IAM relacionado com a gestação. Atualmente, essa incidência é estimada em 3 a 6 por 100 mil nascimentos. Os fatores de risco para IAM na gestação são similares aos da população em geral, mas ocorrem com menor frequência e são: idade > 35 anos, hipertensão, *diabetes mellitus* (DM), obesidade, tabagismo, história familiar e dislipidemia. Outros fatores de risco também descritos são: pré-eclâmpsia, trombofilia, transfusão sanguínea, infecções pós-parto, uso de cocaína e multiparidade.

O diagnóstico de IAM durante a gestação e o puerpério segue os mesmos princípios do diagnóstico na população em geral, incluindo sintomas isquêmicos (dor torácica), alterações eletrocardiográficas e elevação dos marcadores de necrose miocárdica. De acordo com os critérios atuais, o diagnóstico de IAM é estabelecido quando ocorre

Capítulo 9 Dor Torácica na Gestação

aumento e/ou queda da troponina, associado à presença de pelo menos um dos seguintes critérios: sintomas isquêmicos, nova onda Q, alterações significativas do segmento ST-T ou novo bloqueio de ramo esquerdo no eletrocardiograma (ECG), evidência por métodos de imagem de perda de miocárdio viável ou nova alteração segmentar ou presença de trombo intracoronário na angiografia. Muitas vezes, o diagnóstico é atrasado porque o quadro clínico pode ser atribuído a sinais e sintomas fisiológicos da gestação ou refluxo gastroesofágico, condição muito frequente em mulheres grávidas. Existem evidências de que mulheres apresentam mais frequentemente sintomas atípicos, como dispneia ou náuseas. O ECG em gestantes pode apresentar onda T negativa não relacionada com condições isquêmicas. Os marcadores bioquímicos clássicos (LDH, TGO, TGP, CKT, CKMB, CKMB massa, mioglobina) não são específicos e podem ser alterados por anemia, complicações gestacionais e tanto pelo parto vaginal como pelo cirúrgico. A troponina I é o marcador de escolha para detecção de necrose miocárdica em gestantes, a qual não se altera com parto vaginal ou cirúrgico, com a anestesia nem com a lesão tecidual desencadeada pelas contrações uterinas, trabalho de parto e parto, como ocorre com os demais marcadores. Método complementar de grande utilidade, a ecocardiografia é um exame seguro e não invasivo, que pode detectar alterações segmentares de contratilidade, contribuindo para o diagnóstico. Além disso, é útil para avaliação de outras etiologias de dor torácica, como dissecção aórtica, estenose aórtica, miocardiopatia hipertrófica, tromboembolismo pulmonar e doenças do pericárdio.

Pontos críticos

O IAM relacionado com a gestação difere do IAM da população em geral e demanda considerações especiais. Ao contrário da população em geral, 75% dos casos de IAM na gestação se apresentam como IAM com supra-ST (IAMCSST) e 25% como IAM sem supra-ST (IAMSSST). Metade dos casos ocorre após o parto, e nos restantes a frequência aumenta a cada trimestre da gestação. Os estudos mostram que sua localização é anterior em 69% dos casos, inferior em 27% e lateral em 4% dos casos.

Na população em geral, incluindo mulheres jovens, a principal causa de IAM é a aterosclerose coronariana. Nos estudos que avaliaram IAM durante a gestação, a incidência de aterosclerose coronariana varia entre 27% e 40% dos casos. A dissecção coronariana (DC) é etiologia rara de IAM (cerca de 0,28% a 1,1% dos casos) fora da gestação; nas séries que avaliaram a causa de IAM na gestação por angiografia ou necropsia, a DC aparece como um mecanismo frequente nessa população (27% a 43% dos casos).

O IAM secundário à DC ocorre mais frequentemente no final da gestação e no início do puerpério e envolve mais comumente a artéria descendente anterior e o tronco da coronária esquerda. Em muitos dos casos relatados na literatura observou-se envolvimento de múltiplos vasos, sugerindo acometimento generalizado da parede das coronárias, em vez de localizado.

A fisiopatologia exata da DC na gestação ainda não é totalmente esclarecida, mas alterações hormonais e hemodinâmicas têm sido propostas como causas potenciais. Níveis elevados de progesterona podem acarretar alterações bioquímicas e estruturais na parede vascular (perda da configuração espacial normal das fibras elásticas e redução da quantidade de mucopolissacarídeos). Níveis elevados de estrogênio têm sido associados à elevação de metaloproteinases na parede vascular, o que pode acarretar necrose medial cística e perda do suporte estrutural do *vasa vasorum* na borda entre a camada média e a adventícia.

Outros mecanismos propostos incluem alteração da matriz extracelular por efeito inflamatório e aumento de enzimas proteolíticas. Associado a essas alterações bioquímicas e estruturais, o aumento do volume sanguíneo e do débito cardíaco pode aumentar a força de cisalhamento na parede vascular, resultando em maior propensão para DC.

Trombose sem evidência de aterosclerose aparece nas séries de casos como um mecanismo importante de IAM na gestação, com incidência variando de 8% a 17%. Esse achado está relacionado com alterações no sistema de coagulação e fibrinólise, resultando em um estado de hipercoagulabilidade na gestação e no puerpério.

Cerca de 9% a 18% dos casos apresentam coronárias normais. O mecanismo do IAM nesses casos não está claro. Potenciais explicações são: espasmo coronariano devido ao aumento da reatividade vascular à angiotensina II e às catecolaminas; disfunção endotelial ou uso de derivados do *ergot* prescritos para supressão da lactação; ou prevenção de hemorragia pós-parto. Além disso, aterosclerose não obstrutiva e DC, ocasionando hematoma de parede, podem ser interpretados angiograficamente como coronárias normais. Esse fenômeno poderá ser identificado com o aumento do uso de ultrassom intracoronariano. Da mesma maneira, um trombo intramural causado por DC de artéria coronária normal pode ser interpretado como doença aterosclerótica. Outra possibilidade é a lise espontânea da trombose coronariana.

Condução/tratamento imediato e tardio e complicações

Em geral, o manejo do IAM na gestante segue os mesmos princípios da população em geral. No entanto, o tratamento deve ser individualizado, uma vez que as necessidades maternas podem ser conflitantes em relação às necessidades fetais.

Inicialmente, a gestante com dor torácica deve ser avaliada com história clínica, ECG, troponina e exame físico, principalmente para avaliação do estado hemodinâmico e presença de complicações do IAM. As diretrizes atuais preconizam o prazo de 10 minutos após a chegada ao pronto atendimento para realização do ECG. O ideal é que essas pacientes sejam tratadas em unidades de terapia intensiva que possam fornecer monitoração materna adequada e serviço de obstetrícia.

O tratamento padrão na população em geral inclui o uso potencial de O_2 suplementar, morfina, betabloqueadores, antiplaquetários, heparinas, nitratos, inibidores do sistema renina-angiotensina, estatinas, bloqueadores de canal de cálcio, trombolíticos e intervenção coronariana percutânea (ICP). Embora a terapia recomendada nas diretrizes atuais seja desejável para proteção materna, apenas informações limitadas sobre a segurança fetal de algumas dessas terapias estão disponíveis. A preocupação com a segurança fetal explica a falha do uso do protocolo padrão evidenciada nas séries de casos publicadas na literatura. Esse fato e a maior proporção de casos de IAM de parede anterior podem contribuir para as altas taxas de complicações descritas nessas séries.

Tratamento medicamentoso

1. **Estatinas:** apesar da indicação bem definida na prevenção secundária do IAM, não são recomendadas na gestação e amamentação. A síntese e o metabolismo do colesterol são essenciais para o desenvolvimento fetal normal, tendo sido descritos vários casos de malformações fetais (principalmente do sistema nervoso central [SNC]) associadas ao uso de estatinas. Os inibidores do sistema renina-angiotensina, apesar do comprovado benefício no IAM, principalmente em pacientes com disfunção ventricular e DM, são contraindicados durante qualquer período da gestação por sua teratogenicidade. São, no entanto, liberados durante a amamentação.

2. **O_2 suplementar:** está indicado nas primeiras 4 horas do IAM e depois, para manter saturação de oxigênio (Sat. O_2) > 90%. A hipoxemia pode aumentar a área isquêmica miocárdica e, em gestantes, pode também comprometer o bem-estar fetal, provocando contrações uterinas, trabalho de parto prematuro e, até mesmo, morte fetal. Desse modo, recomenda-se a manutenção da Sat. O_2 de 95% em grávidas.

3. **Nitratos:** têm efeitos na circulação periférica e coronariana, reduzindo o retorno venoso e o consumo de oxigênio pelo miocárdio e induzindo vasodilatação coronariana. São utilizados para redução de sintomas e melhora hemodinâmica em casos de pacientes hipertensos e nos que apresentam congestão pulmonar. Seu uso oral, sublingual ou endovenoso não parece acarretar nenhum dano materno ou fetal; no entanto, deve ser evitada a hipotensão arterial materna.

4. **Betabloqueadores:** têm benefícios comprovados no IAM e devem ser utilizados se não houver contraindicações, que são: congestão pulmonar, baixo débito cardíaco, intervalo PR > 240ms, bloqueio atrioventricular de segundo ou terceiro grau ou hiper-reatividade brônquica ativa. O uso EV precoce deve ser evitado, pois está associado a aumento de choque cardiogênico. Recomenda-se o uso rotineiro de betabloqueadores orais em pacientes sem contraindicações, devendo ser iniciado, no paciente estável, em doses pequenas e aumentadas gradualmente. Em geral, são seguros na gestação, não havendo relato de teratogenicidade. O atenolol e o metoprolol são os mais estudados. Já foram relatados casos ocasionais de crescimento intrauterino restrito e hipoglicemia, depressão respiratória e bradicardia neonatal após administração materna prolongada de betabloqueadores, particularmente com o atenolol. São segregados no leite, mas não em concentrações que causem repercussão na criança; desse modo, são liberados na amamentação mediante a observação do lactente quanto a sinais de betabloqueio.

5. **Antiplaquetários:** têm comprovado benefício no IAM. O ácido acetilsalicílico (AAS) em doses baixas (75 a 162mg/dia) é seguro no segundo e terceiro trimestres da gestação e na amamentação, e seu uso contínuo está indicado após o IAM. No primeiro trimestre de gestação, seu uso é questionável em virtude de estudos em animais terem demonstrado malformações fetais. Há preocupação com sangramento durante o parto, e um estudo em pacientes com aborto de repetição no primeiro trimestre mostrou que o AAS aumentou a taxa de aborto. Entretanto, em pacientes com doença isquêmica do coração, considera-se que os benefícios superam os riscos. O uso de bloqueadores do receptor P2Y12 associado ao AAS está indicado após o IAM. Não está estabelecida a segurança desses medicamentos na gestação. O clopidogrel não mostrou risco em estudos com animais, mas não existe estudo maior em humanos, apenas relatos escassos de uso sem complicações. Há preocupação quanto ao risco de aumento de sangramento durante o parto, principalmente com o uso associado do AAS. Assim, recomenda-se seu uso apenas em situações em que é estritamente necessário, como após implante de *stents*, e pelo menor tempo necessário. Está indicada a suspensão do medicamento por um período de 5 a 7 dias antes de parto cirúrgico ou anestesia regional. Em casos de cesariana de urgência, recomendam-se anestesia geral e transfusão de plaquetas. O tempo do uso do clopidogrel estabelecido para a população em geral costuma ser de 1 ano após IAM, pelo menos 30 dias após *stent* convencional e pelo menos 1 ano após *stent* farmacológico. Como não existem dados avaliando os inibidores da glicoproteína IIb/IIIa, prasugrel e ticagrelor, o uso desses fármacos não é recomendado durante a gestação.

6. **Heparinas:** não atravessam a placenta e, por isso, não afetam diretamente o feto. Para as gestantes que necessitam de anticoagulação prolongada, as complicações associadas a sangramentos são mais problemáticas. A heparina deve ser descontinuada antes do parto para evitar complicações hemorrágicas e possibilitar a anestesia regional (6 horas antes para heparina não fracionada e 24 horas antes para heparina de baixo peso molecular). No entanto, após IAM, está indicada anticoagulação por período menor, em geral até o tratamento percutâneo, se for o caso, ou por 7 dias ou até a alta hospitalar, se esta ocorrer antes. A heparina não fracionada EV é preferida no período periparto, pois apresenta reversão mais rápida de seu efeito. Se o IAM ocorre longe do período periparto, a heparina de baixo peso molecular subcutânea é preferida por apresentar meia-vida e biodisponibilidade maiores, menor ligação a proteínas plasmáticas e menos efeitos adversos, como trombocitopenia e osteoporose. Para os raros casos de gestantes com história de trombocitopenia induzida por heparina que apresentam IAM, não é conhecida a melhor estratégia de anticoagulação. Na população em geral, indivíduos com IAM e história de trombocitopenia induzida por heparina, as alternativas são bivalirudina ou fondaparinux; no entanto, esses fármacos são evitados durante a gestação.

Capítulo 9 Dor Torácica na Gestação

Tratamento intervencionista em caso de IAMCSST

No caso de IAMCSST, está indicada reperfusão imediata com o objetivo de reduzir o tempo de isquemia, cujo benefício foi comprovado por vários estudos. A reperfusão pode ser realizada por meio de trombolíticos ou ICP. Não existem estudos controlados com fibrinolíticos na gestação. Os casos relatados, a maioria para tratamento de tromboembolismo pulmonar, não evidenciaram teratogenicidade, havendo relato de risco de 8% de hemorragia materna.

Muitos estudos demonstraram que a transferência placentária da estreptoquinase e alteplase é muito pequena para causar efeitos fibrinolíticos no feto, apesar do relato de alguns casos documentados de hemorragia fetal. Estudo realizado com alteplase em 28 gestantes mostrou que não houve efeito teratogênico, o medicamento não atravessou a placenta, e ocorreram 12% de perdas fetais. As informações disponíveis são limitadas e não permitem recomendações definitivas. Ao mesmo tempo, o desfecho favorável em muitos dos casos descritos impede a proibição desse tratamento em gestantes nos casos em que uma alternativa não esteja disponível.

Apesar de ser descrita como contraindicação relativa na gestação, trombólise tem sido realizada quando os benefícios superam os riscos. O sangramento puerperal parece estar confinado a gestantes que receberam trombolíticos nas primeiras 8 horas que antecederam o parto. Desse modo, a trombólise deve ser evitada no período periparto. A eficácia e a segurança do uso de trombolíticos em IAM secundário à DC não estão estabelecidas, podendo haver aumento do risco de hemorragia, favorecendo a progressão da dissecção. Considerando a informação limitada acerca da segurança dos trombolíticos durante a gestação e a incidência relativamente alta de coronárias normais e DC encontradas nessas pacientes, a estratégia invasiva (angioplastia primária) deve ser preferida no caso de mulheres que se apresentam com IAMCSST durante a gestação ou no puerpério.

A preocupação com a radiação deve existir, mas não deve impedir a não realização do procedimento, se clinicamente indicado. Com os devidos cuidados (proteção abdominal e do dorso e menor número de incidências), é pequena a exposição do feto à radiação (< 1mGy).

Todos os relatos de angioplastia com *stent* na gestação foram realizados com *stents* convencionais, e a segurança dos *stents* farmacológicos não é conhecida. Os *stents* farmacológicos necessitam antiagregação plaquetária dupla prolongada com os riscos hemorrágicos inerentes a essa terapia, o que pode acarretar problemas no parto e no puerpério.

A coronariografia e a ICP em gestantes apresentam risco maior de DC iatrogênica, em comparação com a população em geral, havendo relatos de necessidade de múltiplos *stents*, cirurgia de revascularização de urgência e até morte. Esses achados, aliados aos relatos recentes de sucesso limitado no tratamento de DC em pacientes não gestantes, sugerem que a estratégia não invasiva deve ser considerada em pacientes estáveis com IAM de baixo risco. Quando a coronariografia é realizada, o cateter deve ser inserido no óstio coronariano cuidadosamente, seguido do mínimo de injeções de contraste na coronária sob baixa pressão. A revascularização coronariana deve ser realizada apenas para alívio das obstruções importantes do fluxo em pacientes com DC, e deve ser restrita a obstruções importantes em segmentos próximos às coronárias, lembrando da possibilidade de propagação da dissecção. O ultrassom coronariano pode ajudar no diagnóstico da DC, mas seu uso em gestantes deve ser avaliado criteriosamente. A TC coronariana pode auxiliar a avaliação da anatomia coronariana de maneira não invasiva, mas seu uso é limitado pelo risco de radiação fetal e a necessidade de uso de altas doses de betabloqueador com efeito fetal não conhecido.

Tratamento em caso de IAMSSST

Para pacientes que apresentam síndrome coronariana sem supra-ST, a estratificação do risco deve ser realizada como na população em geral, utilizando os escores de risco disponíveis (Thrombolysis in Myocardial Infarction [TIMI]; Global Registry of Acute Cardiac Events [GRACE]). Os pacientes identificados como de risco intermediário e alto são beneficiados pela estratégia invasiva com realização precoce de coronariografia, enquanto os pacientes identificados como de baixo risco devem ser manejados clinicamente. Na prática, as pacientes que apresentam aumento de troponina, alterações dinâmicas do ECG e dor torácica recorrente são encaminhadas para coronariografia.

Complicações

Um estudo recente, que avaliou as complicações do IAM relacionado com a gestação, mostrou que as taxas de complicação foram as seguintes: insuficiência cardíaca e choque cardiogênico: 38%; arritmias ventriculares: 12%; angina ou IAM recorrente: 20%; fração de ejeção do ventrículo esquerdo ≤ 40%: 64%; ≤ 30%: 24%; ≤ 20%: 9%. A mortalidade materna foi de 7% e a fetal, 5%.

A realização de cirurgia de revascularização miocárdica (CRVM) pode ser necessária em 5% das pacientes gestantes com IAM, segundo dados de uma série publicada. Em geral, CRVM de urgência está indicada em casos de pacientes instáveis com acometimento do tronco da coronária esquerda e/ou acometimento de múltiplos vasos. Os dados são raros, com mortalidade potencialmente alta, apesar de relatos mais recentes mostrarem mortalidade menor. Entretanto, esse tratamento deverá ser considerado apenas se a paciente apresentar instabilidade e não houver tratamento alternativo.

Parto

Para gestantes que saíram da fase aguda do IAM, recomenda-se postergar o parto para de 2 a 3 semanas após o IAM. Entretanto, nenhum estudo clínico controlado avaliou o melhor período para a execução de procedimentos cirúrgicos e parto após o IAM, especialmente na era moderna das terapias cardíacas e anestesia moderna. Alguns cuidados devem ser considerados para redução da sobrecarga cardíaca durante o parto, como anestesia epidural, oxigênio suplementar, decúbito lateral esquerdo, tratamento de

Capítulo 9 Dor Torácica na Gestação

hipertensão e taquicardia e parto vaginal instrumental ou cesariana (em casos de pacientes instáveis ou por indicação obstétrica).

Algumas considerações

O IAM relacionado com a gestação difere do IAM na população em geral, e muitos aspectos devem ser levados em consideração no manejo dessas pacientes. A etiologia aterosclerótica aparece em menor proporção e ganham importância infarto com coronárias normais, trombose na ausência de aterosclerose e DC. Existem relatos da progressão da DC com o uso de trombolíticos e mesmo com a dupla antiagregação plaquetária. Assim, o papel da coronariografia com a possibilidade de diagnóstico do mecanismo do IAM torna-se particularmente importante em relação à trombólise às cegas. Por outro lado, o aumento da incidência de DC iatrogênica durante a coronariografia sugere que a estratégia invasiva deva ser reservada para as pacientes que apresentam alto risco de complicações. O uso do tratamento medicamentoso conforme orientado nas diretrizes é recomendado para proteção materna. No entanto, a gestante deve ser informada sobre a falta de dados quanto à segurança fetal da maioria desses medicamentos (Quadros 9.2 e 9.3).

Quadro 9.2 Infarto agudo do miocárdio – pontos-chave

Dor torácica aguda

Fatores de risco: idade > 35 anos, hipertensão, DM, obesidade, tabagismo, história familiar, dislipidemia, pré-eclâmpsia, trombofilia, transfusão sanguínea, infecções pós-parto, uso de cocaína e multiparidade

Alteração de troponina e ECG

75% dos casos de IAM com supra-ST

Metade após o parto e o restante com aumento da frequência a cada trimestre

IAM anterior: 69%; inferior: 27%; lateral: 4%

Tratamento: O_2 suplementar, heparinas, betabloqueadores, antiplaquetários, morfina, nitratos. Estatinas e inibidores do sistema renina-angiotensina estão contraindicados

IAM com supra-ST: reperfusão imediata (trombolítico ou ICP), de preferência ICP

IAM sem supra-ST: estratificação do risco

Risco alto ou intermediário: coronariografia

Risco baixo: tratamento clínico

Quadro 9.3 Mecanismo do IAM (132 pacientes)

Causas IAM	1º trimestre	2º trimestre	3º trimestre	Puerpério	Total N (%)
Dissecção coronariana	–	3	12	41	56 (43)
Aterosclerose	8	10	10	7	35 (27)
Trombo	3	10	3	3	22 (17)
Coronárias normais	1	2	5	3	11 (9)
Espasmo coronariano	–	–	1	1	2 (2)
Takotsubo	–	–	–	3	3 (2)

■ TROMBOEMBOLISMO PULMONAR (TEP)

Definição e diagnóstico

A gestação e o puerpério estão associados a aumento na incidência de tromboembolismo venoso (TEV), que ocorre em aproximadamente 0,05% a 0,20% de todas as gestações, representando aumento do risco de cinco a 10 vezes, se comparado ao de mulheres não grávidas da mesma idade. Os estudos mostram que, dos eventos de TEV, 23,5% consistem em embolia pulmonar (EP) e, destes, mais de um em 30 é fatal. O risco de TEV é maior no pós-parto imediato, particularmente após parto cirúrgico, e retorna para o nível de risco da população em geral 6 semanas após o parto. A presença de fatores de risco aumenta o risco de eventos de TEV na gestação e no puerpério. Um estudo mostrou que 77% dos casos ocorreram em mulheres com fatores de risco identificados. Os dois fatores de risco mais importantes são história de evento de TEV não provocado e trombofilias. A identificação dos fatores de risco é importante para a escolha da melhor estratégia preventiva. Todas as mulheres devem ser avaliadas quanto aos fatores de risco antes ou no início da gestação. O diagnóstico impreciso/errôneo de TEV na gestação leva a uma série de consequências na vida da mulher, pois interfere no planejamento do parto, na contracepção futura e na tromboprofilaxia em gestações subsequentes. Assim, a investigação diagnóstica deve objetivar a precisão diagnóstica.

Os sinais e sintomas de EP durante a gestação são semelhantes aos apresentados pela população em geral (dor torácica, dispneia, taquicardia, hemoptise e choque hemodinâmico). A avaliação clínica, no entanto, é dificultada porque dispneia e taquicardia não são incomuns na gestação normal.

Os algoritmos diagnósticos disponíveis para avaliação da população em geral não foram validados para gestantes. Todas as gestantes com sinais e sintomas de EP, particularmente dispneia de início agudo ou com piora, devem realizar testes objetivos para avaliação diagnóstica.

O dímero D aumenta fisiologicamente a cada trimestre de gestação e, assim, é controversa sua utilidade no diagnóstico de EP na gestação. Um dímero D normal tem o mesmo valor que na população em geral para exclusão de EP; no entanto, é encontrado mais raramente na população de gestantes. As diretrizes atuais recomendam que o dímero D seja realizado junto com ultrassonografia de compressão bilateral de membros inferiores (UCBM). Em caso de positividade de ambos, a anticoagulação está recomendada. No caso de dímero D elevado e UCBM negativa, um teste adicional estará indicado. A RM não envolve exposição à radiação e tem altas sensibilidade e especificidade para diagnóstico de trombose em veias ilíacas. A angiotomografia pulmonar (ATCP) ou a cintilografia pulmonar de perfusão/ventilação deve ser realizada quando o diagnóstico não pode ser confirmado ou excluído com a propedêutica descrita. Os dois exames estão associados a exposição a radiação em doses aceitáveis. Na diretriz europeia de cardiopatia e gravidez, a ATCP é o exame diagnóstico prefe-

Capítulo 9 Dor Torácica na Gestação

rido, por expor o feto a quantidade menor de radiação; entretanto, na recente diretriz de TEP, há preferência pela cintilografia pulmonar em relação à ATCP. A ATCP expõe a mama materna a dose maior de radiação, o que resultaria em pequeno mas significativo aumento no risco de câncer de mama. Além disso, no caso de radiografia de tórax normal, a cintilografia de ventilação seria desnecessária, reduzindo ainda mais a exposição do feto e da mãe à radiação durante o procedimento.

Condução/tratamento imediato, tardio e complicações

O tratamento da EP na gestante segue os mesmos princípios adotados para a população em geral e é baseado em anticogulação com heparina e trombólise em caso de choque hemodinâmico. As heparinas não atravessam a placenta e não são encontradas em quantidade significativa no leite materno. A heparina de baixo peso molecular tornou-se a primeira escolha. A eficácia e a segurança de várias preparações de heparina de baixo peso molecular foram avaliadas em revisão com mais de 2.000 gestantes. A incidência de osteoporose e trombocitopenia é menor do que com a heparina não fracionada. A dose deve ser ajustada pelo peso, sendo controversa a necessidade de monitoração dos valores de anti-Xa em pacientes com TEV. O uso de heparina não fracionada é preferível nos casos de disfunção renal ou quando é necessária reversão urgente da anticoagulação, assim como nos casos de choque hemodinâmico. É necessário monitorar o tempo de tromboplastina ativado (PTTa), e a heparina deve ser suspensa de 4 a 6 horas antes do parto. Nenhuma das heparinas é encontrada no leite materno, e elas não representam contraindicação à amamentação. No pós-parto, o tratamento com heparina deve ser retomado 6 horas após o parto vaginal e 12 horas após o parto operatório, se não houver sangramento importante. O antagonista de vitamina K deve ser iniciado no segundo dia pós-parto e continuado por 3 a 6 meses, se a EP ocorreu no final da gestação. Os antagonistas de vitamina K não aparecem no leite em sua forma ativa e são seguros na amamentação.

A trombólise é considerada relativamente contraindicada na gestação e no puerpério e deve ser usada apenas em pacientes com hipotensão importante e choque. Está associada a risco de 8% de sangramento materno. Estudo com aproximadamente 200 gestantes que usaram estreptoquinase e alteplase mostrou que esses trombolíticos não atravessam a placenta em quantidades significativas, sendo relatados 6% de perda fetal e 6% de partos prematuros. Fondaparinux e os novos anticoagulantes orais estão contraindicados na gestação devido à falta de dados. Os antagonistas da vitamina K atravessam a placenta e estão associados a alterações embrionárias definidas durante o primeiro trimestre, hemorragia fetal e neonatal no terceiro trimestre e anomalias do SNC durante toda a gestação.

Algumas considerações

A mortalidade materna associada ao TEV é de 0,4 a 1,6 a cada 100 mil gestações em países desenvolvidos, sendo considerada uma das causas mais comuns de mortalidade ma-

Quadro 9.4 Embolia pulmonar – pontos-chave

Dor torácica, dispneia, taquicardia, choque hemodinâmico

Fatores de risco: TEV recorrente, TEV prévio (não provocado ou associado a estrogênio), TEV provocado, história familiar, trombofilia, comorbidades (doença cardíaca ou pulmonar, LES, câncer, doenças inflamatórias, síndrome nefrótica, doença falciforme), uso de substâncias ilícitas, idade > 35 anos, obesidade (IMC > 30), multiparidade, tabagismo, varizes calibrosas, pré-eclâmpsia, desidratação, hiperêmese, gestação múltipla ou terapia de reprodução assistida, parto cirúrgico, trabalho de parto prolongado (> 24h), hemorragia no periparto, imobilidade, cirurgia na gestação ou até 6 semanas após o parto

Triagem: dímero D

Exames confirmatórios: cintilografia pulmonar, angiotomografia de tórax

Tratamento: instabilidade hemodinâmica – trombólise; ausência de instabilidade hemodinâmica – anticoagulação (heparina não fracionada e heparina de baixo peso molecular)

---

terna. A infrequência relativa dos eventos tromboembólicos é responsável pela inexperiência de boa parte dos clínicos, e os estudos clínicos controlados são insuficientes para informar quanto à melhor prática. Alto índice de suspeição é importante para o diagnóstico, e todas as gestantes com sinais e sintomas compatíveis devem ser avaliadas (Quadro 9.4).

■ DISSECÇÃO AÓRTICA

A gravidez é um período de risco elevado para pacientes com doença da aorta, pois, além das modificações hemodinâmicas, as alterações hormonais, habituais nesse período, promovem alterações histológicas na aorta com redução de fibras elásticas e da quantidade de mucopolissacarídeos, aumentando a suscetibilidade para dissecção ou formação de aneurisma. Há remodelamento nas camadas média e íntima da parede arterial, aumentando as forças de cisalhamento (*shear stress*) do fluxo sanguíneo, especialmente no terceiro trimestre e no periparto. Essas alterações fisiológicas da gestação não são, habitualmente, suficientes para levar a dissecção aórtica, geralmente existindo um fator predisponente. Doenças hereditárias da aorta torácica (síndrome de Marfan, síndrome de Turner, síndrome de Ehlers-Danlos e outras aortopatias familiares) e algumas cardiopatias congênitas (valva aórtica bicúspide, tetralogia de Fallot, coarctação de aorta) são fatores de risco aumentado para essas complicações. Além disso, a própria hipertensão arterial e a aterosclerose precoce também podem fazer parte da fisiopatologia dessa complicação. Um diâmetro aórtico ≥ 27mm/m² está associado a alto risco de dissecção.

A incidência de dissecção aórtica em mulheres entre 15 e 45 anos de idade é de 0,4 caso por 100 mil pessoas/ano. Apesar de a incidência de dissecção aórtica ser baixa, trata-se de uma das mais importantes causas de morte cardíaca na gestação, podendo ser a primeira manifestação de uma aortopatia ou síndrome não identificada previamente. Na síndrome de Marfan (SM), 4,4% das pacientes complicaram a gestação/puerpério com quadro de dissecção aórtica, e essa incidência chegou a 10% quando o diâmetro da aorta era ≥ 40mm. A dissecção ocorre no terceiro trimestre da gestação em 50% das pacientes

Capítulo 9 Dor Torácica na Gestação

e em cerca de 33% no puerpério precoce. A importância do diagnóstico precoce se deve à elevada mortalidade desse evento. Quando a dissecção ocorre na aorta proximal (tipo A), a mortalidade aumenta de 1% a 3% por hora, sendo de 25% nas primeiras 24 horas, de 70% em 1 semana e de 80% em 2 semanas. Assim, o diagnóstico de dissecção aórtica/ síndromes aórticas agudas deve ser considerado em todas as pacientes com dor torácica na gestação.

Quadro clínico

Dor torácica de forte intensidade, profunda, com a sensação de "rasgar o peito", de caráter súbito, que pode irradiar-se para região interescapular, dorso, nádegas, virilha ou pernas, dependendo de até onde a aorta dissecou. A dor torácica está frequentemente acompanhada de hipertensão arterial (90% dos casos) e sintomas neurológicos, sendo a síncope a mais frequente (40% dos casos).

A pressão arterial deve ser medida em ambos os braços, e uma diferença de mais de 20mmHg entre ambos deve chamar atenção para o diagnóstico, em virtude do comprometimento dos grandes vasos da base. A presença de insuficiência cardíaca é menos comum, mas é descrita. Um sinal de gravidade ocorre quando o quadro de dor é acompanhado de hipotensão arterial, pois pode estar indicando tamponamento cardíaco ou rotura aórtica. Entretanto, cerca de 10% dos casos podem não ter dor associada, especialmente em pacientes com doenças do tecido conjuntivo, que apresentam dissecções mais crônicas e tendência à formação de aneurismas. Nos casos de aneurismas grandes de aorta torácica, pode haver tosse, falta de ar e dificuldade de deglutição.

Diagnóstico

A sensibilidade e a especificidade do ecocardiograma transesofágico (ETE), da angiotomografia computadorizada (ACT) e da ressonância magnética (RM) são equivalentes, alcançando 95% para esse diagnóstico. O Colégio Americano de Cardiologia e a Associação Americana de Cardiologia recomendam a RM sem gadolínio em caso de suspeita diagnóstica de dissecção aórtica durante a gravidez. A RM sem o uso de gadolínio evita a exposição da mãe e do feto à radiação ionizante e tem se mostrado segura na maioria dos estudos. O gadolínio tem efeitos reconhecidamente teratogênicos quando usado em altas doses em animais, mas ainda não foram demonstrados efeitos deletérios em fetos humanos nas doses utilizadas para estudos diagnósticos. As técnicas atuais possibilitam localizar a região da dissecção e os ramos acometidos e avaliar a parede da aorta, podendo diagnosticar patologias intramurais. A tomografia computadorizada deverá ser utilizada no caso de instabilidade clínica, pois é muito mais rápida, ou em caso de intolerância à RM, pois a exposição à radiação é maior. O ETE é uma alternativa diagnóstica, caso o estado do paciente não seja instável, pois não necessita de exposição à radiação ionizante nem contraste iodado.

A dissecção é dividida basicamente em dois tipos:

- **Tipo A:** envolve a aorta ascendente.
- **Tipo B:** qualquer dissecção que não envolva a aorta ascendente.

Para avaliação de pacientes com as doenças predisponentes de maior risco para dissecção, solicita-se ecocardiograma a cada 4 a 8 semanas e até 3 a 6 meses pós-parto, pois as dissecções podem acontecer até 3 meses após o parto. Aortas com dilatação ≥ 10mm durante a gravidez ou > 40mm na SM ou 50mm na valva aórtica bicúspide apresentam risco muito elevado de dissecção e a decisão deverá ser individualizada, podendo a paciente ser submetida a cirurgia durante a gestação. A definição de crescimento rápido não está clara, mas considera-se significativo um alargamento da aorta > 3 a 5mm.

Tratamento

Farmacológico

Betabloqueadores devem ser iniciados para minimizar a dilatação aórtica, a pressão arterial e as forças de cisalhamento. O metoprolol é o agente de escolha, já que o labetalol não se encontra disponível no Brasil e o atenolol está mais associado à restrição do crescimento intrauterino. O propranolol pode ser utilizado, mas pode facilitar a atividade uterina. A frequência cardíaca deverá ser reduzida em cerca de 20% durante a gravidez, uma vez que ocorre elevação fisiológica da frequência cardíaca nesse período. Pode ser necessário o uso de anti-hipertensivos mais vigorosos e de ação rápida, como nitroprussiato de sódio, hidralazina e nitroglicerina EV.

Cirúrgico

Para dissecções do tipo A no primeiro ou segundo trimestre indica-se a cirurgia de emergência com monitoração fetal, uma vez que a mortalidade materna pode chegar a 11,7% na emergência e a fetal, a 10%. Quando a cirurgia é eletiva, isto é, antes da dissecção, a mortalidade em não grávidas é de 1,5%.

Antes da 30ª semana, a cirurgia deverá ser monitorada por cardiotocografia fetal, circulação em alto fluxo, normotermia e normotensão e um índice de perfusão de 3,0. No caso de maturidade fetal, a cesariana deverá ser realizada com a toracotomia.

Para dissecções do tipo B ou do arco aórtico, o tratamento médico é preferível, a não ser que cirurgia ou tratamento endovascular seja necessário devido a rotura aórtica ou má perfusão.

A cesariana é a via de parto escolhida em pacientes com síndrome de Marfan com aorta de 40mm e/ou > 45mm em outras aortopatias, em casos de dissecção aórtica, insuficiência aórtica e insuficiência cardíaca. Deve ser lembrado que pacientes com síndrome de Marfan podem apresentar ectasia dural associada e, assim, seria apropriada uma avaliação anestésica. O bloqueio da dor é parte importante do tratamento da dissecção aórtica no período gravídico-puerperal (Quadro 9.5).

Capítulo 9 Dor Torácica na Gestação

Quadro 9.5 Dissecção aórtica – pontos-chave

Dor torácica aguda grave

Fatores predisponentes conhecidos para dissecção aórtica (Marfan, Ehlers-Danlos, Turner, valva aórtica bicúspide, coarctação da aorta, aortopatia familiar)

RM de aorta

Confirmado:

    Tipo A: encaminhar para cirurgia de emergência e avaliar momento do parto, dependendo da maturidade fetal e betabloqueador e vasodilatador

    Tipo B: tratamento conservador com betabloqueador, tratamento vigoroso de hipertensão e dor, se não houver complicação como rotura, extensão da dissecção ou má perfusão

■ PERICARDITE

Estão disponíveis poucos dados sobre a pericardite na gestação, o que torna desconhecida sua frequência exata. Pericardite aguda não é uma entidade específica da gestação ou do sexo feminino, mas pode acontecer nesse período e levar à necessidade de diagnóstico diferencial para um tratamento adequado. A pericardite aguda pode ocorrer por doença primária do pericárdio ou pode ser secundária a várias doenças sistêmicas, como doenças autoimunes (mais comuns em mulheres), febre reumática, pós-traumática, endocrinológica, síndrome da hiperestimulação ovariana, dissecção aórtica etc. Representa cerca de 5% das dores torácicas agudas em emergências, geralmente é autolimitada, e em 80% a 90% dos casos a causa é virótica ou idiopática. Eventualmente, a pericardite pode ser acompanhada de envolvimento miocárdico. O diagnóstico pode ser difícil, pois as manifestações podem ser transitórias e seus sintomas podem mimetizar outras síndromes clínicas, que deverão ser descartadas.

Quadro clínico

O diagnóstico da pericardite aguda precisa apresentar pelo menos duas das quatro características cardinais:

1. Dor torácica pleurítica (aguda, em facada), retroesternal, que aumenta com a inspiração ou quando a paciente reclina o tórax, e reduz-se quando ela inclina o tórax para a frente ou adota posição de pé. A dor pode irradiar-se para braços, pescoço e ombro esquerdo, mas, quando irradiada para a crista do trapézio, devido à inervação frênica, é bastante típica de pericardite.

2. Ausculta de atrito pericárdico é altamente específica, sendo audível em todo o ciclo respiratório, e está presente em algum momento em 85% dos casos. O atrito pode variar de intensidade durante a evolução, necessitando exame clínico repetido, e pode se apresentar nas três fases (contração atrial, ventricular e de enchimento rápido), em duas ou em uma fase do ciclo cardíaco.

3. Alterações eletrocardiográficas estão presentes em cerca de 80% dos pacientes, sendo a mais típica a elevação côncava difusa do segmento ST com depressão do inter-

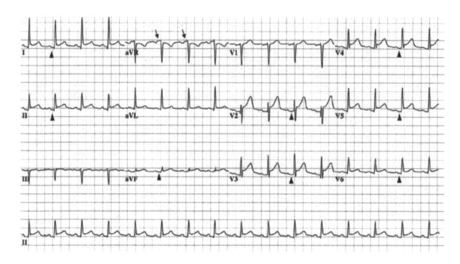

Figura 9.1 Alterações eletrocardiográficas da pericardite.

valo PR, sem inversão da onda T e com alterações recíprocas em AVR e V1. A onda T pode inverter-se mais tardiamente, antes da normalização do ECG (Figura 9.1).
4. Efusão pericárdica pode estar presente em até 40% das gestantes sem pericardiopatia.

Alguns sinais clínicos podem sugerir a etiologia da pericardite, como, por exemplo, pericardites não viróticas, autoimunes ou neoplásicas, geralmente de início subagudo e com febre. A febre está presente quase que invarialmente nos quadros de pericardite bacteriana, e o ECG pode ser normal em cerca de um terço das pacientes.

Diagnóstico

O ECG é usado como critério diagnóstico, como descrito previamente, embora 20% a 40% das pericardites não apresentem alteração do segmento ST. Em uma série, cerca de dois terços das mulheres com diagnóstico de pericardite aguda não apresentaram alteração do segmento ST. Como a pericardite aguda é de curso benigno na maioria das vezes, geralmente não há necessidade de avaliação completa. Alguns sinais na avaliação inicial podem indicar os casos que necessitarão de abordagem mais completa.

A radiografia de tórax costuma ser normal em pacientes com pericardite aguda. A presença de cardiomegalia com pulmões limpos sugere a presença de efusão pericárdica significativa, isto é, pelo menos 200mL de líquido pericárdico, mas é bastante incomum.

O ecocardiograma é indicação classe I na avaliação diagnóstica de doenças pericárdicas, em busca da presença de derrame pericárdico e/ou espessamento pericárdico. Também é útil para afastar a presença de déficits segmentares da contratilidade, o que

Capítulo 9 Dor Torácica na Gestação

estabeleceria o diagnóstico diferencial com síndromes coronarianas, apesar do registro de que 5% das pericardites podem apresentar déficit segmentar da contratilidade.

Exames complementares, como contagem de leucócitos e marcadores de inflamação (VHS [velocidade de hemossedimentação] e PCR [proteína C reativa]), são inespecíficos para o diagnóstico de pericardite. Entretanto, a PCR é útil para predizer recorrência e guiar o tratamento com anti-inflamatórios. A história clínica e as comorbidades podem guiar os testes diagnósticos posteriores. Níveis elevados de marcadores cardíacos, particularmente troponina T, podem estar presentes em cerca de 50% dos casos de pericardite aguda, devido a inflamação pericárdica, e podem não ser úteis em sua diferenciação da isquemia miocárdica. As pericardites viróticas têm mais chances de elevar a troponina I (cerca de 26,5% *versus* 5,2% nas outras pericardites).

Tratamento

A evolução da pericardite no ciclo gravídico-puerperal parece ser a mesma observada fora desse período, sendo o desfecho mais relacionado com sua etiologia. A maioria dos casos de pericardite aguda é autolimitada e se resolve sem sequela, mas alguns casos podem deixar cicatrizes crônicas ou mesmo calcificações com consequências hemodinâmicas. A recorrência é frequente, chegando a acometer 30% das pacientes.

O pilar do tratamento da pericardite aguda consiste no uso de anti-inflamatórios não esteroides (AINE), que não são teratogênicos e podem ser utilizados no primeiro e segundo trimestres. Atenuam o curso da doença e aliviam a dor em 90% dos casos, geralmente em 1 a 3 dias. A duração do tratamento não está definida. Entretanto, os AINE, com exceção do ácido acetilsalicílico em doses baixas, não podem ser usados no terceiro trimestre da gestação, devendo ser interrompidos, de preferência, após a 20ª semana, devido ao risco do fechamento prematuro do ducto arterioso e na função renal fetal.

Os corticosteroides podem ser usados na gestação, apesar de apenas 10% das concentrações de prednisona chegarem ao feto, o que a classifica como classe B. A prednisona também pode ser usada durante a amamentação. Assim, preconiza-se o uso de baixas doses de prednisona, o que está associado a índice menor de recorrência e menos hospitalizações e efeitos colaterais.

Está contraindicado o uso de colchicina para tratamento adicional da pericardite na gestação (Quadro 9.6).

Quadro 9.6 Pericardite – pontos-chave

Dor torácica aguda, que se modifica com a posição do tórax, associada a ausculta de atrito pericárdico
Alterações difusas no ECG, não limitadas a um único território de coronária
Ecocardiograma normal ou com efusão pericárdica ou espessamento
Tratamento até a 20ª semana com AINE e, posteriormente, com prednisona em doses baixas/moderadas

Leitura sugerida

Brucato A, Imazio M, Curri S, Palmieri G, Trinchero R. Medical treatment of pericarditis during pregnancy. International Journal of Cardiology 2010; 144(3):413-4.

Dudzinski DM, Mak GS, Hung JW. Pericardial diseases. Current Problems in Cardiology 2012; 37(3):75-118.

Elkayam U, Jalnapurkar S, Barakkat MN et al. Pregnancy-associated acute myocardial infarction: a review of contemporary experience in 150 cases between 2006 and 2011. Circulation 2014; 129(16):1695-702.

European Society of Gastroenterology, Association for European Paediatric C, German Society for Gender M, Regitz-Zagrosek V, Blomstrom Lundqvist C, Borghi C et al. ESC Guidelines on the management of cardiovascular diseases during pregnancy: the Task Force on the Management of Cardiovascular Diseases during Pregnancy of the European Society of Cardiology (ESC). European Heart Journal 2011; 32(24):3147-97.

Fryearson J, Adamson DL. Heart disease in pregnancy: ischaemic heart disease. Best Practice & Research Clinical Obstetrics & Gynaecology 2014; 28(4):551-62.

Konstantinides SV. 2014 ESC Guidelines on the diagnosis and management of acute pulmonary embolism. European Heart Journal 2014; 35(45):3145-6.

Mabie WC, Freire CM. Sudden chest pain and cardiac emergencies in the obstetric patient. Obstetrics and Gynecology Clinics of North America 1995; 22(1):19-37.

McConaghy JR, Oza RS. Outpatient diagnosis of acute chest pain in adults. American Family Physician 2013; 87(3):177-82.

McLintock C. Thromboembolism in pregnancy: challenges and controversies in the prevention of pregnancy--associated venous thromboembolism and management of anticoagulation in women with mechanical prosthetic heart valves. Best Practice & Research Clinical Obstetrics & Gynaecology 2014; 28(4):519-36.

Sahni G. Chest pain syndromes in pregnancy. Cardiology Clinics 2012; 30(3):343-67.

van Hagen IM, Roos-Hesselink JW. Aorta pathology and pregnancy. Best Practice & Research Clinical Obstetrics & Gynaecology 2014; 28(4):537-50.

10

Tromboembolismo Venoso

Daniel Dias Ribeiro
Patrícia Santos Resende Cardoso
Giselli de Souza Pires

■ EPIDEMIOLOGIA E RELEVÂNCIA

Define-se hemostasia como a capacidade de manter o sangue fluido em condições fisiológicas, mas pronto para responder de maneira explosiva às lesões endoteliais e formar o coágulo. A limitação da extensão do coágulo e o momento de sua dissolução também fazem parte desse equilíbrio extremamente delicado. Assim, os componentes do sistema hemostático são o endotélio, as plaquetas, os fatores pró-coagulantes, os anticoagulantes naturais, os pró-fibrinolíticos e os antifibrinolíticos.

A hemorragia periparto ainda é a principal causa de morte em países em desenvolvimento. Acredita-se que a alta prevalência das trombofilias congênitas na população mundial se deva à seleção natural que acontece há milênios, e as mulheres com maior predisposição para a formação de coágulos morreriam menos por sangramento durante o trabalho de parto. Fisiologicamente, há aumento de fatores pró-coagulantes e diminuição da fibrinólise durante a gestação, afinal a mulher está se "preparando" para passar por um estresse hemostático (o parto).

Com a evolução da medicina, o aumento de procedimentos que desequilibram ainda mais a hemostasia (cesarianas, cateteres centrais) e a melhoria dos cuidados periparto, o sangramento deixou de ser um problema nos países desenvolvidos. Hoje, o tromboembolismo venoso é a principal causa de morte materna nos países desenvolvidos, sendo responsável por 14,9% dos óbitos. Apesar de todos os esforços para diminuir a incidência dos eventos tromboembólicos nesse grupo de pacientes, sua frequência aumentou em 72% no período de 1998 a 2009 nos EUA.

Estima-se que de cinco a 12 mulheres em cada 10 mil gestações (da concepção ao momento do parto) irão apresentar um evento de trombose venosa, um número de sete a 10 vezes maior do que o de controles (mulheres não grávidas) pareados por idade. A incidência dos eventos é igualmente distribuída nos três trimestres da gestação. A trombose de membros inferiores é três vezes mais frequente do que o tromboembolismo pulmonar (TEP) nas gestantes.

Em contraste com as não gestantes, nas quais a incidência da trombose de membros inferiores é igual nos dois membros, em 85% dos casos as gestantes apresentam evento trombótico no membro inferior esquerdo. O mecanismo que explica essa predileção é a compressão da veia ilíaca esquerda pela artéria ilíaca direita e pelo útero gravídico. Além disso, a trombose de veias pélvicas isoladas é aproximadamente 10 vezes mais frequente nas grávidas, quando comparadas às não grávidas. Em estudo de revisão, Lussana e cols. chegaram a números muito semelhantes de incidência de eventos tromboembólicos no pós-parto (até 6 semanas pós-parto), de três a sete eventos por 10 mil partos, sendo de 15 a 35 vezes mais frequentes, em comparação a mulheres pareadas por idade fora do período pós-parto.

A mortalidade por tromboembolismo venoso na gestante vem diminuindo nos países desenvolvidos e chegou a 0,79/100 mil em maternidades no Reino Unido; entretanto, em 70% dessas mulheres algum grau de insuficiência venosa estará presente nos 5 anos que se seguem à trombose (alta morbidade).

A compreensão da fisiopatologia da trombose na gestante é fundamental para a proposição de medidas profiláticas, e a estratificação por risco só é possível a partir desse conhecimento. Na gestação e no pós-parto, todos os elementos da tríade de Virchow estão presentes (estase venosa, lesão endotelial e hipercoagulabilidade sanguínea). A estase venosa, que tem início no primeiro trimestre, atinge seu pico na 36ª semana de gestação e é causada pela vasodilatação induzida pela progesterona, a compressão dos vasos pélvicos pelo útero gravídico e a compressão pulsátil da veia ilíaca esquerda pela artéria ilíaca direita.

A lesão endotelial ocorre durante o momento do parto vaginal ou cirúrgico. O desequilíbrio entre os pró-coagulantes e os anticoagulantes é uma alteração fisiológica preparatória para o momento do parto (estresse hemorrágico). Observam-se diminuição da proteína S, aumento da resistência à proteína C ativada e aumento do fibrinogênio e dos fatores V, IX, X e VIII, promovendo aumento na produção de trombina. A fibrinólise também se encontra diminuída, observando-se aumento do inibidor ativador do plasminogênio 1 e 2 (PAI 1 e 2) e diminuição do ativador do plasminogênio tecidual (tPA).

Fatores de risco específicos para tromboembolismo venoso pré e pós-parto foram identificados, os quais provavelmente têm relação causal com os eventos. O Quadro 10.1 expõe esses fatores e suas relações com o aumento do risco de trombose.

As recomendações para tromboprofilaxia em gestantes submetidas ao parto vaginal têm focado nas pacientes consideradas de alto risco para trombose: as trombofílicas e aquelas com passado de trombose venosa. Entretanto, a prevalência dos fatores de risco para trombose tem aumentado entre as gestantes. Com o aumento dos índices de

Capítulo 10 Tromboembolismo Venoso

Quadro 10.1 Fatores de risco para tromboembolismo venoso

Gestação e pós-parto	Razão das chances	(IC 95%)
Trombofilia	51,8	38,7 a 69,2
TV prévia	24,8	17,1 a 36,0
História familiar de TV	3,9*	
TVS	10,0	1,3 a 78,1
IMC > 25kg/m^{2†}	1,8	1,3 a 2,4
Imobilização periparto	7,7	3,2 a 19,0
Drepanocitose	6,7	4,4 a 10,1
Doença cardíaca	7,1	6,2 a 8,3
Varizes	2,4	1,04 a 5,4
Lúpus eritematoso sistêmico	8,7	5,8 a 13,0
IMC > 25kg/m^{2†} e imobilização periparto	62,3	11,5 a 337,6
Gestação		
Reprodução assistida	4,3	2,0 a 9,4
Gemelar	2,6	1,1 a 6,2
Tabagismo	2,1	1,3 a 3,4
Pós-parto		
Hemorragia (sem cirurgia)	4,1	2,3 a 7,3
Hemorragia (com cirurgia)	12,1	3,9 a 36,9
Infecção (parto natural)	20,2	6,4 a 63,5
Infecção (parto cirúrgico)	6,2	2,4 a 26,3
CIUR	3,8	1,4 a 10,2
Pré-eclâmpsia	3,1	1,8 a 5,3
Pré-eclâmpsia e CIUR	5,8	2,1 a 16,0
Parto cirúrgico de emergência	2,7	1,8 a 4,1
Outros possíveis fatores de risco		
Parto cirúrgico	2,1	1,8 a 2,4
Idade > 35 anos	2,1	2,0 a 2,3
Paridade	1,7	1,2 a 2,4

IC: intervalo de confiança; TV: trombose venosa; TVS: trombose venosa superficial; IMC: índice de massa corporal; CIUR: crescimento intrauterino restrito.
†IMC no momento da primeira consulta pré-natal.

obesidade e gravidez em idade avançada e o aprimoramento do tratamento de várias doenças crônicas, possibilitando que as portadoras dessas doenças se tornem gestantes, é evidente a necessidade de revisão desses critérios para tromboprofilaxia. Os Quadros 10.2 e 10.3 exibem as recomendações adotadas atualmente no Reino Unido.

Um estudo realizado entre 1980 e 2005 na Escócia (coorte prospectiva composta por 1.475.301 mulheres) evidenciou aumento na incidência de trombose venosa (TV) no período gestacional e diminuição no pós-parto. A partir de 1995, a tromboprofilaxia passou a ser recomendada no Reino Unido, especialmente após partos cirúrgicos, o que

Quadro 10.2 Recomendações para tromboprofilaxia pós-parto (Royal College of Obstetricians and Gynaecologists)

Variáveis	Recomendações
Fatores de risco maiores Passado de TV* Pacientes que por algum motivo utilizaram heparina na gestação* Cesariana de urgência Qualquer trombofilia assintomática IMC > 40kg/m^{2†} Admissão hospitalar prolongada Comorbidades médicas: doença pulmonar ou cardíaca, LES, câncer; doenças inflamatórias, doença falciforme; usuário de substâncias EV	Se um ou mais fatores presentes: no mínimo 7 dias de HBPM em doses profiláticas no período pós-parto
Fatores de risco menores Idade > 35 anos IMC > 30kg/m^{2†} Paridade ≥ 3 Tabagismo Procedimentos cirúrgicos realizados no pós-parto Presença de varizes calibrosas§ Presença de infecção sistêmica Pré-eclâmpsia Parto prolongado (> 24h) Hemorragia pós-parto (> 1L) ou necessidade de transfusão Imobilização: Paraplegia, viagens longas‡ Disfunção de sínfise púbica com mobilidade reduzida	Se dois ou mais fatores presentes: no mínimo 7 dias de HBPM em doses profiláticas no período pós-parto

*São recomendadas no mínimo 6 semanas de tromboprofilaxia pós-parto.
† Com base nas primeiras medidas do pré-natal.
§ Sintomática, acima do joelho, ou associada a flebite/edema e alterações de pele.
‡ Acima de 4 horas.
LES: lúpus eritematoso sistêmico; HBPM: heparina de baixo peso molecular.

explica os achados do estudo. O aumento de sua incidência no período gestacional não pode ser explicado pelos dados disponíveis no estudo, mas especula-se que a idade gestacional e a obesidade sejam as causas.

A incidência global de fenômenos tromboembólicos no período de 26 anos foi de 13,6 para 10 mil gestações/partos, dos quais 8,7/10 mil durante a gestação e 3,4/10 mil no pós-parto. A incidência global de trombose passou de 13,7 para 18,3/10 mil, de 8,8 para 12,2/10 mil durante a gestação e de 4,2 para 2,7/10.000 (diminuição) no período pós-parto.

■ DIAGNÓSTICO

A avaliação clínica pré-teste e os critérios utilizados para a decisão clínica não foram validados em gestantes, sendo sua utilidade limitada nesse grupo de pacientes, uma vez que várias alterações clínicas adotadas por esses critérios são muito mais frequentes

Capítulo 10 Tromboembolismo Venoso

Quadro 10.3 Sugestões para tromboprofilaxia durante a gestação e no pós-parto para mulheres que não fazem uso contínuo de anticoagulante

	Gestação	Pós-parto
Classificação de risco	Recomendações	
Baixo risco		
Qualquer trombofilia (exceto FVL ou G20210A em homozigose) sem passado de TV e história familiar negativa para TV	Vigilância clínica	Vigilância clínica
Risco intermediário		
Episódio único de TV provocada por fator de risco transitório diferente de gestação ou uso de anticoncepcional oral	Vigilância clínica	Doses profiláticas ou intermediárias de HBPM por 6 semanas; mulheres não portadoras das deficiências de PC, PSL ou AT podem fazer uso de AVK com RNI-alvo de 2,00 a 3,00 como alternativa
Mulheres sem passado de TV mas portadoras de trombofilia (exceto FVL ou G20210A em homozigose) com história familiar positiva para TV		
Alto risco		
FVL ou G20210A em homozigose Episódio único de TV idiopática Episódio único de TV provocada pelo uso de anticoncepcional oral ou gestação Episódio único de TV e presença de trombofilia TV recorrente em pacientes que já não estão mais em uso de AVK SAAF assintomática	Doses profiláticas ou intermediárias de HBPM	Doses profiláticas ou intermediárias de HBPM por 6 semanas; mulheres não portadoras das deficiências de PC, PSL ou AT podem fazer uso de AVK com RNI-alvo de 2,00 a 3,00 como alternativa

FVL: fator V de Leiden; G20201A: gene mutante da protrombina; TV: trombose venosa; HBPM: heparina de baixo peso molecular; PC: proteína C; PSL: proteína S livre; AT: antitrombina; AVK: antagonista da vitamina K; RNI: razão normatizada internacional; SAAF: síndrome do anticorpo antifosfolípide.
Doses profiláticas de HBPM: enoxaparina 40mg ou dalteparina 5.000 unidades a cada 24 horas.
Doses intermediárias de HBPM: enoxaparina 1mg/kg de peso ou dalteparina 100 unidades/kg de peso a cada 24 horas.

na gestante e não necessariamente patológicas (edema de membros inferiores, dispneia e taquicardia).

As recomendações atuais foram baseadas em alguns poucos estudos realizados em gestantes e no conhecimento já produzido na população geral. O maior desafio consiste em diminuir a frequência dos erros no diagnóstico e os resultados falso--positivos e falso-negativos. Quando não tratado, um episódio de TV apresenta mortalidade de 30%, a qual diminui para menos de 8% quando é instituído tratamento adequado.

O resultado falso-positivo para TV na gestante está associado a grandes transtornos, pois as pacientes passarão a apresentar restrições quanto ao uso de anticoncepcional oral e à reposição hormonal, deverão receber tromboprofilaxia em diversas situações, inclusive em gestações futuras, além de apresentarem risco de sangramento aumentado no peri e pós-parto devido ao uso de anticoagulantes. Como o TEP promove elevada mortalidade, o tratamento deve ser instituído até que o diagnóstico seja afastado nos casos de suspeita clínica.

As ferramentas para diagnóstico não relacionadas com métodos de imagem também apresentam mais limitações nesse grupo de pacientes. Dentre essas, merece destaque o dímero D, um teste extremamente útil quando utilizado em associação a parâmetros clínicos para exclusão dos fenômenos tromboembólicos na população não gestante (alto valor preditivo negativo). Nesse grupo específico, no entanto, sua especificidade é ainda menor, pois a elevação do dímero D é fisiológica durante a gestação até aproximadamente 6 semanas após o parto. Apesar de estudos recentes demonstrarem alto valor preditivo negativo nessa população, ainda é necessária a replicação desses resultados para a validação do teste.

A maior preocupação quanto à utilização dos métodos de imagem nessa população refere-se aos riscos de teratogenicidade e aos efeitos oncogênicos da radiação. A literatura disponível sugere que a dose mínima para causar efeitos teratogênicos é de 0,05 a 0,25Gy em camundongos, 0,25 a 0,50Gy em mamíferos não humanos e 0,10 a 0,25Gy em ratos. Com base nesses estudos, o limite definido acima do qual é possível o surgimento de efeitos deletérios para o feto é de 0,1Gy em humanos. As doses de radiação que levam à oncogenicidade intraútero parecem ter limites diferentes, sendo possível aumento na incidência de câncer na infância quando o feto é exposto a 0,01Gy de radiação acima do normal. O Quadro 10.4 apresenta a dose de radiação dos métodos de imagem utilizados para o diagnóstico do tromboembolismo venoso.

Quadro 10.4 Métodos de imagem e doses de radiação

Método	Dose de radiação (Gy)
Radiografia de tórax	0,000001
Cintilografia de ventilação	0,00028 a 0,00051*
Cintilografia de perfusão	0,00014 a 0,00025
Angiotomografia pulmonar	0,000003 a 0,000131[†]
Arteriografia pulmonar	< 0,0005 (via braquial)
	0,002 a 0,003 (via femoral)
Tomografia de membros inferiores[‡]	> 0,05
Venografia de membros inferiores	0,006

*Dependente do agente utilizado.
† As doses podem ser maiores, dependendo do protocolo utilizado, do tipo de *scanner*, da idade gestacional e do método utilizado para estimativa da exposição à radiação.
‡ Com ênfase no sistema venoso.

Cintilografia de ventilação × perfusão

Esse teste tem sido a base para o diagnóstico de embolia pulmonar há décadas. Quando interpretada como normal, a cintilografia tem alto valor preditivo negativo (96% em não gestantes), sendo capaz de excluir com segurança a ocorrência de embolia. Contudo, o valor preditivo positivo é dependente da classificação clínica pré-teste: alta probabilidade clínica pré-teste confere um valor preditivo positivo de 96%; quando baixa, entretanto, esse percentual cai para 56%. Como a frequência de embolia pulmonar nas gestantes com suspeita clínica é de apenas 10% a 15%, o valor preditivo positivo nesse grupo específico é menor do que na população em geral. Ao mesmo tempo, essa baixa prevalência de embolia eleva o valor preditivo negativo de uma cintilografia normal. As cintilografias são interpretadas como normais em 70% das gestantes, porém 21% não são interpretadas como diagnósticas, tornando necessária a realização de novos exames com a consequente exposição a mais radiação.

Angiotomografia computadorizada dos pulmões

Uma grande vantagem da angiotomografia pulmonar sobre a cintilografia reside na possibilidade de estabelecer diagnósticos alternativos. Até o momento, não existem estudos que tenham avaliado a acurácia e os desfechos da angiotomografia nas gestantes. A exposição do feto à radiação é muito similar à que ocorre com a cintilografia, mas pode variar de acordo com o protocolo e os aparelhos utilizados. Entretanto, o tecido mamário materno é exposto a uma radiação 150 vezes maior do que na cintilografia, mas esse valor pode ser diminuído pela metade quando são adotadas as medidas de proteção adequadas. Uma possível desvantagem da angiotomografia em relação à cintilografia é no diagnóstico de TEP subsegmentares, para os quais ainda não existe consenso sobre a importância e a necessidade de tratamento.

■ *DUPLEX SCAN* DE MEMBROS INFERIORES

Trombose venosa profunda de membros inferiores é encontrada pelo *duplex scan* em 23% a 51% dos pacientes com embolia pulmonar, muitos dos quais sem sintomas de trombose em membros inferiores. Por ser um método não invasivo, e sem exposição à radiação, alguns autores o recomendam como primeiro passo a ser dado em caso de suspeita clínica de embolia pulmonar. Deve-se ter em mente que as tromboses pélvicas (mais frequentes nas gestantes do que na população em geral) aumentam as chances de resultados falso-negativos e a lentificação do fluxo sanguíneo decorrente da própria gravidez aumenta o risco de resultados falso-positivos.

As Figuras 10.1 a 10.4 oferecem sugestões para o diagnóstico de tromboembolismo venoso nas gestantes. A opção de iniciar o diagnóstico pela cintilografia ou pela angiotomografia pode ser baseada na gravidade do quadro. Por se tratar de método capaz de excluir outras causas para o quadro pulmonar, a angiotomografia deve ser o primeiro

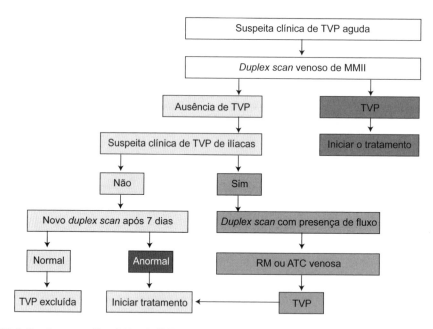

Figura 10.1 Algoritmo para diagnóstico de TVP em gestantes. (MMII: membros inferiores; TVP: trombose venosa profunda; RM: ressonância magnética; ATC: angiotomografia computadorizada.)

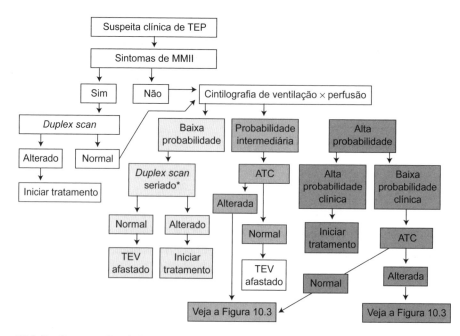

Figura 10.2 Algoritmo para diagnóstico de TEP em gestantes utilizando cintilografia como método diagnóstico. (TEP: tromboembolismo pulmonar; MMII: membros inferiores; ATC: angiotomografia computadorizada; TEV: tromboembolismo venoso.)
*Repetir o *duplex scan* nos dias 1 a 7.

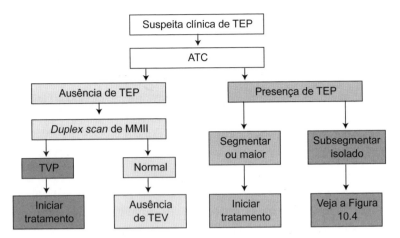

Figura 10.3 Algoritmo para diagnóstico de TEP em gestantes utilizando angiotomografia como método diagnóstico. (TEP: tromboembolismo pulmonar; ATC: angiotomografia computadorizada; MMII: membros inferiores; TVP: trombose venosa profunda; TEV: tromboembolismo venoso.)

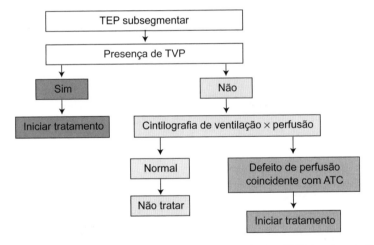

Figura 10.4 Algoritmo para abordagem da TEP subsegmentar nas gestantes. (TEP: tromboembolismo pulmonar; TVP: trombose venosa profunda; ATC: angiotomografia computadorizada.)

passo nos casos mais graves, enquanto a cintilografia é o método de preferência em caso de estabilidade clínica, diminuindo assim o diagnóstico das embolias subsegmentares e a exposição aumentada do tecido mamário das pacientes à radiação.

▪ TRATAMENTO

Gestantes que desenvolvem tromboembolismo venoso em qualquer trimestre necessitam anticoagulação plena durante toda a gestação e por pelo menos 6 a 8 semanas após o parto (completando-se no mínimo de 3 a 6 meses de anticoagulação).

As heparinas de baixo peso molecular são os agentes de primeira escolha. A maioria das gestantes com tromboembolismo venoso sem gravidade pode ser seguramente tratada no domicílio. A farmacocinética da heparina de baixo peso molecular durante a gestação não está claramente definida e pode ser variável. A meia-vida da heparina de baixo peso molecular parece estar diminuída na gestante, provavelmente devido ao aumento do *clearance* renal. Contudo, a monitoração dos níveis de anti-Xa não costuma ser realizada. Exceções podem ocorrer em casos de insuficiência renal ou obesidade. Meias elásticas de compressão são recomendadas para prevenção da síndrome pós-trombótica.

As heparinas não fracionadas também são consideradas seguras, mas as de baixo peso molecular são os agentes de escolha porque exigem menos monitoração, estão associadas a menor perda óssea e por não haver documentação de casos de trombocitopenia induzida pela heparina quando utilizadas na gestação.

Alguns autores preconizam a realização de um hemograma entre o quinto e o sétimo dia após o início da heparina. O mesmo acontece com a reposição de cálcio, parecendo ser importante a reposição do cálcio VO enquanto a heparina estiver sendo usada. A heparina não fracionada, quando utilizada por mais de 1 mês, pode estar associada a 2% a 3% de fraturas sintomáticas de vértebras e redução significativa da densidade óssea em 30% dos usuários.

Várias são as causas de plaquetopenia na gestação, sendo fundamental diferenciá-las da plaquetopenia induzida pela heparina, fenômeno raro, presente em aproximadamente 3% das pacientes não gestantes em uso de heparina não fracionada.

Quando a heparina é utilizada como tratamento, são mais adequadas as doses de heparina de baixo peso molecular ajustadas por quilograma de peso. Como existem mudanças na distribuição do volume e no ritmo de filtração glomerular no segundo trimestre, a demanda pela heparina pode ser diferente. Alguns autores recomendam seu uso a intervalos de 12 horas, em vez de 24 horas; entretanto, observa-se pior adesão ao tratamento nesses casos. Estudos observacionais não demonstraram diferença na eficácia ou na segurança quando os dois regimes foram comparados. Não há consenso quanto ao aumento da dose com o ganho de peso da gestante, e a recomendação de dosagem do anti-X ativado e do consequente ajuste de dose também não se tem mostrado superior ao uso de doses fixas de heparina com base no peso inicial da paciente. Nas pacientes portadoras de insuficiência renal, a heparina não fracionada deve ser o agente de escolha. A dose preconizada é ajustada pelo tempo de tromboplastina parcial ativado (TTPa) – relação TTPa da paciente/TTPa de controle de 1,5 a 2,5 – coletado 6 horas após a aplicação, dividida em intervalos de 12 horas por via subcutânea (SC).

Por sua potencial gravidade e frequência, o sangramento é a complicação mais temida associada ao uso das heparinas. Devido ao aumento do fator VIII, do fibrinogênio e de proteínas capazes de se ligar à heparina, o TTPa subestima o nível de anticoagulação nas gestantes. Consequentemente, níveis de TTPa que correspondem aos níveis terapêuticos de heparina nas não gestantes estão relacionados com níveis mais

Capítulo 10   Tromboembolismo Venoso

elevados do medicamento nas gestantes. Entretanto, isso parece não se traduzir em risco aumentado de sangramento, já que a incidência de sangramento grave associado à heparina não fracionada é de aproximadamente 1%, como na população de não gestantes. A frequência de sangramentos graves em gestantes em uso de heparina de baixo peso molecular é de 0,43% no período gestacional e de 0,94% no pós-parto, e a frequência de hematomas na ferida cirúrgica é de 0,61%.

Mulheres recebendo varfarina para tratamento de tromboembolismo venoso antes da gestação deverão fazer a transição para heparina não fracionada assim que a gravidez for confirmada. Não é necessária a substituição da varfarina pela heparina de baixo peso molecular antes do diagnóstico da gestação, recomendando-se que as mulheres em uso de antagonistas da vitamina K que estejam com a gestação programada passem a realizar o teste para diagnóstico da gravidez com maior frequência e tão logo ocorra atraso do fluxo menstrual. A varfarina não pode ser utilizada durante a gestação em virtude do aumento do risco de malformações, as quais são relatadas em 5% a 10% dos fetos de mulheres expostas ao medicamento entre 6 e 12 semanas de gestação. A varfarina atravessa a placenta e pode anticoagular o feto, aumentando o risco de hemorragia intracraniana fetal durante o parto. Alguns autores descrevem aumento do risco de malformações no sistema nervoso central nos fetos de mulheres anticoaguladas com a varfarina, sendo possível que pequenas hemorragias cerebrais sejam a causa dessas alterações. Durante o puerpério e a amamentação, a varfarina pode ser utilizada com segurança.

O uso da fondaparinux e dos inibidores diretos parenterais da trombina deve ser restrito às pacientes com plaquetopenia induzida pela heparina que não possam utilizar o danaparoide.

Os anticoagulantes orais-alvo específicos (inibidores diretos dos fatores II e X ativados) são medicamentos relativamente novos, que não foram testados em gestantes, mas, por se tratar de moléculas pequenas, são capazes de atravessar a placenta, podendo anticoagular e causar malformações no feto. São contraindicados durante a gestação e a amamentação.

O uso dos trombolíticos na gestação ainda é assunto de debate, embora estudos tenham demonstrado que a estreptoquinase e o ativador recombinante do plasminogênio tecidual praticamente não cruzam a placenta. A literatura disponível é quase em sua totalidade composta de relatos de casos com a utilização de estreptoquinase. Portanto, o uso de agentes trombolíticos durante a gravidez deverá ser reservado para aquelas pacientes que apresentam instabilidade hemodinâmica grave com risco de morte.

A indução do parto em todas as gestantes que recebem heparina terapêutica ajuda a prevenir o risco de hemorragia e possibilita a escolha segura do tipo de anestesia. O objetivo da indução é permitir que o obstetra saiba o momento aproximado do parto e possa gerenciar os intervalos entre a última aplicação do medicamento e a anestesia. Contudo, mesmo com a indução, a duração do trabalho de parto pode ser variável. O sulfato de protamina pode ser utilizado para reverter o efeito das heparinas. Seu efeito sobre a heparina não fracionada é previsível. Com a heparina de baixo peso molecular, no entanto, a previsibilidade é menor mas, mesmo assim, a protamina pode ser utilizada. Em geral, a heparina deve ser suspensa 24 horas antes do parto, quando em doses terapêuticas, ou 12 horas antes, quando administrada em doses profiláticas (Quadro 10.5).

O momento de reinício da anticoagulação merece cuidado especial, devendo o risco de sangramento e de recorrência do evento trombótico ser meticulosamente avaliado. Em gestantes com tromboembolismo recente (nas últimas 2 a 4 semanas), heparina EV deverá ser iniciada tão logo a hemostasia seja alcançada após o parto. Nos outros casos,

Quadro 10.5 Sugestões para manejo da anticoagulação no período periparto

	Orientações
Gestantes em uso de doses profiláticas de HBPM[†]	
	A última dose da HBPM deve acontecer no mínimo 12h antes da anestesia de bloqueio (raqui ou peridural)
Se necessária intervenção cirúrgica de urgência	Utilizar sulfato de protamina Primeiras 8h após aplicação de HBPM 1mg de protamina para cada 100 unidades de HBPM* 8 a 12h após aplicação de HBPM 0,5mg de protamina para cada 100 unidades de HBPM*
Gestantes em uso de doses terapêuticas de HBPM[§]	
	A última dose de HBPM deve acontecer no mínimo 24h antes da anestesia de bloqueio (raqui ou peridural)
Se necessária intervenção cirúrgica de urgência	Utilizar sulfato de protamina Primeiras 8h após aplicação de HBPM 1mg de protamina para cada 100 unidades de HBPM* 8 a 16h após aplicação de HBPM 0,5mg de protamina para cada 100 unidades de HBPM* 16 a 24h após aplicação de HBPM 0,25mg de protamina para cada 100 unidades de HBPM*
Reinício da anticoagulação no pós-parto	
	No dia do parto: dose profilática de HBPM 2 a 6h após o término do parto No primeiro e segundo dias pós-parto: manter dose profilática de HBPM a cada 24h No terceiro dia pós-parto: iniciar dose terapêutica de HBPM[§] iniciar AVK, 5mg à noite Manter associação de heparina e AVK por no mínimo 5 dias; a RNI deve estar necessariamente > 2,00 para que a heparina seja suspensa A RNI deve ser coletada no terceiro e quinto dias da associação dos medicamentos[‡]

HBPM: heparina de baixo peso molecular; AVK: antagonista da vitamina K; RNI: razão normalizada internacional.
† Via subcutânea: enoxaparina 40mg a cada 24h ou dalteparina 5.000 unidades a cada 24h.
§ Enoxaparina subcutânea: 1mg/kg de peso a cada 12h ou 1,5mg/kg de peso a cada 24h.
  Dalteparina subcutânea: 100 unidades/kg de peso a cada 12h ou 200 unidades/kg de peso a cada 24h.
* Endovenoso: diluir em 100mL de soro fisiológico a 0,9% e infundir em 30min.
‡ As pacientes não precisam permanecer internadas para que a RNI seja ajustada. Sugerem-se novas RNI nos dias 7 e 14 após o início do AVK.

o início da proteção deve acontecer de 2 a 6 horas após o parto, se não houver aumento do sangramento. A utilização de doses profiláticas no dia do parto e no primeiro e segundo dias pós-parto ajuda a diminuir o risco de sangramento, sem aumentar a incidência de eventos trombóticos.

A anticoagulação deverá ser mantida por, no mínimo, 6 a 8 semanas após o parto. A duração do tratamento no puerpério dependerá da presença ou não de fatores de risco para tromboembolismo venoso. A anticoagulação deverá ser considerada indefinidamente em algumas circunstâncias, como, por exemplo, em pacientes com tromboembolismo recorrente idiopático, tromboembolismo associado à síndrome antifosfolipídica ou em pacientes que apresentam trombofilias associadas.

Leitura sugerida

Bates SM, Greer IA, Middeldorp S, Veenstra DL, Prabulos AM, Vandvik PO. VTE, thrombophilia, antithrombotic therapy, and pregnancy: antithrombotic therapy and prevention of thrombosis. 9. ed., American College of Chest Physicians Evidence-Based Clinical Practice Guidelines. Chest 2012; 141:e691S-e736S.

Bourjeily G, Paidas M, Khalil H, Rosene-Montella K, Rodger M. Pulmonary embolism in pregnancy. Lancet 2010; 375:500-12.

Calderwood CJ, Thanoon OI. Venous thromboembolism in pregnancy. Obstetrics Gynaecology and Reproductive Medicine 2013; 23:227-30.

Dura'n-Mendicuti A, Sodickson A. Imaging evaluation of the pregnant patient with suspected pulmonary embolism. International Journal of Obstetric Anesthesia 2011; 20:51-9.

Fogerty AE, Connors JM. Treating venous thromboembolism in pregnancy. Hematology Oncology Clinics North America 2011; 25:379-91.

Friedman AM. Ananth CV, Prendergast E, Chauhan SP, D'Alton ME, Wright JD. Thromboembolism incidence and prophylaxis during vaginal delivery hospitalizations. Am J Obstetr Gynecol 2015; 212:221.e1-12.

Galambosi PJ, Ulander VM, Kaaja RJ. The incidence and risk factors of recurrent venous thromboembolism during pregnancy. Thrombosis Research 2014; 134:240-5.

Kane EV, Calderwood C, Dobbie R, Morris C, Roman E, Greer IA. A population-based study of venous thrombosis in pregnancy in Scotland 1980-2005. European Journal of Obstetrics & Gynecology and Reproductive Biology 2013; 169:223-9.

Lussana F, Coppens M, Cattaneo M, Middeldorp S. Pregnancy-related venous thromboembolism: Risk and the effect of thromboprophylaxis. Thrombosis Research 2012; 129:673-80.

Marik PE, Plante LA. Venous thromboembolic disease and pregnancy. New Engl J Med 2008; 359:2025-33.

Tan M, Huisman MV. The diagnostic management of acute venous thromboembolism during pregnancy: recent advancements and unresolved issues. Thrombosis Research 2011; 127(Suppl. 3):S13-S16.

11

Insuficiência Respiratória e Crise Asmática

Clóvis Antônio Bacha
Beatriz Moisés Públio de Moura

■ EPIDEMIOLOGIA E RELEVÂNCIA

Doenças pulmonares agudas e crônicas associam-se às várias mudanças pulmonares fisiológicas que ocorrem durante o processo gravídico. A asma é uma das condições médicas mais comumente encontradas durante a gravidez e é a principal doença pulmonar nas gestantes, ocorrendo em 3% a 8% das mulheres grávidas. A gestação pode alterar o curso da asma e, do mesmo modo, a asma pode afetar o resultado da gravidez. Um terço das gestantes asmáticas apresenta piora de seus sintomas durante a gestação e um terço apresenta melhora, não se observando mudanças no quadro asmático no terço restante.

Pacientes asmáticas têm, em média, risco de 15% a 20% maior de mortalidade perinatal, pré-eclâmpsia, parto prematuro e recém-nascido com baixo peso ao nascer, quando comparadas às gestantes não asmáticas. A gravidade do quadro clínico correlaciona-se com a morbidade da asma durante a gestação e sua exacerbação. Quando ocorre agravamento das crises no primeiro trimestre da gravidez, aumenta o risco de malformações congênitas.

No puerpério, a crise asmática é 18 vezes mais frequente após cesariana do que após o parto vaginal. Felizmente, a insuficiência respiratória é uma complicação rara.

O manejo adequado da asma deve, idealmente, ser iniciado no período pré-concepcional. É importante o esclarecimento da gestante quanto aos possíveis efeitos adversos sobre o feto dos medicamentos que podem ser necessários para o controle da asma. Também é aconselhável a avaliação completa do padrão da asma da paciente em questão e seu controle com os medicamentos mais adequados para uso durante a gestação. O tabagismo é o fator de risco modificável mais importante, devendo as gestantes evitá-lo tanto ativa como passivamente, o que minimiza a gravidade ou a frequência de sintomas asmáticos na gravidez e diminui a dependência medicamentosa e a exposição fetal a esses medicamentos.

■ ALTERAÇÕES FISIOLÓGICAS DA GRAVIDEZ

Durante a gestação, há aumento de 20% no consumo de oxigênio e de 15% no metabolismo materno. Essas demandas são atendidas por alterações fisiológicas que ocorrem durante a gravidez.

A ventilação-minuto aumenta de 40% a 50%, principalmente do volume corrente. A frequência respiratória permanece inalterada durante a gravidez. Assim, a taquipneia é considerada um achado anormal, que deve ser investigado.

A capacidade funcional residual e o volume residual estão reduzidos em consequência à elevação do diafragma. As taxas de fluxo expiratório máximo declinam progressivamente à medida que a gestação avança. A complacência pulmonar não é afetada.

O volume expiratório forçado no primeiro segundo (FEV1) ou a taxa de pico de fluxo expiratório (PEFR) não se alteram no processo gravídico. Dessa maneira, esses valores correlacionam-se bem com os sintomas e as exacerbações da asma, tornando-se medições aceitáveis para auxiliar a monitoração da paciente, assim como na população em geral.

■ DEFINIÇÃO/DIAGNÓSTICO

Sessenta a 70% das mulheres experimentam dispneia durante o curso da gravidez normal. A dispneia fisiológica da gravidez tem início gradual. No entanto, quando é acompanhada por sibilos ou tosse, é mais provável que a dispneia seja de causa asmática. O diagnóstico de asma deve basear-se na história pregressa, no exame físico e no teste de função pulmonar (Quadro 11.1). Os principais sintomas da asma são sibilos expiratórios, tosse e dispneia, que tendem a piorar à noite. O tratamento com broncodilatadores, levando a melhora clínica, confirma a suspeita de asma na gestação.

O broncoespasmo agudo caracteriza-se por obstrução das vias aéreas e fluxo de ar diminuído. A dificuldade de respirar aumenta progressivamente. Pacientes com insuficiência respiratória aguda (IRA) durante a gravidez ou no período periparto (último mês de gestação e primeiras semanas do puerpério) geralmente evidenciam sinais de dificuldade respiratória, como dispneia, fala entrecortada, confusão, sonolência, agitação, sudorese ou cianose. A grande maioria das pacientes respira rápida e superficialmente e usa os músculos acessórios da respiração. Achados auscultatórios variam de acordo com a causa da IRA, mas podem incluir estertores, roncos ou sibilos pulmonares.

Capítulo 11 Insuficiência Respiratória e Crise Asmática

Quadro 11.1 Critérios de gravidade para a gestante asmática

Componente	Gravidade			
	Intermitente	Persistente		
		Leve	Moderada	Grave
Sintomas	≤ 2 dias/semana	≥ 2 dias/semana, não diariamente	Diariamente	Durante todo o dia
Despertar noturno	≤ 2×/mês	3 a 4×/mês	> 1×/semana, não todas as noites	Frequentemente (7×/semana)
Beta-agonistas de ação curta para sintomas	≤ 2 dias/semana	≥ 2 dias/semana, mas não > 1×/dia	Diariamente	Várias vezes por dia
Interferência com atividade normal	Nenhuma	Limitação menor	Alguma limitação	Extremamente limitada
Função pulmonar VEF1	Normal entre exacerbações ≥ 80% do previsto	> 80% do previsto	60% a 80% do previsto	< 60% do previsto
VEF1/CVF	Normal	Normal	Redução de 5%	Redução > 5%

VEF1: volume expiratório forçado no primeiro segundo; CVF: capacidade vital forçada.
National Insitutes of Health, National Heart, Lung, and Blood Institute. National Asthma Education Program (2007).

Pulso paradoxal (queda da pressão arterial de pelo menos 12mmHg durante a inspiração), uso de músculos acessórios da respiração, sudorese e incapacidade de decúbito dorsal devido à dispneia são fatores indicativos de obstrução grave ao fluxo aéreo. A maioria das pacientes grávidas apresenta hipocapnia em virtude do aumento da capacidade respiratória. Assim, eucapnia ou hipercapnia sugerem insuficiência respiratória iminente e alto risco materno-fetal. Hipoxemia também é um marcador comum.

O diagnóstico de asma exacerbada baseia-se no encontro de características clínicas compatíveis em uma paciente com histórico de asma e nenhuma outra explicação alternativa para seus sinais e sintomas. A radiografia de tórax não representa um bom método diagnóstico.

Insuficiência respiratória aguda – Diagnóstico diferencial

Edema pulmonar

Ocorre em cerca de 0,08% das gestações. Aproximadamente 50% dos casos podem ser atribuídos à terapia tocolítica ou a doença cardíaca. Os demais estão relacionados com pré-eclâmpsia (principalmente no pós-parto) ou sobrecarga de volume iatrogênica. Os principais sinais de edema pulmonar agudo são taquidispneia, taquicardia, hipoxemia e crepitações pulmonares difusas. Pré-cordialgia e tosse também podem estar presentes.

Em nosso meio é importante lembrar o edema pulmonar relacionado com estenose mitral. Em um primeiro momento pode ser impossível o diagnóstico diferencial devido à ausculta cardíaca prejudicada pelos ruídos pulmonares. A presença de escarros espumosos e com sangue, ingurgitamento jugular e distensão hepática sugere a presença de cardiopatia. Radiografia do toráx auxilia o diagnóstico diferencial, assim como a melhora com a utilização de diuréticos e a ausência de melhora com a utilização de broncodilatadores, que podem até piorar o quadro devido ao aumento da frequência cardíaca.

Pneumonia adquirida na comunidade

Trata-se de causa relativamente comum de IRA em gestantes. Os agentes patogênicos mais comuns são os mesmos encontrados em pacientes não grávidas: *Streptococcus pneumoniae*, *Haemophilus influenzae*, *Mycoplasma pneumoniae*, *Legionella*, *Chlamydia pneumoniae* e influenza A. As características clínicas, o diagnóstico e o tratamento da pneumonia adquirida na comunidade são os mesmos para pacientes grávidas e não grávidas. Os sinais clínicos incluem febre, tosse produtiva com secreção mucopurulenta, taquidispneia e taquicardia. Muitos pacientes também apresentam hipoxemia, calafrios, dor pleurítica, sintomas gastrointestinais e alterações do estado mental. A associação entre um quadro infeccioso e a crise asmática é frequente, sendo o tratamento concomitante importante para a resolução do quadro.

Aspiração

A aspiração do conteúdo gástrico é mais comum durante ou logo após o parto, provavelmente devido aos efeitos de sedação, analgesia, aumento da pressão intra-abdominal e decúbito, somados aos fatores preexistentes encontrados em todas as gestantes (relaxamento do esfíncter inferior do esôfago e retardo no esvaziamento gástrico). A aspiração pode provocar pneumonia química, obstrução das vias aéreas ou broncoespasmo agudo. Os sinais e sintomas geralmente encontrados incluem dispneia de início súbito, estridor laríngeo ou sibilo pulmonar assimétrico. Também deve ser lembrada em usuárias de substâncias ilícitas com o sensório deprimido.

Embolia pulmonar

Em virtude das mudanças nos fatores de coagulação e da maior estase venosa, o risco de embolia pulmonar aguda aumenta de cinco a seis vezes durante a gravidez. Outros fatores predisponentes são: obesidade, idade avançada, história pessoal ou familiar de evento tromboembólico, trombofilia hereditária, síndrome do anticorpo antifosfolípide, traumatismo, obesidade, cesariana e imobilidade. As características clínicas, o diagnóstico e o tratamento também são iguais em pacientes grávidas e não grávidas. Os sinais incluem dispneia, dor pleurítica, tosse, dor e edemas nos membros

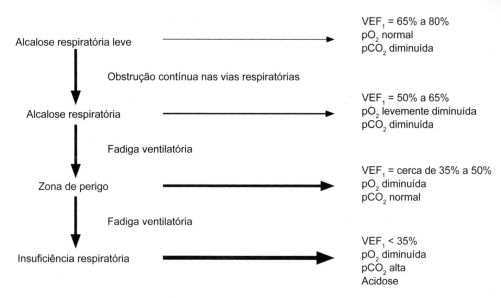

Figura 11.1 Fluxograma evolutivo da insuficiência respiratória aguda. (Adaptada de Williams Obstetrícia. Doenças Pulmonares.)

inferiores, taquipneia, taquicardia e hipoxemia. Apesar de raro, pode ocorrer colapso circulatório.

Embolia por líquido amniótico

A embolia amniótica é uma patologia rara, mas catastrófica, durante a gravidez e no período periparto, sendo mais comum em pacientes com polidrâmnio e hipertonia uterina antes da rotura da membrana amniótica e na presença de acretismo placentário.

Embolia gasosa

A embolia gasosa é complicação rara da gestação. Normalmente ocorre durante o período periparto, como resultado de cesariana, manipulação uterina ou cateterismo venoso central.

■ PONTOS CRÍTICOS

Complicações que ameaçam a vida a partir do estado asmático incluem fadiga muscular com parada cardiorrespiratória, pneumotórax, pneumomediastino, *cor pulmonale* agudo e arritmias cardíacas. As taxas de mortalidade maternas e perinatais estão substancialmente aumentadas quando a ventilação mecânica chega a ser necessária.

■ CONDUÇÃO

Independente da etiologia da IRA, as medidas iniciais para estabilização do quadro clínico são semelhantes.

Medidas iniciais – Estabilização da paciente

Hidratação venosa

Pode ajudar a limpar as secreções pulmonares, exceto em casos de edema agudo de pulmão. Acesso venoso, entretanto, é fundamental em todas as abordagens.

Oxigenação

O método ideal depende da gravidade da hipoxemia. Para pacientes com hipoxemia leve é suficiente oxigenação por cânula nasal. Hipoxemia grave exige o uso de máscara facial. A oxigenação deve ser monitorada por meio da oximetria de pulso. Oxigenação fetal adequada exige pressão materna arterial de oxigênio (PaO_2) > 70mmHg, o que corresponde a uma saturação periférica de oxigênio de 95%. Assim, o objetivo é manter a saturação em pelo menos 95% para melhorar o teor de oxigênio fetal.

Ventilação mecânica

A decisão quanto à realização de intubação orotraqueal deve ser considerada no contexto do atendimento, já que gestantes apresentam hipocapnia devido à hiperventilação. Desse modo, tendem a apresentar pressão arterial de gás carbônico ($PaCO_2$) menor do que as pacientes não grávidas, mesmo apresentando grau semelhante de insuficiência respiratória. Sinais de estafa da musculatura respiratória e acidose são indicadores de gravidade, como abordado no início deste capítulo.

Em virtude da morbidade relacionada com a ventilação invasiva, deve ser considerada a possibilidade de ventilação não invasiva (na presença de recursos suficientes para garantir eficácia e segurança).

Gasometria arterial

Deve ser obtida logo após a estabilização inicial, para auxílio no diagnóstico e prognóstico da anormalidade ventilatória. Em pacientes intubadas, também orienta quanto aos ajustes necessários ao ventilador. A PCO_2-alvo é de 30 a 32mmHg para gestantes. Alcalose respiratória deve ser evitada, pois pode reduzir o fluxo sanguíneo uterino. Hipercapnia permissiva materna também pode ser prejudicial ao feto, causando acidose respiratória fetal e risco de óbito.

Radiografia torácica

Pode ser útil para estreitar o diagnóstico da IRA e confirmar a posição correta do tubo endotraquel em pacientes intubadas. Não deve ser postergada nos casos graves. Se necessário, deve-se utilizar proteção abdominal com avental de chumbo.

Teste de função pulmonar basal

Deve ser realizado rotineiramente. A mensuração sequencial do VEF1 ou da PEFR consiste na melhor medida de gravidade. Um VEF1 < 1 litro ou < 20% do valor previsto correlaciona-se com doença grave definida por hipoxia, resposta insatisfatória à terapia e alta taxa de recidiva. A PEFR relaciona-se com o VEF1.

Monitoramento fetal eletrônico

Nos casos graves, a cardiotocografia orienta quanto à manutenção da gestação.

Tratamento medicamentoso – Reversão do broncoespasmo das vias aéreas

O tratamento da asma aguda durante a gravidez é semelhante ao de mulheres asmáticas não grávidas, à exceção do limiar significativamente mais baixo para hospitalização (Quadro 11.2).

Beta-agonistas de curta duração

Albuterol, terbutalina e adrenalina são os medicamentos de primeira escolha, aumentando o AMP cíclico intracelular e modulando o relaxamento do músculo liso brônquico.

Corticosteroides sistêmicos

Prednisona e prednisolona são as melhores escolhas, já que seus metabólitos não atravessam a barreira placentária. Metilprednisolona EV também pode ser utilizada. Seu uso é fundamental em casos de crise asmática grave, uma vez que a asma é considerada, atualmente, uma doença inflamatória.

Teofilina EV

Trata-se de uma alternativa não preferencial em casos de exacerbações asmáticas em gestantes. Deve-se manter o nível de teofilina entre 5 e 12μg/mL, o que exige monitoração cuidadosa para redução do risco de toxicidade fetal.

Tratamento adicional depende da resposta à terapia. Se a terapia inicial com beta-agonistas for associada à melhora do VEF1 ou da PEFR para > 70% do valor basal, a alta poderá ser considerada. Por outro lado, para a gestante com sofrimento respiratório visível, ou em caso de VEF1 ou PEFR < 70% do previsto após três doses de beta-agonista, aconselha-se a admissão.

Quadro 11.2 Medicamentos para asma aguda na gravidez

Beta-agonista		
Inalação	Albuterol: 4 a 8 jatos a cada 20min até 4h; a seguir, a cada 1 a 4h, conforme necessário	
Nebulização	Albuterol (2,5mg/3mL): 2,5 a 5mg a cada 20min até completar 3 doses; a seguir, 2,5 a 5mg de 1 a 4h, conforme necessário	
Nebulização contínua	Albuterol: 10 a 15mg/h	
Ipratrópio		
Nebulização	500µg a cada 20min até completar 3 doses; a seguir, conforme necessário	Pode ser administrado simultaneamente com beta-agonista
Inalação	4 a 8 jatos a cada 20min até completar 3 doses; a seguir, conforme necessário	
Glicocorticoides sistêmicos		
Domiciliar	Prednisona: 40 a 60mg/dia, em dose única ou dividida	
Hospitalar	Prednisona: 40 a 80mg/dia, em dose única ou dividida, até que o pico de fluxo expiratório alcance 70% do previsto; a seguir, dosar de acordo com a melhora da paciente	Para as pacientes com má resposta ao tratamento após 1h ou como terapia inicial para pacientes em uso crônico de glicocorticoides orais
Exacerbação com risco de vida	Metilprednisolona: 60 a 80mg a cada 6 a 12h, EV; a seguir, dosar de acordo com a melhora da paciente	
Terapias adjuvantes		
Sulfato de magnésio	EV, 2g durante 20min, na ausência de insuficiência renal	Para as pacientes não responsivas às terapias anteriores
Terbutalina	SC, 0,25mg a cada 20min, até completar 3 doses	

Terapia dirigida à causa específica

Após estabilização da paciente e pesquisa do fator causal da IRA, deve-se realizar o tratamento específico, mantendo-se o de suporte, que inclui oxigenação e ventilação, sedação, controle da dor, suporte hemodinâmico, monitoramento, gerenciamento de volume, suporte nutricional e profilaxia de eventos tromboembólicos.

Medicamentos de manutenção durante o parto

Devido ao risco de insuficiência de suprarrenal durante o parto nas pacientes que se utilizaram de corticoides sistêmicos de maneira contínua nos últimos meses, é necessária a utilização de corticoide de suporte, sendo indicada a administração de 100mg de hidrocortisona EV a cada 8 horas durante o trabalho de parto e por 24 horas após o parto.

Indometacina deve ser evitada como uterolítico, por poder provocar broncoespasmo, principalmente em caso de alergia ao uso de ácido acetilsalicílico. Nesse caso, deve-se dar preferência aos beta-adrenérgicos.

Ocitocina ou prostaglandinas E1 ou E2 podem ser usadas para amadurecimento cervical e indução do parto. Um narcótico de liberação não histamínico, como fentanil, pode ser preferível à meperidina para o trabalho de parto.

A analgesia epidural é a ideal, diminuindo a dor e não interferindo com a dinâmica respiratória materna.

Hemorragia pós-parto é tratada com ocitocina ou prostaglandina E2. Prostaglandina F2α ou derivados de ergotamina são contraindicados, pois podem causar broncoespasmo significativo.

■ CONSIDERAÇÕES FINAIS

A compreensão de que o feto pode ser seriamente comprometido à medida que a gravidade da asma aumenta salienta a necessidade de um tratamento agressivo. Portanto, recomenda-se que as asmáticas grávidas sejam internadas com liberalidade e/ ou sejam estreitamente seguidas de maneira personalizada durante o pré-natal. Todas as medicações utilizadas no tratamento da asma são classe B ou C; portanto, deverão ser utilizadas de maneira racional e sem o temor de que possam prejudicar o feto, o que produz menos riscos para o feto do que uma asma mal controlada.

A resposta fetal à hipoxemia materna ocorrerá mediante o desenvolvimento de restrição do crescimento fetal diretamente relacionada com a gravidade da asma. Portanto, a melhor maneira de proteger o feto é controlando de modo eficaz e contínuo as crises de broncoespasmo.

Leitura sugerida

Cunningham FG, Leveno KJ, Bloom SL, Hauth JC, Rouse DJ, Spong CY. Doenças pulmonares. In: Obstetrícia de Williams. Porte Alegre: AMGH, 2012:996-1012.

Källén B, Rydhstroem H, Alberg A. Asthma during pregnancy – a population based study. Eur J Epidemiol 2000; 16:167.

Namazy JA, Schatz M. Pregnancy and asthma: recent developments. Curr Opin Pulm Med 2005; 11:56.

Schatz M, Dombrowski MP, Wise E et al. Spirometry is related to perinatal outcomes in pregnant women with asthma. Am J Obstet Gynecol 2006; 194:120.

Teuber SS, Vatti RR. Asthma and pregnancy. Clinic Ver Allerg Immunol 2012; 43:45-56.

12

Complicações Neurológicas na Gravidez

Henrique Milhomem Martins
Maria Clara de Assis Brito Alves
Carlos Henrique Mascarenhas Silva

■ INTRODUÇÃO

Muitas doenças neurológicas que acometem mulheres em idade fértil podem surgir ou ter seu curso alterado durante a gravidez. As alterações fisiológicas desse período podem modificar o nível sérico de fármacos ou mascarar sinais e sintomas, dificultando o diagnóstico e o tratamento dos distúrbios neurológicos na gestação. Algumas afecções têm incidência aumentada na gravidez, como paralisia de Bell, acidente vascular encefálico isquêmico, trombose de seio dural, hipertensão intracraniana idiopática, entre outras, que serão abordadas adiante.

É importante que o obstetra tenha em mente não somente as patologias neurológicas mais comuns, mas também as de maior gravidade, o que torna possível que estes pacientes sejam encaminhados em tempo hábil para tratamento especializado, caso necessário.

■ CEFALEIA

Embora a cefaleia primária continue a predominar no período gestacional, há aumento na incidência das causas secundárias e potencialmente graves nesse período. Diante disso, no atendimento a uma gestante com cefaleia, deve-se ter sempre em mente os sinais de alerta para etiologia secundária (Quadro 12.1). Os exames complementares dependerão da suspeita diagnóstica, podendo ser necessários exames laboratoriais, in-

Quadro 12.1 Sinais e características de alerta nas cefaleias

Início súbito	Edema da papila óptica
Presença de déficit neurológico focal (paresias, parestesias, hipoestesia, ataxia, alterações visuais)	História de traumatismo craniano
	Doença sistêmica associada (trombofilias, vasculites, distúrbios hemorrágicos, AIDS etc.)
Vômitos	
Cefaleia matinal	Ganho de peso recente
Rigidez de nuca	Febre

AIDS: síndrome de imunodeficiência adquirida.

cluindo liquor, tomografia computadorizada (TC) e/ou ressonância magnética (RM) do crânio. Angiorressonância arterial pode ser útil no diagnóstico das dissecções arteriais, enquanto a venosa é importante para evidenciar as tromboses de seio dural (Figura 2.1).

Neste capítulo, abordaremos a migrânea e a cefaleia tensional (primárias), além de algumas causas secundárias, como trombose de seio dural, hipertensão intracraniana idiopática e síndrome da vasoconstrição cerebral posterior reversível, entre outras. A eclâmpsia e a pré-eclâmpsia serão temas do Capítulo 25.

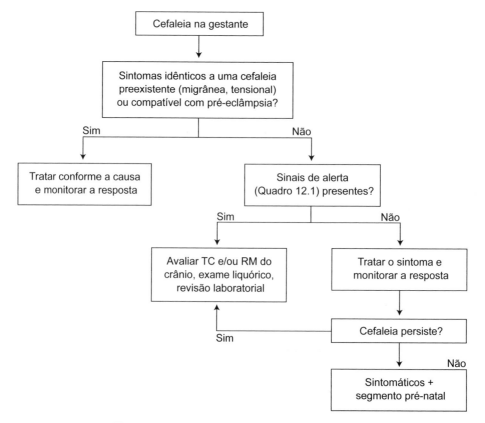

Figura 12.1 Conduta em casos de cefaleia em gestantes.

Capítulo 12   Complicações Neurológicas na Gravidez

Por fim, cefaleia súbita, progressiva, constante, associada a esforço físico e mudança de posição, que ocorre durante o sono ou pela manhã, também sugere uma causa secundária, merecendo muita cautela, assim como a presença de déficit neurológico focal, febre, sinais meníngeos e cefaleia do tipo "novo".

Principal tipo de cefaleia na grávida, a *cefaleia tensional* caracteriza-se por dor de leve a moderada, que persiste por horas, podendo acometer a parte posterior do pescoço e a região occipital, não havendo náuseas e/ou déficit focal associados. Em geral, a dor melhora com repouso, massagens, aplicação de calor ou gelo no local, anti-inflamatórios, analgésicos simples ou tranquilizantes.

A *enxaqueca* (migrânea) tem prevalência em torno de 20% nas mulheres jovens, ocorrendo, portanto, com frequência em gestantes. Caracteriza-se pela associação de cefaleia, geralmente pulsátil e intensa, a náuseas, foto/fonofobia e, algumas vezes, aura (escotomas, parestesias, hipoestesia, paresias, disartria etc.).

Banhidy e cols. (2006) demonstraram associação entre a migrânea e a ocorrência de desfechos gestacionais desfavoráveis, como pré-eclâmpsia e outras morbidades cardiovasculares. Independente da gravidez, o risco relativo de algumas doenças é reconhecidamente aumentado, como o de acidente vascular encefálico, infarto agudo do miocárdio, cardiopatias em geral, tromboembolismo e hipertensão.

Embora a migrânea apresente tendência de melhora durante a gestação, às vezes se torna necessário o tratamento medicamentoso das crises, pois há casos em que a crise migranosa é mais prejudicial ao feto do que os efeitos das medicações. Como exemplo pode ser citado o excesso de vômitos, que causa desidratação materna.

No tratamento das crises migranosas, inicialmente utiliza-se paracetamol. Nas crises intensas e refratárias, pode-se lançar mão dos anti-inflamatórios não esteroides (AINE), evitando-os após a 30ª semana de gestação, metoclopramida, codeína, clorpromazina, prometazina e corticosteroides. Caso esses fármacos não promovam o efeito desejado, os triptanos, como o sumatriptano, passam a ser uma alternativa. O naratriptano também não apresenta evidência de teratogenicidade, enquanto a dipirona apresenta pouco ou nenhum risco. Já os derivados ergotamínicos, como a ergotamina e a diidroergotamina, são contraindicados nesse período (Quadros 12.2 e 12.3).

Quadro 12.2 Tratamento da crise migranosa na urgência em gestantes

Crises leves, sem vômitos ou uso prévio de medicações:
  1ª opção: Paracetamol VO
  2ª opção: Paracetamol + AINE (até a 30ª semana de gestação)
           Paracetamol + AINE + codeína
  3ª opção: Clorpromazina ou prometazina, em associação ou não às medicações anteriores

Crises intensas, com náuseas e/ou vômitos e/ou refratárias:
  AINE (até a 30ª semana de gestação) EV
  Clorpromazina e/ou prometazina EV
  Dexametasona EV
  Triptanos (sumatriptano e naratriptano)

138 · Seção II Emergências Clínico-Cirúrgicas na Gestação

Quadro 12.3 Segurança dos medicamentos usados na gestação – categorias de Yankowitz & Nieby (2001)

Analgésicos	Classe
Acetaminofeno/paracetamol	B/D – doses elevadas ou uso prolongado podem levar a lesão hepática e renal em mãe e feto
Cafeína	B
Dipirona	C/D – atravessa a barreira placentária. Inibe (fracamente) a síntese de prostaglandinas, podendo ocasionar os efeitos esperados para os AINE no 3º trimestre, embora com menos risco. Boa ação analgésica
Anti-inflamatórios	**Classe**
No 3º trimestre, podem levar ao fechamento precoce do ducto arterioso (complicação grave, que ocorre mais raramente antes de 29 semanas, em cerca de 50% a 70% dos fetos com 34 semanas e em quase 100% dos fetos > 36 semanas – risco importante com uso por 72h ou mais) e hipertensão pulmonar, além de oligúria fetal com oligoidrâmnio. Avaliar risco-benefício e utilizar sempre a menor dose pelo menor tempo possível	
Ácido acetilsalicílico	C/D
Coxibes	C/D
Cetoprofeno	B/D
Voltaren	B/D
Ibuprofeno	B/D – Uso preferencial na gravidez (off label)
Indometacina	B/D
Naproxeno	B/D
Piroxicam	B/D
Tenoxicam	B/D
Opioides	**Classe**
Codeína	C/D – Relatos de malformações no aparelho respiratório, hipospádias, hérnia, estenose pilórica. Evitar próximo ao termo em virtude do risco de hipotonia e síndrome da privação do recém-nascido
Morfina	B/D – Sem relato de teratogênese. Uso venoso no trabalho de parto pode causar depressão respiratória no recém-nascido
Antienxaquecosos	**Classe**
Isometepteno	C
Naratritano	C
Rizatriptana	C
Sumatriptano	C – Não há relatos de malformações associadas
Zolmitriptano	C

(continua)

Capítulo 12 Complicações Neurológicas na Gravidez

Quadro 12.3 Segurança dos medicamentos usados na gestação – categorias de Yankowitz & Nieby (2001) (*continuação*)

Outros	Classe
Clorpromazina (neuroléptico)	C/D – Evitar próximo ao termo em razão de hipotensão, letargia, dificuldade de sucção do recém-nascido
Metoclopramida (antiemético)	B
Ondansentrona (sedativo/antiemético)	C – Não é embriotóxico ou teratogênico em animais
Amitriptilina	C – Estudos aventam a possibilidade de comprometimento cognitivo na criança, defeitos nos membros e no sistema nervoso central
Nortriptilina	C – Pesquisas com animais foram inconclusivas
Fluoxetina	C – Uso após a 20ª semana de gestação pode estar associado a hipertensão pulmonar persistente do recém-nascido
Propranolol	C – Estudos em animais mostraram embriotoxicidade quando usado em doses 10 ou mais vezes acima da dose máxima

A – Estudos controlados não mostram risco (1%).

B – Não há evidências de risco no ser humano (19%).

C – O risco não pode ser afastado – aqui estão incluídos fármacos novos e/ou ainda não estudados (66%).

D – Há evidência positiva de risco (7%).

X – Contraindicados na gravidez (7%).

A morfina também representa uma alternativa nos casos de crises intensas e refratárias. Entretanto, não se pode esquecer que o uso frequente dos opioides facilita o desencadeamento de cefaleia crônica diária.

O tratamento profilático da migrânea deve ser considerado para as pacientes que apresentam três a quatro crises por mês, prolongadas e intensas, incapacitantes, não responsivas à terapêutica sintomática, e que possam resultar em desidratação materna e sofrimento fetal. Nesses casos, as alternativas são: propranolol, amitriptilina, nortriptilina e fluoxetina em baixas doses. Valproato e divalproato não devem ser usados na gravidez.

■ HIPERTENSÃO INTRACRANIANA IDIOPÁTICA

A hipertensão intracraniana idiopática, também conhecida como pseudotumor cerebral, é caracterizada por sinais e sintomas de hipertensão intracraniana subaguda ou crônica, sem evidências de processos expansivos e/ou obstrução ao fluxo liquórico. Predomina em mulheres jovens, obesas, no primeiro trimestre da gestação e no puerpério. Por isso, é importante que todas as gestantes e puérperas com cefaleia de início recente se submetam a um exame de fundo de olho realizado pelo neurologista e/ou oftalmologista.

A queixa mais frequente é de cefaleia, geralmente holocraniana, pulsátil, predominantemente pela manhã, exacerbada com as manobras de Valsalva. Zumbidos, turvação visual transitória, diplopia, paralisia facial e tonteira também podem estar presentes.

A pressão intracraniana elevada causa edema da papila óptica que, quando não revertido, leva à perda visual, com atrofia do nervo óptico. O exame neurológico costuma ser normal, com exceção do papiledema e, em alguns casos, do déficit visual.

Todas as pacientes devem ser submetidas a exame de imagem, TC ou RM do crânio, de preferência esta última, para que sejam afastadas lesões estruturais. Após a comprovação da ausência de lesões expansivas, deve-se realizar punção lombar com medida da pressão liquórica.

O tratamento medicamentoso costuma ser realizado com acetazolamida (inibidor da anidrase carbônica).

■ CRISE EPILÉPTICA ÚNICA

Crises epilépticas são eventos que refletem disfunção temporária de um conjunto de neurônios de parte do encéfalo (crises parciais) ou de áreas mais extensas, envolvendo simultaneamente ambos os hemisférios cerebrais (crises generalizadas). Os sintomas dependerão da parte do cérebro envolvida.

O risco de a população em geral apresentar uma crise única durante a vida é de aproximadamente 10%, enquanto o risco de epilepsia, definida por crises recorrentes na ausência de condição tóxico-metabólica ou febril, é de 3%.

As crises epilépticas são divididas em crises parciais e generalizadas. As primeiras têm início focal. Caso não comprometam a consciência, são denominadas parciais simples. Em caso de comprometimento da consciência, são chamadas crises parciais com alteração da consciência, sendo também conhecidas como crises parciais complexas, expressão atualmente em desuso (Quadro 12.4). As crises generalizadas podem ser divididas em: ausência, mioclônicas e tônico-clônicas. Nas crises de ausência, o paciente

Quadro 12.4 Classificação Internacional das Crises Epilépticas, adotada pela International League Against Epilepsy desde 1981

Crises parciais (iniciam focalmente)	Crises generalizadas (início difuso)
1. Simples (sem alteração da consciência)	1. Ausência
A. Motoras	2. Mioclônicas
B. Sensoriais	3. Tônicas e tônico-clônicas
C. Autonômicas	4. Atônicas
D. Com sintomas psíquicos	
2. Complexas (com alterações da consciência)	
A. Progredindo a partir de crises parciais simples	
B. Distúrbio de consciência imediato	
C. Com automatismos	

Capítulo 12 Complicações Neurológicas na Gravidez

fica inconsciente desde o início, arresponsivo, e o episódio dura menos de 30 segundos. As crises mioclônicas são caracterizadas por abalos abruptos, rápidos, de curta duração, irregulares e com predomínio nos membros superiores. Finalmente, as crises tônico--clônicas generalizadas são caracterizadas pela perda súbita da consciência, seguida de extensão tônica dos membros. Em seguida ocorrem os movimentos clônicos generalizados. No pós-ictal são comuns confusão mental e sonolência. Dores musculares, ferimento lingual e relaxamento esfincteriano podem ocorrer.

Etiologia

Na primeira crise epiléptica deve-se sempre ter em mente a possibilidade de tratar-se de uma crise provocada ou sintomática. Nessas crises, as principais causas são: eclâmpsia, acidentes vasculares encefálicos, infecções sistêmicas e do sistema nervoso central (SNC), doenças autoimunes, hipoglicemia, distúrbio hidroeletrolítico, abstinência etílica, uso de substâncias ilícitas e medicamentos e tumores cerebrais primários e metastáticos.

Investigação diagnóstica

Exames laboratoriais

Os exames laboratoriais de rotina incluem hemograma, glicemia, íons, ureia, creatinina e enzimas hepáticas. Em caso de suspeita de infecção do SNC, torna-se necessário o exame liquórico. Outros exames podem ser necessários conforme o contexto clínico.

Exames de imagem

Os pacientes com crise convulsiva única devem ser submetidos a exame de imagem, de preferência RM do crânio, que apresenta maior sensibilidade do que a TC. Esta última é muito útil na detecção de hemorragias intracranianas agudas ou em caso de traumatismo.

Eletroencefalograma (EEG)

O EEG deve ser realizado rotineiramente nos pacientes com primeira crise com o objetivo de detectar alterações que possam predizer recorrência. Em algumas situações, esse exame pode ser útil para o diagnóstico de estado de mal epiléptico não convulsivo.

Diagnóstico diferencial

Diversas condições podem simular uma crise epiléptica (Quadro 2.5).

Não raramente, transtornos conversivos e síncopes, entre outros, são referidos pelo paciente e/ou acompanhante como crise epiléptica. A consequência disso é clara: exames e tratamentos desnecessários, bem como ausência de tratamento de patologias como síncope cardiogênica e outras doenças sistêmicas.

Quadro 12.5 Condições que podem simular crise epiléptica

Síncope

Aura migranosa

Transtorno conversivo

Transtorno do sono – parassonias, cataplexia

Acidentes vasculares encefálicos

Amnésia global transitória

Tratamento

Na emergência, raramente a paciente chega em crise, já que o episódio costuma durar de 2 a 3 minutos. Caso a paciente ainda esteja em crise, deve-se dar atenção à possibilidade de estado de mal epiléptico, condição de elevada morbimortalidade.

De modo geral, a crise única não exige profilaxia medicamentosa. Crises relacionadas com situações reversíveis, como distúrbios tóxico-metabólicos, apresentam baixo risco de recorrência. Por outro lado, nas crises relacionadas com lesões estruturais nos exames de imagem, início focal, déficit neurológico, história familiar, EEG anormal e passado de convulsão febril, o risco de recorrência é maior. Nesses casos, deve ser considerado o uso de medicação profilática.

O agente de escolha dependerá do tipo de crise, devendo ser evitado o uso de valproato e divalproato na gestação.

Em caso de recorrência da crise, na ausência de condição tóxico-metabólica, configura-se a epilepsia. Nesses casos, deve-se instituir o tratamento farmacológico profilático.

■ ESTADO DE MAL EPILÉPTICO

O estado de mal epiléptico (EME) consiste em uma emergência médica de elevada morbimortalidade, exigindo tratamento efetivo. Assim, os cuidados emergenciais e a terapêutica são instituídos antes da solicitação de diversos exames complementares (Quadro 12.6).

Define-se estado de mal epiléptico como atividade crítica que se prolonga por mais de 5 minutos. O estado de mal tônico-clônico generalizado, de maior gravidade, refere-se à ocorrência de uma crise com duração > 5 minutos ou a crises recorrentes, entre as quais há recuperação incompleta da consciência. Esse é o tipo mais comum, produzindo hipertermia, lesões renais e cerebrais, com elevada morbimortalidade materna e fetal, se não controlado rapidamente.

Consequentemente, enquanto a crise autolimitada exige apenas medidas de suporte e prevenção de lesões, a paciente em estado de mal epiléptico necessita de medicação antiepiléptica urgente.

Capítulo 12 Complicações Neurológicas na Gravidez

143

Quadro 12.6 Resumo do tratamento emergencial do estado de mal epiléptico

1. Manutenção das vias aéreas livres, prevenção da hipoxemia, acesso venoso calibroso, glicemia capilar e exames laboratoriais (hemograma, glicemia, íons, ureia, creatinina) são realizados imediatamente, sem postergar a terapêutica. Outros exames podem ser necessários (liquor, exame de imagem cerebral) não somente de acordo com a história clínica, mas no momento adequado. Deve-se administrar de 40 a 60mL de glicose hipertônica EV. Nas etilistas, administra-se, também, tiamina, 100 a 250mg EV. Essa fase deve ser concluída nos primeiros 5 minutos

2. Em seguida, administra-se diazepam, 5 a 10mg EV, na velocidade de 2 a 5mg/min. Outra alternativa é o midazolam, 5 a 15mg EV

3. A fenitoína deve ser usada em seguida, ou concomitantemente, independente do controle da crise: a dose é de 20mg/kg EV, na velocidade de infusão de 50mg/min. Deve ser administrada em *bolus* ou diluída em SF 0,9%. Nesse caso, usa-se equipo com filtro para remoção dos grumos de precipitação. Essa fase corresponde aos primeiros 30 minutos, em que doses adicionais de diazepam, 5 a 10mg EV, podem ser administradas a cada 15 minutos até o máximo de 40mg

4. Caso as crises persistam, pode-se administrar nova dose de fenitoína até o máximo de 30mg/kg em 24 horas

5. Se ainda não tiver sido obtido o controle das crises, administra-se fenobarbital, solução aquosa (Fenocris®) EV, na dose de 5 a 10mg/kg, com velocidade de infusão de 100mg/min

6. Em caso de persistência das crises (EME refratário), deve-se iniciar midazolam contínuo, na dose de ataque de 0,2mg/kg e manutenção de 0,05 a 0,6mg/kg

7. Se ainda assim as crises persistirem, deve-se iniciar propofol ou tipopental

8. O feto deve ser monitorado e avaliada a continuidade ou não da gestação, conforme descrito no texto

A etiologia é semelhante à da crise epiléptica única, descrita anteriormente.

O tratamento do estado de mal epiléptico tônico-clônico generalizado consiste em medidas gerais e farmacológicas. Entre as primeiras estão incluídas a proteção no leito, para evitar quedas, a inserção de cânula de Guedel entre os dentes da paciente, com aspirações frequentes, monitoração dos sinais vitais, manutenção das vias aéreas livres e, se necessário, intubação orotraqueal. Deve-se realizar monitoração eletrocardiográfica e, tão logo seja possível, monitoração eletroencefalográfica.

As medidas farmacológicas devem iniciar com a infusão de 40 a 60mL de glicose a 50% EV. Nas etilistas, administram-se de 100 a 250mg de tiamina EV. Em seguida, administra-se diazepam, 5 a 10mg EV (máximo de 40mg), em *bolus*, respeitando a velocidade de infusão de 2 a 5mg/min. O controle da crise pode ser obtido em 1 a 10 minutos. Também é possível a administração de midazolam, na dose de 5 a 15mg.

A fenitoína deve ser utilizada em seguida ou concomitantemente, mesmo que as crises já tenham sido abortadas, pois é alta a possibilidade de recidiva em razão da meia--vida curta dos benzodiazepínicos. A dose de ataque é de 20mg/kg, em *bolus*, respeitando a velocidade máxima de 50mg/min, devido ao risco de arritmias cardíacas e hipotensão. Se necessário, a fenitoína pode ser diluída em soro fisiológico (SF) a 0,9% e podem ser utilizados equipos de soro com filtros, para remoção dos grumos de precipitação.

Em caso de persistência da crise, podem ser usadas doses adicionais de diazepam, até que se atinja a dose total de 30 a 40mg. Outros *bolus* de fenitoína, até que se complete a dose máxima de 30mg/kg em 24 horas, também podem ser administrados.

Após o benzodiazepínico e a fenitoína, se não houver controle do EME, o fenobarbital (Fenocris®), solução aquosa, pode ser usado na dose de 5 a 10mg/kg EV, eventualmente até 20mg/kg, à velocidade de infusão de 100mg/min. Em caso de persistência da crise, define-se como EME refratário. Nesse caso, deve-se usar midazolam contínuo, na dose de ataque de 0,2mg/kg, seguida da dose de manutenção de 0,05 a 0,6mg/kg/h.

Se não houver resposta à administração contínua de midazolam, deve-se iniciar tiopental ou propofol. Nesse momento são necessárias assistência em unidade de tratamento intensivo (UTI) e ventilação mecânica, caso essas medidas ainda não tenham sido instituídas.

É importante lembrar que a sedação contínua deve ser titulada com EEG seriados ou monitoração eletroencefalográfica contínua, com o objetivo de determinar a dose com a qual as crises eletrográficas são suprimidas. Deve-se destacar a necessidade de controle hemodinâmico adequado, porque, não raramente, essas pacientes apresentam hipotensão arterial durante o tratamento do EME. Hipertermia, acidose láctica e hipoxemia também devem ser tratadas.

Para as gestantes com idade gestacional entre 22 e 24 semanas, em que há viabilidade fetal extrauterina, deve-se proceder à monitoração do bem-estar fetal. Se o quadro materno não for controlado, ou se houver comprometimento fetal progressivo, a interrupção da gestação poderá ser necessária para proteção do feto, devendo cada caso ser individualizado conforme o protocolo da instituição para viabilidade fetal e as perspectivas de controle materno.

A anestesia geral não deverá ser indicada para controle do estado de mal epiléptico em caso de:

1. Estado de mal motor focal com preservação da consciência.
2. Estado de mal de ausência.
3. Estado de mal com alteração da consciência (ou parcial complexo), exceto nos casos em que não houver melhora clínica e eletroencefalográfica em até 72 horas.

■ EPILEPSIA

O termo epilepsia engloba um grupo de doenças e síndromes que têm em comum crises convulsivas recorrentes, na ausência de condição tóxico-metabólica ou febril. A classificação das crises foi descrita no tópico anterior.

A gravidez pode afetar a história natural da epilepsia de várias formas. A frequência das crises pode aumentar em 23% a 75% das gestações, dependendo das casuísticas. Os motivos para esse aumento vão da redução dos níveis séricos dos anticonvulsivantes e alterações hormonais até a redução na qualidade do sono. No que se refere à redução dos níveis dos anticonvulsivantes, a hemodiluição e a redução da absorção são meca-

Capítulo 12 Complicações Neurológicas na Gravidez

145

nismos importantes. Em relação a este último mecanismo, os vômitos, a redução da motilidade gástrica e o uso de antiácidos e ácido fólico podem contribuir. Não se deve esquecer, também, do não cumprimento do regime terapêutico, muitas vezes pelo receio de teratogenicidade, o que confere grande importância ao fornecimento de orientações adequadas à paciente.

De grande prevalência na população em geral (até 1%), estima-se a ocorrência de epilepsia em uma de cada 200 gestações.

Embora alguns estudos revelem que a epilepsia aumenta o risco de evolução adversa da gravidez, com aumento da ocorrência de pré-eclâmpsia, hipertensão gestacional, hemorragia e depressão pós-parto, os riscos exatos não foram determinados até o momento. O aumento de 2% a 3%, ou aproximadamente o dobro do risco geral de malformações fetais, parece estar ligado ao uso de agentes teratogênicos para controle das crises.

Nenhum agente anticonvulsivante é considerado seguro do ponto de vista teratogênico para uso na gravidez. Sabe-se que a monoterapia está relacionada com menor incidência de defeitos congênitos do que a politerapia, assim como os defeitos, em alguns fármacos, podem ser dose-dependentes. Por isso, o ideal é que a paciente seja mantida em monoterapia com a menor dose necessária para controle das crises. Tendo em vista que a maior parte da embriogênese ocorre nas primeiras 8 semanas de desenvolvimento, é importante que mulheres epilépticas em idade fértil sejam orientadas quanto ao planejamento familiar com ajuste da medicação pré-concepcional, e também quanto ao início da complementação de ácido fólico em altas doses, para redução dos defeitos do tubo neural.

Alguns estudos indicam que o valproato está associado a comprometimento do desenvolvimento cognitivo do concepto, além de elevar em 10 a 20 vezes o risco de malformações (enquanto em monoterapia, fenitoína, carbamazepina e fenobarbital aumentam em duas a 10 vezes o mesmo risco). Entretanto, é preciso lembrar que a suspensão súbita ou a redução rápida e a substituição de um anticonvulsivante podem colocar a paciente sob risco maior de morbidade por crises irrompidas do que os benefícios obtidos pela substituição por anticonvulsivantes "mais seguros".

■ DOENÇA VASCULAR CEREBRAL

O período gestacional aumenta o risco de acidentes vasculares encefálicos isquêmicos e hemorrágicos por vários fatores, como doença hipertensiva, eclâmpsia, aumento da volemia, hipercoagulabilidade e doenças preexistentes, entre outros.

Acidente vascular encefálico isquêmico (AVEI)

Caracteriza-se por início súbito de déficit neurológico focal (paresias, hipoestesia, alterações visuais, comprometimento da linguagem, ataxia, diplopia etc.). É raro em mulheres jovens não grávidas. A gravidez aumenta o risco em aproximadamente três a quatro vezes, em relação ao normal para a idade, entre o final do segundo e o terceiro trimestre, o qual permanece elevado durante o puerpério.

Os principais mecanismos são trombótico, embólico e vasculítico. Sabe-se que em vários casos um ou mais episódios de ataque isquêmico transitório (AIT) precedem o AVEI, devendo haver especial atenção com déficits neurológicos transitórios que possam sugerir AIT. Essas pacientes devem ser submetidas a avaliação neurológica de urgência.

As oclusões trombóticas são as mais comuns, e as mulheres com condições preexistentes, como diabetes ou hipertensão arterial, apresentam risco maior devido à presença de vasculopatia prévia, mas é possível a formação de trombos sem doença arterial anterior, como ocorre, por exemplo, na síndrome antifosfolípide e em outras trombofilias e nas dissecções arteriais.

A oclusão embólica caracteriza-se, classicamente, por déficit máximo no início, e as fontes potenciais de êmbolos incluem: patologias cardíacas (miocardiopatia, valvulopatia, arritmias, endocardites, defeitos cardíacos congênitos), complicações vasculares (dissecção carotídea ou vertebral), embolia paradoxal de veias pélvicas (em caso de defeitos cardíacos patentes) e, mais raramente, lipídios (após crises em doença falciforme), ar (devido a parto vaginal ou cesariana, aborto ou insuflação vaginal) e líquido amniótico.

O AVEI secundário às vasculites pode decorrer de obstrução de pequenos vasos em infecções como sífilis meningovascular e neurotuberculose. As doenças vasculares do colágeno, entre elas o lúpus eritematoso sistêmico (LES), podem causar arterites, levando a AVE de pequenos ou grandes vasos, dependendo da doença em questão. Substâncias ilícitas, como heroína e cocaína, bem como as anfetaminas, podem causar espasmos arteriais e aumento da agregação plaquetária.

O AVEI deve ser tratado como emergência médica. Assim, medidas iniciais de suporte ventilatório e hemodinâmico são essenciais, assim como a realização imediata de glicemia capilar. O passo seguinte consiste em quantificação do déficit neurológico e realização de ECG, hemograma, coagulograma, glicemia e estudo dos eletrólitos. Às vezes, podem ser necessárias dosagem das enzimas cardíacas e provas de função hepática. TC e/ou RM do crânio devem ser realizadas rapidamente, sendo preferível a primeira, em razão da maior rapidez e disponibilidade. Caso não se observe hemorragia ao exame de imagem, a hipótese é AVEI. A paciente deve ser internada em UTI, com controle glicêmico e normovolemia, evitando-se o uso de soluções hipotônicas, saturação de oxigênio (Sat. O_2) > 94% e temperatura axilar < 37,5°C, mantendo-se pressão arterial sistólica (PAS) < 220mmHg e pressão arterial diastólica (PAD) < 120mmHg nas pacientes não candidatas à trombólise e PAS < 180mmHg e PAD < 110mmHg nas candidatas à trombólise.

Não há grandes estudos sobre a trombólise e o tratamento endovascular (trombólise arterial e trombectomia mecânica) nos casos de AVEI na gestação, mas somente relatos de caso. Assim, o uso de trombolítico ou a abordagem endovascular devem ser individualizados, podendo ser utilizados em algumas pacientes. A janela terapêutica para trombólise venosa é de 4,5 horas e para a arterial, 6 horas.

Nas pacientes não candidatas à trombólise deve-se proceder à antiagregação plaquetária com ácido acetilsalicílico, 100mg/dia, ou clopidogrel, 75mg/dia. A anticoagulação é reservada para casos de fonte cardioembólica, sendo raramente usada na fase aguda, devido aos riscos de sangramento.

Por fim, as pacientes devem ser submetidas a avaliação vascular (Doppler das artérias carótidas/vertebrais) e ecocardiograma transesofágico para que sejam afastadas fontes cardioembólicas. Por se tratar de pacientes jovens, pode ser necessária a propedêutica para vasculites e trombofilias.

A monitoração fetal em gravidezes viáveis deve ser instituída conforme protocolo próprio de cada instituição, e a interrupção pode se fazer necessária em regime de urgência, em caso de deterioração do bem-estar fetal durante a abordagem do quadro.

Se o quadro já tiver sido resolvido, como AVEI no início da gravidez, a via de parto é de indicação obstétrica. O AVE com trombo presumido ou reconhecidamente ainda *in situ* torna necessária a assistência operatória ao parto vaginal, com anestesia peridural precoce. Em caso de AVE próximo ao parto, a cesariana passa a ser a via de escolha.

Acidente vascular encefálico hemorrágico

Embora as hemorragias cerebrais sejam relativamente raras na gravidez, a morbimortalidade elevada obriga a realização de diagnóstico e tratamento precoces.

A maioria dos casos é secundária a rotura de aneurisma cerebral, malformação arteriovenosa (MAV), pré-eclâmpsia e eclâmpsia. Causas menos comuns incluem fístula carótido-cavernosa, uso de cocaína, coriocarcinoma metastático, angioma cavernoso e coagulação intravascular disseminada, entre outras.

Na hemorragia subaracnóidea, o sintoma mais frequente é a cefaleia de início súbito. Déficits neurológicos focais, vômitos, rigidez de nuca, rebaixamento do sensório e crises convulsivas também podem ocorrer.

O tratamento vai depender da causa subjacente.

A paciente que teve aneurisma clipado cirurgicamente pode passar normalmente pelo trabalho de parto e o parto vaginal. Nos pacientes com aneurismas e MAV não tratados, as condutas devem ser individualizadas. Na vigência de sangramento prévio em lesões ainda não tratadas, cesariana deve ser considerada.

Apoplexia hipofisária

A hemorragia hipofisária constitui uma emergência neurológica. Nas gestantes, a hipertrofia fisiológica da hipófise pode comprometer o fluxo sanguíneo, causando infarto isquêmico seguido de hemorragia na glândula. Outros fatores podem contribuir, como hipotensão arterial transitória durante o parto, resultando no infarto isquêmico da glândula. Em geral, os pacientes apresentam cefaleia, distúrbios visuais e, ocasionalmente, alteração da consciência. O tratamento cirúrgico frequentemente está indicado.

Síndrome da vasoconstrição cerebral reversível (SVCR)

Caracteriza-se por cefaleia de início súbito, associada a vasoconstrição cerebral reversível, multifocal. Os sintomas geralmente se iniciam 1 semana após o parto. O uso de imunossupressores, substâncias ilícitas (cocaína), anorexígenos e inibidores seletivos da recaptação da serotonina (ISRS) também pode estar associado ao desencadeamento da síndrome.

A maioria dos casos apresenta boa evolução, com desaparecimento completo dos sintomas em 2 a 3 meses. Em alguns, no entanto, pode haver hemorragia intraparenquimatosa ou subaracnóidea (convexidade cerebral), infarto isquêmico, dissecção das artérias cervicocefálicas e crises convulsivas.

Os exames de imagem, na ausência de hemorragia, costumam ser normais, exceto a ARM do crânio ou a arteriografia cerebral, que revelam vasoconstrição segmentar.

Síndrome da encefalopatia posterior reversível (SEPR)

Essa síndrome é caracterizada, na maioria dos casos, por cefaleia, convulsões, encefalopatia (confusão mental, déficits focais) e distúrbios visuais, na presença de edema vasogênico visto na TC ou na RM do crânio.

Hipertensão aguda, pré-eclâmpsia, insuficiência renal, sepse e uso de imunossupressores, inibidores seletivos da recaptação da serotonina, cocaína e anorexígenos são fatores predisponentes.

O edema predomina nas regiões occipitais, motivo pelo qual grande parte das pacientes apresenta sintomas visuais. Ocasionalmente, outras regiões do encéfalo podem estar acometidas. A TC ou a RM do crânio confirmam esse achado, embora a RM seja a mais sensível. Os sintomas costumam melhorar em poucos dias; no entanto, as alterações dos exames de imagem desaparecem mais tardiamente.

Trombose de seio dural

Embora a trombose de seio dural seja uma causa relativamente rara de AVE, seu predomínio em mulheres entre os 20 e os 40 anos de idade reflete alguns fatores de risco, entre eles a gestação. Parto cesariano, desidratação, trombofilias, infecções, baixa pressão liquórica secundária a raquianestesia e puerpério são outros fatores desencadeantes.

O sintoma mais comum é a cefaleia, geralmente intensa e persistente. Dependendo da gravidade e do tempo de evolução, podem ocorrer crises convulsivas, déficits focais, papiledema, letargia e coma.

Capítulo 12 Complicações Neurológicas na Gravidez

A elevada morbimortalidade torna muito importantes o diagnóstico precoce e a avaliação de um neurologista. Com frequência, a angiotomografia ou a angiorressonância com fase venosa revelam a trombose, sendo a ARM o exame de escolha. O tratamento consiste em anticoagulação.

Encefalopatia de Wernicke

Na gestação, a encefalopatia de Wernicke é, sobretudo, secundária à hiperêmese gravídica. Anormalidades na movimentação ocular quase sempre estão presentes. Entretanto, a tríade clássica de confusão mental, diplopia e ataxia de marcha raramente é observada. A melhora com a reposição de tiamina torna dispensável a confirmação com RM do crânio ou exames bioquímicos.

■ MONONEUROPATIAS

Paralisia de Bell

Durante a gravidez, a incidência de paralisia de Bell (ou paralisia facial periférica idiopática) apresenta aumento de 17 em cada 100 mil mulheres por ano para 57 em 100 mil por ano. A maioria dos casos ocorre no terceiro trimestre ou no puerpério.

Em geral, manifesta-se inicialmente por meio de dor retroauricular seguida de fraqueza facial ispilateral. Pode haver envolvimento do paladar e disacusia no lado afetado.

O tratamento preconizado consiste no uso de prednisona no seguinte esquema:

- 5 dias: 80mg/dia;
- 2 dias: 60mg/dia;
- 2 dias: 40mg/dia;
- 2 dias: 20mg/dia;
- 2 dias: 10mg/dia.

Colírios lubrificantes devem ser usados para prevenir lesões da córnea.

O prognóstico é bom nos casos de paralisia parcial, sendo comum a recuperação total ou quase total. Quando a paralisia é completa, ou seja, com ausência de contratura muscular, o prognóstico é pior.

Síndrome do túnel do carpo

Até 20% das mulheres grávidas se queixam de dor ou parestesia nas mãos durante a gestação, o que pode ser confundido com síndrome do túnel do carpo (STC). A verdadeira STC envolve parestesia dolorosa do polegar e do primeiro dedo, o que pode acordar a paciente ou ser observado inicialmente ao despertar. Nos casos de compressão leve, alívio é obtido com elevação ou agitação vigorosa da mão, mas com a evolução do quadro os sintomas se tornam contínuos durante o dia. A STC é causada por compressão do nervo mediano e pode ser tratada de maneira conservadora em quase todos os casos, mediante a não realização dos extremos de flexão ou extensão do punho. Isso pode tornar necessário um novo treinamento ou reajuste de ferramentas de trabalho (p. ex., as teclas do computador) ou o abandono de certos passatempos. O uso de *splint* à noite costuma ser bastante eficaz. A regressão após o nascimento da criança é praticamente completa, de modo que a terapêutica pode ser efetuada apenas por curto período. Caso o tratamento conservador se mostre ineficaz, pode-se obter alívio temporário com a aplicação local de esteroides. O tratamento cirúrgico raramente está indicado.

Meralgia parestésica

A meralgia parestésica é causada pela compressão do nervo cutâneo femoral lateral da coxa, geralmente em sua passagem pelo ligamento inguinal. Os sintomas mais comuns são dor, queimação, ardência ou diminuição da sensibilidade na parte lateral e anterolateral da coxa até o joelho. Em geral, ocorre em pessoas obesas ou durante a gravidez. Caminhar ou ficar em pé por muito tempo é desconfortável e a paciente sente alívio ao deitar, flexionar a coxa ou massagear a área afetada. É comum no terceiro trimestre da gestação, e os sintomas desaparecem dentro de algumas semanas após o parto.

Nervo femoral

Durante cirurgias pélvicas, é comum o uso de retratores para melhor exposição do campo cirúrgico. Eventualmente ocorre compressão do nervo femoral, quando esses retratores são posicionados sobre o músculo psoas, principalmente em mulheres magras. A paciente refere fraqueza à deambulação após a cirurgia, unilateralmente, em especial nos movimentos que envolvem o quadríceps e o iliopsoas. Consequentemente, há dificuldade na flexão do quadril e extensão da perna. Os reflexos patelares estarão ausentes ou diminuídos. A perda sensorial é variável, localizada na parte anteromedial da coxa. O prognóstico é muito bom, mas podem ser necessários alguns meses para a recuperação completa.

Nervo obturador

A lesão do nervo obturador associada ao parto é rara, ocorrendo por compressão do nervo antes da passagem pelo canal do obturador. Tem como fatores predisponentes: macrossomia fetal, período expulsivo prolongado, hematoma pélvico ou massa tumoral pélvica, ou uma combinação desses fatores. A perda de força ocorre para adução da perna, sem alteração dos reflexos. Dor na região inguinal e medial da coxa é comum. Déficits sensoriais podem ser encontrados nas partes superior e interna da coxa, mas são raros. O prognóstico, assim como nas outras neuropatias compressivas, costuma ser excelente.

Nervo fibular comum

O nervo fibular comum pode ser lesionado por compressão da cabeça da fíbula, durante procedimentos cirúrgicos em que há mau posicionamento da perna ou durante o parto, quando em posição de litotomia por longo período. Os sintomas geralmente são sensitivos (hipoestesia na face anterolateral da perna e no dorso do pé), podendo variar de acordo com o grau de acometimento. Ocasionalmente podem ocorrer déficits motores, principalmente na dorsiflexão e eversão do pé, resultando em pé caído.

■ LESÕES DAS RAÍZES E PLEXOS

Lesões das raízes lombares

Em mulheres que já apresentam patologia da coluna lombar subjacente, a lordose imposta pela mudança do centro de equilíbrio do corpo durante a gravidez pode agravar o quadro. O prolapso agudo do disco intervertebral, com comprometimento radicular associado, caracteriza-se por dores agudas, geralmente irradiadas da nádega para o joelho ou o pé, que são agravadas pela posição supina ou por distensão da raiz (manobra de Lasègue – com a paciente em decúbito dorsal e com o membro inferior estendido, faz-se a flexão passiva da coxa sobre a bacia) e por aumentos na pressão intracraniana (como na manobra de Valsalva). Na presença de déficit neurológico progressivo, pode ser necessário tratamento cirúrgico; caso contrário, o repouso e a analgesia são os tratamentos de escolha. Grande parte dos prolapsos discais agudos responde à abordagem conservadora.

Lesões do plexo lombossacro

Lesões do plexo lombossacro podem decorrer da compressão nervosa pela apresentação fetal ou pelo uso de fórcipe. Os fatores predisponentes são: trabalho de parto prolongado, macrossomia fetal e baixa estatura materna. A lesão é mais comum nas manobras de rotação com fórcipe. O diagnóstico é evidente, e as lesões são notadas à primeira deambulação após o parto. Quase sempre são unilaterais, e a paciente apresenta queda do pé, com redução da força para flexão e eversão do tornozelo. Também podem ser encontrados distúrbios sensoriais no dorso e na porção lateral do pé.

Polineuropatia periférica

Não há um tipo de polineuropatia com predileção pela gravidez. Deficiência nutricional pode ser uma das causas em regiões de baixo nível socioeconômico ou em caso de hiperêmese gravídica. Às vezes, pode-se observar exacerbação de uma polineuropatia prévia (p. ex., nos casos de polineuropatia desmielinizante inflamatória crônica ou nas porfirias).

Síndrome de Guillain-Barré

A síndrome de Guillain-Barré (SGB) é uma polineuropatia aguda ou subaguda, geralmente desmielinizante. Em dois terços dos casos há relato de quadro infeccioso nas 3 semanas que precederam o aparecimento dos sintomas.

A queixa usual consiste em paresia nos membros inferiores, ascendendo para os membros superiores e para a musculatura respiratória e da deglutição. Parestesias distais são comuns, bem como, nos casos graves, disautonomia. As manifestações clínicas características, associadas a arreflexia no exame neurológico e dissociação albuminocitológica no liquor (aumento das proteínas, com celularidade normal ou pouco aumentada), são altamente sugestivas dessa síndrome.

O tratamento é semelhante ao empregado em não grávidas, com observação rigorosa devido ao risco de insuficiência respiratória e disautonomia. Em alguns casos pode ser necessário o uso de imunoglobulina humana.

■ DOENÇAS NEUROMUSCULARES

Miastenia grave

Caracteriza-se pela produção de anticorpos contra receptores da acetilcolina na membrana pós-sináptica, ocasionando fraqueza muscular e fadiga, principalmente aos esforços, da musculatura dos membros, da deglutição e da face e respiratória.

O diagnóstico é estabelecido a partir de exame neurológico, eletroneuromiografia e dosagem de anticorpos antirreceptor de acetilcolina, e pode-se proceder à avaliação da força muscular antes e após a administração de inibidores da colinesterase.

O curso da doença é incerto durante a gravidez, variando de melhora significativa dos sintomas até piora drástica.

O tratamento deverá ser individualizado, consistindo no uso de agentes anticolinesterásicos (piridostigmina) e, em alguns casos, prednisona oral. A crise miastênica deve ser tratada em UTI, com suporte ventilatório, quando necessário, e uso de imunoglobulina humana.

A via de parto é de indicação obstétrica, lembrando que a analgesia geral deve ser evitada, bem como o uso de relaxantes musculares e sulfato de magnésio (Quadro 12.7).

A miastenia grave neonatal, desordem transitória secundária à transferência de anticorpos maternos para o feto, pode ocorrer em até 10% dos recém-nascidos de mães miastênicas. Choro fraco, dificuldade de sucção e respiratória e fraqueza apendicular são sintomas sugestivos. Em geral, iniciam-se nos 3 primeiros dias após o nascimento. A mãe deve estar atenta a esses sintomas, bem como a equipe de pediatria, pois pode ser necessário suporte ventilatório ao recém-nascido. O tratamento pode ser realizado com agentes anticolinesterásicos, e os sintomas costumam melhorar em até 6 semanas.

Capítulo 12 Complicações Neurológicas na Gravidez

153

Quadro 12.7 Medicamentos que devem ser evitados em pacientes miastênicas

Antibióticos e antimicrobianos	Aminoglicosídeos
	Macrolídeos
	Quinolonas
	Antimaláricos
	Antissépticos: ácido nalidíxico
Anticonvulsivantes	Fenitoína
	Barbitúrico
	Carbamazepina
	Etossuximida
Psicotrópicos	Neurolépticos
	Benzodiazepínicos
	Antidepressivos
	Anfetaminas
Fármacos de ação cardiovascular	Betabloqueadores
	Bloqueadores do canal de cálcio
	Antiarrítmicos
Outros	Anestésico local ou geral
	Relaxante muscular
	Contraste iodado
	Toxina botulínica
	Sais de magnésio
	Analgésicos
	Antirreumáticos
	Imunização e soro antitetânicos

Observação: embora devam ser evitadas em determinadas situações, algumas medicações podem ser utilizadas em alguns casos, desde que com rigorosa observação da paciente.

■ DISTÚRBIOS DO MOVIMENTO

Coreia gravídica

Movimentos involuntários, arrítmicos, breves, imprevisíveis e não suprimíveis pela vontade, acometendo múltiplos segmentos corporais, são conhecidos como coreia.

A coreia gravídica normalmente inicia no primeiro trimestre da gestação, mas em até dois terços das pacientes pode ser encontrada história prévia de febre reumática ou coreia. Nas restantes, não se detecta história prévia dessas patologias.

As alterações hormonais da gravidez contribuem para o desencadeamento da síndrome. Outras patologias, como LES, síndrome antifosfolípide, tireotoxicose, hipocalcemia, doença cerebrovascular e doença de Wilson, também podem ser causas de coreia nesse período.

O tratamento medicamentoso deverá ser instituído apenas se os movimentos estiverem muito intensos ou causando grande incômodo à paciente. Nesses casos, o haloperidol é frequentemente utilizado pelo menor período de tempo possível. Os sintomas normalmente regridem em semanas a meses. Algumas pacientes apresentam melhora somente após o parto.

Reação distônica aguda

A reação distônica aguda geralmente acomete a região craniocervical e é causada pelo uso de medicações antidopaminérgicas (antipsicóticos, metoclopramida).

Inicialmente, os pacientes desenvolvem trismo e distonia lingual, com disartria. Se persistir o uso do fármaco, podem surgir distonia cervical, dos membros e do tronco.

O tratamento com biperideno, 5mg IM, na maioria das vezes promove alívio acentuado em menos de 1 hora. A prometazina pode ser outra alternativa. Não se deve esquecer que essas medicações são contraindicadas em casos de glaucoma de ângulo estreito, megacólon e estenose intestinal. Por último, a medida mais importante consiste na suspensão do agente que causou a distonia aguda.

Coriocarcinoma

O coriocarcinoma é um tumor primário de células germinativas que pode ocorrer após abortamento e gravidez molar ou normal, sendo mais frequente na África e na Ásia e em descendentes desses grupos populacionais. O coriocarcinoma metastático pode manifestar-se inicialmente com sintomas do SNC, como cefaleia, alterações da consciência, déficits neurológicos focais ou crises convulsivas, podendo apresentar sintomas de irritação meníngea (rigidez de nuca). A TC ou a RM do crânio, em geral, evidencia lesões hemorrágicas. O tratamento de metástases solitárias do SNC pode ser cirúrgico, em casos selecionados, e quase sempre inclui quimioterapia. O seguimento baseia-se nos níveis séricos de β-hCG.

Esclerose múltipla

A esclerose múltipla é uma doença autoimune, desmielinizante, do SNC, mais frequente no sexo feminino, sobretudo entre os 20 e os 40 anos de idade. Predomina em regiões de clima temperado, onde a prevalência chega a ser de 200 em 100 mil habitantes. No Brasil, a prevalência é em torno de 15 em 100 mil habitantes.

Sua etiologia é desconhecida, mas estudos indicam possível suscetibilidade genética, associada a fatores ambientais, como doenças virais, tabagismo e deficiência de vitamina D.

Durante a gestação, a taxa de surtos reduz-se, mas eleva-se nos 6 primeiros meses após o parto. A gravidez não influi na progressão da incapacidade e não deve ser con-

Capítulo 12 Complicações Neurológicas na Gravidez

traindicada nesses pacientes, a menos que existam sequelas importantes, que dificultariam as demandas desse período.

Embora alguns trabalhos demonstrem a segurança dos fármacos modificadores da doença (p. ex., interferons) durante a gestação, ainda são necessários estudos maiores para sua comprovação. O tratamento dos surtos pode ser realizado com pulsoterapia de 3 a 5 dias com metilprednisolona (1g/dia). O uso de imunoglobulina humana também pode ser considerado no tratamento dos surtos na gravidez e lactação.

Leitura sugerida

Aguiar PEP, Antunes AC, Lehmann MF et al. Tratado de neurologia vascular. Rio de Janeiro: Gen/Roca, 2011.

Aguirregomozcorta M, Robertson NP. Pregnancy and drug use in neurological desease. J Neurol 2014; 261:842-4.

Aminoff MJ. Neurology and general medicine. 3. ed. Edinburgh: Churchill Livingstone, 2001.

Banhidy F, Acs N, Howatt-Ruhó E, Czeizel. Maternal severe migraine and risk of congenital limb deficiencies. Birth Defects Res A Clin Mol Teratol 2006; 76:592.

Cunningham FG, Leveno KJ, Bloom SL. Neurological and psychiatric disorders in Willians obstetrics. 24. ed. Dallas: Mc Graw Hill, 2014.

Edlow JA, Coplan LR, O'Brien P. Diagnosis of acute neurological emergencies in pregnant and post-partum women. Lancet Neurol 2013; 12:175-85.

Heaney D, Williams D, O'Brien P. Neurological complications in pregnancy. In: Powrie R et al. De Swient's medical disorders in pregnancy. 2010.

Kulay Jr L, Lapa AJ. Manual de orientações: drogas na gravidez. Federação Brasileira das Associações de Ginecologia e Obstetrícia, 2013.

Shüler-Faccini L, Sanseverino MTV, Abeche AM et al. Manual de teratogênese em humanos. Federação Brasileira das Associações de Ginecologia e Obstetrícia, 2011.

Melhado EM. Cefaleia na mulher. São Paulo: Atheneu, 2012.

Melo-Souza SE, Paglioli Neto E, Cendes F. Tratamento das doenças neurológicas. 3. ed. Campinas: Guanabara Koogan, 2013.

Men-Jean L, Hickenbotton S. Neurologic disorders complicating pregnancy. Up To Date, 2014.

Stella CL et al. Postpartum headache: Is your work complete? Am J Obstet Gynecol 2007; 196:318.

Sullivan FM, Swan IR, Donnan PT et al. Early treatment with predinisolone or acyclovir in Bell's palsy. N Engl J Med 2007; 357:1598.

13

Urgências Endocrinológicas: Cetoacidose Diabética e Crise Tireotóxica na Gestação

Anelise Impelizieri Nogueira
Marina Pimenta Carreiro
Kamilla Maria Araújo Brandão Rajão

■ CETOACIDOSE DIABÉTICA NA GESTAÇÃO

Epidemiologia e relevância

A cetoacidose diabética (CAD) é complicação grave do diabetes, frequentemente resultando em emergência médica. Felizmente, a ocorrência da CAD em gestantes diabéticas é incomum, variando de 1% a 3% dos casos. A mortalidade materna não está bem estabelecida, apesar de elevada, quando não reconhecida e tratada adequadamente. A mortalidade fetal, por sua vez, varia bastante segundo os estudos, encontrando-se na faixa de 10% a 36%. Entretanto, quando a condição é reconhecida e tratada prontamente, raras vezes é fatal.

Definição

A CAD é definida por hiperglicemia, acidose metabólica e cetonemia, causada por deficiência absoluta ou relativa de insulina na presença de elevação de hormônios contrarreguladores (catecolaminas, glucagon, hormônio do crescimento, cortisol), que cursa com desidratação profunda, hipovolemia e distúrbios hidroeletrolíticos graves, constituindo-se em emergência médica com risco de morte para a mãe e para o feto.

Fisiopatologia da CAD e gestação

A CAD resulta da deficiência profunda de insulina, absoluta ou relativa, e do excesso de hormônios contrarreguladores, como glucagon, cortisol e catecolaminas. Nessa circunstância, tecidos sensíveis à insulina passam a metabolizar principalmente gorduras em vez de carboidratos. Como a insulina é um hormônio anabólico, sua deficiência favorece processos catabólicos, como lipólise, proteólise e glicogenólise. A lipólise resulta em liberação de ácidos graxos livres (AGL), que são oxidados no sistema microssomal hepático. O processo de oxidação de AGL é favorecido não só pelo excesso de substrato, como também por estímulo às vias metabólicas que oxidam ácidos graxos. A insulinopenia e o excesso de glucagon são capazes de ativar de maneira indireta o sistema enzimático carnitina-acil-transferase, responsável pelo carreamento de AGL presentes no citosol dos hepatócitos para o sistema microssomal, onde serão oxidados.

Gestantes diabéticas estão mais propensas a apresentar cetoacidose diabética do que diabéticas não gestantes. Os fatores que predispõem as gestantes à cetoacidose incluem estado de inanição acelerada, que ocorre principalmente no terceiro trimestre, desidratação, redução da ingesta calórica, estresse e aumento da produção de antagonistas da ação insulínica, como hormônio lactogênio placentário, prolactina e cortisol. Desse modo, alterações fisiológicas da gravidez predispõem o surgimento da CAD. Em estudo recente, a êmese e o uso de medicações beta-adrenégicas foram considerados fatores precipitantes em 57% dos casos de CAD na gestação.

Diagnóstico

O diagnóstico de CAD durante a gestação exige alto grau de suspeição, e a rapidez no início do tratamento é essencial para seu sucesso. Durante a gestação, a CAD pode ocorrer com níveis mais baixos ou até mesmo normais de glicose, e o início dos sintomas tende a ser mais insidioso e a evolução, mais rápida. Habitualmente, ocorre em gestantes portadoras de diabetes tipo 1, mas pode ser a primeira manifestação do diabetes em mulheres sem diagnóstico prévio e também em portadoras de diabetes tipo 2 e, até mesmo, diabetes gestacional (DMG). Em geral, é precipitada por condições infecciosas ou omissão da administração de insulina.

Quadro clínico

A anamnese e o exame clínico devem ser detalhados, tendo como objetivo o diagnóstico da CAD e também de fatores precipitantes. As manifestações clínicas são semelhantes às de não gestantes: náuseas e vômitos, fraqueza, emagrecimento, dor abdominal (em virtude de cetose ou hipoperfusão mesentérica; pode ser decorrente de fatores precipitantes), íleo, sede, polidipsia, poliúria inicialmente, seguida de oligúria, respiração de Kussmaul (hiperventilação como tentativa de compensação da acidose metabólica), hálito característico (cetótico por exalação de acetona), desidratação profunda (perda de peso de cerca de 7 a 10kg ao diagnóstico) com mucosas secas, taquicardia, hipotensão arterial, má perfusão capilar e até choque, alterações do estado mental (relacionadas com a osmolalidade; se < 320mOsm/kg, devem ser investigadas outras causas) e coma.

Capítulo 13 Urgências Endocrinológicas: Cetoacidose Diabética e Crise Tireotóxica na Gestação

Fatores precipitantes

1. Infecções, principalmente do trato urinário e respiratórias, além de corioamnionite, otite, celulite e abscesso dentário.
2. Hiperêmese gravídica.
3. Omissão ou uso inadequado de insulina.
4. Situações de estresse agudo, como em casos de pancreatite, infarto agudo do miocárdio, acidente vascular encefálico, traumatismo, queimaduras, choque, trombose venosa profunda etc.
5. Medicamentos (corticoides, agentes tocolíticos betamiméticos e outros menos utilizados na gestação).
6. Uso abusivo de substâncias (álcool, cocaína).
7. Transtornos alimentares (compulsão alimentar, bulimia).
8. Problemas na bomba de infusão contínua de insulina (obstrução ou perda do posicionamento correto da cânula de infusão, presença de bolhas ou dobras no circuito de infusão, término da insulina contida no dispositivo, presença de infecção no local da cânula ou bateria fraca) ou por problemas extrínsecos ao sistema (baixa adesão da paciente às orientações recebidas, permanecendo desconectada do sistema por mais tempo do que o recomendado, sem administração compensatória de insulina por via convencional).
9. Diagnóstico de diabetes, ainda sem tratamento.

Particularidades

- Os quadros infecciosos podem se manifestar de maneira atípica, sem febre, e muitas vezes com hipotermia.
- Deve ser investigada omissão ou uso inadequado da insulina, inclusive por erros na prescrição médica.
- Deve-se avaliar sempre a possibilidade de distúrbios alimentares, como anorexia e bulimia.
- Pode também haver omissão deliberada da insulinoterapia, muitas vezes com o objetivo de perda de peso.
- Gestantes diabéticas que farão uso de agentes tocolíticos como os betamiméticos e de corticoterapia, para maturação pulmonar fetal, merecem atenção especial, pois o efeito hiperglicemiante da corticoterapia começa cerca de 12 horas após a primeira dose e se prolonga por até 7 dias. Nesses casos, deve-se proceder à monitoração glicêmica intensiva, com início ou aumento nas doses de insulina, caso as glicemias estejam persistentemente > 120mg/dL. Nessas situações, em gestantes diabéticas, recomenda-se a internação hospitalar.
- Gestantes diabéticas apresentando hiperêmese gravídica e aquelas portadoras de gastroparesia estão mais propensas ao desenvolvimento de CAD, pois se encontram em estado de inanição relativa com alto estímulo para a produção de hormônios contrarreguladores.

Laboratório

A avaliação inicial tem como objetivos diagnosticar a CAD e mensurar o grau de descompensação metabólica e de déficit de líquidos, além de identificar fatores precipitantes.

A primeira avaliação deve incluir:

- Glicemia.
- Gasometria arterial (demonstra acidose metabólica com diminuição do pH sanguíneo e do bicarbonato sérico).
- Ionograma: sódio (Na^+), potássio (K^+), cloretos (Cl^+). O Na^+ corporal total geralmente está diminuído por perda urinária desse íon. A concentração plasmática, por outro lado, pode estar elevada ou diminuída. Concentração elevada significa perda de água superior à perda de sódio, enquanto concentração diminuída pode ser diluicional ou por hiperglicemia e seu efeito osmótico. O K^+ corporal total está sempre diminuído (em cerca de 5mEq/kg). Ocorre efluxo do potássio do líquido intracelular para o extracelular, em razão da deficiência de insulina, levando a hipertonicidade e acidemia. Entretanto, a concentração sérica do íon pode estar normal, alta ou baixa. A hipopotassemia é considerada o distúrbio eletrolítico de maior risco de morte durante o tratamento da CAD. A diminuição do potássio total se deve, também, à perda urinária desse íon, embora a presença de vômitos também desempenhe um papel na gênese do processo.
- Ureia e creatinina.
- Cetonemia: se o teste utilizado for por reação com nitroprussiato, deve-se estar atento ao fato de que esse reage mais fortemente com o acetoacetato, e como na CAD a produção de 3β-hidroxibutirato é desproporcionalmente maior, a cetonemia pode ser subestimada e, paradoxialmente, aumentar com o tratamento, já que haverá queda do 3β-hidroxibutirato e aumento de sua conversão em acetoacetato.
- Hemograma: leucocitose em torno de 10 mil a 15 mil leucócitos totais/mm^3 é a regra, ocasionada por estresse e pela própria gestação, devido à elevação do cortisol e da noradrenalina. Presença de contagem leucocitária > 25.000 a 30.000/mm^3, especialmente se acompanhada de desvio para a esquerda, é sugestiva de infecção.
- Urinálise, Gram de gota de urina não centrifugada, urocultura e cetonúria.
- ECG: com intuito de identificar arritmias por distúrbios hidroeletrolíticos e/ou síndromes isquêmicas agudas, que podem ser fatores precipitantes ou complicações do quadro.
- Rastreamento de infecção: também deve ser feito de rotina, na tentativa de identificar fatores precipitantes, com coleta de culturas para bactérias, radiografia de tórax e, se necessário, radiografia dos seios da face.

Achados característicos e cálculos úteis

- Hiperglicemia: geralmente > 250mg/dL, mas pode haver normoglicemia relativa.
- Acidose metabólica (pH < 7,3; $HCO_3^- < 15mEq/L$).
- O *anion gap* (AG) – a soma dos cátions diminuída da soma dos ânions – está aumentado na CAD e pode ser calculado por meio da seguinte fórmula:

$$AG = Na - (Cl + HCO_3^-) - (normal: 7\ a\ 9)$$

A diminuição do AG ao longo do tratamento, com persistência da acidose, pode indicar acidose hiperclorêmica (por sobrecarga de cloreto administrado com solução salina a 0,9%).

- Osmolalidade plasmática (Posm): está sempre elevada e é diretamente proporcional à queda do nível de consciência. Estudos indicam que Posm > 330mOsm/kg está associada a torpor e coma. Sua medida pode ser feita com osmômetro ou por meio da seguinte fórmula:

$$Posm\ efetiva = 2 \times (Na^+) + glicemia\ (mg/dL)/18$$
$$(normal: 285\ a\ 295mOsm/kg)$$

Deve-se ressaltar que, nesse caso, o sódio é o medido, e não o corrigido.

- Sódio: a hiperglicemia ocasiona efluxo de água do líquido intracelular (LIC) para o extracelular (LEC). Por esse motivo, o sódio tende a estar baixo à admissão; se alto ou até normal, na vigência de hiperglicemia, sugere déficit importante de água livre. Para correção do sódio em relação à glicose, deve-se usar a seguinte fórmula:

$$Na^+\ corrigido = (Na^+) + 1,6 \times glicose\ (mg/dL) - 100/100$$

- Amilase pode estar elevada em 21% a 79% dos pacientes com CAD. A lipase é útil para definição do diagnóstico de pancreatite, apesar de também poder estar elevada na ausência de pancreatite.

Diagnóstico diferencial

- Cetose de inanição.
- Cetoacidose alcoólica (acidose profunda mas HCO_3^- geralmente > 18mEq/L).
- Outras causas de acidose metabólica com AG alto: acidose láctica, medicamentos (salicilatos, metanol, etilenoglicol, paraldeído) e insuficiência renal crônica agudizada.

Pontos críticos

- Diagnóstico precoce e início rápido e vigoroso do tratamento, bem como monitoração cuidadosa da mãe e do feto, são cruciais para um desfecho favorável.

- CAD é uma emergência médica e obstétrica, com indicação de internação em unidade de tratamento intensivo.
- Sempre que possível, é desejável a atuação de equipe especializada.
- A CAD não representa indicação para antecipação do parto. A compensação pré-parto é desejável para a mãe e para o feto.

Tratamento

A cetoacidose na gravidez é uma emergência médica e exige tratamento agressivo em unidades de cuidado intensivo. Para um tratamento adequado recomenda-se uma equipe composta por obstetra especialista em gravidez de alto risco, endocrinologista, anestesiologista/intensivista e enfermagem especializada. Os princípios do tratamento da CAD na gravidez são os mesmos estabelecidos para pacientes não grávidas, consistindo em reposição agressiva de volume, insulinoterapia venosa, correção dos eletrólitos e da acidose, assim como correção da patologia que desencadeou o processo, como mostrado na Figura 13.1. É fundamental a monitoração intensiva materno-fetal. O primeiro passo consiste na reposição volêmica, que levará a estabilização cardiovascular, melhora da resposta à insulina, redução da osmolalidade plasmática e redução da vasoconstrição com melhora da perfusão tecidual e consequente redução dos hormônios contrarreguladores. A restauração da perfusão renal e da diurese adequada promove a eliminação de glicose pela urina, colaborando para a normalização da glicemia.

Líquidos

- A desidratação é profunda e o déficit de líquidos chega tipicamente a cerca de 100mL/kg (6 a 10 litros com base no peso materno). Recomenda-se a reposição de pelo menos 75% do déficit volêmico nas primeiras 24 horas. Deve-se assegurar acesso venoso de boa qualidade para pelo menos dois cateteres. A restauração do volume intravascular é prioritária. A solução mais eficiente para esse fim consiste na solução salina isotônica (SF 0,9%). A velocidade de infusão deverá ser guiada pelo grau de hipotensão arterial e das funções cardíaca e renal da paciente.
- Se houver sinais de choque, deve-se administrar solução salina isotônica (SF 0,9%) o mais rápido possível.
- Em pacientes sem choque, administra-se SF 0,9% 1 a 2L/h (15 a 20mL/kg/h) por 1 a 2 horas.
- Após a restauração do volume intravascular, se o Na^+ corrigido estiver normal ou alto, deve-se trocar a solução para hipotônica (SF 0,45%). Se o Na^+ corrigido estiver < 135mEq/L, deve-se manter a solução isotônica (SF 0,9%). A velocidade de infusão deve ser de 250 a 500mL/h.

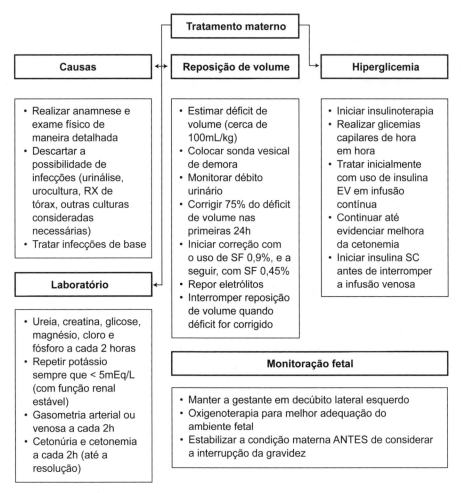

Figura 13.1 Monitoração materno-fetal durante episódio de CAD.

- Quando a glicemia chegar a < 200 a 250mg/dL, deve-se iniciar a infusão de glicose, para viabilizar a infusão de insulina sem ocasionar hipoglicemia, até a resolução da cetoacidose.
- É imprescindível a monitoração do paciente com ajustes na velocidade de infusão de acordo com pressão arterial (PA), diurese e sinais de sobrecarga hídrica, como congestão pulmonar (Quadro 13.1).

Quadro 13.1 Monitoração recomendada

1. Diurese/h (SVA)
2. Dados vitais 15/15min
3. Oxímetro contínuo (O_2 se necessário)
4. A cada 1 a 3h: gasometria, cetonemia, eletrólitos, glicose, AG

Potássio

- Pacientes em CAD apresentam déficit corporal total de potássio, independente do potássio sérico inicial. A administração de insulina e a correção da acidose e da volemia promoverão queda do nível sérico de potássio em razão da migração para o intracelular. Para evitar hipopotassemia grave deve-se iniciar a infusão quando o K^+ sérico estiver entre 5 e 5,2mEq/L. Deve-se verificar se a função renal está adequada (diurese de 0,5mL/kg/h).
- Caso o K^+ sérico inicial esteja < 3,3mEq/L, deve-se protelar o início da infusão da insulina e administrar 20 a 40mEq/h. Recomenda-se monitoração cardíaca. A infusão não deve ultrapassar 40mEq de K^+ por hora.
- Se o K^+ sérico estiver entre 3,3 e 5,3mEq/L, administram-se 20 a 30mEq por litro de solução salina.
- O objetivo é manter o K^+ sérico entre 4 e 5mEq/L. Recomenda-se monitoração a cada 2 a 4 horas. A administração deve ser EV, podendo ser feita mediante adição de cloreto de potássio (KCl) à solução salina.
- Solução: 20 a 30mEq de K^+ para cada litro (10 a 15mEq/500mL). KCl 10%: 1,34mEq/mL; ampola com 10mL = 13,4mEq.

Insulinoterapia

- A infusão de insulina é importante para suprimir a produção hepática de corpos cetônicos e deve ser mantida até a normalização do bicarbonato e AG, com ausência de cetonemia. Não se deve iniciar a infusão de insulina se o K^+ estiver < 3,3mEq/L, pois haverá queda adicional em virtude da entrada de K^+ nas células, o que pode ocasionar arritmias cardíacas potencialmente fatais.
- O ideal é a administração de insulina regular EV contínua em bomba de infusão, uma vez que seu efeito é rápido e facilmente titulável. Pode ser realizado um *bolus* inicial ou não com as seguintes doses:
  - Com *bolus* inicial: 0,1UI/kg, seguido de 0,1UI/kg/h.
  - Sem *bolus* inicial: 0,14UI/kg/h.
- O objetivo é a queda da glicemia em torno de 50 a 75mg/dL/h. No início da infusão, deve-se desprezar 5 a 10mL para evitar que a aderência ao equipo comprometa o efeito da insulina. Se na primeira hora não houver queda de pelo menos 10% da glicemia, administra-se *bolus* de 0,14UI/kg. Deve-se certificar de que o acesso venoso esteja pérvio.
- A glicemia deve ser monitorada de hora em hora, com ajustes na infusão de insulina. Quando a glicemia atingir 200mg/dL, deve-se acrescentar infusão de glicose, e é possível a redução da taxa de infusão de insulina para 0,02 a 0,05UI/kg com o objetivo de manter a glicemia entre 150 e 200mg/dL.
  - Solução sugerida: SF 0,9% 500mL + insulina regular 50UI (10mL da solução = 1UI).

- Se não houver segurança para a administração da insulina EV, fazer SC a cada 1 a 2 horas. Nesse caso, os análogos ultrarrápidos (Lispro, Aspart) podem ser uma alternativa à insulina Regular.
- A transição para insulina SC deve ser cuidadosa, e deve haver sobreposição de ação em 1 a 2 horas antes da suspensão da insulina EV. A dose deve ser baseada no tratamento prévio. Para pacientes que nunca fizeram uso de insulina, utiliza-se 0,5 a 0,8UI/kg/dia, em múltiplas doses de insulina basal + *bolus*.

Bicarbonato

O uso de bicarbonato na CAD permanece controverso, uma vez que a administração de insulina inibe a lipólise e o metabolismo dos corpos cetônicos, via ciclo do ácido cítrico, levando à regeneração rápida dos níveis de bicarbonato. Desse modo, a cetoacidose pode ser corrigida sem a administração de bicarbonato. Por outro lado, a acidose metabólica grave está associada a comprometimento da contratilidade miocárdica, vasodilatação cerebral, coma e sequelas gastrointestinais.

De acordo com a maioria dos protocolos de tratamento de CAD, não há benefício na administração de bicarbonato com pH > 6,9. Nenhum estudo prospectivo randomizado avaliou pacientes com pH < 6,9, mas, como a acidose grave pode estar associada a efeitos adversos, recomenda-se a administração de bicarbonato nesses casos.

Para pacientes com pH < 6,9, recomenda-se a administração de 100mmol de HCO_3^- (duas ampolas) em 400mL de solução isotônica com 20mEq de KCl, na taxa de 200mL/h por 2 horas, até que o pH esteja > 7,0.

Há risco de acidose paradoxal do SNC, hipopotassemia, hipertonicidade, edema cerebral e alcalose profunda ou piora da acidose por retenção de CO_2, levando à redução da transferência de O_2 para o feto.

Fosfato

No diabetes descompensado, é comum a presença de depleção corporal total de fósforo. A concentração sérica inicial pode ser normal ou mesmo alta, com queda rápida à administração de insulina. Estudos randomizados com pacientes com CAD demonstraram que não há benefício na administração de fosfato e que é grande o risco de hipocalcemia. Reposição cautelosa está indicada para evitar fraqueza muscular cardíaca e esquelética, com depressão respiratória, em pacientes com insuficiência cardíaca, anemia grave, depressão respiratória e fosfato sérico < 1mg/dL. Nesses casos, sugere-se o acréscimo de fosfato de potássio, 20 a 30mEq/L, ao fluido de reposição (reduzir a dose do KCl de reposição do K^+ proporcionalmente). A taxa máxima segura de reposição de fosfato é 4,5mmoL/h (1,5mL/h de K_2PO_4). O cálcio sérico também deve ser monitorado.

Monitoração fetal e no parto

- Como as alterações metabólicas maternas resultarão em hipoxemia e acidose fetais, a monitoração da frequência cardíaca (FC) fetal está indicada em caso de idade gestacional > 24 semanas. Durante o episódio agudo de CAD, a FC fetal revela variabilidade mínima ou ausente, ausência de aceleração e desaceleração tardia. O perfil biofísico fetal pode estar alterado, e o estudo com Doppler pode mostrar redistribuição do fluxo com aumento do índice de pulsatilidade da artéria umbilical e redução do índice de pulsatilidade da artéria cerebral média. Essas alterações tendem a desaparecer com a estabilização materna – a FC fetal pode levar de 4 a 8 horas para normalizar-se.
- A decisão sobre a manutenção da gestação ou indicação do parto deve ser fundamentada na idade gestacional, no *status* materno e fetal e na resposta ao tratamento. A estabilização materna vai melhorar o *status* fetal, e uma indicação prematura de cesariana aumenta o risco de morbidade e mortalidade materna e fetal, podendo resultar em neonato prematuro hipóxico e acidótico. O parto prematuro só deve ser indicado em caso de deterioração do estado materno apesar do tratamento agressivo e vigoroso.
- No caso de trabalho de parto prematuro, pode haver resolução espontânea com a reposição volêmica. Quando indicado, o agente tocolítico de escolha é o sulfato de magnésio, devendo ser evitado o uso de beta-adrenérgicos, que podem exacerbar a CAD. Indometacina pode piorar a função renal e a nifedipina pode piorar a hipotensão arterial materna. Deve-se evitar a administração de corticosteroides para maturação pulmonar, visto que eles podem agravar a hiperglicemia e atrasar a resolução da CAD (Quadro 13.2).

Complicações do tratamento

- Hipoglicemia pode ocorrer sem sinais de alarme.
- Hipo ou hiperglicemia (em caso de reposição vigorosa sem diurese adequada) com arritmias cardíacas potencialmente fatais.
- Hiperglicemia pode ocorrer se a transição para a insulina subcutânea não for adequada.
- Acidose hiperclorêmica.
- Edema cerebral raro em adultos, mas potencialmente fatal.

Quadro 13.2 Critérios de resolução da cetoacidose

1. Glicemia < 200mg/dL
2. Dois dos seguintes:
   $HCO_3^- > 15mEq/L$
   pH venoso > 7,3
   AG ≤ 12

Prevenção

- Todas as mulheres diabéticas em idade reprodutiva devem ser orientadas quanto ao risco de CAD e suas particularidades na gestação.
- Todas as mulheres sem diagnóstico prévio de diabetes devem ser rastreadas durante a gestação.
- Todas as gestantes com diabetes (tipo 1, tipo 2 ou DMG) devem ser orientadas quanto à importância da monitoração glicêmica e do reconhecimento precoce de fatores precipitantes e manifestações clínicas da CAD. Sempre que possível, a pesquisa de cetonúria deve ser indicada em casos de glicemia > 250mg/dL.
- Pacientes com hiperglicemia > 250mg/dL a despeito de tratamento, vômitos persistentes, diarreia, poliúria, torpor, especialmente se apresentam evidências de infecções, devem ser internadas.
- Pacientes com indicação de uso de betamiméticos ou corticoides devem submeter-se a monitoração glicêmica intensiva, com internação hospitalar se necessário.

■ CRISE TIREOTÓXICA NA GESTAÇÃO

Epidemiologia e relevância

O hipertireoidismo materno, preexistente ou diagnosticado na gestação, representa um desafio para os profissionais que prestam assistência à gestante. O hipertireoidismo clínico é incomum na gestação, acometendo cerca de 0,1% a 0,4% de todas as gravidezes. A crise tireotóxica, também conhecida como tempestade tireoidiana, é uma emergência endócrina potencialmente fatal que se caracteriza por grave estado hipermetabólico decorrente de níveis elevados de hormônios tireoidianos e que é incomum durante a gravidez, sendo geralmente resultante de tireotoxicose mal controlada ou não diagnosticada na gestação.

A estimativa acurada da incidência da crise tireotóxica é prejudicada pela grande variabilidade envolvida em seus critérios diagnósticos, mas sua incidência já foi maior no passado. Atualmente, observa-se melhora no diagnóstico e no tratamento mais precoce da tireotoxicose, evitando sua progressão para a crise tireotóxica. Ainda assim, estima-se que represente de 1% a 2% de todas as admissões hospitalares por tireotoxicose.

Causas do hipertireoidismo

A principal é a doença de Graves, por ser a causa mais prevalente de hipertireoidismo clínico, inclusive na gestação. Pode também ocorrer em casos de bócios uni ou multinodulares tóxicos e, mais raramente, pode estar associada a tireoidite subaguda ou factícia. Apesar de a tireotoxicose gestacional transitória ser uma causa bastante prevalente de hipertireoidismo na primeira metade da gestação, principalmente no primeiro trimestre, normalmente associa-se ao hipertireoidismo subclínico, em que os níveis de T4 livre e T3 são normais, apesar da supressão do TSH, ou associa-se a um hipertireoidismo clínico geralmente leve, com discreta e transitória elevação dos níveis séricos dos hormônios tireoidianos e sintomas tireotóxicos também leves, quando presentes. Assim, a tireotoxicose gestacional transitória não costuma associar-se à crise tireotóxica.

Fisiopatologia

O mecanismo fisiopatológico exato da crise tireotóxica não é bem compreendido, mas há geralmente um fator desencadeante que leva à exacerbação da atividade adrenérgica. Como na gravidez já é encontrado um estado hipermetabólico, os sintomas tendem a ser exacerbados, ainda mais na crise tireotóxica.

Fatores desencadeantes

Pode ser desencadeada por infecção, procedimentos cirúrgicos, pré-eclâmpsia ou, até mesmo, pelo trabalho de parto ou cesariana. Pode também ocorrer, com alguma frequência, nas gravidezes molares. Vários procedimentos não tireoidianos, ou traumatismos cirúrgicos ou não, também podem desencadear crise tireotóxica, principalmente em gestantes sem diagnóstico prévio de hipertireoidismo. A crise também pode estar relacionada com eventos perioperatórios, como anestesia, estresse e depleção de volume, tendo em vista que todas essas condições estão associadas a aumento da concentração dos hormônios tireoidianos livres. Contudo, no contexto de pacientes hospitalizadas, a maioria dos casos de crise tireotóxica associa-se a algum tipo de infecção. Em número significativo de casos, entretanto, não se consegue identificar um fator desencadeante.

Diagnóstico clínico

A crise tireotóxica em gestante com hipertireoidismo ainda não diagnosticado ou pobremente controlado pode se apresentar como:

- Febre inexplicada.
- Taquicardia.
- Alterações neurológicas.
- Arritmias.
- Insuficiência cardíaca.

O diagnóstico é eminentemente clínico e baseia-se na identificação de sinais e sintomas que sugiram descompensação de vários sistemas orgânicos. A apresentação habitualmente é pouco específica, sendo confundida com outras condições, o que pode levar a atraso no diagnóstico e tratamento. Bócio proeminente, sopro tireoidiano ou exoftalmia podem ser sinais clínicos discriminatórios e que apontam mais especificamente para uma disfunção tireoidiana como causa do quadro clínico apresentado.

Manifestações clássicas

Algumas das manifestações cardinais da crise tireotóxica incluem febre desproporcional ao tipo de infecção apresentada e taquicardia desproporcional à febre, com sudorese intensa. Na verdade, a elevação da temperatura, nesse caso, caracteriza-se mais como hipertermia e pode representar termorregulação hipotalâmica inadequada e/ou aumento da taxa metabólica basal, sendo a oxidação aumentada de lípides responsável por mais de 60% do gasto energético basal.

Manifestações gastrointestinais

Outros sinais e sintomas clássicos da crise tireotóxica incluem disfunção gastrointestinal, com náuseas, vômitos, diarreia e, em casos mais graves, icterícia. Em relação ao trato digestório, as manifestações mais comuns são diarreia e vômitos, agravando a depleção de volume e podendo levar a hipotensão postural e choque circulatório. Dor abdominal difusa pode estar presente, sendo possivelmente causada por regulação neuro-hormonal prejudicada da atividade mioelétrica gástrica com consequente atraso no esvaziamento gástrico, o que pode culminar com quadros de abdome agudo e obstrução intestinal. Apesar de a maioria dos quadros de abdome agudo associados à crise tireotóxica ser de natureza clínica, condições cirúrgicas também podem ocorrer.

Manifestações neurológicas

Com a progressão do quadro, surgem os sintomas sugestivos de acometimento do sistema nervoso central, assemelhando-se a um quadro encefalopático, como agitação e labilidade emocional, confusão, paranoia, psicose ou até mesmo coma.

Manifestações cardiovasculares

As manifestações cardiovasculares mais comumente observadas na crise tireotóxica são os distúrbios do ritmo cardíaco, como taquicardia sinusal, fibrilação atrial ou outras taquiarritmias supraventriculares e, mais raramente, ventriculares. Podem ser observadas mesmo em pacientes sem cardiopatia prévia, assim como insuficiência cardíaca congestiva (ICC) de alto débito ou miocardiopatia dilatada reversível. O estado de alto débito cardíaco é atribuído ao aumento da pré-carga, secundário à ativação do sistema renina-angiotensina-aldosterona, e à redução da pós-carga, devido ao efeito direto dos hormônios tireoidianos sobre as células da musculatura lisa dos vasos. Essas alterações decorrentes do aumento dos hormônios tireoidianos intensificam as alterações fisiológicas da gravidez, agravando o estado de alto débito cardíaco. Assim, a maioria das pacientes vai se apresentar com hipertensão sistólica e aumento da pressão de pulso. Além disso, o coração tireotóxico também necessita maior demanda de oxigênio, o que pode em alguns casos, mesmo em pacientes jovens, desencadear quadros de isquemia miocárdica. A hipertensão pulmonar é complicação relativamente rara, normalmente reversível por tratamento com agentes antitireoidianos. Está associada a vasoconstrição pulmonar devido ao aumento do tônus simpático e ao aumento do débito cardíaco, podendo também ser de etiologia autoimune, quando associada à doença de Graves, ou mesmo secundária a algum evento tromboembólico causado por hipercoagulabilidade e trombogenicidade associadas tanto ao hipertireoidismo grave como à própria gravidez.

Manifestações respiratórias

Os principais sintomas respiratórios são dispneia e taquipneia, relacionados com aumento da demanda de oxigênio, que podem culminar eventualmente em disfunção diafragmática em razão do trabalho excessivo da musculatura respiratória, ou até mesmo em insuficiência respiratória, resultante ou da miocardiopatia hiperdinâmica ou de uma pneumopatia previamente existente.

Alterações laboratoriais

- Caracteriza-se pela supressão dos níveis séricos da tireotropina (TSH) acompanhada pela elevação dos níveis séricos dos hormônios tireoidianos, T4 livre (tiroxina livre) e T3 (triiodotironina).
- Outros achados laboratoriais incluem hipercalcemia secundária à hemoconcentração e/ou ao aumento da reabsorção óssea.
- Os níveis de sódio, potássio e cloreto não costumam se alterar.
- Devido ao aumento da lipólise e da cetogênese, e ao aumento da demanda metabólica de oxigênio, podem ser observadas cetoacidose e acidose láctica.
- Como o hipertireoidismo é frequentemente associado a uma taxa de filtração glomerular acelerada, intensificando o que já ocorre fisiologicamente na gestação, proteinúria excessiva pode ser vista, refletindo a progressão para glomeruloesclerose.
- Alterações na função hepática, com elevação de transaminases, da desidrogenase láctica e da bilirrubina, levando à icterícia, podem ser vistas em casos mais graves e exigem intervenção imediata e vigorosa.
- Elevações nos níveis da fosfatase alcalina também podem ser observadas, refletindo, principalmente, aumento da atividade osteoblástica em resposta ao aumento da reabsorção óssea.
- Leucocitose leve é achado laboratorial comumente encontrado na gestação. Quando complicada por crise tireotóxica, a leucocitose pode ser moderada e associada a discreto desvio para a esquerda, ainda que na ausência de infecção.
- Pode ainda associar-se a um estado de hipercoagulabilidade, causado por aumento das concentrações de fibrinogênio, dos fatores VIII e IX, do inibidor 1 do ativador do plasminogênio tecidual (PAI-1) e do fator de von Willebrand, além do aumento da massa de células vermelhas secundário à suprarregulação da eritropoetina, com tendência aumentada para a formação de trombos plaquetários. A isso se soma a hipercoagulabilidade já observada na gestação normal. As complicações tromboembólicas são responsáveis por cerca de 18% das mortes causadas por crise tireotóxica.

Capítulo 13 Urgências Endocrinológicas: Cetoacidose Diabética e Crise Tireotóxica na Gestação **171**

- Outras alterações laboratoriais incluem leve hiperglicemia na ausência de *diabetes mellitus*, provavelmente resultante de glicogenólise aumentada e da inibição da liberação de insulina mediada pelo aumento das catecolaminas, além do aumentado clareamento da insulina e da resistência, intensificando ainda mais o estado diabetogênico da gravidez. No entanto, quando a tireotoxicose é prolongada, hipoglicemia pode ocorrer devido à depleção dos estoques de glicogênio.

- De extrema importância é o reconhecimento clínico e laboratorial de uma insuficiência suprarrenal, que não raramente se faz presente, considerando-se que a reserva suprarrenal pode não ser suficiente para o aumento de toda a demanda metabólica, somado ao acelerado *turnover* de glicocorticoides que ocorre na crise tireotóxica. Além disso, podem coexistir insuficiência suprarrenal primária de etiologia autoimune e doença de Graves. Esse diagnóstico deve ser cogitado na presença de hipotensão e anormalidades eletrolíticas sugestivas, como hiponatremia e hiperpotassemia.

O diagnóstico de crise tireotóxica será então definido a partir de todas essas manifestações clínicas descritas em uma gestante com hipertireoidismo confirmado por exames laboratoriais, já que os achados laboratoriais da crise tireotóxica podem não ser muito diferentes dos observados no hipertireoidismo não complicado.

Assim, o encontro de níveis circulantes elevados de hormônios tireoidianos é útil para confirmação do hipertireoidismo, mas não da crise tireotóxica. Além disso, apesar do aumento obrigatório dos níveis de T4 livre, as concentrações séricas de T3 podem estar normais, já que essas pacientes podem apresentar alguma doença precipitante que reduza a conversão periférica de T4 em T3. Deve ser lembrada a interpretação dos testes de função tireoidiana, levando em consideração os valores de referência trimestre--específicos para TSH e T4 livre.

A ultrassonografia da tireoide apresenta pouca utilidade diagnóstica, já que sua realização consome certo tempo e os achados não são específicos. Radiografias do tórax e dos seios da face podem ser úteis, quando se procura por infecções desencadeantes. É também muito importante avaliar se há edema ou tromboembolismo pulmonares.

Uma escala semiquantitativa, avaliando a presença e a gravidade dos sintomas, foi proposta por Burch e Wartofsky e é utilizada para auxiliar o diagnóstico clínico da crise tireotóxica (Quadro 13.3).

Pontos críticos

- Alto índice de suspeição é importante para reconhecimento e pronto tratamento dessa grave condição, tanto nos serviços de emergência clínicos como obstétricos, para que sejam evitados desfechos adversos para mãe e feto, inclusive quanto à mortalidade, relatada em 10% a 30% dos casos, segundo diferentes séries.

Quadro 13.3 Escala semiquantitativa para avaliação clínica e auxílio no diagnóstico da crise tireotóxica

Critério	Escore
Disfunção termorregulatória:	
Temperatura 37,2 a 27,7°C	5
37,8 a 38,2°C	10
38,3 a 38,8°C	15
38,9 a 39,3°C	20
39,4 a 39,9°C	25
> 40°C	30
Manifestações do SNC:	
Ausente	0
Agitação leve	10
Delirium, psicose, letargia	20
Convulsões ou coma	30
Disfunção gastrointestinal:	
Ausente	0
Diarreia, náuseas, vômitos e dor abdominal	10
Icterícia inexplicada	20
Disfunção cardiovascular (batimentos/min):	
90 a 109	5
110 a 119	10
120 a 129	15
130 a 139	20
≥ 140	25
Insuficiência cardíaca congestiva:	
Ausente	0
Leve (edema periférico)	5
Moderada (crepitações bibasais?)	10
Grave (edema pulmonar)	15
Fibrilação atrial:	
Ausente	0
Presente	10
História de evento precipitante:	
Ausente	0
Presente	10

Probabilidade de crise tireotóxica (baseado no escore total) < 25: improvável; 25 a 44: iminente; > 45: altamente provável.
Dados de: Burch HB, Wartofsky L. Life-threatening thyrotoxicosis. Thyroidstorm. Endocrinol Metab Clin North Am 1993; 22:263-77.

- Nas pacientes com suspeita clínica de tireotoxicose, a avaliação inicial consiste na determinação dos níveis séricos do TSH e dos hormônios tireoidianos, T3 e T4 livres. Sempre que possível, deve ser solicitada a determinação da fração livre dos hormônios, visto que anormalidades nas proteínas carreadoras dos hormônios tireoidianos (secundárias ao uso de medicações e à própria gravidez) podem alterar a concentração total de T4 ou T3.
- Identificação da crise tireotóxica, internação e tratamento emergencial melhoram o prognóstico materno-fetal.

Tratamento

O tratamento da crise tireotóxica na gravidez não difere do utilizado em não gestantes e deve ser realizado por equipe constituída de endocrinologista, obstetra especialista em medicina materno-fetal e anestesiologista/intensivista. São utilizados betabloqueadores, tionamidas (propiltiouracil [PTU] ou metimazol [MTZ]) e glicocorticoides. O tratamento deve ser dirigido ao controle emergencial da crise, conforme demonstrado no Quadro 13.4 e detalhado a seguir:

1. Suplementação de oxigênio e monitoração cardíaca.
2. Rápida inibição da síntese de novos hormônios tireoidianos e sua conversão periférica.
3. Tratamento rápido e agressivo dos distúrbios sistêmicos secundários.
4. Tratamento imediato dos fatores precipitantes.

Rápida reposição de volume por acesso venoso

A reposição deve ser realizada com cautela em pacientes portadoras de insuficiência cardíaca, uma vez que as alterações cardiovasculares são frequentemente a causa da descompensação. Deve-se avaliar o uso de tiamina nos casos de ICC de alto débito e corrigir vômitos, diarreia e distúrbios hidroeletrolíticos.

Inibição da síntese de novos hormônios tireoidianos e de sua conversão periférica

- As tionamidas (PTU e MTZ) têm como objetivo bloquear a síntese de hormônios tireoidianos. Essa ação se inicia cerca de 1 a 2 horas após sua administração. O PTU

Quadro 13.4 Tratamento da gestante com crise tireotóxica

Tratamento antitireoidiano e medidas de suporte	Doses	Comentários
Propiltiouracil (preferível ao metimazol na crise tireotóxica)	500 a 1.000mg – dose de ataque; a seguir, 250mg a cada 4 a 6h	Bloqueia a síntese hormonal, mas não afeta o hormônio circulante Bloqueia a conversão de T4 em T3
Metimazol	60 a 80mg/dia	Bloqueia a síntese hormonal, mas não afeta o hormônio circulante
Propranolol	60 a 80mg EV a cada 4 a 6h	Considerar monitoração materna contínua devido ao risco de insuficiência cardíaca e monitoração cardíaca fetal Bloqueia a conversão de T4 em T3, em altas doses
Hidrocortisona	300mg EV em dose de ataque; a seguir, 100mg a cada 8h	Pode bloquear a conversão de T4 em T3 Profilaxia contra possível insuficiência suprarrenal
Dexametasona (alternativa à hidrocortisona)	2mg EV a cada 6h	Pode bloquear a conversão de T4 em T3 Profilaxia contra possível insuficiência suprarrenal

é considerado o agente de escolha na crise tireotóxica, por seu efeito adicional no bloqueio da conversão periférica de T4 em T3, especialmente em doses elevadas. Os dois medicamentos podem ser administrados por vias alternativas (retal e EV), quando a via oral não está disponível. O PTU deve ser administrado na dose de ataque de 500 a 1.000mg, seguida por doses que variam de 100 a 250mg a cada 4 a 6 horas, dependendo da gravidade do quadro.

- Os glicocorticoides, em altas doses, têm o papel de reduzir a conversão periférica de T4 em T3. Além disso, existem evidências de que os pacientes com hipertireoidismo grave apresentam reserva suprarrenal diminuída, podendo ser necessária a reposição desses hormônios. Tanto a hidrocortisona como a dexametasona podem ser utilizadas, preferencialmente, na gestação.
- O uso de colestiramina, no intuito de diminuir a circulação êntero-hepática, também é preconizado em casos de refratariedade dos sintomas.

Tratamento rápido e agressivo dos distúrbios sistêmicos secundários

- O uso de betabloqueadores está recomendado porque, além de reduzirem os sinais e sintomas adrenérgicos, esses medicamentos reduzem a conversão periférica de T4 em T3. O betabloqueador não seletivo propranolol é o mais utilizado, inicialmente EV e, após a compensação, VO, geralmente com melhora rápida dos sintomas adrenérgicos. Também podem ser prescritos betabloqueadores cardiosseletivos (atenolol, metoprolol). A dose oral de propranolol varia de 20 a 80mg a cada 4 a 6 horas e a de atenolol, de 50 a 100mg 2×/dia. As doses devem ser ajustadas conforme a resposta clínica.
- Os bloqueadores de canais de cálcio verapamil e diltiazem, administrados VO, podem ser utilizados nos casos de contraindicação ao uso de betabloqueadores.

Tratamento imediato dos fatores precipitantes e das complicações

- Paracetamol e dispositivos de resfriamento devem ser utilizados para controle da hipertermia intensa. Já o uso de salicilatos está contraindicado, pois esses fármacos elevam os níveis das formas livres de T3 e T4.
- Iniciar antibióticos de largo espectro precocemente, em caso de suspeita de infecção como fator desencadeante da crise, após coleta de urina, sangue e secreções para cultura.

O uso da radioiodoterapia está absolutamente contraindicado na gestação. Naquelas gestantes refratárias ao tratamento, deve ser considerada a possibilidade de hemodiálise ou, até mesmo, tireoidectomia total.

■ CONSIDERAÇÕES FINAIS

Alto índice de suspeição é importante para o reconhecimento e o pronto tratamento dessa grave condição nos serviços de emergência clínicos e obstétricos, para que se evitem desfechos adversos para a mãe e para o feto. O diagnóstico laboratorial de hipertireoidismo/tireotoxicose é o mesmo adotado para os casos de crise tireotóxica, a qual difere, principalmente, por suas manifestações clínicas muito exacerbadas. O reconhecimento ágil e o tratamento imediato alteram o prognóstico materno-fetal.

Leitura sugerida

Bahn R, Burch H, Cooper D et al. Hyperthyroidism and other causes of thyrotoxicosis: management guidelines of the American Thyroid Association and American Association of Clinical Endocrinologists. Thyroid 2011; 21(6):593-645.

Burch HB, Wartofsky L. Life-threatening thyrotoxicosis. Thyroid storm. Endocrinol Metab Clin North Am 1993; 22:263-77.

Carroll MA, Yeomans ER. Diabetic ketoacidosis in pregnancy. Crit Care Med 2005; 33[Suppl.]:S347-S353.

Cooper DS. Antithyroid drugs. N Engl J Med 2005; 352:905-17.

Devereaux D, Tewelde SZ. Hyperthyroidism and thyrotoxicosis. Emerg Med Clin N Am 2014; 32:277-92.

Earl R, Crowther CA, Middleton P. Interventions for preventing and treating hyperthyroidism in pregnancy. Cochrane Database Syst Rev 2010; (9):CD008633.

Khoo CM, Ed FRCP, Lee KO. Endocrine emergencies in pregnancy. Best Practice & Research Clinical Obstetrics and Gynaecology 2013; 27:885-91.

Khoo CM, Lee KO. Endocrine emergencies in pregnancy. Best Practice & Research Clinical Obstetrics and Gynaecology 2013; 27:885-91.

Klubo-Gwiezdzinska J, Wartofsky L. Thyroid emergencies. Med Clin N Am 2012; 96:385-403.

Savage MW, Dhatariya KK, Kilvert A et al., for the Joint British Diabetes Societies. Diabetes UK Position Statements and Care Recommendations. Joint British Diabetes Societies guideline for the management of diabetic ketoacidosis. Diabet Med 2011; 28:508-15.

Sibai BM, Viteri OA. Diabetic ketoacidosis in pregnancy. Obstet Gynecol 2014; 123:167-78.

Sullivan AS, Goodier C. Endocrine emergencies. Obstet Gynecol Clin N Am 2013; 40:121-35.

Veciana M. Seminars in perinatology. Diabetes ketoacidosis in pregnancy 2013; 37:267-73.

14

Urgências Urológicas

Daniel Xavier Lima
Bernardo Xavier Lima

■ LITÍASE URINÁRIA NA GRAVIDEZ

Epidemiologia e relevância

A litíase urinária é doença bastante prevalente, chegando a acometer 10% da população em geral e com índices de recidiva de até 50% em um período de 5 anos. Embora seja mais comum nos homens, a população feminina tem apresentado cálculos urinários com maior frequência nos últimos anos. Vários fatores são implicados nesse aumento, como maiores índices de obesidade, mudanças ambientais e o incremento na incidência de comorbidades, como *diabetes mellitus* e síndrome metabólica. Curiosamente, a incidência de urolitíase nas grávidas tem permanecido estável ao longo do tempo, o que sugere que fatores fisiopatológicos específicos da gravidez sejam os principais determinantes de sua ocorrência. Acredita-se que as alterações sistêmicas, nefrológicas e mecânicas que ocorrem durante a gravidez propiciem condições para a formação dos cálculos.

Como resultado do maior débito cardíaco e da menor resistência vascular periférica, as grávidas apresentam ritmo de filtração glomerular mais elevado, eliminando maior quantidade de cálcio, oxalato e ácido úrico. O aumento desses fatores litogênicos é compensado por níveis maiores de citrato urinário, nefrocalcina, magnésio, glicosaminoglicanos e uromodulina, que agem como inibidores da formação de cálculos. O citrato, apesar de sua ação antilitogênica, também eleva o pH urinário, facilitando a precipitação dos cristais de fosfato de cálcio, que podem se aglomerar e dar início à formação de cálculos. Isso explica a predominância de cálculos de fosfato de cálcio nas grávidas, em contraste com as não grávidas, que apresentam mais comumente cálculos de oxalato de cálcio.

Além da elevação na filtração glomerular, as gestantes também apresentam maior absorção intestinal e reabsorção óssea do cálcio como resultado dos níveis séricos elevados de 1,25-diidroxicolecalciferol (produzido pela placenta). Adicionalmente, os rins reabsorvem menos cálcio do filtrado glomerular devido à supressão do hormônio paratireoidiano causada pelo aumento nos níveis de vitamina D. Esses fatores metabólicos contribuem ainda mais para o estado de hipercalciúria. Não obstante, a suplementação de cálcio durante a gravidez, a despeito dos efeitos benéficos com relação ao risco de doença hipertensiva e pré-eclâmpsia, pode ser um fator adicional para a formação de cálculos.

A estase urinária é outro fator favorável à litogênese. A hidronefrose fisiológica da gravidez pode ocorrer desde o primeiro trimestre e é secundária aos níveis mais elevados de progesterona, que promovem relaxamento da musculatura lisa, além da compressão ureteral pelo útero gravídico.

Estima-se que a cólica nefrética ocorra em uma em cada 200 a 1.500 gestações, com 80% a 90% das pacientes manifestando sintomas durante o segundo e terceiro trimestres. A incidência da urolitíase nas grávidas não difere da relatada em não grávidas, todavia, esse evento durante a gestação representa uma situação clínica delicada, por envolver riscos à mãe e ao concepto, com peculiaridades diagnósticas e de conduta que oferecem um desafio adicional à equipe médica.

A cólica nefrética é a causa não obstétrica mais comum de internação hospitalar durante a gravidez. As complicações potenciais incluem parto prematuro, rotura prematura das membranas, perda da gravidez, hipertensão, pré-eclâmpsia e infecção. O tratamento urológico dos cálculos também é afetado em razão do risco maior de complicações, devido às alterações fisiológicas da gravidez, como maior débito cardíaco, aumento do consumo de oxigênio e alcalose respiratória. Essas mudanças precisam ser levadas em consideração, especialmente se houver a necessidade de anestesia durante o tratamento.

Diagnóstico

A apresentação usual da cólica renal é de dor no flanco que se inicia subitamente, em cólica, com irradiação para o abdome inferior e para a virilha. Náuseas e vômitos costumam estar presentes como resultado da inervação em comum de rins, estômago e intestino delgado pelo plexo celíaco. Dor ao urinar (algúria), urgência miccional e aumento da frequência urinária ocorrem quando o cálculo se encontra no ureter. Na paciente gestante, essa avaliação deve ser muito cuidadosa, tendo em vista a sobreposição de sintomas durante a gravidez.

Na anamnese, é importante pesquisar comorbidades como doenças sistêmicas e o uso de medicamentos associados à formação de cálculos, história familiar e a ocorrência de episódios semelhantes e tratamentos prévios. Durante o exame físico, a paciente cos-

Capítulo 14 Urgências Urológicas

tuma ficar agitada, sem uma posição que lhe dê conforto. É de fundamental importância a identificação de sinais clínicos que possam sugerir infecção sistêmica, como febre, taquicardia, taquipneia e hipotensão. A associação entre a infecção urinária e a urolitíase pode levar a um quadro de sepse urinária grave, que necessita intervenção urológica em caráter de urgência e suporte clínico intensivo.

Exames de urina-rotina, bacterioscopia e urocultura devem ser sempre realizados. A hematúria está presente na maioria das vezes, mas sua ausência não exclui a possibilidade de urolitíase. A positividade para nitrito e a presença de piúria na urinálise, além da presença de bactérias gram-negativas à bacterioscopia, indicam a ocorrência de infecção. É importante chamar a atenção para o fato de que a cólica nefrética normalmente está acompanhada de piúria e hematúria microscópicas, sem que haja necessariamente infecção urinária associada. Outros exames, como hemograma, glicemia, função renal e eletrólitos, podem ser solicitados, dependendo da avaliação clínica inicial.

Estabelecida a hipótese de urolitíase, o próximo passo deve consistir na realização de exames de imagem que, além da confirmação diagnóstica, são úteis para o planejamento terapêutico da paciente com cólica nefrética. A tomografia computadorizada (TC) de abdome e pelve sem uso de contraste EV é o exame de escolha na população em geral. Todavia, a TC envolve radiação e deve ser evitada durante a gravidez pelo risco teratogênico potencial, que é particularmente alto no primeiro trimestre. De acordo com o American College of Obstetricians and Gynecologists, doses de radiação < 50mGy são seguras, sem aumento do risco de interrupção da gravidez ou de anomalias fetais. Como a dose média de radiação fetal para a TC é de 8mGy, seu uso criterioso durante a gravidez é considerado seguro, mas todos os esforços devem ser feitos para minimizar a exposição à radiação nessa população, sendo preferíveis outras modalidades diagnósticas.

A ultrassonografia do trato urinário permanece como exame de escolha quando uma gestante se apresenta com cólica nefrética, mesmo não demonstrando resultados ideais. A especificidade do exame é de 86%, mas a sensibilidade é de apenas 34%. Em estudo feito em grávidas, apenas 60% dos cálculos foram identificados pela ultrassonografia. A hidronefrose fisiológica da gravidez, que ocorre em 90% dos casos, pode ser um fator complicador para o examinador afastar a presença de cálculo ureteral. Ocasionalmente, a ultrassonografia por via transvaginal pode ajudar a detectar uma ureterolitíase distal nessas circunstâncias. Alternativas complementares são a radiografia de abdome e a urografia. Entretanto, o esqueleto fetal pode se sobrepor à imagem do cálculo e impedir sua identificação, além dos riscos inerentes à radiação associada a esses exames.

A urorressonância (HASTE – *Half-Fourier acquisition single shot turbo spin-echo*) tem sido utilizada para o diagnóstico de cálculos urinários em grávidas e não grávidas. As imagens também auxiliam a detecção de problemas não urológicos durante a gravidez, como complicações obstétricas e gastrointestinais. A difusão de seu uso é limitada por questões de custo e disponibilidade, além da contraindicação para portadores de claustrofobia e de implantes metálicos.

Condução

Em virtude do risco potencial de complicações, o tratamento da cólica nefrética na gravidez deve ser idealmente conduzido por equipe multidisciplinar, com a participação de urologista, obstetra, radiologista e neonatologista, se necessário. Se houver necessidade de tratamento cirúrgico, um anestesiologista experiente deverá estar envolvido. Assim como ocorre na população em geral, o tratamento de escolha para a maioria dos casos consiste em conduta expectante, com tratamento sintomático até a eliminação espontânea do cálculo. Esse desfecho ocorre em cerca de 70% dos casos em que a pedra tem < 1cm, o que representa um índice superior ao encontrado na população em geral, devido à dilatação do ureter secundária à ação da progesterona e à compressão pelo útero gravídico. Dos cálculos que permanecem, cerca de metade será eliminada no primeiro mês após o parto. É importante ressaltar que essas estatísticas estão sujeitas a vieses próprios à relutância de se operar uma gestante, mas o tratamento conservador deve ser instituído sempre que as condições clínicas assim permitirem.

O controle da dor e a hidratação adequada devem ser prioridades na condução inicial dos casos. Muitas gestantes se apresentam desidratadas devido à presença de náuseas e vômitos. Anti-inflamatórios devem ser evitados em razão do risco teratogênico potencial. A terapia expulsiva de cálculos geralmente inclui o uso de alfabloqueadores (doxazosina, tansulosina) e bloqueadores do canal de cálcio, mas seu uso deve ser cuidadoso nas grávidas, pois ainda não foi aprovado pelos órgãos reguladores (FDA) para essa população específica. Revisões laboratoriais e reavaliações ultrassonográficas frequentes são recomendadas quando essa opção é a escolhida.

As situações clínicas que exigem conduta intervencionista incluem febre, dor refratária aos analgésicos, rim único, cálculos obstrutivos bilaterais, disfunção renal, pré-eclâmpsia ou outra complicação obstétrica, náuseas e vômitos persistentes, obstrução urinária que se agrava, cálculo > 1cm, ou ainda a impossibilidade de esclarecer as condições clínicas pelos métodos de imagem disponíveis. É importante ressaltar que apenas nas últimas duas décadas o tratamento cirúrgico passou a ser aceitável para as grávidas, pois acreditava-se que o risco seria muito grande para o feto. De fato, grande experiência foi adquirida nesse período com o tratamento endoscópico dos cálculos, além de importantes melhorias nos equipamentos utilizados, que possibilitam uma operação mais segura e resolutiva.

Antes da mudança de conceitos, o tratamento consistia apenas em drenagem do rim obstruído por nefrostomia ou por cateter de duplo jota, sendo o tratamento definitivo adiado para o período após o parto. Outras formas de tratamento urológico para o cálculo, como litotripsia extracorpórea por ondas de choque (LECO) e nefrolitotripsia percutânea (NLP), ainda são contraindicadas durante a gravidez. A LECO pode ser responsável por morte fetal, crescimento intrauterino restrito e deslocamento de placenta. A NLP exige tempo operatório maior, é mais invasiva, normalmente necessita que a paciente fique em decúbito dorsal e é realizada, na maioria das vezes, com auxílio da radioscopia.

Desse modo, o tratamento cirúrgico ideal para um cálculo ureteral obstrutivo é a ureterolitotripsia transureteroscópica, que consiste na introdução do ureteroscópio por via uretral até o cálculo, onde pode ser fragmentado e removido em pedaços menores. Em algumas situações, a drenagem pela introdução do cateter de duplo jota sem a remoção do cálculo é a melhor opção para evitar complicações. Cálculos muito grandes ou impactados em posição alta no ureter, presença de infecção, anomalias anatômicas, rim transplantado, complicações obstétricas, ou ainda a indisponibilidade de recursos obstétricos, urológicos ou anestésicos adequados, são alguns exemplos. Nesses casos, o tratamento definitivo do cálculo pode ser feito com maior segurança após o parto.

O primeiro trimestre da gestação é o período em que há maior risco de efeitos teratogênicos pela anestesia. Portanto, sempre que possível, o tratamento cirúrgico deve ser postergado para o início do segundo trimestre.

Algumas considerações

Em resumo, cálculos urinários durante a gestação não são raros e podem ocorrer por alterações no estado fisiológico da paciente. Uma cólica nefrética em gestante representa um cenário clínico complexo que exige atenção especial, por envolver riscos para a mãe e para o feto. Adicionalmente, o diagnóstico é mais complicado, uma vez que o exame padrão-ouro (TC) envolve o uso de radiação e, portanto, a ultrassonografia passa a ser o exame de escolha. Quando o exame é inconclusivo, alternativas como a urorressonância (HASTE) e a TC com baixa dose de radiação podem ser consideradas. O tratamento ideal da crise de cólica é a conduta conservadora, com controle da dor e melhora das condições clínicas, na tentativa de eliminação espontânea do cálculo. Em caso de falha dessa opção ou na presença de fatores de complicação, como infecção, o tratamento endoscópico urológico é necessário. Uma abordagem multidisciplinar com equipe experiente é mandatória para um desfecho seguro.

■ PIELONEFRITE NA GRAVIDEZ

Epidemiologia e relevância

As infecções do trato urinário (ITU) são as mais frequentes infecções bacterianas na população feminina. Uma ITU baixa não complicada é usualmente definida como cistite aguda que ocorre em paciente saudável, sem anormalidades do trato urinário, que não esteja grávida e que apresente sintomas como disúria, algúria, frequência miccional aumentada, dor suprapúbica e hematúria. A gravidez torna a cistite uma condição clínica especial em razão da restrição do uso de alguns medicamentos e da necessidade de maior atenção à possibilidade de ITU ascendente, ou pielonefrite aguda.

A pielonefrite aguda é a segunda causa mais frequente de internação hospitalar por causas não obstétricas, e estima-se que ela complique de 1% a 2% das gestações. O exame de urina deve sempre fazer parte do acompanhamento obstétrico, pois a bacteriúria assintomática (BU) é especialmente importante nessa população. Grávidas com BU carreiam risco de 20 a 30 vezes maior de desenvolverem pielonefrite. Adicionalmente, o tratamento da BU na gravidez reduz o risco de pielonefrite de 20% a 35% para 1% a 4%. A maioria dos casos ocorre no segundo ou terceiro trimestre de gestação, sendo frequente no período pré-parto.

O tratamento da BU, na maioria das vezes, não difere do empregado em casos de cistite não complicada. Na gravidez, as opções principais de antimicrobianos são a fosfomicina, as cefalosporinas, a nitrofurantoína (exceto em pacientes com deficiência de G6PD) e a amoxicilina com clavulanato.

Diversas variações fisiológicas predispõem a gestante para a ocorrência de pielonefrite. Conforme mencionado na abordagem da litíase urinária, a dilatação renal e ureteral torna-se evidente a partir do primeiro trimestre de gestação. Os movimentos peristálticos do ureter sofrem redução e o útero gravídico leva a compressão extrínseca, particularmente no lado direito. A bexiga fica com capacidade de armazenamento aumentada e disfunção contrátil que leva ao esvaziamento incompleto, como resultado da compressão do útero e relaxamento do tônus do músculo detrusor. Em conjunto, essas mudanças contribuem para a estase urinária. O aumento na filtração glomerular eleva os níveis de glicose urinária, que também se torna mais alcalina e propensa à proliferação de bactérias.

Como fatores de risco para a pielonefrite na gravidez, podem ser ainda citados: refluxo vesicoureteral, litíase urinária, diabetes, anemia ou traço falciforme, bexiga neurogênica, baixo nível socioeconômico, alta frequência de atividade sexual, uso recente de espermicidas, infecção urinária recente e incontinência urinária. A sobreposição desses fatores de risco também para a cistite reforça a teoria do mecanismo ascendente da infecção a partir da bexiga.

As complicações que podem advir da pielonefrite acometem tanto a mãe como o feto. A anemia é a mais comum, ocorrendo em aproximadamente 25% das pacientes. Cerca de 20% das mulheres com pielonefrite apresentam bacteriemia. As bactérias gram-negativas liberam endotoxinas que, quando atingem a corrente sanguínea materna, podem dar início a uma cascata de eventos sistêmicos causados por citocinas, histamina e bradicinina. Como consequências, dano endotelial, redução na resistência vascular periférica e alterações no débito cardíaco podem causar complicações sérias, como choque séptico, coagulação vascular disseminada e insuficiência respiratória.

O risco de parto prematuro causado pela pielonefrite é difícil de estimar, visto que essas condições compartilham fatores de risco semelhantes e o parto pode não ocorrer no início do processo infeccioso. A maioria das gestantes com pielonefrite no segundo e terceiro trimestres apresenta contrações uterinas. Na maioria das vezes, essas contrações são acompanhadas de pouca ou nenhuma dilatação cervical, mas a necessidade de avaliação obstétrica torna-se mais evidente. O tratamento tocolítico é reservado para

Capítulo 14 Urgências Urológicas

os casos que apresentam alterações cervicais, em virtude do risco de agravamento da endotoxemia e da possibilidade de edema pulmonar agudo.

Diagnóstico

Os sinais e sintomas da pielonefrite aguda incluem febre com calafrios, dor lombar, náuseas e vômitos, dolorimento no ângulo costovertebral e, menos comumente, sintomas de cistite, como disúria e aumento da frequência miccional. O clássico sinal de Giordano é positivo quando há dor exagerada na região lombar à punhopercussão local.

Nas gestantes, a ITU deve ser sempre confirmada por meio da análise da urina. O exame de urina típico mostra bacteriúria, piúria e hematúria, que serão discutidas a seguir. A bacteriúria é considerada por muitos o fator diagnóstico mais importante. Entretanto, nas infecções com contagem de bactérias baixa (10^2 a 10^4 unidades formadoras de colônia por mililitro – UFC/mL), o exame microscópico da urina pode não identificar bactérias. Quando a contagem é $> 10^5$ UFC/mL, a bacteriúria é identificada em mais de 90% dos casos. Existe ainda a possibilidade de que sejam encontradas bactérias no sedimento urinário mesmo quando a urocultura não revela crescimento bacteriano. Essas situações de exames com resultados falso-positivos comumente se devem às bactérias da flora vaginal normal.

A piúria é definida como a presença de mais de cinco leucócitos por campo (aumento de 400×) no sedimento urinário e é um achado que corrobora bastante o diagnóstico da ITU. Todavia, é importante lembrar a possibilidade de piúria estéril, ou seja, na ausência de infecção urinária. Como exemplos, podem ser citados cálculos urinários, corpos estranhos e tuberculose geniturinária. Em pacientes com pielonefrite, a sedimentoscopia costuma revelar ainda cilindros leucocitários.

A hematúria (mais de três hemácias/campo – aumento de 400×) é vista em até 60% dos casos de infecção urinária e, em conjunto com a bacteriúria, representa os achados mais específicos no exame de urina-rotina, embora tenha baixa sensibilidade.

A urocultura é o método mais específico para detecção do processo infeccioso, pois possibilita a identificação da bactéria causadora da infecção, além de poder definir ainda o perfil de resistência desta aos antibióticos comumente utilizados. A contagem de 10^5 UFC/mL é diagnóstica de infecção, embora existam falso-positivos. Normalmente, essas situações podem ser identificadas pela presença de várias células epiteliais no sedimento urinário. A urocultura também é diagnóstica quando a paciente é sintomática e são encontradas $> 10^2$ a 10^4 UFC/mL. O uropatógeno mais comumente encontrado é a *Escherichia coli*, que está presente em 70% a 85% das pacientes. Outras gram-negativas incluem *Klebsiella*, *Enterobacter* e *Proteus* spp.

Complementando a avaliação laboratorial, devem ser solicitados ainda hemograma completo, função renal e ionograma. São frequentes aumentos transitórios da creatinina sérica e também distúrbios hidroeletrolíticos, quando o quadro clínico é mais grave. Deve ser ressaltado o fato de haver aumento da função renal na gravidez. Portanto, são esperados valores inferiores de creatinina sérica na gestante (até 0,5mg/dL). Valores considerados normais em uma mulher não grávida podem significar insuficiência renal quando ela está grávida. Quando a creatinina sérica é > 0,8mg/dL, recomendam-se avaliações mais aprofundadas na função renal. Da mesma maneira, a proteinúria na gravidez não é considerada anormal até 300mg de proteína em 24 horas. A hemocultura é comumente solicitada na vigência de pielonefrite, embora sua utilidade prática seja questionada por não oferecer resultados diferentes da urocultura na maioria dos casos.

Tratamento

O tratamento da pielonefrite na gestação envolve tanto a erradicação das bactérias do trato urinário como a estabilização clínica da mãe, para que a gravidez possa ser levada ao termo com segurança. A participação de equipe multidisciplinar é desejável, podendo ser necessária a opinião do obstetra, do urologista e, eventualmente, também do intensivista e do neonatologista.

A escolha do medicamento depende, entre outros fatores, do histórico de hipersensibilidade da paciente, da função renal, do custo e do perfil de resistência da bactéria causadora da infecção. Como regra geral, as penicilinas e cefalosporinas são consideradas seguras na gravidez. Esses fármacos atingem concentrações satisfatórias no parênquima renal e na urina logo após sua administração, e seu espectro de ação inclui a maioria dos uropatógenos. A ampicilina permaneceu por algum tempo como o medicamento de escolha para a pielonefrite na gestação, dados seu baixo custo, o risco mínimo para a mãe e o feto e o histórico de eficácia. Todavia, o perfil de resistência dos uropatógenos sofreu modificações e cerca de 40% a 60% das cepas de *E. coli* tornaram-se resistentes à ampicilina. Como resultado, as cefalosporinas de primeira geração ocuparam o lugar da ampicilina como medicamento de escolha nesses casos. A cefazolina apresenta a mesma eficácia contra os uropatógenos mais comuns que as cefalosporinas de espectro mais amplo, a um custo inferior.

As tetraciclinas são contraindicadas na gravidez por seu efeito quelante do cálcio nas estruturas fetais e consequentes descoloração dos dentes e inibição do crescimento ósseo, quando há exposição intrauterina. Já as quinolonas, apesar de atingirem altas concentrações no rim e serem os antimicrobianos de escolha para o tratamento das pielonefrites nas pacientes não grávidas, carreiam risco de artropatias fetais e não devem ser usadas pelas gestantes.

Os aminoglicosídeos se destacam pela elevada concentração no tecido renal, mas seu uso carreia o risco potencial de ototoxicidade. Atualmente, a gentamicina tem sido usada com frequência na gravidez, sem relatos de complicações congênitas. Ainda assim, sugere-se cautela com seu uso, não sendo agente de primeira linha nessa população também por problemas potenciais relativos à função renal.

Capítulo 14 Urgências Urológicas

Quadro 14.1 Posologia dos principais antimicrobianos injetáveis utilizados para pielonefrite na gravidez

Antimicrobiano	Posologia (administração EV)
Ampicilina	1 a 2g a cada 6h
Gentamicina	80mg a cada 12h
Ampicilina/sulbactam	1 a 2g a cada 6h
Cefazolina	1 a 2g a cada 8h
Ceftriaxona	1 a 2g a cada 24h

A administração EV do antimicrobiano escolhido deve continuar até que a paciente passe 48 horas sem febre, quando então a VO pode ser utilizada. A duração recomendada para o tratamento é de 10 a 14 dias. O Quadro 14.1 mostra as classes de antimicrobianos comumente empregados para o tratamento da pielonefrite na gravidez e sua posologia para administração EV.

A estabilização clínica da paciente envolve a monitoração do estado de hidratação e do débito urinário. É comum a gestante com pielonefrite se apresentar desidratada e com necessidade de reposição hídrica e eletrolítica EV.

Se não houver melhora documentada após 72 horas de tratamento, é importante procurar por possíveis complicações, como resistência bacteriana ao antimicrobiano, urolitíase ou abscesso perinefrético. Exames de imagem estão indicados nessa avaliação, preferencialmente a ultrassonografia, por não envolver o uso de radiação. A ressonância magnética pode ser empregada em casos de dúvida.

A recorrência de pielonefrite é relatada em 6% a 8% das mulheres. A incidência é menor quando são utilizadas doses supressivas de antimicrobianos. Assim, nesses casos, após o tratamento da pielonefrite, a gestante deve receber doses diárias de nitrofurantoína, 100mg, ou cefalexina, 250 a 500mg, durante toda a gravidez e por 4 a 6 semanas após o parto.

Pontos críticos

Um aspecto importante no tratamento da pielonefrite nas grávidas consiste na avaliação da necessidade de internação hospitalar. A experiência acumulada com o tratamento das pacientes que não estão grávidas possibilita a opção pelo regime ambulatorial quando não há sepse, *diabetes mellitus*, imunossupressão ou doença crônica, desde que a VO esteja preservada. A extrapolação dessa conduta para as gestantes parece ser limitada pelos resultados da literatura.

Há mais de duas décadas, o American College of Obstetricians and Gynecologists recomendou que as grávidas com pielonefrite fossem tratadas em regime de internação hospitalar. O alto custo envolvido com essa prática motivou a realização de estudos, cujos resultados não modificaram de maneira expressiva a antiga recomendação.

Cumulativamente, os estudos encorajam o tratamento ambulatorial da pielonefrite aguda apenas no primeiro e no início do segundo trimestre de gravidez. Os critérios mais aceitos para a seleção são idade gestacional até 24 semanas, ausência de comorbidades, compreensão e aceitação por parte da paciente e sua família, febre < 38°C e boa tolerância alimentar. Adicionalmente, a paciente não deve apresentar sinais de sepse nem ter infecções repetidas, histórico de problema obstétrico ou diagnóstico incerto.

É importante respeitar um período de observação clínica, quando deve ser realizada a hidratação e iniciado o uso de ceftriaxona IM. A revisão laboratorial deve incluir hemograma completo, provas de função renal, ionograma, exame de urina com bacterioscopia (Gram) e urocultura. Embora a urocultura não ajude inicialmente, cerca de 10% das pacientes não terão boa resposta ao tratamento inicial e o resultado da cultura poderá guiar a terapia subsequente.

É importante ressaltar a importância do acompanhamento ambulatorial cuidadoso até que se assegure a cura clínica e microbiológica. A terapia intramuscular pode ser trocada por cefalexina, 500mg VO, a cada 6 horas, ou outro substituto por mais 7 a 10 dias. Recomenda-se que a via IM não seja mantida por mais de 5 dias. Quando o tratamento por VO for iniciado, a paciente deve ser reavaliada em 24 horas. Ao final do tratamento, deve ser feito o controle de cura por nova urocultura, e alguns autores recomendam o uso de antibioticoprofilaxia com nitrofurantoína, 100mg/dia, até 4 a 6 semanas após o parto em todas as pacientes.

Algumas considerações

A abordagem padrão para a pielonefrite aguda na gravidez inclui hospitalização, hidratação EV, administração de antitérmicos e analgésicos, além da antibioticoterapia parenteral. Há dados insuficientes na literatura para recomendação de um único regime antibacteriano, sendo aconselhável a avaliação do perfil de resistência aos antibióticos de cada hospital. Na medida em que mais microrganismos vão se tornando resistentes, os médicos enfrentam desafios adicionais para o tratamento. Existem evidências de que a pielonefrite aguda pode ser tratada em regime ambulatorial até a idade gestacional de 24 semanas, desde que a paciente apresente bom estado geral de saúde, sem sinais de obstrução das vias urinárias, e não manifeste sinais de sepse. A partir de 24 semanas de gestação, a internação hospitalar é a conduta mais segura.

Leitura sugerida

Butler EL, Cox SM, Eberts EG, Cunningham FG. Symptomatic nephrolithiasis complicating pregnancy. Obstet Gynecol 2000; 96:753-6.

Jolley JA, Wing DA. Pyelonephritis in pregnancy. An update on treatment options for optimal outcomes. Drugs 2010; 70(13):1643-55.

Lima DX, Câmara FP, Fonseca, CEC. Urologia – bases do diagnóstico e tratamento. 1. ed. São Paulo: Atheneu, 2014.

Mullins JK, Semins MJ, Hyams ES, Bohlman ME, Matlaga BR. Half fourier single shot turbo spin echo magnetic resonance urography for the evaluation of suspected renal colic in pregnancy. Urology 2012; 79:1252-5.

Rana AM, Aquil S, Khawaja AM. Semirigid ureteroscopy and pneumatic litotripsy as definitive management of obstructive ureteral calculi during pregnancy. Urology 2009; 73:964-7.

Semins MJ, Matlaga BR. Kidney stones during pregnancy. Nat Rev Urol 2014; 11:163-8.

Warren JW, Abrutyn E, Hebel JR et al. Guidelines for antimicrobial treatment of uncomplicated acute bacterial cystitis and acute pyelonephritis in women. Infectious Diseases Society of America (IDSA). Clin Infect Dis 1999; 29:745-58.

Wing DA, Hendershott CM, DeBuque L et al. Outpatient treatment of acute pyelonephritis in pregnancy after 24 weeks. Obstet Gynecol 1999; 94(5Pt1):683-8.

15

Emergências na Gestante com Doença Falciforme

Regina Amélia Lopes Pessoa Aguiar
Vanessa Fenelon

■ INTRODUÇÃO

Doença falciforme (DF) é uma doença genética de etiologia autossômica recessiva, causada por alteração na estrutura da hemoglobina (Hb). Essa alteração leva à produção anormal de hemoglobinas, que sofrem falcização e hemólise. Sua incidência varia no mundo, sendo descrita com maior frequência no Mediterrâneo, no Caribe, na América do Sul, na América Central e no leste da Índia.

A ocorrência de falcização e hemólise determina a redução da quantidade de oxigênio que chega aos tecidos, resultando em lesão tecidual aguda e crônica. O diagnóstico clínico frequentemente é realizado na infância, pois as crianças afetadas tornam-se sintomáticas após 4 meses de idade. Entretanto, diversos países, como o Brasil, incluem a pesquisa de DF na triagem neonatal, o que possibilita a identificação dos afetados antes do surgimento dos sintomas clínicos da doença. Isso favorece um melhor controle da doença e o aumento na sobrevida dos doentes. Em nosso meio, apesar de a DF fazer parte dos programas de triagem neonatal há quase duas décadas, uma parcela significativa da população adulta afetada desconhece seu diagnóstico. Por isso, a investigação adequada da etiologia da anemia crônica em mulheres em idade reprodutiva é de extrema importância, já que a morbimortalidade dessas mulheres durante o ciclo gravídico-puerperal é bastante aumentada em relação à população em geral.

A detecção precoce da doença por meio de triagem neonatal, associada à instituição de antibioticoprofilaxia com penicilina, imunização contra bactérias encapsuladas e, mais recentemente, hidroxiureia, tem favorecido a possibilidade de que maior número de mulheres com DF alcance a idade reprodutiva e engravide.

As alterações fisiológicas da gravidez podem influenciar significativamente as condições clínicas da mãe e aumentar o risco de complicações obstétricas e hematológicas. Embora as complicações maternas e fetais sejam mais frequentes do que na população não acometida, as pacientes com DF não apresentam contraindicação absoluta para a gravidez, exceto em casos extremos, como a existência de hipertensão pulmonar, por exemplo.

A educação das pacientes, o aconselhamento reprodutivo com planejamento pré--concepcional e o acesso ao acompanhamento no pré-natal especializado de maneira intensiva e multidisciplinar podem minimizar a morbimortalidade materna.

■ INCIDÊNCIA

A DF tem ampla distribuição mundial, sendo a doença monogênica mais comum na população humana. Estima-se que a cada ano nasçam cerca de 370 mil afetados no mundo. De acordo com a Organização Mundial da Saúde (OMS), 5% da população mundial são portadores do gene da DF. As hemoglobinas variantes de maior significado clínico são as hemoglobinas S, C, e E. O gene da HbS tem grande frequência no oeste da África, com aproximadamente 25% dos indivíduos heterozigotos para HbS. As populações do Mediterrâneo, do Caribe, das Américas Central e do Sul, Arábia e leste da Índia também têm alta frequência do alelo da hemoglobina S.

No Brasil, a distribuição da DF está dispersa na população de maneira heterogênea, com prevalência mais alta nos estados com maior concentração de afrodescendentes. Os dados do Programa Nacional de Triagem Neonatal mostram que, no estado da Bahia, a incidência de DF é de 1:650, enquanto a do traço falciforme (TF) é de 1:17 entre os nascidos vivos. No Rio de Janeiro, a incidência é de 1:1.200 para a doença e de 1:21 para o TF. Já em Minas Gerais, a proporção é de 1:1.400 com a doença e 1:23 com TF. Com base nesses dados, calcula-se que nasçam, por ano, cerca de 3.500 crianças com DF e 200 mil portadoras de TF no país. Diante desse cenário, a DF deve ser encarada como problema de saúde pública.

■ FISIOPATOLOGIA

A HbS resulta da substituição da adenina pela tiamina na sexta posição do gene, diminuindo sua capacidade de transportar o oxigênio até os tecidos e causando disfunção em vários órgãos.

A DF não inclui apenas indivíduos homozigotos para a HbS (anemia falciforme), mas também aqueles que têm HbS e outra anormalidade na estrutura da betaglobina, como a hemoglobina C (hemoglobinopatia SC). A hemoglobina C é decorrente da subs-

Capítulo 15 Emergências na Gestante com Doença Falciforme

tituição da adenina por guanina no gene da betaglobina, resultando na substituição da lisina por ácido glutâmico. Esta e outras anormalidades da hemoglobina, quando associadas à hemoglobina S, podem causar fenômenos vasoclusivos e anemia hemolítica semelhante à encontrada na forma homozigota.

Como citado previamente, a desoxigenação dos eritrócitos que contêm a hemoglobina com estrutura alterada determina a polimerização dessa Hb e os eritrócitos adquirem o formato de foice. A falcização e a desfalcização dos eritrócitos causam lesão em sua membrana, tornando-a permanentemente deformada.

As células falciformes podem ocluir os vasos e promover dor e lesão crônica dos órgãos, o que reduz a expectativa de vida do indivíduo afetado. Essas células aderem ao endotélio vascular e capturam novas células nos vasos de pequeno calibre, levando à diminuição do fluxo sanguíneo. Os leucócitos contribuem com o processo de vasoclusão porque, ao aderirem à parede dos vasos, ocasionam uma resposta inflamatória local, que promove recrutamento e adesão de novos leucócitos e plaquetas. A vasoclusão, por si só, contribui para a manutenção do processo. Nos vasos ocluídos, as células endoteliais aumentam a expressão das moléculas de adesão encontradas nas plaquetas, nos leucócitos e na hemoglobina.

A expressão fenotípica e a gravidade da DF variam bastante entre os indivíduos afetados. Isso porque existe diferença na expressão de alguns genes DF que regulam a sobrevida das hemácias, a adesão das células ao endotélio, o transporte de ânions através da membrana da hemoglobina e a osmolaridade urinária.

■ DIAGNÓSTICO

O diagnóstico da doença falciforme é feito pela eletroforese da hemoglobina (Quadro 15.1). Na forma homozigota (anemia falciforme), a maioria das hemoglobinas é HbS, com pequena quantidade de hemoglobina A2 e F. Na forma SC, encontram-se tanto HbS como HbC. O TF é identificado pela maior porcentagem de hemoglobina A, sendo assintomático.

Quadro 15.1 Diagnóstico da hemoglobinopatia através da eletroforese

Transtorno da Hb	HbAS	HbSS	HbSC	HbS/β-talessemia
A	60 a 75	0	0	10 a 35
S	20 a 40	80 a 95	40 a 45	55 a 80
C	0	0	50 a 60	0
A_2	2 a 3	2,9	0	5,0
F	2 a 5	3 a 20	1 a 3	5,9

Fonte: Ausiello & Goldman, 2005.

CARACTERÍSTICAS DO HEMOGRAMA NA DOENÇA FALCIFORME

A doença falciforme é caracterizada por hemólise. A medula óssea responde com aumento da produção de células vermelhas em cinco a 10 vezes, mas falha em manter o ritmo com a destruição constante, resultando em anemia. A anemia geralmente é grave, mas pode variar de indivíduo para indivíduo, sendo mais leve na forma SC. Tipicamente, a quantidade de hemácias é de aproximadamente 2 a 3 milhões/μL, com redução de hemoglobina proporcional para níveis de 5 a 11g/dL. As hemácias são normocíticas e normocrômicas. Ocorre reticulocitose entre 10% e 20%, podendo ser > 35%. Os leucócitos geralmente estão aumentados entre 10 mil e 30 mil, sendo considerado um fator de mau prognóstico nas pacientes com DF. As plaquetas também podem estar aumentadas e apresentar queda durante a crise vasoclusiva.

SINTOMATOLOGIA

A crise falciforme é caracterizada por isquemia e necrose em vários órgãos, ocasionando dor. As lesões agudas e crônicas da DF incluem a síndrome torácica aguda (que pode estar acompanhada de pneumonia típica e atípica), sequestro esplênico agudo, crise aplásica, autoesplenectomia (no caso de HbSS), esplenomegalia (nas formas variantes – SC e outras), acidente vascular encefálico (AVE), hepatomegalia, úlceras de perna, infarto pulmonar, osteonecrose da cabeça do fêmur e úmero, lesão na medula renal e suscetibilidade a infecções, principalmente por bactérias encapsuladas.

A eventos agudos da doença falciforme durante a gestação são descritos a seguir.

Crise álgica

Caracteriza-se por quadro de dor de intensidade variável que acomete ossos e articulações ou qualquer parte do corpo. O local acometido pode ou não estar associado a edema, rubor e calor.

Trata-se da principal causa de hospitalização em indivíduos com doença falciforme. Na gestação, ocorre mais frequentemente no terceiro trimestre e no puerpério. Frio, alta altitude, infecções, desidratação, acidose e estresse são alguns dos fatores desencadeantes, os quais podem ou não ser facilmente identificados. As pacientes geralmente já apresentaram episódio anterior e são, portanto, capazes de identificá-la como típica.

O tratamento consiste em identificar, quando possível, os fatores desencadeantes, afastá-los ou tratá-los, e controlar rápida e efetivamente a dor.

A abordagem terapêutica inicial consiste em acreditar na gravidade e intensidade da dor relatada pela gestante. O uso da escala visual analógica e numérica de dor auxilia tanto a caracterização da intensidade da dor como a avaliação da resposta às medidas instituídas.

A hidratação deve ser oral (60mL/kg de peso) e, caso a paciente não a tolere, inicia-se hidratação venosa com soro glicofisiológico (400 SG I5% + 100 SF 0,9%) com o objetivo de complementar a necessidade hídrica da paciente. Inicialmente, infunde-se a uma velocidade de 125mL/h.

O esquema de analgesia deve objetivar o controle imediato da dor, de modo eficaz e seguro, avaliando cada passo do protocolo disponível no serviço. A administração dos medicamentos depende da gravidade da dor, devendo a medicação ser individualizada. As modificações terapêuticas dependem da resposta inicial. A opção por agentes de potência crescente dependerá dessas avaliações (Figura 15.1 e Quadro 15.2).

Oxigenoterapia deverá ser fornecida quando a oximetria for inferior ao basal da paciente ou, na ausência dessa informação, o necessário para mantê-la > 95%.

A redução da analgesia após 2 a 3 dias sem dor pode ser considerada, e a dose EV deve ser substituída por dose oral equivalente. Alta hospitalar poderá ocorrer após controle da dor.

A hemotransfusão não é realizada de rotina para o tratamento da crise álgica, mas pode estar indicada em casos refratários às medidas anteriores ou se ocorrer queda de 20% do hematócrito basal durante um evento vasoclusivo.

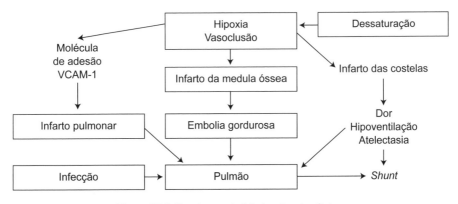

Figura 15.1 Abordagem sindrômica da crise álgica.

Quadro 15.2 Analgésicos utilizados para controle da crise álgica

Dipirona	500mg	VO, EV	4 a 6h
Paracetamol	500 a 1.000mg	VO	4 a 6h
Codeína	10 a 20mg	VO, retal	4 a 6h
Morfina	10 a 30mg	VO, EV, SC	3 a 4h
Metadona	2,5 a 10mg	VO, EV, IM	4h (1ª, 2ª, 3ª); 6 a 12h
Tramadol	100mg	VO, EV	6 a 6h

Síndrome torácica aguda

Segunda maior causa de hospitalização entre pacientes com doença falciforme, caracteriza-se por um novo infiltrado pulmonar (consolidação alveolar e não atelectasia), geralmente localizado na base do pulmão direito, associado a febre, dor torácica, taquipneia, tosse, sibilos e hipoxemia.

Toda gestante com queixa de dor torácica deve ser avaliada na urgência, levando-se em consideração a possibilidade de crise torácica aguda. O tratamento adequado e precoce pode reduzir de maneira significativa o risco de morte dessas mulheres.

Esse tratamento consiste em abordar, de modo simultâneo, as três bases de sua fisiopatologia: embolia gordurosa, vasoclusão pulmonar e infecção (Figura 15.2).

A hidratação venosa deve ser cautelosa com o objetivo de prevenir congestão pulmonar. A indicação de exsanguineotransfusão deve ser sempre discutida com o hematologista de referência da paciente. O esquema antimicrobiano de primeira linha nessa situação consiste na associação de ceftriaxona e azitromicina.

Sequestro esplênico

Visto principalmente em crianças com HbSS, pode ocorrer em adultos com formas variantes, como HbSC. Caracteriza-se por aumento súbito do baço, > 3cm do rebordo costal esquerdo. A hemoglobina cai mais de 2g/dL, sendo frequentemente < 5g/dL, o que pode estar associado a choque hipovolêmico. Os reticulócitos aumentam. A esplenomegalia regride após resolução do processo, mas as recorrências são comuns.

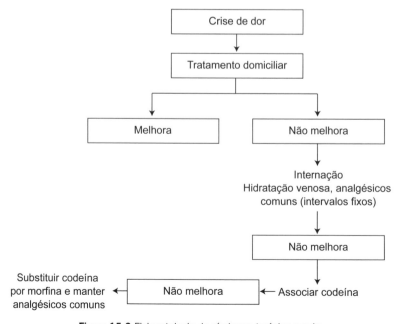

Figura 15.2 Fisiopatologia da síndrome torácica aguda.

O tratamento consiste em internação e correção da volemia com cristaloides. A transfusão de concentrado de hemácias fenotipadas e deleucotizadas deve ser cuidadosa, porque o sangue retido no baço retorna à circulação sanguínea após a resolução do quadro, podendo causar hiperviscosidade sanguínea e desencadear novos eventos vasoclusivos.

Outro evento que envolve o baço é o hiperesplenismo, uma esplenomegalia que se mantém por pelo menos 3 meses. A borda inferior do baço é geralmente 6cm maior do que o rebordo costal esquerdo. A hemoglobina é frequentemente < 6g/dL e a contagem de reticulócitos está elevada.

Acidente vascular encefálico

O AVE pode ser isquêmico ou hemorrágico. Trata-se de uma das complicações mais graves da doença falciforme. O AVE isquêmico ocorre principalmente nas pacientes com HbSS, sendo raro naquelas com HbSC e S-talassemias. O infarto cerebrovascular é causado pela baixa disponibilidade do oxigênio para o sistema nervoso central, o que pode resultar em incapacidade permanente ou temporária. Ataque isquêmico transitório, alteração neurológica de início repentino e breve duração, também pode ocorrer.

Déficit neurológico focal, convulsões, alteração da consciência, paresia, afasia, confusão mental e cefaleia de grande intensidade são sinais e sintomas sugestivos de AVE.

A internação e a avaliação neurológica são mandatórias para abordagem correta da paciente com suspeita de AVE (Figura 15.3).

Febre

As paciente com DF, principalmente a forma homozigota, apresentam asplenia funcional secundária a eventos vasoclusivos esplênicos durante a infância, o que aumenta sua suscetibilidade a infecções por bactérias encapsuladas, *Streptococcus pneumoniae* e *Haemophylus influenzae* tipo B, *Escherichia coli, Salmonella* spp e *Klebsiella*. Os principais sítios de infecção são trato respiratório inferior, trato urinário e vias biliares.

Os sinais de infecção sistêmica incluem febre, tremores, calafrios, letargia, mal-estar e hipotensão, frequentemente presentes nesse grupo de pacientes. É essencial a revisão cuidadosa dos sistemas e do estado hemodinâmico. Hemograma, PCR, hemocultura e urocultura, além de outros exames, de acordo com a clínica, são solicitados na admissão. A antibioticoterapia é orientada pelo resultado da hemocultura.

Pacientes com DF evoluem para septicemia mais frequentemente do que a população em geral e podem morrer em poucas horas; logo, as infecções são sempre consideradas graves.

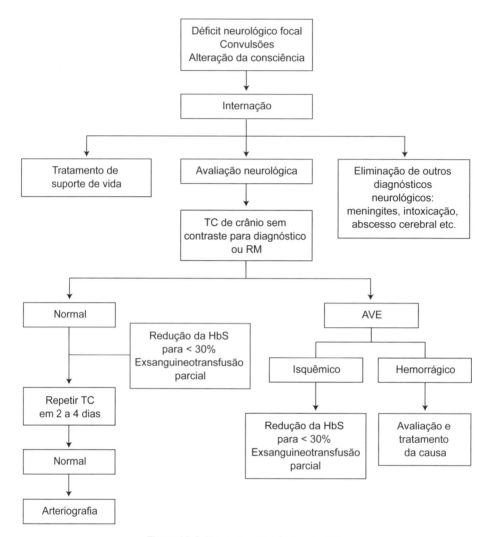

Figura 15.3 Abordagem sindrômica do AVE.

Alterações hepáticas da DF durante a gestação

Sequestro hepático agudo é raro e se caracteriza por rápida hepatomegalia, acompanhada de diminuição da hemoglobina e do hematócrito e aumento da contagem de reticulócitos. Acompanha-se de dor, febre baixa, náusea, piora da icterícia, hepatomegalia dolorosa, TGO e TGP elevados e BT > 15. Em geral, é autolimitada e dura de 3 a 14 dias. O tratamento consiste em hidratação, analgésico e exsanguineotransfusão.

Colestase intra-hepática

Consiste na forma grave de crise hepática aguda. A taxa de mortalidade aproxima-se de 37% nas séries publicadas. Estão presentes dor, hepatomegalia súbita, náuseas,

Capítulo 15 Emergências na Gestante com Doença Falciforme

vômitos, febre, elevação moderada de transaminases, hiperbilirrubinemia (principalmente bilirrubina direta), coagulopatia e falência hepática.

Sua fisiopatologia consiste na falcização de hemoglobina S no interior dos sinusoides hepáticos, o que promove estase vascular, isquemia e hipoxia local, seguidas por lesão tecidual, que torna os hepatócitos "cheios", caracterizando a colestase intracanalicular.

O tratamento consiste em medidas de suporte e exsanguineotransfusão.

Compartimento fetal

A paciente gestante com doença falciforme, durante um evento vasoclusivo, pode apresentar oligoidrâmnio e alteração do perfil biofísico fetal, que devem ser avaliados cuidadosamente, uma vez que tendem à normalização após a resolução do quadro. Em geral, não se observa alteração na dopplerfluxometria fetal e na artéria umbilical.

Crise aplásica

Caracteriza-se pela queda súbita da hemoglobina, ocasionada pela falha na produção de eritrócitos, sendo frequentemente causada pelo parvovírus B19. Indivíduos com DF dependem de alta produção de eritrócitos e são incapazes de tolerar a aplasia transitória da medula óssea.

Leitura sugerida

ACOG Practice Bulletin. Hemoglobinopatias in pregnancy. Obstet Gynecol 2007; 109(1).

Ahmed S, Shahid RK, Russo LA. Unusual causes of abdominal pain: sickle cell anemia. Best Pract Res Clin Gastroenterol 2005; 19(2):297-310.

Brasil. Ministério da Saúde. Coordenação de hemoderivados. Disponível em: < http://portal.saude.gov.br/portal/arquivos/pdf/doenca_falciforme_Novais_pop_negra.pdf >. Acesso em: nov. 2014.

Brasil. Ministério da Saúde. Manual de eventos agudos em doença falciforme. Brasília (DF), 2009.

Cardoso PSR, Aguiar RALP, Viana MB. Rev Bras Hematol Hemoter 2014; 36(4):256-63.

Dauphin-Mckenzie N, Gilles JM, Jacques E, Harrington T. Sickle cell anemia in the female patient. Obstet Gynecol Surv 2006; 61(5):343-62.

Gladwin MT, Vichinsky E. Mechanisms of disease pulmonary complications of sickle cell disease. N Engl J Med 2008; 359(21):2254-65.

Guidelines for the management of the acute painful crisis in sickle cell disease. Brit J Haematol 2003; 120(5):744-52.

Hassel K. Pregnancy and sickle cell disease. Hematol Oncol Clin North Am 2005; 19(5):903-16.

Rappaport VJ, Velazquez M, Williams K. Hemoglobinopathies in pregnancy. Obstet Gynecol Clin North Am 2004; 31(2):287-317.

Rogers DT, Molokie R. Sickle cells disease in pregnancy. Obstet Gynecol Clin North Am 2010; 37(2):223-37.

Wilson M. Hemoglobinopathy and sickle cell disease. Continuing Education in Anaesthesia, Critical Care and Pain 2010; 10(1):24-8.

Yawn BP, Buchanan GR, Afenyi-Annan AN et al. Management of sickle cell disease: summary of the 2014 evidence-based report by expert panel members. JAMA 2014; 312(10):1033-48.

Zago MA, Pinto ACS. Fisiopatologia das doenças falciformes: mutação genética a insuficiência de múltiplos órgãos. Rev Bras Hematol Hemoter 2007; 29(3):207-14.

16

Urgências Ortopédicas na Gestação

Luiz Cláudio M. França
Rafael Gonçalves Duarte
Philipe Eduardo Carvalho Maia

■ INTRODUÇÃO

Nas pacientes entre 10 e 50 anos de idade, vítimas de traumatismo, a possibilidade de gravidez deve ser sempre considerada. A gestante traumatizada representa uma situação à parte, uma vez que dois indivíduos são acometidos ao mesmo tempo. Além disso, as adaptações fisiológicas do organismo materno durante a gravidez alteram o padrão normal de resposta ante as diferentes variáveis envolvidas no trauma.

O trauma é a principal causa de mortes não obstétricas durante a gravidez e continua a preocupar cirurgiões de trauma, obstetras e ginecologistas. Se a paciente está grávida no momento, a incidência de complicações aumenta 19,3%, e de cada 12 gestantes, uma apresenta adversidades. Em um estudo prospectivo, controlado, Pearlman e cols. concluíram que o descolamento prematuro de placenta foi a complicação grave mais comum.

Vários estudos concordam que, em geral, o feto está sob maior risco de morte do que a mãe.

O manejo agudo da paciente politraumatizada grávida e seu bebê tem gerado controvérsias quanto às preocupações com a mãe ou com o bem-estar fetal. No entanto, essas discussões são mais comuns nos casos em que a mãe apresenta ferimentos leves. Nos traumatismos graves, a maioria dos autores concorda que a condição da mãe influencia diretamente o destino do feto. Além disso, dados recentes têm revelado que ISS (*Injury Severity Score*) elevado, baixo nível de hemoglobina materna na admissão e a incidência de coagulação intravascular disseminada são fatores importantes na predição da mortalidade fetal. Assim, o melhor cuidado em relação ao feto consiste em prover um tratamento adequado à mãe, uma vez que a vida dele é totalmente dependente da integridade anatomofisiológica materna.

Na gestante com traumatismo grave, a causa mais frequente é o acidente por veículo motorizado, seguido por quedas e agressão direta. A violência doméstica é causa frequente e em ascensão de lesões entre as mulheres em qualquer fase da vida, independente do estado social, econômico e cultural. Alguns padrões de lesões podem sugerir a presença de violência doméstica: gravidade das lesões inconsistente com a história relatada; depressão, diminuição da autoestima e tentativas de suicídio; procura frequente por atendimento médico de emergência; sintomas sugestivos de consumo abusivo de substâncias ilícitas; maridos ou companheiros que insistem em estar presentes na anamnese e no exame físico, além da tentativa de monopolizar a discussão e a insistência da mulher em assumir a culpa pelas lesões sofridas.

As prioridades no atendimento e tratamento da gestante traumatizada são as mesmas adotadas para a paciente não grávida. Assim, o ABCDE do paciente traumatizado deve seguir a mesma ordem na paciente grávida. Existem, todavia, algumas peculiaridades: a paciente deve ser mantida em decúbito lateral esquerdo, para que o útero não comprima a veia cava inferior, o que diminui o retorno venoso e pode agravar o choque circulatório; em caso de suspeita de lesão cervical, a paciente deve ser mantida em posição supina, com elevação do quadril direito por meio de coxim, e o útero deve ser deslocado manualmente para a esquerda; devido ao maior consumo de oxigênio pela gestante, a suplementação de oxigênio necessita ser prontamente instituída; também é importante lembrar que está contraindicado o uso de agentes vasopressores para restauração da pressão arterial, pois esses fármacos podem diminuir ainda mais o fluxo sanguíneo fetal, já que a vascularização placentária é extremamente sensível à estimulação por catecolaminas, levando à hipoxia fetal.

O uso do cinto de segurança diminui a incidência de morte e lesões maternas por prevenir a ejeção do veículo. Os cintos de três pontos dissipam as forças em uma superfície maior, o que os torna mais eficientes. Entretanto, deve-se ter atenção quanto a seu uso correto. A porção abdominal deve ficar abaixo das cristas ilíacas anterossuperiores e não sobre o abdome. Em relação ao mecanismo de trauma, Aitokallio-Tallberg e cols. avaliaram acidentes automobilísticos em 35 pacientes durante o segundo e terceiro trimestres de gravidez. Ocorreram cinco mortes fetais, sendo uma por morte materna e quatro secundárias a descolamento prematuro da placenta. As colisões frontais tinham consequências mais leves, mas o impacto lateral produzia quadros mais graves. Argumentou-se que o cinto de segurança poderia proteger o abdome durante uma colisão frontal. No entanto, em impactos laterais, ocorreria pouca ou nenhuma proteção, especialmente para o feto.

Em caso de indicação cirúrgica, devem ser lembrados os possíveis efeitos de exames radiológicos nas gestantes. O risco de anomalias congênitas após a exposição depende da dose de radiação e da idade gestacional. Apesar de a maioria dos procedimentos diagnósticos não envolver doses de exposição fetal > 50mGy (limite para risco teratogênico), a realização de exames radiográficos deve ser limitada durante o primeiro trimestre da gravidez. Após 20 semanas de gestação, a principal preocupação passa a ser o potencial oncogênico. Em uma tomografia computadorizada de abdome e pelve, a dose de radiação é estimada em 25mGy, devendo ser usada em situações de exceção. Não foram observados efeitos biológicos negativos para o desenvolvimento do feto com o uso da ressonância magnética (RM), a qual é considerada um exame seguro para avaliação de afecções ortopédicas maternas durante a gestação. A ultrassonografia é exame também seguro e largamente utilizado durante a gestação.

A incidência de traumatismos na gestante alcança 6%, segundo dados da literatura. Morte fetal ocorre em 4% a 61% dos casos, dependendo do mecanismo, do tipo e da gravidade das lesões maternas, além do uso de cinto de segurança e da presença de sistema de prevenção passiva, como *air bag*, entre outros.

Embora traumatismo grave resulte em complicações para as mulheres e seus bebês, são poucas as informações publicadas. Especificamente sobre o impacto das lesões ortopédicas, principalmente espinhais e pélvicas, em pacientes gestantes traumatizadas, os estudos ainda são escassos. El Kady e cols. analisaram lesões ortopédicas em mulheres grávidas na Califórnia entre 1991 e 1999. Em seu estudo, foram observadas 3.292 mulheres com fraturas. Aquelas com fraturas pélvicas apresentaram maior taxa de descolamentos placentários, partos prematuros e óbitos fetais. As com fraturas de coluna apresentaram a segunda maior incidência de efeitos adversos para a gravidez. Fraturas de membros superiores e inferiores tiveram consequências menores. Em estudo sobre gestantes com lesões traumáticas graves, Cannada e cols. concluíram haver aumento significativo nos efeitos adversos para a gravidez, como nascimento prematuro, descolamento prematuro da placenta, más condições do bebê ao nascer, mortalidade infantil e, até mesmo, morte materna. Esse estudo também recomenda que essas gestantes sejam sempre encaminhadas com rapidez a centros de referência em trauma.

Apesar da literatura escassa, duas situações apresentam maior gravidade em casos de traumatismo ortopédico na gestante e merecem mais atenção: o traumatismo pélvico--abdominal grave e o traumatismo da coluna associado a lesão medular ou instabilidade.

■ TRAUMATISMO PÉLVICO

A incidência de traumatismo pélvico é baixa na população de gestantes. Nos poucos relatórios disponíveis na literatura, o efeito do traumatismo pélvico foi pouco considerado. A maior parte da literatura disponível sobre esse tópico consiste em relatos de casos.

Em um dos estudos mais relevantes sobre o tema, Pepe analisou fraturas pélvicas em pacientes grávidas. O objetivo era estudar os resultados das fraturas da pelve associadas a politraumatismo, bem como seus efeitos sobre os fetos e as gestantes. Foram analisados tratamentos conservador e cirúrgico das fraturas da pelve adaptados ao estado clínico da mãe. Os resultados mostraram que, dos 4.196 pacientes tratados entre 1974 e 1998, sete apresentaram a combinação de traumatismos múltiplos, gravidez e fraturas da pelve. Cinco mães e três fetos sobreviveram aos ferimentos. Todos os óbitos fetais ocorreram na cena do trauma. Um feto sobrevivente teve hidrocefalia sem relação com a lesão. Os fetos restantes tiveram um parto tranquilo e eram saudáveis. Em duas das três pacientes cujos fetos sobreviveram, o tratamento da fratura pélvica foi modificado em razão do bem-estar fetal. O autor concluiu que a modificação do tratamento da fratura pélvica em mulheres grávidas com traumatismos múltiplos pode ser necessária para minimizar o risco de lesão fetal. Na experiência desse autor, esse tratamento modificado não alterou significativamente a evolução clínica da fratura pélvica da mãe.

■ TRAUMATISMO DA COLUNA

No Brasil, estimam-se mais de 10 mil novos casos de lesão medular em adultos ao ano, a maioria em decorrência de trauma. Fraturas da coluna vertebral associadas a lesão medular raramente acometem gestantes. Quando ocorrem nessa população, geralmente obrigam a interrupção precoce da gestação, com concepto inviável.

As fraturas da coluna vertebral mais comumente encontradas durante a gestação ocorrem na transição toracolombar, não costumam provocar lesão medular e necessitam, em sua maioria, de tratamento conservador. Na literatura encontram-se disponíveis apenas poucos relatos de fraturas da coluna vertebral com lesão medular tratadas cirurgicamente durante a gestação. Nesses casos, as fraturas ocorreram no segmento torácico, e as gestações foram concluídas com o nascimento de crianças saudáveis.

As fraturas-luxações da coluna torácica estão associadas a traumas de alta energia e causam lesão neurológica na grande maioria dos pacientes. Devem ser tratadas cirurgicamente, com o objetivo de descompressão neural, redução e estabilização mecânica da coluna vertebral. A maioria dos autores defende que a cirurgia seja realizada o mais precocemente possível, desde que o estado clínico do paciente permita essa abordagem, pois isso aumentaria as chances de recuperação neurológica. A presença de gestação em curso não contraindica o tratamento cirúrgico de lesões desse tipo na coluna vertebral.

Gestantes com lesão medular alta mantêm a capacidade de entrar em trabalho de parto e concluir a gestação por parto normal. Isso acontece porque o início do trabalho de parto em mulheres não depende da inervação autonômica uterina, mas da ação de hormônios, principalmente a ocitocina, que chegam ao útero por via hematogênica. Quanto à via de parto, vale ressaltar que não existe contraindicação ao parto vaginal, sendo o parto normal assistido o mais indicado. Em casos de lesão medular acima de T10, é elevado o índice de partos não assistidos, já que as fibras sensitivas aferentes dos nervos uterinos geralmente chegam à medula nos níveis de T11 a L1.

Uma das complicações mais temidas durante a gestação em paciente com lesão medular é a hiper-reflexia autonômica. Esse quadro pode ser observado em até 85% das pacientes com lesão medular acima do nível de saída dos nervos autonômicos viscerais (T5-T6) e raramente é encontrado quando a lesão acontece abaixo de T10. A hiper-reflexia autonômica pode acontecer desde o período de choque medular até o puerpério, sendo muito mais frequente durante o trabalho de parto. Pode ser desencadeada por dor, contrações uterinas, distensão vesical ou intestinal, inserção de cateter urinário ou toque vaginal. O principal sinal de hiper-reflexia autonômica é a hipertensão arterial, geralmente grave, podendo exceder níveis como 300 × 200mmHg. Outros sinais e sintomas são taquicardia, febre, cefaleia intensa, náusea, rubor facial, dispneia e convulsões.

O posicionamento cirúrgico deve ser corretamente escolhido, principalmente de acordo com a idade gestacional e o tipo de lesão da coluna. Durante o primeiro e no início do segundo trimestre, a cirurgia pode ser realizada em decúbito ventral. No entanto, após 12 semanas de gestação, essa posição deve ser evitada. O decúbito lateral esquerdo está indicado para o segundo e terceiro trimestres de gestação, de modo a evitar compressão aortocava.

Para abordagem à paciente gestante com traumatismo grave de coluna é imprescindível uma equipe multidisciplinar formada por médicos de diferentes especialidades (cirurgiões de coluna, obstetras e fisiatras), enfermeiros e fisioterapeutas. Somente assim é possível assistir a essas pacientes, aumentando as chances de a gestação progredir com segurança para a mãe e seu concepto.

Diversas técnicas cirúrgicas para o tratamento de fraturas da coluna também podem ser usadas em gestantes. A Figura 16.1 mostra uma fixação percutânea (com cortes mínimos) de fratura tipo explosão de coluna. A Figura 16.2 mostra uma fixação convencional de outra fratura por explosão.

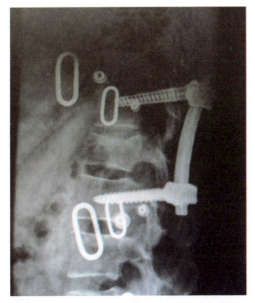

Figura 16.1 Fixação percutânea de fratura por explosão da coluna.

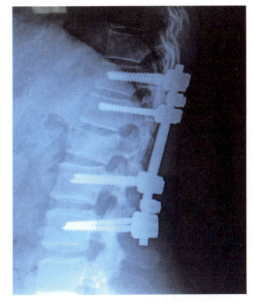

Figura 16.2 Fixação convencional de fratura da coluna.

Existem também situações não traumáticas que correspondem a urgências ortopédicas na gestante. Essas diversas patologias podem ter maior ou menor urgência, dependendo de sua apresentação. Assim, a seguir serão descritas algumas dessas situações urgentes, mas usualmente não traumáticas, que podem acometer as gestantes.

■ DOR LOMBAR NA GESTAÇÃO

Dor lombar persistente não específica (DLP) é definida como dor entre as margens costais inferiores e as pregas glúteas, podendo ser associada a dor em membro inferior (DMI). Em geral, é acompanhada de limitação dolorosa de movimento. O diagnóstico da DLP implica a exclusão de condições como fraturas, espondilite anquilosante, neoplasia, infecção, doença vascular e alterações endocrinometabólicas.

Dor pélvica (DP) é definida como dor na região da sínfise púbica e dor entre a crista ilíaca posterior e a prega glútea. Testes de provocação durante o exame físico são úteis para diferenciar DLP de DP, sendo esta última também frequente na gestação.

As mulheres apresentam maior risco para DLP do que os homens. A prevalência de DLP é de 25% em mulheres grávidas e até 6,3% nas não grávidas de mesma idade. Dentre as gestantes com DLP, 16% continuam com dor lombar persistente após a gestação. Assim, a gravidez representa um risco específico para DLP persistente. DLP e DP durante a gravidez parecem aumentar o risco de dor em futuras gestações.

Em trabalho sobre DLP na gestação, Gutke e cols. observaram alguns fatores relacionados: ansiedade, história de DLP, depressão e índice de massa corporal (IMC) elevado. Outros autores sugerem que alterações biomecânicas, questões hormonais e mecanismos vasculares estão envolvidos na fisiopatologia de DLP e de DP durante a gravidez, embora essas hipóteses permaneçam discutíveis. De acordo com um estudo de revisão, mais de 75% das mulheres grávidas vão ter DLP e aproximadamente 20% sofrerão DP. Em estudos individuais, a prevalência de DLP relacionada com a gravidez varia entre 3,90% e 89,88%. A gênese da dor lombar na gestação é controversa na literatura. Os fatores de risco mais comumente relatados na literatura são: história da DLP antes da gravidez, história da DLP ou DP durante ou após gravidez anterior, tabagismo, sobrepeso, idade avançada e número de gestações anteriores.

Várias estratégias têm sido propostas para prevenir o desenvolvimento da DLP e DP durante a gravidez. Uma melhor compreensão dos fatores associados a risco mais elevado para DLP e DP na gestação ajudaria a projetar e avaliar novas estratégias preventivas.

Certamente é mais sensata a adoção de procedimentos menos invasivos em pacientes gestantes com DLP, exceto em casos relacionados com urgências cirúrgicas. A grande maioria das gestantes responde bem ao tratamento conservador até a época do parto. A síndrome da cauda equina e o déficit neurológico progressivo representam as principais urgências cirúrgicas durante a gestação. Para a maioria das outras patologias da coluna vertebral durante a gravidez, o momento exato da cirurgia é controverso. Devem ser considerados: idade gestacional, maturidade do feto, tipo de doença da coluna vertebral e vontade da gestante.

■ HÉRNIA DE DISCO NA GESTAÇÃO

A incidência de sintomas relacionados com hérnia de disco lombar é extremamente rara, ocorrendo em apenas 1 em cerca de 10 mil gestações.

A hérnia discal lombar é mais comum em indivíduos entre os 35 e os 55 anos de idade. Sabe-se que, atualmente, mais de 30% das mulheres com mais de 30 anos de idade se tornam gestantes. Assim, embora a incidência da hérnia de disco lombar não aumente na gravidez, a prevalência pode estar aumentada, uma vez que a idade média das gestantes tem aumentado nos últimos anos.

A liberação de relaxina, um hormônio polipeptídeo que regula o colágeno e suaviza os ligamentos da pelve em preparação para o parto, poderia ter relação com a maior incidência de hérnias discais. Entretanto, LaBan e cols. observaram todas as ocorrências durante o primeiro e segundo trimestres de gestação. Além disso, a incidência de hérnias de disco lombares em pacientes no terceiro trimestre da gravidez não parece ser maior do que na população em geral, quando comparadas por faixa etária.

A história clínica, o exame físico e os exames complementares são essenciais para o diagnóstico correto das hérnias discais, não sendo a gestação uma contraindicação à realização de RM. O mesmo pode ser dito sobre a anestesia geral, que pode ser necessária em caso de cirurgia para o tratamento das herniações.

Em uma série de 48.760 gestações, LaBan e ciols. diagnosticaram cinco hérnias discais lombares sintomáticas. O tratamento conservador foi conduzido até o momento do parto, sendo o tratamento definitivo realizado após o nascimento das referidas crianças. É consenso, mesmo na gravidez, que a grande maioria das hérnias discais pode ser tratada conservadoramente. Em caso de falha no tratamento não cirúrgico ou nas urgências, é necessária cirurgia.

A síndrome da cauda equina e o déficit neurológico progressivo representam as principais urgências médicas relacionadas com hérnias discais, exigindo cirurgia rápida para evitar ou minimizar possíveis sequelas. Poucos casos de síndrome da cauda equina durante a gravidez têm sido relatados na literatura. Menos de 2% das hérnias sintomáticas resultam em déficit neurológico progressivo, ou síndrome da cauda equina, a qual é caracterizada por graus variáveis de anestesia em sela, paralisia do intestino, disfunção urinária e perda de força e sensibilidade em membros inferiores. No entanto, deve ser lembrado que essas condições podem ocorrer durante a gravidez e constituem urgências médicas. Assim, necessitam ser diagnosticadas e tratadas com rapidez, independente da fase em que se encontra a gestação. Um mau prognóstico está diretamente relacionado com atrasos na descompressão cirúrgica, podendo haver sequelas graves e definitivas.

Quando necessária, cirurgia pode ser efetuada com segurança em todas as fases da gravidez, salvo nos casos de intercorrências gestacionais. Em trabalho com três pacientes gestantes portadoras de hérnia discal sintomática, a cirurgia promoveu resultado satisfatório, sem sequelas graves, em todos os casos.

Monitoração cardíaca fetal durante a cirurgia não é comumente realizada antes de 20 semanas de gestação, sendo esse cuidado controverso entre 20 e 23 semanas. Após 23 semanas, a monitoração fetal tem sido indicada para avaliar padrões de frequência cardíaca anormal que podem alertar o obstetra para a necessidade de adoção de medidas adequadas e para manter a segurança fetal.

A Figura 16.3 mostra um exemplo de paciente com hérnia de disco lombar L5S1 volumosa que necessitou cirurgia.

■ SÍNDROME DO TÚNEL DO CARPO

A fisiologia das gestantes é complexa e impõe grandes desafios aos médicos responsáveis pela saúde musculoesquelética dessas pacientes. Mudanças nos fluidos corporais, alterações hormonais e aumento de peso implicam disfunções do sistema musculoesquelético, predispondo as pacientes a várias patologias ortopédicas, sendo a síndrome do túnel do carpo (STC) uma das mais comuns.

Na população em geral, a prevalência de STC varia de 0,7% a 9,2% entre as mulheres e 0,4% a 2,1% entre os homens. Esses de pacientes tipicamente apresentam disestesias no dermátomo funcional do nervo mediano, dor no punho, dor noturna

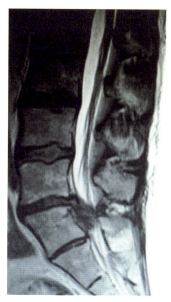

Figura 16.3 Hérnia de disco volumosa em L5S1.

que acorda o paciente, diminuição na capacidade discriminatória de dois pontos e, nos estágios mais avançados, atrofia da musculatura tenar e fraqueza. Nas pacientes gestantes, a STC apresenta-se de maneira semelhante. Grande parte das pacientes apresenta os sintomas bilateralmente, com mais frequência no terceiro trimestre, apesar de algumas os manifestarem mais precocemente, nos primeiros meses da gestação, acometendo apenas um membro. A incidência de STC na gestação já foi relatada em cerca de 62% das gestantes, mas esses dados variam significativamente na literatura. A incidência de STC clinicamente relacionada com a gestação pode variar entre 31% e 62%, enquanto o diagnóstico confirmado por estudo eletroneuromiográfico varia entre 7% e 43%.

A causa verdadeira da STC associada à gestação ainda é desconhecida. A teoria multifatorial é a mais aceita, sendo a compressão no nervo mediano consequência das alterações fisiológicas da gestação. Aumento de volume dos fluidos corporais, pressão uterina sobre a veia cava inferior, hiperemia mediada por progesterona e retenção de fluidos, que levam a edema generalizado durante a gravidez, aumentariam o volume no túnel do carpo com a compressão do nervo mediano. Pacientes que apresentam edema nos dedos têm incidência aumentada de STC. Além disso, pacientes com hipertensão e pré-eclâmpsia apresentam maior incidência de síndrome compressiva no nervo mediano. Há forte correlação entre edema generalizado e ocorrência de STC, mas não entre ganho de peso e desenvolvimento dessa patologia.

As puérperas que amamentam apresentam chance maior de ocorrência de STC, cujos sintomas remitem ao fim da amamentação. No entanto, a fisiopatologia desses achados é desconhecida. Alguns autores defendem a teoria de que a STC durante a amamentação poderia ser secundária à demanda funcional e a posições pouco ergonômicas adotadas pelas lactantes, mas também poderia estar associada à presença de resíduos de fluidos e alterações hormonais da gestação. É conhecida a associação entre alterações no metabolismo da glicose, como *diabetes mellitus*, e o desenvolvimento de STC. Níveis elevados de glicose e aumento da resistência à insulina são fatores que levam ao desenvolvimento de síndrome compressiva no nervo mediano, mais especificamente da doença bilateral. No entanto, não há evidências de que o diabetes seja fator de risco para o desenvolvimento de STC na gravidez.

A avaliação da paciente gestante envolve história clínica, que deve elucidar a duração, as características e a consistência dos sintomas, sobretudo no que diz respeito à distribuição anatômica da disestesia e à duração dos sintomas.

Os sintomas clássicos da STC são disestesia e dor na região palmar do polegar, indicador, dedo médio e borda radial do dedo anular. As pacientes também podem manifestar queimação em eminência tenar, fraqueza na oponência do polegar e atrofia da musculatura tenar.

Dificuldades para executar atividades cotidianas, como vestir-se, pentear os cabelos e dirigir, são queixas frequentes. Mais de 50% das pacientes referem piora dos sintomas à noite. Quando comparadas aos portadores de STC, as gestantes reportam significativamente mais dor e formigamento.

Pacientes que manifestam sintomas nos dois primeiros trimestres de gestação apresentam sintomas mais agudos e de rápida progressão, com falhas frequentes no tratamento não cirúrgico. O estudo por eletroneuromiografia dos membros superiores é de grande valia para esse grupo de pacientes, confirmando lesões agudas no nervo mediano motor e/ou sensitivas, as quais podem se beneficiar de tratamento cirúrgico. Em contrapartida, quando a STC ocorre no terceiro trimestre da gestação, os sintomas têm características insidiosas e frequentemente respondem bem às medidas não cirúrgicas de tratamento e apresentam remissão após o parto.

Durante o exame físico, atenção especial deve ser dada aos déficits sensitivos, à força muscular e à atrofia em eminência tenar. Manobras provocativas são úteis no diagnóstico de STC: teste de Phallen, Phallen invertido e digitopercussão e Durkan.

O tratamento da STC associada à gestação é semelhante ao tratamento instituído para a população em geral. O tratamento conservador (não cirúrgico) inclui utilização de órtese imobilizadora para o punho e infiltração de corticosteroides no túnel do carpo.

A infiltração local de corticosteroides apresenta bons resultados clínicos, com cerca de 80% dos paciente reportando melhora significativa dos sintomas e dos parâmetros eletroneuromiográficos. Quanto ao uso de corticosteroides durante a gestação e seu impacto sobre a saúde fetal, não há estudos específicos que tenham examinado a questão, mas sabe-se que os corticosteroides auxiliam a produção de surfactante e o desenvolvimento de tecidos pulmonares em bebês prematuros; assim, a injeção local de corticosteroides parece ter impacto menor na saúde fetal. A descompressão cirúrgica pode ser utilizada após falha do tratamento conservador ou nos casos em que há compressão significativa no nervo mediano, evidenciada no estudo eletroneuromiográfico. Cerca de 85% dos casos de STC relacionados com a gestação apresentam remissão dos sintomas entre 2 e 4 semanas após o parto. O objetivo do tratamento é manter as pacientes confortáveis durante a progressão da gestação.

▪ TENOSSINOVITE DE QUERVAIN

A tenossinovite estenosante do primeiro compartimento extensor (De Quervain) é uma patologia inflamatória que acomete o tendão abdutor longo do polegar e o extensor curto do polegar. Pode desenvolver-se durante a gestação ou no puerpério, com dor localizada na borda radial do punho. A retenção hídrica relacionada com as alterações hormonais é cogitada como a fisiopatologia nas gestantes e lactantes. Alguns autores identificam as novas condições de sobrecarga local em virtude do manejo do bebê durante o puerpério como fatores predisponentes para o desenvolvimento da patologia. Os sintomas podem persistir até a interrupção da lactação.

Capítulo 16 Urgências Ortopédicas na Gestação

O diagnóstico clínico é baseado na história, na localização dos sintomas e no edema sobre o primeiro compartimento extensor. Testes provocativos, como o de Finkelstein (dor no punho provocada por desvio ulnar do punho com o polegar fletido entre os dedos flexionados) e o de Mukart (desvio ulnar do punho com polegar fletido com os dedos estendidos), são de grande valia para o diagnóstico.

Os sintomas são frequentemente autolimitados e respondem bem ao tratamento não cirúrgico, como modificação na rotina, aplicação de gelo local e utilização de órteses no punho. A infiltração local de cortosteroides pode ser utilizada tanto durante a gestação como no puerpério. Estudos apontam para resultados mais eficazes com a infiltração local de corticosteroides em comparação com o uso de órtese isoladamente. Eventualmente, a intervenção cirúrgica pode ser necessária após o puerpério.

Leitura sugerida

A prospective controlled study of outcome after trauma during pregnancy. Am J Obstet Gynecol 1990; 162:1502-9.

Acute spinal cord injury in pregnancy: an illustrative case and literature review. J Obstet Gynaecol 2003; 23(6):596-8.

Advanced Trauma Life Support. Instructor manual. Committee on Trauma. American College of Surgeons, Chicago, 1997.

American Academy of Pediatrics and the American College of Obstetricians and Gynecologists. Obstetric and medical complications. Guidelines for Perinatal Care. 6th ed. Washington, DC: American Academy of Pediatrics, American College of Obstetricians and Gynecologists 2007:197.

American College of Obstetrics and Gynecology. ACOG Committee Opinion. Obstetric management of patients with spinal cord injuries. Number 275, September 2002. Committee on Obstetric Practice. American College of Obstetrics and Gynecology. Int J Gynaecol Obstet 2002; 79(2):189-91.

American College of Surgeons. Advanced trauma life support. 7. ed. Chicago: American College of Surgeons, 2004.

Anterior, thoracoscopic-assisted reduction and stabilization of a thoracic burst fracture (T8) in a pregnant woman. Eur Spine J 2011; 20(8):1217-21.

Ashkan K, Casey ATH, Powell M et al. Back pain during pregnancy and after childbirth: an unusual cause not to miss. J Royal Soc Med 1998; 91:88- 90.

Association of maternal fractures with adverse perinatal outcomes. Am J Obstet Gynecol 2006; 195:711-6.

Atendimento à gestante traumatizada. Medicina, Ribeirão Preto, jul./set. 1999; 32:282-9.

Avci S, Yilmaz C, Saylic U. Comparison of nonsurgical treatment measures for de Quervain's disease of pregnancy and lactation. J Hand Surg 2002; 27-2:322-4.

Bewyer KJ, Bewyer DC, Messenger D et al. Pilot data: association between gluteus medius weakness and low back pain during pregnancy. Iowa Orthop J 2009; 29:97-9.

Borg-Stein J, Dugan S A. Musculoskeletal disorders of pregnancy, delivery and postpartum. Physical Medicine and Rehabilitation Clinics of North America 2007; 18-3:459-76.

Brown MD, Levi AD. Surgery for lumbar disc herniation during pregnancy. Spine 2001; 26:440-3.

Brown MD, Levi ADO. Surgery for lumbar disc herniation during pregnancy. Spine 2001; 26(4):440-3.

Brynhildsen J, Hansson A, Persson A et al. Follow-up of patients with low back pain during pregnancy. Obstet Gynecol 1998; 91:182-6.

Clinical approach and surgical strategy for spinal diseases in pregnant women. A report of ten cases. Han I-H, Kuh S-U, Kim J-H, Chin D-K, Kim K-S, Yoon Y-S. Spine 2008; 33(17):E614-E619.

Cunningham FG, Macdonald PC, Grant NF et al. (eds.) Williams obstetrics. 20. ed. Stamford, CT: Appleton & Lange, 1997:1046.

Epidemiologia do traumatismo da coluna vertebral. Rev Col Bras Cir 2008; 35(8):88-93.

Fast A, Shapiro D, Ducommun EJ et al. Low back pain in pregnancy. Spine 1987; 12:368-71.

Fratura-luxação da coluna torácica durante segundo trimestre da gestação: relato de caso e revisão da literatura. Rev Bras Ortop 2012; 47(4):521-5.

Goodwin TM, Breen MT. Pregnancy outcome and fetomaternal hemorrhage after noncatastrophic trauma. Am J Obstet Gynecol 1990; 162:665-71.

Gutke A, Ostgaard HC, Oberg B. Predicting persistent pregnancy-related low back pain. Spine 2008; 33(12):E386-E393.

Hand Surgery: Considerations in pregnant patients. JHS 2012; 37A:1087-9.

Immediate spinal cord decompression for cervical spinal cord injury: feasibility and outcome. J Trauma 2002; 52(2):323-32.

Increasing emergency physician recognition of domestic violence. Ann Emerg Med 1996; 27:741-6.

Ionizing radiations in pregnancy and teratogenesis: a review of literature. Reprod Toxicol 2005; 20:323-9.

J. Critical care medicine and the obstetric patient. Textbook of critical care. 3. ed. Philadelphia: WB Saunders, 1995:50-63.

J. Seat belts in pregnancy and the obstetrician. Obstet Gynecol Surg 1987; 42:275-82.

Katz JD, Hook R, Barash PG. Fetal heart rate monitoring in pregnant patients undergoing surgery. Am J Obstet Gynecol 1976; 125:267-9.

Kyphoplasty for pregnancy-associated osteoporotic vertebral fractures. Joint Bone Spine 2006; 73(5):564-6.

LaBan MM, Perrin JCS, Latimer FR. Pregnancy and the herniated lumbar disc. Arch Phys Med Rehabil 1983; 64:319-21.

LaBan MM, Rapp NS, Van Oeyen P et al. The lumbar herniated disk of pregnancy: a report of six cases identified by magnetic resonance imaging. Arch Phys Med Rehabil 1995; 76:476-9.

Mackinnon S, Novak C. Compression neuropathies. In: Green's operative hand surgery. 6. ed. 2010:977-1014.

MacLennan AH, Green RC, Nicholson R, Bath M. Serum relaxin and pelvic pain of pregnancy. Lancet 1986; 2(8501):243-5.

Management of a pregnant patient with a burst fracture causing neurologic injury. A case report. J Bone Joint Surg Am 2009; 91(7):1747-9.

Mazze RI, Källèn B. Reproductive outcome after anesthesia and operation during pregnancy: a registry study of 5045 cases. Am J Obstet Gynecol 1989; 161:1178-85.

Mighty H. Trauma in pregnancy. Crit Care Clin 1994; 10:623-34.

Motor vehicle accident during the second or third trimester of pregnancy. Acta Obstet Gynecol Scand 1997; 76:313-7.

Neurosurgical interventions during pregnancy and the puerperium: clinical considerations and management. Acta Neurochir 2004; 146:1287-91; discussion 1291-2.

O'Laoire SA, Crockard HA, Thomas DG. Prognosis for sphincter recovery after operation for cauda equina compression owing to lumbar disc prolapse. BMJ 1981; 282:1852-4.

Osterman M et al. Carpal tunnel syndrome in pregnancy. Orthopedic Clinics of North America 2012; 43-4:515-20.

Ostgaard HC, Andersson GB, Karlsson K. Prevalence of back pain in pregnancy. Spine 1991;16:549-52.

Ostgaard HC, Zetherström G, Roos-Hansson E et al. Reduction of back and posterior pelvic pain in pregnancy. Spine 1994; 19:894-900.

Ostgaard HC, Zetherstrom G, Roos-Hansson E. Back pain in relation to pregnancy: a 6-year follow-up. Spine 1997; 22:2945-50.

Capítulo 16 Urgências Ortopédicas na Gestação

Parrish KM, Holt VL, Easterling TR et al. Effect of changes in maternal age, parity and birth weight distribution in primary cesarean delivery rates. JAMA 1994; 271:443-7.

Pennick VE, Young G. Interventions for preventing and treating pelvic and back pain in pregnancy. Cochrane Database Syst Rev 2007:CD001139.

Pereira L. Obstetric management of the patient with spinal cord injury. Obstet Gynecol Surv 2003; 58(10):678-87.

Predictors of fetal mortality in pregnant trauma patients. J Trauma 1997; 42:782-5.

Pregnancy and radiation exposure. Health Physics Society; 2008 Jul. Disponível em: http://hps.org/hpspublications/articles/pregnancyandradiationexposureinfosheet.html.

Pregnancy outcome and fetomaternal hemorrhage after noncatastrophic trauma. Am J Obstet Gynecol 1998; 162:665-71.

Pregnancy outcomes after orthopedic trauma. The Journal of Trauma Injury, Infection, and Critical Care September 2010; 69:3.

Pregnancy-associated osteoporosis with vertebral fractures and scoliosis. Joint Bone Spine 2004; 71(1):84-5.

Prevalence study of domestic violence victims in an emergency department. Ann Emerg Med 1996; 27:741-53.

Spinal cord injury and pregnancy. Spine (Phila PA 1976) 1991; 16(5):596-8.

The consequences of high-risk behaviors: trauma during pregnancy. J Trauma 2007; 62:1015-20.

Thomas E, Silman AJ, Croft PR et al. Predicting who develops chronic low back pain in primary care: a prospective study. BMJ 1999; 318:1662-7.

Thoracolumbar distraction fractures in advanced pregnancy: a contribution of two case reports. Eur Spine J 2000; 9(2):167-70.

Tratamento cirúrgico dasfraturas instáveis da coluna torácica. Coluna/Colunma 2008; 7(4):334-9.

Tratamento das fraturas e luxações da coluna toracolombar por descompressão póstero-lateral e fixação posterior com retângulo e fios segmentares sublaminares associados a enxerto ósseo [tese]. São Paulo: Universidade Federal de São Paulo, Escola Paulista de Medicina, 2000.

Trauma and pregnancy. Trauma manual of San Francisco General Hospital. University of California, San Francisco, 1995.

Trauma in pregnancy: a 10-year perspective. Am Surgeon 1989; 55:151-3.

Trauma in pregnancy: maternal and fetal outcomes. The Journal of Trauma: Injury, Infection, and Critical Care July 1998; 45(1):83-6.

Trauma in pregnancy: predicting pregnancy outcome. Arch Surg 1991; 126:1079-86.

Traumatismos da coluna torácica e lombar: avaliação epidemiológica. Rev Bras Ortop 1996; 31:771-6.

Vleeming A, Albert HB, Ostgaard HC et al. European guidelines for the diagnosis and treatment of pelvic girdle pain. Eur Spine J 2008; 17:794-819.

Waddell G. The Back Pain Revolution 2. ed. London: Churchill-Livingstone, 2004.

Wu WH, Meijer OG, Uegaki K et al. Pregnancy-related pelvic girdle pain (PPP), I: terminology, clinical presentation, and prevalence. Eur Spine J 2004; 13:575-89.

17

Hepatopatias Agudas

Rodrigo Dias Cambraia

■ EPIDEMIOLOGIA

Doenças hepáticas podem ocorrer durante a gravidez, e sua prevalência varia de 3% a 5%. Podem manifestar-se de diversas maneiras, variando de alterações laboratoriais sutis a condições potencialmente ameaçadoras à vida da gestante, do feto e do recém--nascido. O grande desafio está em diferenciar condições benignas de patologias letais, em tempo hábil e visando à preservação da integridade do binômio mãe-feto.

Este capítulo apresenta uma visão das hepatopatias agudas, relacionadas e não relacionadas com a gravidez, e das hepatopatias preexistentes com potencial de agudização. Por sua relevância, serão abordadas as hepatites crônicas B e C, que merecem inclusão no tema, uma vez que participam frequentemente do manejo pré-natal.

■ ALTERAÇÕES FISIOLÓGICAS HEPÁTICAS DA GRAVIDEZ

Durante a gravidez, o fígado é acometido por alterações circulatórias e hormonais.

O aumento da frequência cardíaca, a hipotensão arterial e a baixa resistência vascular sistêmica resultam em elevação do débito cardíaco. Há aumento de 40% a 50% na volemia. Instala-se uma circulação hiperdinâmica, semelhante à dos hepatopatas crônicos. Entretanto, o fluxo sanguíneo para o fígado é mantido, o que representa diminuição proporcional da capacidade metabolizadora.

O *status* hiperestrogênico causa eritema palmar e telangiectasias. Há efeitos diretos na contratilidade da musculatura lisa biliar e modulação em transportadores biliares. Hipercoagulabilidade e alterações hemodinâmicas predispõem eventos trombóticos.

Há hipercortisolismo, o que ocasiona imunossupressão natural e a modificação do curso das hepatopatias autoimunes e das relações vírus-hospedeiro.

Exames laboratoriais hepáticos podem mostrar alterações, como diminuição da albumina (hemodiluição) e elevação da fosfatase alcalina (placentária). Aminotransferases, gamaglutamil transferase (GGT) e tempo de protrombina não costumam sofrer alterações (Quadro 17.1).

Alterações hemodinâmicas e da coagulação podem promover sangramento digestivo em gestantes com hipertensão portal. O aumento da demanda de cobre para o feto pode melhorar as alterações hepáticas e neurológicas em gestantes portadoras de doença de Wilson. A hepatite autoimune pode mostrar-se controlada durante a gestação, mas com risco de agravamento no puerpério. Em geral, as hepatites crônicas virais sofrem poucas mudanças de curso durante a gravidez.

Definição e diagnóstico

Conceitualmente, as hepatopatias agudas podem não estar relacionadas com a gravidez, mas têm prevalência significativa nesse período (hepatites virais agudas, doença biliar e transtornos vasculares). Podem estar relacionadas com a gravidez e devem ser analisadas conforme o período gestacional em que ocorrem: hiperêmese gravídica, colestase intra-hepática da gravidez, toxemia da gravidez e esteatose hepática aguda da gravidez. Podem ocorrer por ativação ou complicação de doença hepática preexistente (Quadro 17.2).

Quadro 17.1 Alterações hepáticas laboratoriais na gravidez

	Alteração na gravidez
Hg	↓ (segundo e terceiro trimestres)
Leu	↑
Plt	↔
Tempo de protrombina	↔
Fosfatase alcalina	↑
Albumina	↓
ALT	↔
GGT	↔
Bilirrubinas	↔
Alfafetoproteína	↑
Ácido úrico	↓

Hg: hemoglobina; Leu: leucócitos; Plt: plaquetas; ALT: alanina transaminase; GGT: gamaglutamil transferase.

Capítulo 17 Hepatopatias Agudas

Quadro 17.2 Classificação das hepatopatias na gravidez

Hepatopatias relacionadas com a gravidez
Hiperêmese gravídica
Colestase intra-hepática da gravidez
Pré-eclâmpsia e eclâmpsia
Síndrome HELLP
Esteatose hepática aguda da gravidez

Hepatopatias não relacionadas com a gravidez
Preexistentes
Cirrose e hipertensão portal
Hepatites B e C
Autoimune
Doença de Wilson
Hepatopatias agudas
Hepatites virais
Colecistopatia calculosa
Síndrome de Budd-Chiari

▪ HEPATOPATIAS AGUDAS NÃO RELACIONADAS COM A GRAVIDEZ

Hepatites virais agudas

Hepatites virais adquiridas durante a gravidez aumentam a morbimortalidade da gestante e do feto, quando na fase aguda. A presença de ascite e hipertensão arterial fala contra o diagnóstico de hepatites agudas virais na gravidez. O tratamento é sintomático e apenas de suporte.

Em geral, as hepatites virais agudas A, B e C na gestação não diferem das que ocorrem em pacientes não grávidas. A hepatite viral A (HVA) apresenta risco de evolução fulminante. A transmissão vertical é improvável. A hepatite viral B (HBV), quando adquirida no terceiro trimestre, envolve maior risco de transmissão vertical. A forma aguda da hepatite C (HCV) é rara. A hepatite aguda viral E (HEV) está relacionada com maior morbimortalidade, que chega a 20%, quando ocorre no terceiro trimestre. As taxas de aborto espontâneo e morte intrauterina são maiores, assim como é maior a ocorrência de transmissão vertical.

Hepatite aguda por herpes simples (HSV), embora rara, envolve mortalidade materna em até 39% dos casos. Em geral, não há elevação de bilirrubinas. Lesões mucocutâneas ocorrem em 50% dos casos. Assim que a hipótese for aventada, deve ser iniciado tratamento com aciclovir, não sendo necessário aguardar a confirmação.

Colecistolitíase

Colecistolitíase ocorre em 10% das gestantes em virtude de litogenicidade aumentada na bile, mobilidade biliar diminuída e aumento da secreção de colesterol nos dois últimos trimestres da gestação. O diagnóstico é ultrassonográfico, mas às vezes é necessária a colangiorressonância magnética. O tratamento cirúrgico é recomendado até o segundo trimestre, porém pode ser realizada colangiopancreatografia endoscópica com esfincterotomia, mediante avaliação do risco-benefício.

Síndrome de Budd-Chiari

A síndrome de Budd-Chiari consiste na obstrução total ou parcial das veias hepáticas e decorre do *status* protrombótico da gestação. O diagnóstico é ultrassonográfico com dopplerfluxometria. O tratamento consiste em anticoagulação.

■ HEPATOPATIAS AGUDAS RELACIONADAS COM A GRAVIDEZ

As hepatopatias agudas associadas à gestação devem ser correlacionadas com o período da gravidez em que ocorrem. Em geral, apresentam-se clinicamente sobrepostas, mas com alguns detalhes que as diferenciam (Figura 17.1).

Hiperêmese gravídica

Caracteriza-se por vômitos intratáveis, às vezes exigindo internação em virtude da desidratação e da cetose. Ocorre no primeiro trimestre, geralmente entre a quarta e a 10ª semana, resolvendo-se completamente até a 18ª semana. Associa-se a gravidez gemelar e molar, diabetes e hipotireoidismo preexistentes e transtornos psiquiátricos. Alterações laboratoriais hepáticas são observadas em até 50% dos casos. Pode ocorrer hipertireoidismo secundário à estimulação tireoidiana pela gonadotrofina coriônica humana (hCG). As aminotransferases podem ultrapassar de 10 a 20 vezes o limite superior da normalidade (LSN). Icterícia raramente ocorre em gestantes com hiperêmese gravídica.

A hiperêmese gravídica é diagnóstico de exclusão, devendo-se atentar para a possibilidade de ocorrência de hepatopatias preexistentes.

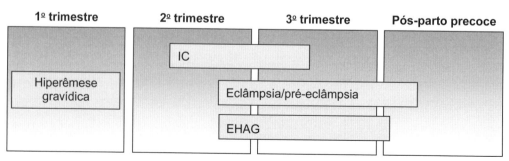

Figura 17.1 Hepatopatias relacionadas com a gravidez: apresentação temporal. (IC: icterícia colestática; EHAG: esteatose intra-hepática aguda da gestação.) (Reproduzida de Kia & Rinnella, 2013.)

Capítulo 17 Hepatopatias Agudas

O tratamento é de suporte, sendo recomendado o uso de tiamina para evitar encefalopatia de Wernicke. O uso de corticosteroides não está bem estabelecido. Pode haver recorrência em gestações posteriores.

Colestase intra-hepática (CIH)

Caracterizada por prurido em virtude da elevação sérica de ácidos biliares, ocorre na segunda metade do período gestacional, mais frequentemente no terceiro trimestre. Incide em 0,1% a 1,5% das gestantes na Europa, havendo populações em que até 14% das grávidas manifestam a doença. É alta a taxa de recidiva em gestações subsequentes.

Sua etiologia não é bem conhecida, mas envolve fatores hormonais, genéticos e externos. O fator genético é representado por mutações em transportadores biliares e expressão diminuída de transportadores biliares na placenta. Há forte associação com hormônios, corroborando a época de apresentação – terceiro trimestre – com envolvimento de metabólitos, tanto de estrogênio como de progesterona.

A sintomatologia predominante é o prurido, que inicialmente envolve as palmas das mãos e as plantas dos pés. Icterícia pode ocorrer em 20% dos casos, mas os níveis de bilirrubinas raramente ultrapassam 6mg/dL. Há elevação de ácidos biliares séricos (ácidos cólico e quenodesoxicólico). Os sintomas e alterações laboratoriais resolvem-se em até 14 dias após o parto.

Recentemente foi demonstrada a associação entre hepatite C e CIH, relacionando a ocorrência de CIH com a necessidade de investigação da presença de HCV, e vice-versa.

O manejo do prurido é bem-sucedido com uso de ácido ursodesoxicólico (AUDC) na dose de 13 a 15mg/kg/dia (900 a 1.200mg/dia, divididos em três tomadas diárias), o que demonstra superioridade em relação à dexametasona. Colestiramina também pode ser usada, mas sem grande efeito nos níveis séricos dos ácidos biliares e com risco de depleção da vitamina K. Recomenda-se o parto na 38ª semana.

Toxemia da gravidez

As manifestações gestacionais decorrentes de hipertensão arterial geralmente envolvem alterações hepáticas. Trata-se de desordens multissistêmicas, com envolvimento também renal, neurológico e hematológico.

Na pré-eclâmpsia e eclâmpsia, podem ocorrer dor em hipocôndrio direito, cefaleia, náuseas e vômitos. Alterações hepáticas ocorrem em 20% a 30% dos casos, resultado da vasoconstrição hepática. O período de ocorrência é maior na segunda metade da gravidez, com incidência de 5% a 10%. Há elevação de aminotransferases em até 10 vezes o LSN. Pode haver trombose da veia porta e hemorragias hepáticas. O envolvimento hepático geralmente denota quadro grave, exigindo intervenção na gestação. Pode haver rotura e infarto hepático.

A síndrome HELLP consiste em hemólise microangiopática, elevação de enzimas hepáticas e plaquetopenia. Ocorre em 5% a 10% das gestantes que desenvolvem pré-eclâmpsia ou eclâmpsia, geralmente na segunda metade da gestação, ou até mesmo após o parto. Laboratorialmente, observam-se plaquetopenia < 100.000/mm³, aminotransferases > 70UI/L e LDH > 600UI/L.

As pacientes com a síndrome HELLP precisam ser internadas em regime de cuidado intensivo, vigilância e controle da hipertensão arterial, além de atenção com a instabilidade hemodinâmica (sangramento e rotura hepáticos). Utililizam-se betabloqueadores, hidralazina, nifedipina e sulfato de magnésio. Diuréticos não são recomendados. Suporte hematológico deve ser realizado com a administração de plaquetas e o controle da coagulação intravascular disseminada (CIVD). Estão indicadas intervenção imediata na gestação > 34 semanas e corticoterapia por 48 horas antes de intervenção na gestação < 34 semanas. Entretanto, o uso de corticosteroides ainda precisa ser validado no que diz respeito aos benefícios maternos. Não está recomendado tratamento conservador. A melhora do quadro geralmente ocorre após o parto, mas a instabilidade hepática e renal pode persistir por alguns dias no pós-parto, necessitando suporte clínico e intensivo.

Esteatose hepática aguda

A esteatose hepática aguda da gravidez é a causa mais comum de insuficiência hepática na gestação, podendo levar à morte até 20% dos casos. Sua ocorrência é rara (5:100 mil no Reino Unido). A sintomatologia é similar à de outras hepatopatias relacionadas com a gestação, incluindo vômitos, náuseas e dor abdominal, mas pode ocorrer encefalopatia hepática com icterícia (sintomas de potencial gravidade).

Trata-se de uma doença mitocondrial, caracterizada por anormalidade na beta-oxidação dos ácidos graxos, com acúmulo no hepatócito. Há também envolvimento hepático fetal com o potencial de causar distúrbio em ambos. Os mecanismos de lesão ainda não são bem compreendidos. Em 50% dos casos há sobreposição com pré-eclâmpsia e síndrome HELLP.

Ocorre tipicamente no terceiro trimestre, com hipoglicemia, hiperamoniemia e hiperuricemia. Há elevação das aminotransferases, do tempo de protrombina e das bilirrubinas. Pode haver disfunção renal. O diagnóstico diferencial é estabelecido com síndrome HELLP e hepatites virais agudas. Ultrassonografia e tomografia computadorizada podem não evidenciar a esteatose. A biópsia hepática raramente é necessária, mas é o padrão-ouro para o diagnóstico.

Está indicado parto imediato, com possibilidade de corticoterapia para amadurecimento pulmonar fetal. Colestase e alterações hepáticas podem persistir por 4 semanas, exigindo acompanhamento contínuo até a melhora das alterações. O recém-nascido também necessita acompanhamento (Quadro 17.3).

Capítulo 17 Hepatopatias Agudas

Quadro 17.3 Hepatopatias relacionadas com a gravidez

	Trimestre	Diagnóstico
HG	1,2	↑ BT (4×), ↑ ALT (2 a 4×)
CIH	1,2,3	↑ BT (6×), ↑ ALT (6×), ↑ Ácidos biliares
Pré-eclâmpsia	2,3	↑ BT (2 a 5×), ↑ ALT(0/50×), ↓ Plt
HELLP	2,3	↑ ALT(10 a 20×), ↑ LDH, ↓ Plt, ↑ Ácido úrico
EHAG	2,3	↑ BT (6 a 8×), ↑ ALT (5 a 10×)

HG: hiperêmese gravídica; CIH: colestase intra-hepática; EHAG: esteatose hepática aguda da gestação..

▪ HEPATITES VIRAIS CRÔNICAS

Hepatite B

Estudos relatam risco aumentado de diabetes gestacional, hemorragia pré-natal e parto prematuro em gestantes HBsAg-positivas. Não há relação com pré-eclâmpsia ou rotura prematura de membranas. Outros estudos não evidenciam nenhuma correlação deletéria nem para a gestação nem para a hepatite.

A necessidade de terapia antiviral materna baseia-se na presença de evidência de inflamação ou dano histológico. Gestantes com baixa carga viral ou carga viral elevada sem inflamação não necessitam tratamento, mas devem submeter-se à observação contínua na gravidez, visando à detecção de reativação. Não há recomendação de tratamento para portadoras de HBV imunotolerantes.

A transmissão materno-fetal é um ponto crítico, pois a maioria das crianças expostas tornar-se-á cronicamente infectada. A transmissão ocorre no momento do parto ou logo após, raramente havendo transmissão transplacentária. É mais frequente quando a mãe se infecta no terceiro trimestre da gestação. Cargas virais muito elevadas (> 20 milhões de UI/mL) aumentam o risco de transmissão. A imunização ativa por vacinação e passiva com imunoglobulina está fortemente recomendada e deve ser realizada dentro das primeiras 12 horas de vida. Terapia antiviral deve ser oferecida quando constatado o risco de transmissão materno-fetal (HBeAg, inflamação hepática, carga viral elevada [> 200 mil a 20 milhões de UI/mL]). O tenofovir é uma opção segura e eficiente, e pode ser usado por longo período, sendo considerado categoria B. Lamivudina (categoria C) também demonstra eficácia e segurança no período perinatal. A amamentação pode ser realizada de maneira segura em mães portadoras de HBV, uma vez que não estejam em uso de medicação. Recomenda-se não amamentar caso seja necessária a manutenção da administração de antivirais após o parto.

Não há recomendação para cesariana de modo a prevenir a transmissão materno--fetal. Em caso de rotura de membranas, parece haver maior tendência de sepse neonatal em portadoras de hepatites virais crônicas.

Hepatite C

A investigação de hepatite C deve fazer parte da rotina de exames laboratoriais no pré-natal.

Não parece haver agravamento de hepatite C crônica durante a gestação; pelo contrário, estudos apontam melhora de 7% no nível de transaminases durante o início e de 56% no final da gestação. A carga viral tende a aumentar no terceiro trimestre. A imunomodulação da gravidez parece interferir nos fatores supracitados.

Por outro lado, a presença do HCV parece estar relacionada com maior frequência de CIH e parto prematuro.

A transmissão materno-fetal ocorre em 3% a 10% das gestações de mulheres com HCV. A associação HCV/HIV apresenta taxas ainda maiores de transmissão materno-fetal. A prevenção da transmissão não é recomendada com uso de peginterferon + ribavirina. Esquemas livres de interferon (*interferon-free*) ainda não foram estudados durante a gestação, mas o tratamento de gestantes HCV-positivas deve estar no campo de visão dos estudos futuros com esquemas não teratogênicos.

Assim como em casos de HBV, não há recomendação para cesariana preventiva, mas também não há ensaios clínicos randomizados controlados a respeito.

■ HEPATOPATIAS CRÔNICAS COM POSSIBILIDADE DE AGUDIZAÇÃO

A ocorrência de gravidez em casos de hepatopatia crônica é incomum, mas não contraindicada. Exige acompanhamento multidisciplinar com obstetras e hepatologistas. Pacientes em idade fértil com hepatopatia crônica estabilizada podem readquirir a capacidade de engravidar, como nos casos de doença de Wilson (DW) ou hepatite autoimune (HAI) bem controlados.

A ativação de HAI durante a gestação é improvável, havendo redução da atividade e do nível de aminotransferases. Em cerca de 10% dos casos pode ocorrer reativação no terceiro trimestre. Exacerbação pode ocorrer de 4 a 6 semanas após o parto, o que exige atenção médica. Corticosteroides e azatioprina podem ser utilizados, sem apresentar incidência de malformação fetal, tanto durante a gravidez como na amamentação.

A doença de Wilson está associada à melhora das manifestações clínicas durante a gravidez. Há aumento da demanda de cobre pelo feto e dos níveis maternos de ceruloplasmina sérica. O tratamento deve ser mantido com recomendação de diminuição das doses de D-penicilamina e trientina no terceiro trimestre, devido à interferência na cicatrização. Os sais de zinco não necessitam ter suas doses modificadas.

A gestação é poucas vezes associada à cirrose hepática, uma vez que há anovulação, amenorreia e ocorrência em idade avançada. A presença de hipertensão portal pode contraindicar a gravidez. As complicações mais comuns são ruptura de varizes de esôfago, insuficiência hepática crônica agudizada e encefalopatia hepática.

Leitura sugerida

Berkley EM, Leslie KK, Arora S, Qualls C, Dunkelberg JC. Chronic hepatitis C in pregnancy. Obstet Gynecol 2008 Aug; 112(2 Pt 1):304-10.

Burroughs AK, Heathcote J. The liver in pregnancy. In: Dooley JS, Lok A, Burroughs AK, Heathcote J (eds.) Sherlock›s diseases of the liver and biliary system, 12. ed.

Erlinger S. Intrahepatic cholestasis of pregnancy and hepatitis C virus: A criminal conspiracy? (COMMENTARY). Clinics and Research in Hepatology and Gastroenterology 2014; 38:250-1.

Floreani A. Hepatitis C and pregnancy. World Journal of Gastroenterology, 20th Anniversary Special Issues (2): Hepatitis C virus.

Joshi D, James A, Quaglia A, Westbrook RH, Heneghan MA. Liver disease in pregnancy. Lancet 2010; 375: 94-605.

Kia L, Rinnella M. Interpretation and management of hepatic abnormalities in pregnancy. Clin Gastroenterol Hepatol 2013; 11:1392-8.

Marschall H, Shemer, Ludvigsson JF, Stephansson O. Intrahepatic cholestasis of pregnancy and associated hepatobiliary disease: A population-based cohort study. Hepatology Oct 2013; 1385-91.

Money D, Boucoiran I, Wagner E et al. Obstetrical and neonatal outcomes among women infected with hepatitis C and their infants. J Obstet Gynaecol Can 2014 Sep; 36(9):785-94.

Nabuco LC. Fígado e gravidez. In: Mattos AA, Dantas-Correa EB (eds.) Tratado de hepatologia. Rio de Janeiro: Editora Rubio, 2010:683-97.

Paternoster DM, Fabris F, Palu G et al. Intra-hepatic cholestasis of pregnancy in hepatitis C virus infection. Acta Obstet Gynecol Scand 2002; 81:99-103.

18

Distúrbios Psiquiátricos

Aline Evangelista Santiago
Matheus Vieira dos Santos
Thaís do Carmo Oliveira

■ EPIDEMIOLOGIA E RELEVÂNCIA

Os transtornos psiquiátricos graves são responsáveis por uma série de riscos para a gestante e o feto, incluindo recusa aos cuidados pré-natais, incapacidade de seguir orientações médicas, desnutrição, uso abusivo e dependência de álcool e substâncias, tabagismo, risco de suicídio e de autoindução do parto, além de alteração da capacidade de julgamento, incluindo o risco de relação sexual sem proteção. Desse modo, são relativamente previsíveis os riscos associados a uma gestante com transtorno psiquiátrico grave sem tratamento.

Dados do Reino Unido demonstraram que os transtornos mentais perinatais foram a principal causa de morte materna no primeiro ano pós-parto. Esses transtornos podem se manifestar primeiramente durante o período perinatal ou podem representar a recaída de uma condição preexistente (Figura 18.1).

Não há evidências na literatura de que a gravidez proteja contra a doença mental. Pelo contrário, as evidências sugerem aumento da vulnerabilidade para algumas doenças psiquiátricas, especialmente para as doenças afetivas e os transtornos ansiosos.

Os transtornos mentais mais prevalentes durante o período perinatal são os de humor e a ansiedade, sendo o transtorno depressivo o mais frequente. Estudos recentes mostram que entre 10% e 15% das gestantes nos países desenvolvidos e de 20% a 25% das gestantes em países em desenvolvimento apresentam diagnóstico de depressão com

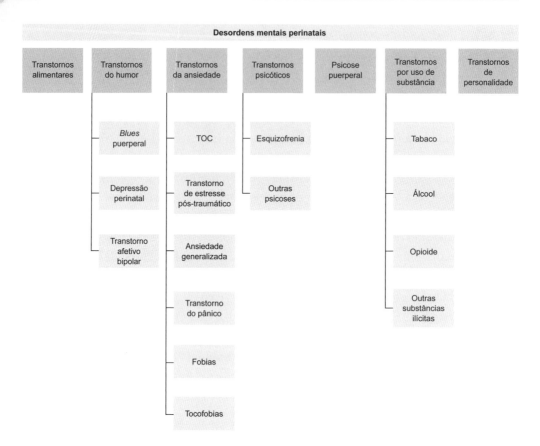

Figura 18.1 Classificação dos transtornos mentais perinatais. (Reproduzida de Paschetta et al. Perinatal psychiatric disorders: an overview. Am J Obstet Gynecol 2014; 210[6]:501-9.)

picos no primeiro e terceiro trimestres. Contudo, apenas uma em cada cinco gestantes deprimidas procura algum tipo de tratamento – medicamentoso, psicoterapêutico ou aconselhamento – sendo o estigma a principal causa associada ao diagnóstico.

Em relação aos transtornos de ansiedade, alguns estudos apontam a prevalência de 0,2% a 3,5% de transtorno obsessivo-compulsivo (TOC) em gestantes. Dados atuais sugerem que a gestação representa um período de grande risco para o desenvolvimento de TOC, com 40% das mulheres em idade fértil iniciando seus sintomas durante a gestação. A incidência de transtorno de pânico, por sua vez, varia de 1,3% a 2%.

■ DEFINIÇÃO E DIAGNÓSTICO

Transtornos de ansiedade

Aproximadamente uma em cada 10 mulheres irá apresentar algum transtorno de ansiedade durante a gestação, sendo os mais comuns: transtorno de ansiedade generalizada, transtorno de pânico e TOC.

Transtorno de ansiedade generalizada

A gravidez pode induzir ou exacerbar estresse preexistente, o qual parece ter efeito negativo na gestação, especialmente no primeiro trimestre. Uma ansiedade levemente aumentada é comum na gestação, não justificando intervenção farmacológica nem estando associada a complicações perinatais. A ansiedade patológica, no entanto, vem sendo associada a uma variedade de complicações obstétricas, como aborto espontâneo, deslocamento prematuro de placenta, parto pré-termo, baixo peso ao nascer, partos vaginais instrumentais, baixo índice de Apgar nos recém-nascidos e problemas de adaptação neonatal.

Níveis persistentes de ansiedade patológica podem comprometer a saúde do feto a partir da hiperativação do eixo hipotálamo-hipófise-suprarrenal materno. A liberação de catecolaminas promove vasoconstrição, diminuindo o fluxo de oxigênio e de nutrientes ao feto e resultando em crescimento intrauterino restrito e estresse fetal. Por outro lado, o aumento dos hormônios suprarrenais pode ter consequências no sistema nervoso fetal, especificamente no desenvolvimento de receptores glicocorticoides cerebrais.

O tratamento não farmacológico abrange a terapia cognitivo-comportamental, o manejo do estresse, com melhora do padrão alimentar e do regime de sono, e a retirada de psicoestimulantes, como cafeína, além de técnicas de relaxamento. O diagnóstico precoce é essencial para o sucesso dessa terapêutica.

Transtorno de pânico

O transtorno de pânico apresenta curso variável no período perinatal. Alguns estudos relatam melhora dos sintomas de pânico no período gestacional, enquanto outros descrevem persistência ou piora dos sintomas durante a gestação. Para a maioria das mulheres, a gravidade dos sintomas antes da gestação é o melhor preditor do curso que a doença irá adotar durante o período perinatal.

Os sintomas de pânico são os mesmos durante a gestação e em outros períodos da vida. O diagnóstico diferencial deve ser realizado, principalmente, nos casos de transtornos de ansiedade que se iniciam na gestação. Disfunções da tireoide, anemia, pré-eclâmpsia, feocromocitoma, tumor de suprarrenal e hipertensão arterial são algumas condições que podem simular sintomas sugestivos de transtorno de pânico ou transtorno de ansiedade generalizada.

Transtorno obsessivo-compulsivo (TOC)

Há registro de piora dos sintomas de TOC durante a gestação. Sabe-se também que uma porcentagem significativa de pacientes com TOC apresenta o início da sintomatologia durante a gestação.

Transtornos de humor

Transtorno depressivo maior

Transtorno psiquiátrico mais comum na gestação, o transtorno depressivo afeta uma de cada 10 mulheres grávidas. Muitos sintomas, como letargia, cansaço, labilidade emocional, diminuição do desejo sexual e alteração do apetite e do sono, são comuns à depressão e à gestação, o que dificulta o diagnóstico. Sintomas que auxiliam o diagnóstico e devem ser investigados incluem desesperança, anedonia, pensamento suicida e sentimentos de culpa e baixa autoestima. Ideação suicida não é incomum, mas o risco de autolesão e comportamento suicida é menor em mulheres que desenvolvem depressão durante a gestação.

Ao contrário do que se imaginava anteriormente, a gestação não garante que a mulher esteja livre de sintomas depressivos. Estudos mostram que de 10% a 20% das gestantes apresentam quadros depressivos clinicamente significativos. Pesquisas iniciais sugerem que, se não tratada, a depressão pode levar a complicações gestacionais e perinatais importantes, como abortamento, sangramento uterino, restrição de crescimento, trabalho de parto prematuro, prematuridade, baixo peso ao nascer e baixos índices de Apgar. Uma possível explicação é a hiperatividade do eixo hipotálamo-hipófise-suprarrenal decorrente do estresse provocado pela depressão materna. Além disso, a ausência de tratamento durante a gestação pode aumentar o risco de depressão puerperal, com seus bem conhecidos prejuízos na relação mãe/recém-nascido e de toda a família.

A maioria dos transtornos depressivos pode ser tratada na atenção primária. Casos leves e moderados de depressão podem ser tratados com terapias não farmacológicas. Alguns casos moderados e graves necessitam de medicação antidepressiva. Como a descontinuação rápida da medicação aumenta o risco de recaída de um episódio de humor, as mulheres devem ser orientadas quanto aos riscos e benefícios do uso da medicação durante a gestação para que o tratamento não seja abruptamente interrompido por medo de expor o feto a seus efeitos. A eletroconvulsoterapia (ECT) é um método seguro e efetivo para o tratamento de depressão grave em gestantes. Na prática, é raramente necessária, sendo reservada para casos mais graves com sintomas psicóticos associados.

É imperativa a diferenciação entre depressão puerperal e *blues* puerperal. O último é uma variação emocional que ocorre depois do nascimento da criança, quando cerca de 50% a 85% das mulheres podem experimentar sintomas depressivos, de ansiedade, irritabilidade, oscilação de humor e choro aumentado. Esses sintomas atingem o pico no quarto ou quinto dia pós-parto e geralmente têm resolução espontânea em torno do décimo dia.

Transtorno de humor bipolar

Esse transtorno é caracterizado por episódios recorrentes e agudos de distúrbios graves do humor, envolvendo mania, depressão e estados mistos. O transtorno afeta uma em cada 100 mulheres em idade fértil e está fortemente associado a psicose puerperal.

Capítulo 18   Distúrbios Psiquiátricos

Psicose pós-parto afeta uma em cada 500 puérperas, e a mulher com história de transtorno afetivo bipolar apresenta risco aumentado de desenvolver psicose puerperal na ausência de intervenções preventivas. Medicações para prevenir recaídas no transtorno afetivo bipolar apresentam relativa toxicidade reprodutiva, especialmente no primeiro trimestre da embriogênese.

Transtornos relacionados com o uso de substâncias

Apesar de a prevalência do uso de substâncias psicoativas ser maior entre os homens do que entre as mulheres, a diferença entre os sexos vem se reduzindo progressivamente nos últimos anos. Em 2012, entre os 41,5 milhões de indivíduos nos EUA que admitiram fazer uso de substâncias ilícitas, mais de 42% eram mulheres. A estimativa é de que mais de 7,6 milhões de mulheres nessa população apresentem transtornos relacionados com o uso de substâncias.

Comparadas aos homens, as mulheres exibem menor período de latência entre o início do uso e o desenvolvimento de transtornos. Também apresentam mais facilmente consequências no trabalho e no convívio social e familiar, bem como complicações médicas clínicas e psiquiátricas.

Substância psicoativa mais utilizada em nossa sociedade, o álcool se caracteriza por ampla aceitação cultural, diversas apresentações e rituais de consumo, além de fácil acesso. Em 2012, nos EUA, 8,5% das mulheres grávidas com idades entre 14 e 44 anos relataram fazer uso de álcool, e estima-se que 3,6% desenvolvam algum transtorno relacionado com esse uso.

O álcool atravessa a placenta e tem efeito teratogênico bem documentado. A *síndrome alcoólica fetal*, a consequência mais grave de seu uso na gestação, está associada a deficiência intelectual de moderada a grave, alterações faciais, deficiência de crescimento e problemas no sistema nervoso central. A mortalidade perinatal é de 17%.

Transtornos psicóticos

A psicose é um estado mental caracterizado por prejuízo claro no teste de realidade, em que o indivíduo considera seus próprios pensamentos e fantasias como acontecimentos reais, independentemente da verificação objetiva. Uma consequência direta é a criação de uma nova realidade particular. Esse estado pode persistir por semanas a anos e representa a disfunção de circuitos cerebrais. Em caso de alteração da sensopercepção, ou seja, a percepção de eventos sem um estímulo externo correspondente, ocorrem as chamadas alucinações, que podem acometer qualquer dos sentidos, sendo mais comuns as auditivas. Quando as alterações no teste de realidade envolvem o pensamento, ocorrem as chamadas ideias delirantes, que, quando se organizam em um sistema amplo, recebem a denominação de delírios. Com frequência, as alucinações e os delírios influenciam profundamente o comportamento do indivíduo.

Os sintomas psicóticos, apesar de particularmente presentes em pacientes esquizofrênicos, também ocorrem em vários outros transtornos mentais, como transtorno afetivo bipolar, transtorno depressivo maior, psicoses breves, intoxicação e abstinência de substâncias, *delirium* (alterações agudas com prejuízo na consciência), diferentes transtornos neurológicos primários, como Alzheimer, e várias patologias clínicas, como lúpus eritematoso sistêmico. Tendo em vista que o tratamento indicado é sintomático, o uso de antipsicóticos é prescrito em todas as situações citadas. O que varia para cada diagnóstico específico de psicose são o tempo de uso e as doses. Na esquizofrenia, por exemplo, em que a psicose adquire caráter crônico, é evidente a necessidade de indicação de doses plenas e permanentes. Em outras condições, especialmente em quadros de *delirium*, estão indicadas doses baixas por poucos dias.

O Quadro 18.1 resume os fatores de risco para as doenças psiquiátricas perinatais.

■ PONTOS CRÍTICOS

Ansiedade aguda: ataques de pânico

Transtornos de ansiedade em geral surgem no pronto-socorro sob a forma de ataque de pânico, definido como uma crise de medo ou desconforto intensos, acompanhada de pelo menos quatro dos seguintes sintomas físicos: palpitações ou aceleração da frequência cardíaca, sudorese, tremores ou abalos, sensação de falta de ar ou sufocação, sensação de asfixia, dor ou desconforto torácico, náusea ou desconforto abdominal, sensações de tontura, instabilidade, vertigem ou desmaio, desrealização ou despersonalização, medo de perder o controle ou enlouquecer, medo de morrer, parestesias, calafrios ou ondas de calor.

Os ataques de pânico podem ser secundários a uma condição clínica (disfunções da tireoide, anemia, pré-eclâmpsia, feocromocitoma, tumor de suprarrenal, hipertensão arterial etc.), ao uso ou à abstinência de substâncias (uso de cocaína, abstinência de álcool), a transtornos de ansiedade e a outros transtornos psiquiátricos.

A avaliação de um primeiro episódio de ataque de pânico inclui anamnese detalhada, com história familiar e pregressa de transtorno mental, uso/abuso ou possível abstinência de substâncias, comorbidades clínicas e gestacionais, uso de medicações e sintomas atípicos, como perda da consciência, alteração de marcha, cefaleia, amnésia ou outros sintomas que direcionem para doenças clínicas. Deve ser realizado exame físico direcionado. Os exames laboratoriais solicitados em caso de primeiro episódio incluem hemograma, TSH, eletrocardiograma (ECG), eletrólitos e toxicológico de urina.

Risco de suicídio

O risco de suicídio (ideação e tentativas) está aumentado entre as gestantes que apresentam quadros de ansiedade e depressão, quando comparadas com as que não apresen-

Capítulo 18 Distúrbios Psiquiátricos

Quadro 18.1 Fatores de risco para a ocorrência de transtornos psiquiátricos perinatais

Transtornos psiquiátricos	Fatores de risco
Depressão perinatal	Depressão pós-parto prévia Eventos adversos recentes Baixa condição socioeconômica Suporte social/emocional insuficiente Gravidez não planejada Desfechos obstétricos/gestacionais indesejáveis Doença física crônica Abortos prévios Violência doméstica
Depressão pós-parto	História passada de transtornos psiquiátricos Depressão/ansiedade durante a gestação atual Depressão materna Fatores biológicos (genéticos, hormonais, outros) Eventos adversos recentes Baixa condição socioeconômica Suporte social/emocional insuficiente Relacionamento conjugal infeliz Gravidez não planejada Resultados obstétricos/gestacionais indesejáveis Resultados neonatais indesejáveis Doença física crônica/atual História de síndrome pré-menstrual e transtornos mentais perinatais História de abuso sexual ou físico Gestação múltipla Violência doméstica Temperamento infantil/estresse infantil Traços de personalidade
Psicose puerperal	Episódio prévio de psicose puerperal História pessoal de transtornos psicóticos e transtorno afetivo bipolar Suporte social/emocional insuficiente Distúrbios do sono
Transtornos de ansiedade	História pessoal de transtorno de ansiedade Suporte social/emocional insuficiente Abortos prévios História de abuso sexual ou físico Gestação múltipla Resultados neonatais/gestacionais desfavoráveis Depressão materna
Transtorno de estresse pós-traumático	Resultados obstétricos/gestacionais e neonatais desfavoráveis Óbito perinatal

Reproduzido de: Pascketta E et al. Perinatal psychiatric disorders: an overview. Am J Obstet Gynecol 2014; 210[6]:501-9.

tam transtornos. O risco de suicídio está associado a complicações como trabalho de parto prematuro e depressão pós-parto. Noventa por cento dos episódios de suicídio estão associados a transtorno psiquiátrico.

Alguns estudos vêm examinando a combinação de fatores biológicos, de estilo de vida e fatores sociais na presença de comportamento suicida durante a gestação. Fatores como violência entre os parceiros, consumo abusivo de álcool ou substâncias, ausência do parceiro durante a gestação, desemprego, gravidez indesejada e baixo nível de apoio social vêm sendo associados à ideação suicida. Transtornos psiquiátricos, como transtorno depressivo maior, transtorno de pânico e transtorno de ansiedade generalizada, também são apontados como importantes determinantes do risco de suicídio. Outros fatores de risco incluem tentativa anterior de suicídio, sintomas de ansiedade, desesperança, agressividade, história de maus tratos e/ou abuso sexual na infância, doenças físicas (AIDS, epilepsia, lesões medulares), história familiar de suicídio e episódio depressivo no transtorno de humor bipolar.

Para a decisão quanto à internação devem ser considerados a gravidade dos sintomas, a séria ameaça de danos a si próprio, a autonegligência grave, o risco de agressão e a intensidade necessária de atendimento e suporte social.

Eletroconvulsoterapia (ECT)

Pacientes portadores de depressão grave com sintomas psicóticos e ideação suicida que necessitam internação hospitalar muitas vezes são direcionadas para ECT. O uso de ECT durante a gestação é considerado seguro e eficaz. A ECT pode ser considerada uma alternativa à farmacoterapia convencional para as mulheres que desejam evitar a exposição prolongada a medicações psicotrópicas durante a gestação ou para as mulheres em que houve falha do tratamento com antidepressivos convencionais.

Considerando que o uso de anestésicos de curta ação para a ECT pode representar risco menor para o feto do que o de estabilizadores do humor, e também em virtude dos riscos do uso de psicotrópicos e da ausência de tratamentos simultaneamente seguros e de alta eficácia na gravidez, a ECT pode ser um tratamento factível para transtornos de humor graves na gestação, principalmente em casos de episódios maníacos graves e transtornos depressivos graves refratários ou com sintomas psicóticos e ideação suicida. Atualmente, por proporcionar resposta a curto prazo, a ECT deve ser considerada em casos de instabilidade importante da doença psiquiátrica com risco fetal imediato.

A conduta recomendada consiste em:

- Avaliação obstétrica prévia, para verificação de fatores de risco maternos e fetais.
- Proceder à tocodinamometria antes da ECT, para verificar a ocorrência de contrações, em casos de difíceis anamnese e exame físico.
- Fazer a ECT na presença de um obstetra, com sua inclusão na equipe do procedimento.

Capítulo 18   Distúrbios Psiquiátricos   231

- Hidratação prévia por via parenteral. Realização em sala de parto (com equipe preparada para o desencadeamento de trabalho de parto).
- Decúbito lateral esquerdo e elevação do quadril em gestantes > 20 semanas (diminui a compressão aortocava, com menor hipoperfusão uterina).
- Proceder à intubação endotraqueal.
- ECT unilateral, de baixa voltagem, com monitoração por ECG.
- Monitoração contínua da frequência cardíaca fetal durante o procedimento.
- ECG monitorado da mãe.
- Administração de glicopirrolato como anticolinérgico de escolha durante a anestesia.
- Administração de betametasona para maturação pulmonar fetal.

O consentimento informado é essencial, contando-se com a participação ativa da família na decisão terapêutica.

Intoxicação aguda por substâncias psicoativas

Intoxicação por álcool

Como mostrado no Quadro 18.2, em quadros de intoxicação aguda por álcool ocorrem alterações de psicomotricidade e comportamento de acordo com os níveis de álcool no sangue (alcoolemia).

Síndrome de abstinência de álcool

A síndrome de abstinência de álcool ocorre em pacientes que já desenvolveram dependência. Os sinais e sintomas de privação do álcool aparecem algumas horas após o último consumo e geralmente atingem o pico entre 24 e 36 horas. Complicações graves podem ocorrer em até 14 dias. A *síndrome de abstinência alcoólica* é marcada por sinais de excitação do sistema nervoso central (ansiedade, disforia, aumento da sensibilidade a estímulos sensoriais abruptos, insônia, labilidade emocional) e hipe-

Quadro 18.2 Associação entre os níveis de álcool no sangue (alcoolemia) e a resposta clínica

Valores de alcoolemia (mg/100mL)	Resposta clínica
20 a 99	Incoordenação motora, humor elevado
100 a 199	Ataxia, labilidade, Romberg positivo, prejuízo de memória
200 a 299	Marcada ataxia, fala arrastada, náuseas e vômitos
300 a 399	Hipotermia, disartria e amnésia. Estágio inicial de anestesia
> 400	Coma alcoólico, incluindo hipotermia, depressão respiratória, reflexos diminuídos ou ausentes, palidez, retenção ou incontinência urinária

Reproduzido de: Quevedo JSR, Kapczinski F. Emergências psiquiátricas. Porto Alegre: Artmed Editora, 2001.

rativação autonômica (calafrios, sudorese, hipertermia, hipertensão arterial, tremores, taquicardia).

Em casos graves, podem ocorrer crises convulsivas tônico-clônicas generalizadas e estado confusional (*delirium tremens*). Este se caracteriza por quadro confusional agudo, flutuante e autolimitado. Inicia-se cerca de 72 horas após a última dose e dura de 2 a 6 dias. Apenas uma pequena parcela dos abstinentes evolui para esse estágio. Trata-se de uma condição de urgência médica, associada a riscos de morbidade e mortalidade significativos. A sintomatologia caracteriza-se por estado confusional flutuante, desorientação espaço-temporal, prejuízo da memória de fixação (fatos recentes), desagregação do pensamento, alucinações e delírios, que se somam aos sinais de abstinência alcoólica (tremor, inquietação, sudorese, taquicardia, hipertensão arterial, hipertermia).

Intoxicação por maconha

Reações de ansiedade são as mais comuns, acompanhadas por hiperemia conjuntival, hiperfagia, boca seca e taquicardia. As reações psicóticas são raras.

Intoxicação por alucinógenos

A intoxicação por alucinógenos é caracterizada por alterações perceptuais sem alteração do nível de consciência (intensificação subjetiva das percepções, despersonalização, desrealização, ilusões, alucinações e sinestesias). A "má viagem" é vivenciada como uma crise de ansiedade ou pânico: sentimentos de pavor e medo de perder o controle, permanecer com dano cerebral e enlouquecer. Reações psicóticas são raras, mas pode ocorrer delírio de cunho paranoide, com a peculiaridade de que o paciente mantém a noção, pelo menos parcial, de que seus sintomas são secundários ao uso da substância.

Os alucinógenos desempenham importante atividade autonômica. O LSD produz dilatação pupilar, hiper-reflexia, hipertensão, tremor, piloereção, taquicardia e hipertermia. Convulsões e hipertermia podem ocorrer como complicações clínicas potencialmente graves.

Os *flashbacks* são raros. Podem ocorrer espontaneamente, semanas ou meses após o uso da substância. Aparentemente não estão relacionados com a dose, podendo ocorrer até mesmo após uma única exposição à substância. Durante um *flashback*, a experiência original do efeito da substância é completamente recriada, com alterações perceptuais e distorção da realidade. Mesmo quando a experiência foi prazerosa, o *flashback* pode ser acompanhado de grande ansiedade quando a pessoa percebe que não tem controle sobre sua recorrência.

Intoxicação por cocaína e estimulantes

Pacientes que se apresentam com pupilas dilatadas, aumento da frequência cardíaca, boca seca, hipertermia, sudorese, hiper-reflexia e alterações comportamentais devem ser consideradas possíveis abusadoras de estimulantes. Após os estados de estimulação inten-

Capítulo 18 Distúrbios Psiquiátricos

233

sa, pode ocorrer depressão do sistema nervoso central, resultando em paralisia, arreflexia, estupor e coma.

Ansiedade e crises de pânico podem ser desencadeadas por estimulantes, assim como quadros psicóticos, nos quais, inicialmente, ocorrem desconfiança e hipervigilância, seguidas por delírios paranoides, com ideias de referência e isolamento. Aparecem alterações da sensopercepção, caracteristicamente táteis, de insetos andando sobre a pele (*cocaine bugs*), mas também alucinações auditivas e visuais. Conduta agressiva pode ocorrer, especialmente após o uso de *crack*.

■ CONDUÇÃO

Transtornos ansiosos: ataque de pânico

O manejo emergencial dos ataques de pânico incluem medidas comportamentais e medicamentosas para diminuição do grau de ansiedade.

Medidas comportamentais

- Informar que os sintomas são decorrentes de um ataque de ansiedade e não têm relação com doença orgânica grave.
- Assegurar as boas condições clínicas do feto.
- Reforçar que a crise é realmente intensa e desagradável e que ocorre com um grande número de pessoas.
- Informar que a crise é passageira e que deve durar de 10 a 30 minutos.
- Pedir que a paciente respire pelo nariz e não pela boca e que tente controlar a frequência das inspirações.
- Buscar local calmo e tranquilo, com menos pessoas.
- Evitar desvalorizar os sintomas: a paciente apresenta sintomas físicos importantes que causam intenso desconforto e realmente acredita que vai morrer.

Psicofármacos

De acordo com a intensidade dos sintomas e a duração da crise, pode-se fazer uso de psicofármacos. Os psicofármacos indicados para tratamento da ansiedade aguda são os benzodiazepínicos. Estes, quando possível, deverão ser evitados em tratamentos de longo prazo, associados ou não a inibidores seletivos da recaptação de serotonina (ISRS).

A teratogenicidade dos benzodiazepínicos é controversa. Alguns estudos mostram aumento pequeno mas significativo do risco de malformações grosseiras e fissuras labiopalatais com o uso de benzodiazepínicos no primeiro trimestre da gestação. O uso de doses altas e por tempo prolongado no terceiro trimestre pode levar ao aparecimento de sintomas de abstinência em neonatos: hipertonia, hiper-reflexia, irritabilidade, inquietação, choro incontrolável, tremores de extremidade, bradicardia, cianose, dificuldade de sucção, apneia, diarreia, vômitos e restrição do crescimento.

Esses sintomas podem surgir em poucos dias ou em até 3 semanas após o nascimento e permanecer por meses.

O uso de benzodiazepínicos pouco antes do parto pode causar intoxicação neonatal, conhecida como síndrome *floppy baby*, que consiste em hipotonia, hipotermia, letargia, depressão respiratória e dificuldades na alimentação.

Os benzodiazepínicos mais indicados na gestação são os de meia-vida curta e com ausência de metabólitos ativos. Preenchem esses critérios o alprazolam e o lorazepam. Como o primeiro está mais frequentemente associado à ocorrência de fenda palatina, além de, por sua maior potência, estar associado a síndrome de abstinência mais intensa, o lorazepam é o preferido. Em pacientes portadoras de transtornos de ansiedade, tem sido dada preferência ao uso de antidepressivos tricíclicos ou inibidores seletivos da recaptação de serotonina (ISRS), os quais não têm demonstrado relação com a ocorrência de malformações.

O atendimento nos serviços de emergência não é o melhor momento para estabelecer o diagnóstico ou instituir o tratamento dos transtornos ansiosos. Ataques de pânico estão associados a diferentes transtornos de ansiedade e variam de acordo com a frequência e a intensidade dos sintomas. Após a estabilização do quadro de ansiedade aguda, a paciente deverá realizar seguimento ambulatorial para avaliação diagnóstica e a instituição do tratamento regular.

Transtorno depressivo grave sem sintomas psicóticos ou falha de tratamento não farmacológico em transtorno depressivo leve/moderado

A gravidade dos sintomas, a história de resposta ao tratamento e as preferências individuais da paciente funcionam como diretrizes para o tratamento. Para mulheres que apresentarem sintomas depressivos iniciados na gestação ou sintomas leves ou moderados de transtorno depressivo maior, o tratamento não farmacológico deve ser a primeira opção. Os tratamentos não farmacológicos incluem psicoterapia de suporte, terapia cognitivo-comportamental e terapia interpessoal. O tratamento farmacológico está indicado quando as estratégias não farmacológicas falham ou quando a gravidade dos riscos associados à patologia durante a gestação supera os riscos da exposição fetal à medicação.

Antidepressivos tricíclicos (ADT)

Os estudos realizados com grande número de fetos expostos no primeiro trimestre não demonstraram aumento na incidência de defeitos congênitos ou mesmo de alterações no desenvolvimento neuropsicomotor e na capacidade intelectual dessas crianças. Nos trabalhos sobre o uso em pacientes grávidas, imipramina, amitriptilina, nortriptilina e desipramina não se associaram a malformações ou abortamentos. Clomipramina não tem ação teratogênica comprovada, mas há um pequeno número de casos com relato de morbidade tóxica (letargia, hipotonia, cianose, tremores, respiração irregular com acidose respiratória e hipotermia) com remissão em poucos dias após o nascimento, bem como de convulsões neonatais sem consequências deletérias posteriores. A clomipramina poderá ser mantida nos casos em que realmente houver benefício para a paciente. O uso de ADT antes do parto pode acarretar manifestações adrenérgicas e anticolinérgicas no recém-nascido, como irritabilidade, retenção urinária e oclusões intestinais funcionais transitórias. Nos recém-nascidos, também foram observados alguns sintomas que podem ser considerados característicos da síndrome de abstinência a essas medicações, como tremores, irritabilidade, taquipneia, cianose e cólica.

Inibidores seletivos da recaptação da serotonina (ISRS)

Dessa classe de medicamentos, a fluoxetina é o fármaco mais bem pesquisado. Estudos sobre o uso de fluoxetina durante o primeiro trimestre de gestação não demonstraram aumento na taxa de malformações congênitas ou outras complicações em comparação com a população geral. Uma única exceção parece ser a paroxetina, que está associada a aumento discreto na incidência de defeitos congênitos cardíacos septais. Entretanto, um estudo publicado recentemente aponta possível associação entre o uso de ISRS e hipertensão pulmonar persistente no neonato, mas somente quando usados após a 20ª semana de gestação. Nesse grupo de medicamentos, a fluoxetina foi o que menos apresentou risco para esse desfecho.

Efeitos negativos neurocomportamentais de longo prazo não têm sido observados. Entretanto, estudos recentes têm descrito a ocorrência de sinais neonatais após a exposição aos ISRS no final da gestação. Esses efeitos incluem sinais de alteração do sistema nervoso central (tremores, irritabilidade, hiper-reflexia, alteração de sono, choro excessivo) e alterações motoras (aumento de tônus muscular), respiratórias e gastrointestinais, as quais costumam ser leves e desaparecem em 2 semanas.

Outros antidepressivos

Estudos que tenham avaliado o uso de outros antidepressivos durante a gestação, como bupropiona, venlafaxina, duloxetina, nefazodona e mitarzapina, são escassos e não demonstram diferenças ou aumentos nas taxas de malformação congênita em relação a outros antidepressivos ou ao que seria esperado na população geral. Há poucos dados sobre a utilização desses antidepressivos e mais estudos seriam necessários para determinação da segurança desses fármacos.

Transtorno depressivo grave com sintomas psicóticos

O tratamento do transtorno depressivo grave com sintomas psicóticos inclui o uso de medicações antidepressivas e a associação de antipsicóticos. Entre os antipsicóticos, são preferidos os de alta potência, pois, além de menores efeitos anticolinérgicos, anti-histamínicos e hipotensores, não há evidências de malformações com o uso de haloperidol, tiotixeno, trifluoperazina e flufenazina. O uso de preparações de ação prolongada *(de depósito)* deve ser evitado em virtude do risco de efeitos tóxicos no neonato. Da mesma maneira, o uso de antipsicóticos deve ser evitado no terceiro trimestre, em virtude do risco de efeitos extrapiramidais no neonato (psicofármacos). Os antipsicóticos são preferidos ao uso de estabilizadores de humor em casos de recaída na gravidez, principalmente no primeiro e segundo trimestres. Isso se deve à eficácia no tratamento, principalmente de episódios maníacos.

Estudos não encontraram aumento na taxa de malformações congênitas nem outro tipo de desfecho desfavorável na gestação com o uso de haloperidol. Quanto aos antipsicóticos atípicos, são poucos os estudos a respeito de seu uso na gravidez, sendo considerados de risco desconhecido e, portanto, não indicados.

Transtorno afetivo bipolar

Os relatos iniciais do *National Register Lithium Babies* associam o uso do lítio na gestação a aumento na frequência de defeitos congênitos cardíacos, principalmente anomalia de Ebstein. Hoje, no entanto, sabe-se que, com exceção da ECT, o lítio é a opção de primeira linha (não necessariamente primeira escolha) para o tratamento do transtorno bipolar na gravidez. Os achados atuais apontam uma associação entre o uso de lítio durante o primeiro trimestre e a anomalia de Ebstein de 0,05% a 0,1%. O diagnóstico pode ser feito ainda durante a gravidez (a partir da 18ª semana de gestação, com ultrassonografia) e, em geral, essa anomalia pode ser corrigida cirurgicamente. Por outro lado, o uso do lítio no período final da gravidez pode resultar em toxicidade do recém-nascido, incluindo cianose, hipotonia e bradicardia, entre outros efeitos. A maioria desses efeitos tóxicos é autolimitada, desaparecendo até a completa excreção renal do medicamento, no período de 1 a 2 semanas. Durante a gestação, a taxa de filtração glomerular aumenta e o *clearance* de creatinina praticamente dobra. Isso leva a uma excreção mais rápida do lítio, que, se não tiver suas doses aumentadas, poderá perder a eficácia, aumentando o risco de recaída. Deve ser reduzido gradualmente cerca de 1 semana antes e interrompido durante o parto, para retomá-lo depois na posologia usada antes da gravidez. Isso impede a descontinuação abrupta da medicação, além de evitar os efeitos indesejáveis do lítio (toxicidade cardíaca e tireoidiana) para mãe e filho.

Caso seja necessária a suspensão do lítio, o uso de agentes antipsicóticos ou benzodiazepínicos pode ser tentado no caso de agravamento do quadro clínico. O uso de antipsicóticos pode ser considerado em pacientes bipolares que apresentam piora clínica na gravidez, que não estejam usando estabilizador do humor, principalmente para episódios maníacos, e em pacientes com história de transtorno bipolar e predomínio de episódios maníacos. No entanto, esses medicamentos não demonstram eficácia na prevenção de episódios depressivos. Os antipsicóticos são considerados classe C na escala da Food and Drug Administration (FDA), ao contrário dos estabilizadores de humor, que são considerados, com exceção da carbamazepina, classe D. Não há consenso sobre

Capítulo 18 Distúrbios Psiquiátricos

a ocorrência de alterações na avaliação neurocomportamental em longo prazo. Desse modo, os antipsicóticos são considerados substitutos efetivos do lítio no tratamento de episódios maníacos durante a gestação, com eficácia discutível na profilaxia.

Em comparação com o lítio, a exposição pré-natal a alguns anticonvulsivantes está associada a risco muito maior de malformação e, por isso, deve ser evitada. Foi observada associação entre exposição pré-natal à carbamazepina e ao ácido valproico e malformações do tubo neural (3% a 8%) e espinha bífida (1%). Múltiplas anomalias também foram associadas a essa exposição, incluindo microcefalia, restrição do crescimento, fissura labial e palatina e doenças cardíacas congênitas. A lamotrigina está associada a aumento do risco de fissura palatina (0,4%) e *rash* cutâneo. Quanto a outros anticonvulsivantes, como oxcarbazepina, topiramato e gabapentina, existem poucos estudos sobre a segurança de seu uso na gestação.

Cabe ressaltar a importância do planejamento da gestação em caso de transtorno afetivo bipolar. Assim, em casos de transtorno leve e em remissão, pode-se considerar a possibilidade de redução gradual do lítio entre 15 e 30 dias antes da concepção e sua reintrodução após o primeiro trimestre. Nas formas mais graves da doença, ou quando a retirada da medicação acarreta recidiva dos sintomas de maneira que possa haver riscos para a mãe e o feto, a medicação deve ser continuada na mínima dose eficaz. Se possível, deve-se optar pela monoterapia. Caso o lítio não seja interrompido, ou seja reiniciado após o primeiro trimestre, recomenda-se o controle mensal de litemia, eletrólitos e provas de função de tireoide. No segundo e terceiro trimestres, deve-se monitorar as funções endócrinas materna e fetal, além da função renal fetal, e realizar ecografia para triagem de polidrâmnios (relacionados com a ocorrência de diabetes insípido nefrogênico). Além disso, deve-se atentar precocemente para sinais de intoxicação por lítio, como tremor, diplopia, náusea, vômitos, diarreia, disartria e ataxia. No neonato, devem ser observados sinais de intoxicação e feita a dosagem da função tireoidiana (para verificar a ocorrência de hipotireoidismo).

Deve-se ter o cuidado de evitar o tratamento parcial dos sintomas, o que expõe o feto à medicação e também à doença materna. Em pacientes sem medicação e que apresentem recaída do quadro, deve-se preferir, nos casos de episódios maníacos, o uso de antipsicóticos e/ou benzodiazepínicos e, para os episódios depressivos, o uso de antidepressivos. Em ambos os casos, deve ser considerada ECT em caso de deterioração clínica grave da mãe (como desnutrição ou extrema recusa à medicação) ou risco grave para o feto.

Intoxicação aguda por substâncias

Em casos de intoxicação por álcool, o tratamento consiste na monitoração dos sinais vitais, na manutenção da hidratação, no oferecimento de um ambiente tranquilo e seguro e no posicionamento da paciente em decúbito lateral, para evitar aspiração de vômito.

Deve-se realizar exame neurológico cuidadoso, pois pacientes alcoolizadas apresentam risco maior de queda, e hematomas subdurais devem ser investigados. Em pacientes comatosas, é importante descartar hipoglicemia e intoxicação por outras substâncias.

O uso de medicações deve ser evitado em razão da possível ação sinérgica. Em caso de agitação psicomotora e/ou comportamento agressivo, pode ser utilizado haloperidol, 5mg, VO ou IM. A intoxicação por alucinógenos deve ser manejada com suporte. Nos casos mais graves de ansiedade intensa, podem ser usados benzodiazepínicos (lorazepam, 1 a 2mg VO).

Em caso de intoxicação por estimulantes, mesmo para as reações de pânico e reações psicóticas, deve ser tentado o manejo não farmacológico, explicando à paciente que os efeitos irão se dissipar em poucas horas e mantendo-a em ambiente tranquilo, sem estímulos. Os procedimentos adotados devem ser cautelosamente explicados. Em caso de reações de ansiedade muito intensas, quando o manejo não farmacológico é insuficiente, utiliza-se lorazepam, de 1 a 2mg VO ou de 10 a 12mg IM.

Em caso de reações psicóticas graves, quando a paciente se torna violenta ou agitada, deve-se optar também pelos benzodiazepínicos, reservando os antipsicóticos para as situações em que há resistência aos benzodiazepínicos. Os antipsicóticos podem piorar os efeitos simpaticomiméticos e cardiovasculares do medicamento. O agente de escolha é o haloperidol, em doses de 2 a 5mg VO ou IM. Esse fármaco apresenta menos efeitos anticolinérgicos, mas pode diminuir o limiar convulsivante.

A paciente em surto psicótico deve ser mantida hospitalizada até o desaparecimento dos sintomas, o que ocorrerá em poucos dias. A contenção mecânica deve ser usada somente quando a paciente se torna violenta, pois aumenta o risco de hipertermia, rabdomiólise e insuficiência renal.

A hipertermia deve ser tratada agressivamente, com medidas de resfriamento externo, incluindo pacotes de gelo e água gelada. Para as convulsões, recomenda-se diazepam, 5 a 10mg EV. Não se deve administrar mais do que 5mg/min. Caso a convulsão seja resistente, opta-se por hidantoína nas doses habituais.

Entre as medidas de desintoxicação, a lavagem gástrica está indicada quando os fármacos foram ingeridos VO.

Síndrome de abstinência de álcool

Muitas pacientes necessitam somente medidas de suporte geral, como hidratação adequada, ambiente aquecido e restrição de estímulos visuais e auditivos, além da monitoração periódica dos sinais vitais.

Para aquelas que não respondem aos procedimentos de suporte, deve ser instituído tratamento farmacológico. O objetivo da farmacoterapia é o controle dos sintomas por meio de um sedativo com tolerância cruzada com o álcool, aliviando os sintomas e prevenindo complicações. De todos os sedativos disponíveis, os benzodiazepínicos são os mais seguros e eficazes. Além disso, exercem ação anticonvulsivante e preventiva eficaz

Capítulo 18 Distúrbios Psiquiátricos

para *delirium tremens*. Prefere-se o uso de lorazepam, em virtude de sua meia-vida mais curta, devendo ser oferecido VO, 1 a 2mg a cada 6 a 8 horas (dose máxima recomendada de 8mg/dia), até a remissão dos sintomas. Outra opção consiste no uso de diazepam, de 20 a 40mg/dia VO.

Transtornos psicóticos

Os dados disponíveis sobre a teratogenicidade de antipsicóticos são limitados. Não há, portanto, dados que possam garantir a segurança desses agentes. De modo geral, as butirofenonas, como o haloperidol, são preferíveis às fenotiazinas. Estas, se usadas no final da gravidez, podem provocar taquicardia, alterações gastrointestinais e hipotonia no recém-nascido. A dose de haloperidol deve ser a menor possível, para que ocorra a estabilidade dos sintomas, sendo geralmente utilizadas doses de 2,5 a 10mg/dia VO, em uma ou duas tomadas. Pacientes que apresentam quadros agudos de agitação psicomotora podem receber a medicação IM para controle mais rápido dos sintomas.

Um estudo demonstrou incidência duas vezes maior de diabetes gestacional associado ao uso de antipsicóticos em geral. Quando da utilização de antipsicóticos atípicos, foram observados baixos níveis de folato, com o consequente risco de defeitos no tubo neural do feto. Assim, se utilizados, devem ser associados à suplementação de ácido fólico.

Em virtude da falta de evidências, o uso de antipsicóticos deve ser evitado. No entanto, não é recomendável interromper seu uso em pacientes estabilizadas com essas medicações devido ao risco de recaída.

■ CONSIDERAÇÕES FINAIS

Mulheres com transtornos psiquiátricos necessitam cuidados adicionais durante a gravidez. Tratamentos psicológicos são preferidos em relação aos medicamentosos e, quando é necessário o uso de medicamentos psicotrópicos, estes devem ser evitados no primeiro trimestre da gestação.

Os transtornos mentais mais prevalentes no período perinatal são os distúrbios do humor e de ansiedade, que podem se manifestar primeiramente durante a gestação ou representar recaídas de condições preexistentes.

Embora as emergências psiquiátricas não sejam frequentes na gestação, são muito importantes diagnóstico e manejo corretos, uma vez que os transtornos psiquiátricos perinatais podem ter grandes consequências para a mãe e o feto, acarretando altas morbidade e mortalidade.

Leitura sugerida

Barnea ER, Tal J. Stress-related reproductive failure. J In Vitro Fert Embryo Transf 1991; 8(1): 15-23.

Constantino Miguel VG, Gattaz WF. Clínica Psiquiátrica 2011:2.

Cohen LS et al. Treatment of mood disorders during pregnancy and postpartum. Psychiatr Clin North Am 2010; 33(2):273-93.

Crowhurst JA, Plaat F. Why mothers die – report on confidential enquiries into maternal deaths in the United Kingdom 1994-96. Anaesthesia 1999; 54(3):207-9.

Diemen LV KF, Pechanski F. Drogas: uso, abuso e dependência. In: Duncan SM B, Giugliani E (eds.) Medicina ambulatorial: condutas de atenção primária baseadas em evidências. Porto Alegre: Artmed, 2004:917-31.

Einarson A, Boskovic R. Use and safety of antipsychotic drugs during pregnancy. J Psychiatr Pract 2009; 15(3):183-92.

Farias DR et al. Prevalence of psychiatric disorders in the first trimester of pregnancy and factors associated with current suicide risk. Psychiatry Res 2013; 210(3):962-8.

Gavin NI et al. Perinatal depression: a systematic review of prevalence and incidence. Obstet Gynecol 2005; 106(5 Pt 1):1071-83.

Kent A. Psychiatric disorders in pregnancy. Obstetrics, Gynaecology and Reproductive Medicine 2011; 21(11):317-22.

Laranjeira RNS, Jerônimo C, Marques AC, Gigliotti A, Campana A. Consenso sobre a síndrome de abstinência de álcool (SAA) e seu tratamento. J Bras Psiquiatr 2000; 22(2):62-71.

Le Strat Y, Dubertret C, Le Foll B. Prevalence and correlates of major depressive episode in pregnant and postpartum women in the United States. J Affect Disord 2011; 135(1-3):128-38.

Marzuk PM et al. Lower risk of suicide during pregnancy. Am J Psychiatry 1997; 154(1):122-3.

Miller LJ. Use of electroconvulsive therapy during pregnancy. Hosp Community Psychiatry 1994; 45(5):444-50.

Neziroglu F, Anemone F, Yaryura-Tobias JA. Onset of obsessive-compulsive disorder in pregnancy. Am J Psychiatry 1992; 149(7):947-50.

Nonacs R, Cohen LS. Assessment and treatment of depression during pregnancy: an update. Psychiatr Clin North Am 2003; 26(3):547-62.

Paschetta E et al. Perinatal psychiatric disorders: an overview. Am J Obstet Gynecol 2014; 210(6):501-9 e6.

Pheula GF BC, Dalgalarrondo P. Mania e gravidez: implicações para o tratamento farmacológico e proposta de manejo. J Bras Psiquiatr 2003; 52:97-107.

Pinzon VD PR, Schüller-Faccini L. Fármacos psicotrópicos na gestação e na amamentação. In: Kapczinski F, Quevedo J, Schmitt R, Chacamovich E (eds.) 2001, Porto Alegre: Artmed, 2001.

Quevedo JSR. Kapczinski F. Emergências psiquiátricas. Porto Alegre: Artmed Editora, 2001.

Randall CL et al. Telescoping of landmark events associated with drinking: a gender comparison. J Stud Alcohol, 1999; 60(2):252-60.

Ross LE, McLean LM. Anxiety disorders during pregnancy and the postpartum period: A systematic review. J Clin Psychiatry 2006; 67(8):1285-98.

Seligman J. Felder SS, Robinson ME. Substance Abuse and Mental Health Services Administration (SAMHSA) Behavioral Health Disaster Response App. Disaster Med Public Health Prep 2015:1-3.

Uguz F et al. Is pregnancy associated with mood and anxiety disorders? A cross-sectional study. Gen Hosp Psychiatry 2010; 32(2):213-5.

Viguera AC et al. Risk of recurrence of bipolar disorder in pregnant and nonpregnant women after discontinuing lithium maintenance. Am J Psychiatry 2000; 157(2):179-84.

Viguera AC et al. Risk of recurrence in women with bipolar disorder during pregnancy: prospective study of mood stabilizer discontinuation. Am J Psychiatry 2007; 164(12):1817-24; quiz 1923.Vythilingum B. Anxiety disorders in pregnancy. Curr Psychiatry Rep 2008; 10(4):331-5.

Vythilingum B. Anxiety disorders in pregnancy. Curr Psychiatry Rep 2008; 10(4):331-5.

Wisner KL et al. Risk-benefit decision making for treatment of depression during pregnancy. Am J Psychiatry 2000; 157(12):1933-40.

19

Abdome Agudo não Obstétrico na Gravidez

Carolina Trancoso de Almeida
Marcos Campos W. Reis

■ EPIDEMIOLOGIA E RELEVÂNCIA

Abdome agudo não obstétrico na gravidez ocorre em cerca de uma em cada 500 gestações e seu diagnóstico é dificultado pelos sinais e sintomas fisiológicos típicos da gravidez, como náuseas, vômitos, leucocitose, taquicardia e dor abdominal. Alem disso, o abdome da gestante, sobretudo no último trimestre, apresenta peculiaridades no exame físico que alteram e atenuam os achados, quando comparados ao de pacientes não grávidas com a mesma afecção.

Embora a ocorrência de abdome agudo não obstétrico seja menos frequente do que o obstétrico, ele está relacionado com considerável morbimortalidade materno-fetal, principalmente quando ocorre atraso no tratamento.

■ ABORDAGEM DA GESTANTE

A avaliação do abdome agudo na gestante deve ser iniciada com uma história detalhada, focada no tipo e na evolução da dor, em outros sinais abdominais e nos movimentos fetais, assim como em história pregressa médica e ginecológica, uso de medicações e alergias.

O exame da paciente deve incluir exame físico completo, com foco na avaliação do abdome e no exame ginecológico. Deve-se ter em mente que qualquer dor abdominal progressiva associada a peritonismo com ou sem alterações laboratoriais, mesmo que com alterações inconclusivas na propedêutica de imagem, deve indicar prontamente exploração cirúrgica com o acompanhamento de um cirurgião geral.

As alterações fisiológicas da gravidez, juntamente com o crescimento do útero, representam desafios no processo diagnóstico. No primeiro e segundo trimestres, a contagem de leucócitos normal da gestante é de 6.000 a 16 mil células/mm^3, podendo chegar a 30 mil células/mm^3 no trabalho de parto. Portanto, leucocitose não apresenta a mesma especificidade em caso de abdome agudo da grávida. Há, também, a relutância do médico em solicitar estudos radiológicos em razão de seus efeitos teratogênicos sobre o feto. Os maiores efeitos da radiação ocorrem no período de rápida proliferação celular, aproximadamente entre a primeira e a 25ª semana após a concepção. Nesse contexto, a ultrassonografia é o método de imagem de escolha, por ser rápido, não invasivo e inócuo para o feto. Contudo, a ultrassonografia é um exame operador-dependente, limitado por fatores como presença de gases, útero gravídico e obesidade e, quando falso-negativo, pode retardar o diagnóstico e o tratamento da paciente. A ressonância magnética (RM) evita a exposição da gestante à radiação ionizante e pode ser útil na avaliação do abdome e da pelve da grávida, com segurança para o feto, principalmente após o primeiro trimestre. Entretanto, em caso de indicação absoluta, o benefício para a mãe se superpõe ao risco fetal e exames radiológicos como radiografias e tomografia computadorizada podem ser usados com proteção fetal e a mínima dose de contraste venoso, na medida do possível.

A laparoscopia tem se revelado um exame seguro na definição (e eventualmente no tratamento) do abdome agudo na gravidez. Pode ser realizada em qualquer momento da gestação, mas o segundo trimestre costuma ser o período mais favorável para realização do procedimento laparoscópico.

■ PONTOS CRÍTICOS

Apesar da importância de um diagnóstico preciso, a complexidade do abdome agudo na gestante, as dificuldades na realização de um exame clínico adequado e a urgência do caso nem sempre tornam possível um diagnóstico perfeito. Nessa situação, decidir se existe ou não indicação cirúrgica já soluciona o problema. As principais causas de erro ou retardo no diagnóstico são:

- Omissão de métodos propedêuticos ou exame físico incompleto.
- Utilização inadequada de métodos propedêuticos.
- Rodízio médico impedindo avaliação adequada do quadro evolutivo da paciente por um único observador.
- Experiência do cirurgião.

Outro ponto crítico a ser observado consiste na utilização de antibióticos. A escolha deve ser criteriosa, optando-se por fármacos com espectro específico e inócuos para o feto.

Capítulo 19 Abdome Agudo não Obstétrico na Gravidez

Qualquer operação durante a gravidez merece cuidados especiais, uma vez que compressão aortocava pode ocorrer quando a gestante se posiciona em decúbito dorsal horizontal, principalmente após a 16ª semana de gestação, devendo ser utilizado um coxim longitudinal à esquerda, no dorso da paciente, de modo a promover leve decúbito lateral esquerdo. A frequência cardíaca fetal e a atividade uterina devem ser monitoradas, e não podem ocorrer hipovolemia e hipoxemia maternas, as quais necessitarão tratamento imediato.

A cirurgia laparoscópica na gestante pode ser realizada de maneira eficiente e segura, apresentando benefícios semelhantes aos do procedimento em não grávidas: menor dor pós-operatória, menos íleo pós-operatório, redução na incidência de aderências, menor permanência hospitalar e retorno mais precoce às atividades habituais.

Alguns pontos devem ser observados:

- O procedimento pode ser realizado com segurança durante toda a gestação, sendo considerado ideal o início do segundo trimestre. Embora o procedimento seja mais fácil durante o primeiro trimestre, observa-se um potencial teratogênico; por isso, se possível, o procedimento deve ser adiado até o segundo trimestre. Quando a laparoscopia é necessária durante o terceiro trimestre, o útero aumentado impede a visualização adequada.
- Devem ser posicionadas as sondas gástrica e urinária de Foley.
- Atenção deve ser dada à profilaxia de fenômenos trombóticos em membros inferiores, podendo ser utilizados compressor pneumático intermitente e heparina de baixo peso molecular, caso o procedimento se estenda por mais de 45 minutos (grau de recomendação 2C).
- Não há evidências quanto à recomendação de medicamentos profiláticos de tocólise ou corticoides; entretanto, estes devem ser considerados no manejo de trabalho de parto prematuro.
- Quanto ao posicionamento, a paciente pode ser mantida em posição supina ou litotomia baixa com inclinação para a esquerda após a 16ª semana de gestação. Esse posicionamento pode dificultar alguns procedimentos, pois o útero pode bloquear a visão do cirurgião. Nesses casos, pode-se optar por posicionar mais um portal exclusivo para afastamento do útero. A posição de Trendelemburg pode sofrer variações para deslocamento das alças intestinais cefalicamente e para melhorar a exposição da pelve.
- A agulha de Veress e o primeiro trocarte devem ser inseridos na região supraumbilical, recomendando-se 6cm acima do fundo uterino e com elevação da parede abdominal. Com o avançar da idade gestacional, pode-se utilizar o hipocôndrio esquerdo como sítio de punção, 1 a 2cm abaixo do rebordo costal, na linha hemiclavicular. A técnica de inserção sob visão também pode ser utilizada.
- A pressão intra-abdominal deve ser mantida entre 8 e 12mmHg e não deve exceder a 15mmHg. A manutenção de níveis pressóricos mais baixos ajuda a evitar a redução

do fluxo placentário. A monitoração do CO_2 é mandatória e deve ser mantida entre 32 e 34mmHg. Em caso de suspeita ou confirmação de acidose materna, a pressão intra-abdominal deve ser reduzida imediatamente e a paciente hiperventilada.

- A monitoração da frequência cardíaca fetal e da atividade uterina deve ser instituída assim que possível, ao término ou durante o procedimento.

■ CONDUÇÃO

As causas mais comuns de abdome agudo não traumático e não obstétrico na gravidez são: apendicite, doença biliar, obstrução intestinal, pancreatite, cálculo urinário, diverticulite de Meckel e rotura de aneurisma de artéria esplênica.

Apendicite aguda

Principal complicação abdominal extrauterina durante a gravidez, apresenta incidência de 1:1.500. Mais prevalente nas pacientes com menos de 30 anos de idade, especialmente nas adolescentes, ocorre mais frequentemente no começo da gravidez, não havendo evidências de que a gravidez seja um fator predisponente. O diagnóstico diferencial deve ser feito com pielonefrite, diverticulite de Meckel, pancreatite, colecistite e gastroenterite aguda.

A fisiopatologia inicial da apendicite aguda consiste em obstrução da luz apendicular e diminuição na capacidade de esvaziamento de seu conteúdo, seguidas por distensão do apêndice cecal. Pode evoluir para isquemia, aumento na proliferação intraluminal de bactérias e, consequentemente, quadro inflamatório agudo.

Como consequência do aumento uterino, pode haver deslocamento superolateral do apêndice cecal, atingindo a crista ilíaca após o quarto mês de gestação. A dor abdominal da apendicite aguda na gestação pode estar localizada desde a região umbilical até o andar superior direito do abdome. No entanto, a maior parte das grávidas com apendicite aguda, nos três trimestres de gestação, apresenta dor localizada no quadrante inferior direito do abdome.

A sintomatologia é a mesma apresentada pelas pacientes não grávidas, sendo constituída por dor no quadrante inferior direito do abdome, anorexia, náuseas e vômitos. A dor inicialmente se localiza no epigástrio e é mal definida, com posterior migração para o quadrante inferior direito. O exame clínico pode evidenciar taquicardia e hipertermia, geralmente < 38,5ºC. Os exames complementares são menos importantes para o diagnóstico de apendicite aguda. Leucocitose ou evidência de desvio para a esquerda do leucograma podem ser indicadores da doença. O exame de urina é fundamental para o diagnóstico diferencial com infecção urinária.

A ultrassonografia consiste no método de imagem de escolha, com acurácia comparável à obtida em não grávidas e utilizando os mesmos parâmetros de positividade, incluindo estrutura tubular de fundo cego junto ao ceco, não compressível e aperistáltica, com diâmetro > 6mm. A ultrassonografia negativa não descarta a hipótese de apendicite aguda. A RM sem utilização de gadolínio pode auxiliar o diagnóstico ao encontrar alterações na gordura periapendicular, líquido periapendicular, espessamento de parede do apêndice > 2mm e aumento do diâmetro do apêndice > 6mm.

O diagnóstico pode ser difícil em algumas pacientes, porém, em caso de dúvida diagnóstica, não deve ser instituída conduta expectante. As consequências de uma peritonite são mais prejudiciais à mãe e ao feto do que os riscos de uma laparotomia ou laparoscopia não terapêutica.

A técnica cirúrgica empregada depende da idade gestacional, do tempo de evolução da doença e da presença ou não de peritonite. O risco de perfuração apendicular é maior no terceiro trimestre devido à maior dificuldade no diagnóstico. A abordagem laparoscópica costuma ser a preferida, sendo tecnicamente mais difícil no terceiro trimestre. Nas apendicites não complicadas, caso se opte pela laparotomia, a incisão de McBurney pode ser usada em todos os trimestres da gravidez.

As complicações obstétricas da apendicite aguda incluem trabalho de parto pré--termo, perda fetal e aumento da morbimortalidade materna. A incidência de perda fetal varia de 3% a 5% na ausência de perfuração apendicular e alcança até 36% na presença de perfuração. O risco de parto pré-termo na apendicite perfurada é de 10% a 43%, podendo ocorrer na semana seguinte à cirurgia, quando esta é realizada após 23 semanas de gestação.

Cólica biliar, colecistite aguda e coledocolitíase

Colelitíase sintomática é comum durante a gravidez. No período gravídico, a vesícula biliar diminui sua capacidade de esvaziamento, aumentando seu volume residual e favorecendo a estase e a formação da litíase biliar. A incidência de colelitíase nas gestantes varia de 4,5% a 12%, e a colecistite aguda é a segunda causa não obstétrica de cirurgia na gestação, com incidência variando entre 1:1.600 e 1:10 mil com 90% dos casos apresentando etiologia litiásica e 70% ocorrendo no segundo trimestre da gravidez.

Os sintomas da colelitíase são dor tipo cólica, localizada no quadrante superior direito do abdome, ou epigastralgia e dispepsia crônicas. Intolerância a alimentos gordurosos, náuseas e vômitos costumam estar presentes. Na colecistite aguda (inflamação da vesícula biliar) estão presentes outros sintomas, como anorexia, febre, taquicardia e prostração. O sinal de Murphy é muito sugestivo de colecistite aguda e corresponde a pausa na inspiração profunda causada pela dor, quando se palpa a região subcostal direita. Os testes laboratoriais podem evidenciar leucocitose e elevação das provas de função hepática. Importante ressaltar que a dosagem de fosfatase alcalina pode estar elevada fisiologicamente em um terço das gestantes normais. A ultrassonografia é o método de escolha para o diagnóstico de colelitíase e colecistite aguda, apresentando 95% de eficácia, sem os riscos da radiação. Os achados incluem a presença de estruturas móveis e ecogênicas no interior da vesícula, com sombras acústicas. Nos casos de colecistite aguda evidenciam-se distensão da vesícula biliar, presença de fluido pericolecístico e espessamento da parede da vesícula.

O tratamento varia de acordo com a idade gestacional e a gravidade dos sintomas. O tratamento conservador é a primeira escolha no primeiro e terceiro trimestres de gestação, apesar de até 92% das pacientes apresentarem falha do tratamento clínico no primeiro trimestre de gestação. O tratamento clínico é baseado na utilização de analgésicos, antiespasmódicos e antibióticos de largo espectro, além de hidratação venosa, correção dos distúrbios hidroeletrolíticos e dieta pobre em gorduras. A avaliação fetal está indicada de acordo com a idade gestacional. A cirurgia deve ser adiada para o segundo trimestre, com o objetivo de diminuir o risco de abortamento, e a laparoscopia deve ser a via operatória de escolha. Em caso de falha do tratamento clínico, cólicas biliares repetidas ou sinais de irritação peritoneal difusa, o tratamento cirúrgico é imperativo independente da idade gestacional. A maioria das pacientes com colecistite aguda submetidas a tratamento não operatório na gestação terá recorrência dos sintomas em até 3 meses após o parto.

A coledocolitíase está presente em 12% das gestantes com colelitíase e pode se associar a colangite ou pancreatite biliar, ambas com elevada morbidade materno-fetal. A colangiopancreatografia retrógrada endoscópica (CPRE) durante a gravidez é uma alternativa segura e eficaz no tratamento desses casos, podendo ser utilizada em qualquer momento da gravidez, preferencialmente no segundo trimestre. A incidência de complicações com a CPRE (7%) é a mesma em pacientes grávidas e não grávidas.

Obstrução intestinal

A obstrução intestinal é incomum no período gestacional, com incidência variando de 1:2.500 a 1:3.500 gravidezes. A morbidade é alta, uma vez que os sintomas iniciais são inespecíficos. As aderências intestinais ou bridas, secundárias a cirurgias prévias ou a processos inflamatórios pélvicos, são responsáveis por 60% a 70% dos casos de obstrução intestinal na gestação, a qual é desencadeada pela movimentação e compressão das alças intestinais pelo útero aumentado de volume, ocorrendo principalmente quando o útero atinge a cavidade abdominal (quarto e quinto meses de gestação) e quando a apresentação fetal se encaixa na pelve (oitavo e nono meses de gestação).

Outras causas de obstrução intestinal na gravidez são: volvos (25%), intussuscepção (5%), tumores malignos, hérnias e doença diverticular.

O quadro clínico é idêntico ao das pacientes não grávidas, porém, no primeiro trimestre, é importante o diagnóstico diferencial com hiperêmese gravídica. Os sintomas incluem dor abdominal do tipo cólica e parada da eliminação de gases e fezes, além da distensão abdominal. A radiografia simples de abdome, em ortostatismo e decúbito dorsal, apresenta sensibilidade de 82% para detecção de níveis hidroaéreos e/ou dilatação de alças intestinais. A ultrassonografia pode mostrar alças dilatadas com nível de líquido e aperistalse, porém o ponto de obstrução habitualmente permanece indeterminado. A RM pode apontar o local de obstrução em 70% dos casos.

A obstrução intestinal mecânica simples é passível de tratamento conservador, mediante sondagem nasogástrica, jejum, antiespasmódicos, reposição volêmica e correção dos distúrbios hidroeletrolíticos. Nos casos sem resolução após 48 horas, ou diante de sinais de comprometimento da perfusão das alças, deve ser instituído tratamento cirúrgico. Uma abordagem rápida pode evitar a evolução para um quadro de necrose de alças intestinais, perfuração e peritonite difusa.

A mortalidade materna secundária a um quadro de obstrução intestinal ocorre em 6% a 20% das pacientes, e a morte fetal, em 20% a 26% dos casos.

Pancreatite aguda

A incidência de pancreatite durante a gestação varia entre 1:1.000 e 1:12 mil gravidezes, segundo a literatura. Mais frequente na primigesta do que na multípara, em 19% dos casos ocorre no primeiro trimestre, em 23% no segundo trimestre e a maioria no terceiro trimestre. Comprovadamente, não existe nenhum fator no ciclo gravídico--puerperal que desempenhe papel importante na etiopatogenia da doença. A colelitíase com obstrução do ducto pancreático é o fator etiológico mais comum durante a gravidez, seguida pela pancreatite causada por hipertrigliceridemia resultante do efeito estrogênico ou de predisposição familiar. Fármacos como tetraciclinas e tiazídicos, além do consumo exagerado de álcool, podem causar pancreatite.

O quadro clínico não é alterado na gravidez, sendo constituído por dor epigástrica, dor no quadrante superior esquerdo do abdome com irradiação para o flanco esquerdo, vômitos, anorexia e febre baixa. Podem ocorrer outros sinais, como icterícia, peritonismo, rigidez muscular e hipocalcemia. O comprometimento pulmonar com hipoxemia e síndrome da angústia respiratória do adulto (SARA) é evidenciado em 10% dos casos. A taxa de perda fetal na pancreatite biliar é de 10% a 20%

O diagnóstico diferencial mais importante da pancreatite aguda, no primeiro trimestre da gravidez, é com hiperêmese gravídica, devido à semelhança dos sinais e sintomas. Desse modo, na presença de náuseas e vômitos intensos nesse período, deve-se considerar a dosagem de amilase e lipase séricas e testes de função hepática, os quais, se elevados, são indicativos de pancreatite.

Os testes laboratoriais incluem amilase e lipase séricas, triglicerídeos, cálcio sérico e hemograma. Os níveis de amilase podem aumentar na presença de outras doenças, como colecistite, obstrução intestinal e gravidez ectópica rota. A dosagem de amilase sérica apresenta sensibilidade de 81% para o diagnóstico de pancreatite aguda, e quando associada à dosagem de lipase, a sensibilidade aumenta para 94%. A ultrassonografia soma-se aos dados clínicos e laboratoriais para definição do diagnóstico. A tomografia computadorizada, por sua vez, tem indicação em fase mais tardia da doença, nos quadros que evoluem com gravidade, para determinar a presença e quantificar a necrose pancreática. A RM deve ser utilizada na vigência de obstrução biliar persistente. O tratamento da pancreatite é prioritariamente clínico, baseado em jejum, hidratação, correção dos distúrbios hidroeletrolíticos e analgesia. Antibioticoterapia deve ser utilizada na presença de necrose pancreática. O tratamento cirúrgico é necessário nas pancreatites com necrose infectada ou abscesso pancreático, que apresentam mortalidade materno-fetal elevada. Em casos de colangite ou obstrução biliar, a CPRE deve ser considerada.

Nefrolitíase

A litíase urinária é frequentemente diagnosticada durante a gestação; entretanto, o diagnóstico de nefrolitíase assintomática durante a gestação não exige medidas adicionais, apenas o seguimento do pré-natal normal. Contudo, cólica renal ou complicações decorrentes da litíase urinária ocorrem em cerca de uma a cada 2.000 gestações, tornando necessárias medidas adicionais. Tipicamente ocorre no segundo e terceiro trimestres, não havendo diferença entre o lado direito e o esquerdo.

O quadro clínico mais frequente é o de uma gestante com dor lombar em cólica, cuja ultrassonografia demonstra ureteroidronefrose e a urinálise evidencia a ocorrência de hematúria. Não é infrequente a presença de dor irradiada para a fossa ilíaca direita nos casos de nefro e ureterolitíase à direita, o que estabelece diagnóstico diferencial com apendicite aguda.

Método de imagem de escolha, a ultrassonografia pode avaliar não somente a presença do cálculo, mas também a de hidronefrose. Falso-positivos podem ocorrer em virtude da dilatação fisiológica do sistema coletor, que ocorre em 90% das gestantes.

O tratamento clínico inclui analgesia e antiespasmódicos, devendo ser evitados os alfabloqueadores. Em 80% dos casos, os cálculos são eliminados espontaneamente. Deve-se estar atento à associação de infecção, que pode ocorrer em cerca de metade das pacientes, indicando a necessidade de antibioticoterapia.

O tratamento cirúrgico pode estar indicado em casos de dor intratável, insuficiência renal aguda e infecção associada à obstrução pelo cálculo. A abordagem visa à desobstrução do rim por meio de técnicas endoscópicas, laparoscópicas, percutâneas ou mesmo abertas.

Diverticulite de Meckel

A diverticulite de Meckel é causa rara de abdome agudo na gravidez. Dor abdominal de localização em fossa ilíaca direita, distensão e sinais de peritonite localizada são os achados típicos, mas essa apresentação clínica não tende a ser comum devido ao deslocamento do intestino em decorrência do crescimento uterino. A laparoscopia

Capítulo 19 Abdome Agudo não Obstétrico na Gravidez

costuma ser um bom método para diagnóstico e tratamento dessa afecção, que muitas vezes é indistinguível da apendicite aguda pelo exame físico isolado.

Rotura de aneurisma de artéria esplênica

O aneurisma de artéria esplênica é condição também rara, cujo diagnóstico costuma ser incidental. Sua associação à gestação aumenta o risco de rotura com alta letalidade para a mãe e o feto (70% a 90%, respectivamente). O tratamento cirúrgico está indicado para aneurismas > 2cm, mesmo que assintomáticos, de preferência antes do período gestacional.

O diagnóstico da rotura é estabelecido pela presença de dor epigástrica e em hipocôndrio esquerdo de início súbito, associada a sinais de choque hipovolêmico. A laparotomia de emergência habitualmente é necessária, sendo a via mediana a melhor opção.

■ CONSIDERAÇÕES FINAIS

O abdome agudo na gestação é situação desafiadora e de difícil diagnóstico devido às alterações fisiológicas e anatômicas desse período. Portanto, todos os esforços são necessários para o diagnóstico precoce e o tratamento adequado, sob risco de alta morbimortalidade materno-fetal.

Alto índice de suspeição, o uso racional dos exames diagnósticos, preferencialmente os que não oferecem risco ao feto (notadamente a US e a RM), e abordagem multidisciplinar são determinantes para o sucesso do tratamento. A laparoscopia deve ser considerada por se tratar de exame diagnóstico e terapêutico seguro, principalmente nos dois primeiros trimestres da gravidez.

Leitura sugerida

Aggenbach L, Zeeman GG, Cantineau AE, Gordijn SJ, Hofker HS. Impact of appendicitis during pregnancy: No delay in accurate diagnosis and treatment. Int J Surg 2015 Mar; 15:84-9.

Cheng HT, Wang YC, Lo HC et al. Laparoscopic appendectomy versus open appendectomy in pregnancy: a population-based analysis of maternal outcome. Surg Endosc 2014 Aug 30.

Evaluation of obstetrical and fetal outcomes in pregnancies complicated by acute appendicitis. Arch Gynecol Obstet 2014 Oct; 290(4):661-7.

Fine S, Beirne J, Delgi-Esposti S, Habr F. Continued evidence for safety of endoscopic retrograde cholangiopancreatography during pregnancy. World J Gastrointest Endosc 2014 Aug 16; 6(8):352-8.

Jorge AM, Keswani RN, Veerappan A, Soper NJ, Gawron AJ. Non-operative management of symptomatic cholelithiasis in pregnancy is associated with frequent hospitalizations. J Gastrointest Surg 2015 Apr; 19(4):598-603.

Khandelwal A, Fasih N, Kielar A. Imaging of acute abdomen in pregnancy. Radiol Clin North Am 2013 Nov; 51(6):1005-22.

Kumamoto K, Imaizumi H, Hokama N et al. Recent trend of acute appendicitis during pregnancy. Surg Today 2015 Feb 27.

Pandeva I, Kumar S, Alvi A, Nosib H. Meckel's diverticulitis as a cause of an acute abdomen in the second trimester of pregnancy: laparoscopic management. Case Rep Obstet Gynecol 2015; 2015:835609.

Pavlis T, Seretis C, Gourgiotis S, Aravosita P, Mystakelli C, Aloizos S. Spontaneous rupture of splenic artery aneurysm during the first trimester of pregnancy: report of an extremely rare case and review of the literature. Case Rep Obstet Gynecol 2012; 2012:528051.

Ramalingam V, LeBedis C, Kelly JR, Uyeda J, Soto JA, Anderson SW. Evaluation of a sequential multi--modality imaging algorithm for the diagnosis of acute appendicitis in the pregnant female. Emerg Radiol. 2015 Apr; 22(2):125-32.

Smith I, Gaidhane M, Goode A, Kahaleh M. Safety of endoscopic retrograde cholangiopancreatography in pregnancy: Fluoroscopy time and fetal exposure, does it matter? World J Gastrointest Endosc 2013; 5:148-53.

Sucandy I, Tellagorry J, Kolff JW. Minimally invasive surgical management of acute cholecystitis during pregnancy: what are the recommendations? Am Surg 2013 Jul; 79(7):E251-2.

Veerappan A, Gawron AJ, Soper NJ, Keswani RN. Delaying cholecystectomy for complicated gallstone disease in pregnancy is associated with recurrent postpartum symptoms. J Gastrointest Surg 2013 Nov; 17(11):1953-9.

Vilallonga R, Calero-Lillo A, Charco R, Balsells J. Acute pancreatitis during pregnancy, 7-year experience of a tertiary referral center. Cir Esp 2014 Aug-Sep; 92(7):468-71.

Walker HG, Al Samaraee A, Mills SJ, Kalbassi MR. Laparoscopic appendicectomy in pregnancy: a systematic review of the published evidence. Int J Surg 2014 Nov; 12(11):1235-41.

Zachariah SK, Fenn MG. Acute intestinal obstruction complicating pregnancy: diagnosis and surgical management. BMJ Case Rep. 2014 Mar 6; 2014.

Zingone F, Sultan AA, Humes DJ, West J. Risk of acute appendicitis in and around pregnancy: a population--based cohort study from England. Ann Surg 2015 Feb; 261(2):332-7.

20

Traumatismo na Gestante

Sizenando Vieira Starling
Carolina Trancoso de Almeida
Camila Issa de Azevedo

■ INTRODUÇÃO

O atendimento à gestante vítima de traumatismo é muito semelhante ao oferecido à mulher não grávida. A sequência e as prioridades do atendimento não sofrem alteração. Entretanto, algumas particularidades devem ser dominadas pelo médico que presta o atendimento e que também devem ser conhecidas pelos obstetras. Realizar o atendimento correto, seguindo as normas estabelecidas pelos programas de avaliação inicial do politraumatizado, é fundamental para a obtenção dos resultados desejados.

■ EPIDEMIOLOGIA E RELEVÂNCIA

É considerada baixa a frequência de atendimento de grávidas vítimas de traumatismo, particularmente daquelas com lesões graves. Entretanto, o trauma é a principal causa não obstétrica de morbimortalidade materna, incidindo em 6% a 7% das gestações, com 0,4% das gestantes necessitando de internação para o tratamento das lesões traumáticas.

O traumatismo é mais frequente nas gestantes mais jovens, particularmente na faixa etária dos 15 aos 19 anos, de baixo nível socioeconômico e que usam substâncias ilícitas ou álcool.

Os mecanismos de trauma mais comuns na gestante são acidentes automobilísticos (70%), violência interpessoal (11,6%) e quedas (9,3%), e os que mais provocam lesões fetais são acidentes automobilísticos (82%), ferimentos por arma de fogo (6%) e quedas (3%).

Embora não seja frequente, as principais causas de morte materna são traumatismo cranioencefálico (TCE), insuficiência respiratória e choque hipovolêmico. A morte fetal é mais frequente do que a materna, e as principais causas são o choque hipovolêmico da mãe e o descolamento da placenta, o que justifica, também, a prioridade destinada ao atendimento materno.

A mulher grávida que durante a evolução da gestação precisou ser atendida no setor de emergência em virtude de qualquer tipo de traumatismo é mais suscetível ao parto prematuro, ao descolamento de placenta e à cesariana. Na maioria dos casos, o parto acontece 24 horas após a lesão, principalmente em gestações com mais de 28 semanas.

Cerca de 46% a 74% das gestantes traumatizadas usam cinto de segurança. Ainda não há evidências de que o uso do cinto de segurança na gestação diminui a mortalidade materna, a gravidade das lesões e a ocorrência de óbito fetal. Contudo, encontra-se bem documentado o aumento da mortalidade da grávida quando ela é ejetada do veículo, o que justifica a utilização do cinto de segurança, pelo menos para diminuir a incidência de ejeção materna no momento do acidente. O cinto de segurança deve ser posicionado corretamente na grávida: a faixa horizontal deve ser colocada o mais baixo possível, sem tocar o útero, preferencialmente no quadril, no nível da raiz das coxas, e a faixa longitudinal deve passar pelo terço médio da clavícula, entre os seios e ao lado do útero sem, contudo, prendê-lo.

Para atendimento seguro da gestante, além dos profissionais normalmente presentes no atendimento multidisciplinar do traumatizado, é importante a participação do obstetra e do neonatologista.

■ DEFINIÇÃO/DIAGNÓSTICO

A avaliação da gestante pressupõe suporte de equipe multidisciplinar e deve seguir os princípios estabelecidos para o atendimento a toda vítima de traumatismo, considerando as alterações anatômicas e fisiológicas ocasionadas pela gestação. A compreenção dessas alterações é fundamental para uma abordagem adequada e segura.

Atender adequadamente o traumatizado significa, em um primeiro momento, conhecer o mecanismo de trauma, realizar um exame clínico objetivo e enxergar além das evidências encontradas nesse exame. O conhecimento das lesões graves que devem ser diagnosticadas precocemente faz a diferença no resultado final dessa abordagem.

A maioria dos países, entre eles o Brasil, tem como referência para atendimento do politraumatizado o programa ATLS (*Advanced Trauma Life Support*), criado em 1976 pelo Comitê de Trauma do Colégio Americano de Cirurgiões. O conceito básico desse programa consiste em priorizar o diagnóstico e tratamento adequados das lesões mais graves e que apresentam evolução mais rápida para o óbito. Com esse objetivo foi proposta uma sequência de abordagem a ser seguida pelo médico que faz o primeiro atendimento ao traumatizado: exame primário-reanimação-reavaliação-exame secundário-reavaliação-tratamento definitivo-exame terciário. Outro objetivo fundamental, e que deve ser seguido na rotina, é não causar dano adicional além daquelas lesões já provocadas pelo trauma.

Muitas vezes, as atitudes necessárias para o tratamento de determinada lesão se baseiam, em um primeiro momento, nos achados do exame clínico, não sendo necessário nenhum exame complementar. Para o sucesso na reanimação e salvamento de uma vítima de trauma é preciso ter consciência de que o diagnóstico e o tratamento rápidos caminham juntos.

O exame primário consiste na fase mais crítica do atendimento inicial. Nesse momento deve ser identificada e sanada qualquer lesão que imponha risco imediato, ou em potencial, à vida da gestante vítima de traumatismo. São metas principais, nessa fase, a constatação de instabilidade cardiorrespiratória e a reanimação adequada. Nessa situação, é fundamental e segura a utilização do método mnemônico A (*airway*), B (*breathing*), C (*circulation*), D (*disability*), E (*exposure*). Essa sequência é justificável porque a paciente com obstrução de vias aéreas evolui mais rapidamente para o óbito do que a paciente com pneumotórax hipertensivo, que, por sua vez, corre maior risco do que uma paciente com hipovolemia importante, a qual tem maior risco de morrer do que aquela com lesão expansiva intracerebral. Esse tipo de abordagem implica a realização de exame físico e tratamento das lesões graves antes de ser conhecida a história da paciente. Na gestante, a cronologia do atendimento recomendada consiste em exame primário da mãe, seguido pelo exame do feto e, por fim, exame secundário da mãe.

Assegurar a patência das vias aéreas e ofertar oxigênio ocupa lugar de destaque na abordagem inicial ao paciente traumatizado e consiste em reconhecer obstrução da via aérea ou seu risco potencial, antecipar-se à sua ocorrência e executar as ações necessárias para resolver todas as situações. Os seguintes fatores estão relacionados com maior risco de problemas nas vias aéreas: inconsciência, relaxamento da língua, corpos estranhos, traumatismo de face, ferimentos penetrantes no pescoço, fratura de laringe/traqueia e queimaduras de vias aéreas. Dentre as manobras utilizadas para controle das vias aéreas utilizam-se manobras manuais, aspiração de secreções, remoção de corpos estranhos, intubação e manobras cirúrgicas. Manobras manuais de desobstrução e abertura das vias aéreas, como elevação do mento e tração da mandíbula, assim como aspiração da orofaringe, devem fazer parte das primeiras medidas, pois podem ser suficientes em muitas situações. Quando as manobras manuais não são eficazes, deve ser considerada a utilização de vias aéreas artificiais, como cânula orofaríngea ou nasofaríngea, que, apesar de manterem a via aérea aberta, não protegem o paciente de aspirações e não permitem otimizar sua ventilação.

O controle máximo da patência das vias aéreas somente é obtido mediante a utilização de uma via aérea definitiva. A intubação traqueal é o método preferido de via aérea definitiva, pois isola as vias aéreas, previne aspiração, facilita a higiene profunda da traqueia e torna possível o fornecimento de altas concentrações de oxigênio, além de possibilitar ventilação assistida. A experiência com o procedimento aumenta a probabilidade de um bom desempenho. Deve-se estar atento ao fato de que a progesterona promove aumento do edema e friabilidade da mucosa orotraqueal e, consequentemente, aumenta o risco de sangramento. Técnicas alternativas devem ser consideradas em caso de incapacidade de intubação, incluindo máscara laríngea, cânula esofágica multilúmen, ventilação percutânea transtraqueal e cricotireoidostomia cirúrgica.

Ao cuidar das vias aéreas, o profissional deve se lembrar de manter cabeça e pescoço alinhados em posição neutra. O posicionamento do colar cervical é necessário para não causar dano adicional. O fornecimento de oxigênio suplementar deve ser mantido e priorizado.

Prosseguindo com o exame, deve-se verificar se a respiração da paciente está sendo eficaz, isto é, se as trocas gasosas estão eficientes e a paciente está bem oxigenada. Deve ser lembrado que via aérea pérvia não significa ventilação adequada. O exame clínico completo do aparelho respiratório é o método mais seguro, simples e fidedigno para o diagnóstico das lesões que possam comprometer a respiração da paciente. Não há necessidade de nenhum exame complementar para o diagnóstico de lesões potencialmente fatais. Nessa fase, oxímetro de pulso deve ser conectado à paciente. A oximetria deve ser mantida > 94% para garantir a oxigenação adequada do feto.

Na gestante, deve-se dar atenção especial à avaliação da hipocapnia ($PaCO_2$ normal pode indicar insuficiência respiratória iminente) e sempre considerar descompressão gástrica precoce para reduzir os riscos de aspiração.

Na maioria das vezes, as lesões torácicas que ameaçam a vida são tratadas por meio de métodos simples: toracocentese e drenagem torácica. Na avaliação inicial, devem ser diagnosticadas e tratadas as seguintes lesões torácicas: pneumotórax hipertensivo, pneumotórax aberto, tórax instável, hemotórax maciço e tamponamento cardíaco.

A abordagem inicial ao politraumatizado em relação à circulação baseia-se na interrupção do sangramento o mais precocemente possível e na reposição da volemia do paciente. Em pacientes traumatizadas, inicialmente o choque deve ser abordado como de origem hipovolêmica, que costuma ser o tipo de choque mais predominante no paciente traumatizado. Habitualmente, o sinal mais precoce de perda volêmica é a taquicardia, e o tratamento do choque deve ser instituído nesse momento. A hipotensão arterial é um sinal tardio e acidose, hipotermia e coagulopatia são eventos terminais do processo de choque, que se associam a morbimortalidade elevada na paciente politraumatizada.

Durante a gestação, o volume sanguíneo pode aumentar de 45% a 50%. Essas alterações têm início por volta da 10ª semana. A frequência e o débito cardíaco também aumentam, o que leva a gestante a apresentar sinais de hipovolemia apenas quando perde cerca de 30% a 35% de seu volume sanguíneo total. Além disso, antes de a mãe apresentar sinais de hipoperfusão, o feto já pode ter sido comprometido, pois a circulação placentária é mais sensível às catecolaminas liberadas em resposta ao estado de choque. O choque hipovolêmico pode induzir o parto prematuro, pois a ocitocina, liberada

Capítulo 20 Traumatismo na Gestante

juntamente com o hormônio antidiurético em resposta à perda do volume sanguíneo circulante, estimula as contrações uterinas.

As metas do tratamento de choque na gestante são idênticas às adotadas para qualquer traumatizado e incluem controle do sangramento e reposição de líquidos e hemocomponentes EV. Durante o terceiro trimestre, o útero gravídico pode comprimir a veia cava inferior com a paciente em posição supina, diminuindo assim o retorno venoso e causando hipotensão. Quando a gestante estiver imobilizada, a prancha deverá ser elevada entre 10 e 15cm do lado direito. Em caso de impossibilidade, deve-se deslocar manualmente o útero para o lado esquerdo da paciente.

O cérebro é o órgão mais sensível à hipoxia. As lesões neuronais são irreversíveis, dependendo do tempo que as células ficam expostas à falta de oxigênio. Por isso, durante o exame primário, deve ser realizada avaliação neurológica rápida e concisa. O foco principal do médico que faz o atendimento inicial deve estar em garantir aporte apropriado de oxigênio e nutrientes ao cérebro, com identificação rápida dos pacientes com pressão intracraniana elevada e risco de efeito de massa, causando herniação do úncus. O objetivo é diminuir a taxa de mortalidade e o déficit neurológico permanente. A utilização da escala de coma de Glasgow (ECG), que avalia a abertura ocular e a melhor resposta motora e verbal, possibilita uma avaliação rápida e fidedigna do nível de consciência do traumatizado e pode servir como prognóstico de sua evolução. A classificação máxima é 15, que corresponde ao paciente normal, ao passo que 3 corresponde ao coma profundo. Em seguida, realiza-se um exame rápido das pupilas, objetivando estudar a reação pupilar ao estímulo luminoso e a simetria de tamanho de ambas.

Após a avaliação neurológica, deve-se despir completamente a paciente para diagnosticar a extensão das lesões traumáticas. Se houver número suficiente de pessoas para mobilizá-la com segurança, deve-se, também, examinar a região dorsal com o mesmo objetivo.

É mandatória a avaliação do feto antes do exame secundário da mãe. Sabe-se que a principal causa de morte fetal está diretamente relacionada com a gravidade das lesões maternas. Portanto, para a avaliação do feto são estritamente necessários monitoração e toque vaginal. Em fetos estáveis, a frequência cardíaca oscila entre 120 e 160bpm. A monitoração fetal com tocodinamômetro cardíaco está indicada para gestações viáveis (> 24 semanas) durante as 4 primeiras horas de propedêutica e terapêutica e deve ser mantida em caso de contrações uterinas. Consiste na avaliação da frequência cardíaca fetal e da atividade uterina. Caso não ocorram contrações e o tratamento da gestante dure mais de 4 horas, o monitoramento deve ser intermitente. Sinais de sofrimento fetal podem ser o primeiro indício de instabilidade hemodinâmica da mãe. O toque vaginal precoce tem por objetivo identificar alterações no colo uterino, como apagamento e dilatações, posição fetal e a presença de sangue e/ou líquido amniótico. Na presença de sangramento vaginal, pressupõe-se trabalho de parto prematuro, descolamento prematuro de placenta, placenta prévia ou rotura uterina.

Os exames radiológicos podem e devem ser realizados nas gestantes, quando estritamente necessários, principalmente se puderem influenciar a conduta a ser adotada. A maioria dos autores afirma que esses exames causam efeitos mínimos ou nenhum risco ao feto, principalmente se realizados após o primeiro trimestre de gestação. A exposição da gestante a doses de radiação < 5 rads não está associada a malformação ou morte fetal.

■ CONDUÇÃO

A avaliação secundária consiste em obtenção da história completa, incluindo a obstétrica, exame físico minucioso "da cabeça aos pés" e avaliação e monitoramento do feto. A fisiopatologia e a localização dos traumatismos maternos podem diferir dos encontrados em pacientes não grávidas.

Comparadas com não grávidas, as gestantes apresentam menor incidência de traumatismo torácico e de crânio.

A abordagem às gestantes com suspeita de TCE visa prevenir lesão cerebral secundária. Fornecer oxigenação adequada e manter pressão arterial suficiente para garantir a perfusão do cérebro são as estratégias para reduzir o dano cerebral secundário e melhorar o prognóstico da paciente. Após estabilização da paciente no exame primário, devem ser excluídas as lesões com efeito de massa que necessitam intervenção cirúrgica, sendo a maneira mais segura a realização de TC de crânio. O tratamento clínico das lesões, incluindo soluções salinas, hiperventilação, manitol e anticonvulsivantes, deverá ser conduzido pelo especialista. A avaliação multidisciplinar é mandatória.

Quanto aos traumatismos de tórax, podem ser classificados em fechados e penetrantes. Os traumatismos fechados podem causar fraturas múltiplas, contusões de partes moles e rotura de vísceras. O traumatismo penetrante causa lesão anatômica de acordo com a energia e profundidade determinadas pelo instrumento que desencadeou o trauma.

O traumatismo torácico pode envolver a parede torácica ou o pulmão. As lesões da caixa torácica, como fraturas de costelas, causam dor, comprometem a expansibilidade torácica e a capacidade de eliminar secreções e propiciam o surgimento de atelectasias, o que predispõe a gestante com fratura de costela à hipoxemia. O tórax instável, além de desencadear alterações decorrentes de múltiplas fraturas ósseas, altera a mecânica ventilatória e compromete de modo mais intenso a ventilação. A presença de tórax instável é indicativa de contusão pulmonar e exige a administração de oxigênio suplementar e analgesia. A analgesia deve ser agressiva, de modo a reduzir atelectasias e melhorar a capacidade residual funcional e a capacidade vital. Algumas pacientes podem necessitar intubação traqueal associada à ventilação com pressão positiva.

As lesões pulmonares abrangem contusão pulmonar, pneumotórax e hemotórax. A lesão do parênquima pulmonar aumenta a permeabilidade vascular pulmonar, causa extravasamento de fluido no interstício, nos bronquíolos e nos alvéolos e altera a com-

Capítulo 20 Traumatismo na Gestante

posição do surfactante pulmonar. As lesões que envolvem a presença de ar ou sangue na cavidade pleural podem interferir com a ventilação e a oxigenação, por efeito compressivo sobre os pulmões. Essas lesões podem ainda interferir na hemodinâmica dos pacientes. O manejo inicial consiste na inserção de drenos de tórax. Esses drenos devem ser posicionados em um ou dois espaços intercostais acima dos utilizados habitualmente em paciente não grávida, uma vez que há deslocamento do diafragma cefalicamente e alargamento de cerca de 6cm da caixa torácica inferior. A radiografia de tórax em anteroposterior consiste na avaliação inicial padrão, devendo ser realizada como medida complementar da avaliação do tórax.

A gestante é mais suscetível ao traumatismo abdominal do que a mulher não grávida. São sintomas que devem ser valorizados e que levam a pensar em lesões graves: dor abdominal ou lombar, contração uterina, perda de líquido amniótico ou sangramento vaginal e bradi ou taquicardia fetal. O exame do abdome da gestante deve ser pormenorizado e incluir, obrigatoriamente, toque vaginal. Por princípio, toda gestante vítima de traumatismo abdominal e hemodinamicamente estável deve ser submetida, inicialmente, à ultrassonografia do abdome com o objetivo de pesquisar líquido livre e, no mínimo, estudar a vitalidade fetal e estimar a idade gestacional.

O traumatismo abdominal contuso está associado a mortalidade fetal de 3% a 38%. Os principais fatores de risco relacionados com a perda fetal nas gestantes vítimas de traumatismo abdominal contuso são: ejeção do veículo, acidentes motociclísticos, atropelamentos, ISS > 9, idade gestacional > 35 semanas, taquicardia materna, batimentos cardiofetais anormais e perda de líquido via vaginal.

Na gestante, o traumatismo abdominal penetrante é menos frequente do que o contuso, e os ferimentos por arma de fogo são mais comuns do que os causadas por arma branca. Entretanto, no traumatismo penetrante a ocorrência de lesões das vísceras abdominais, assim como a necessidade de laparotomia para sua correção, é maior do que no traumatismo contuso. Morte materna ocorre em menos de 5% dos casos. A propedêutica por imagem tem as mesmas indicações que na não gestante, incluindo radiografias para localização dos projéteis de arma de fogo, assim como para estudo do trajeto do projétil, em caso de suspeita de não ter penetrado a cavidade abdominal.

O tratamento das lesões traumáticas abdominais da gestante difere muito pouco do empregado na mulher não grávida. As indicações de cirurgia seguem os mesmos princípios. A presença ou não de instabilidade hemodinâmica e de sinais de irritação peritoneal é o fator determinante para se optar por tratamento cirúrgico, que deve ser o mais precoce possível, visto que a hipotensão e a infecção peritoneal são potencialmente letais ao feto. O tratamento não operatório das vísceras maciças (fígado, baço e rim) tem sido realizado com sucesso na gestante e é considerado a opção inicial, desde que respeitados os critérios de inclusão do protocolo, principalmente quando a estabilidade hemodinâmica da mãe e do feto esteja bem definida. A gravidade das lesões traumáticas, e não a cirurgia propriamente dita, é o fator prognóstico mais importante para a morbimortalidade da mãe e do feto. Durante a cirurgia por traumatismo, como em qualquer outra realizada no período de gravidez, o útero deve ser deixado intacto e manipulado o menos possível, a não ser que exista lesão uterina ou o útero seja um fator limitante para o tratamento de lesão materna. O cuidado durante a anestesia é muito importante, e as preocupações principais devem ser: manter a segurança da mãe, não usar agentes teratogênicos, manter boa oxigenação fetal e evitar trabalho de parto prematuro.

A abordagem do traumatismo pélvico materno é um desafio durante a gestação. Em virtude da maior vascularização, associada à dilatação dos vasos pélvicos e à distensão dos ligamentos da pelve, o volume do sangramento é maior e a capacidade de tamponamento é menor. A radiografia de pelve deve ser interpretada com cautela, uma vez que durante a gravidez ocorre aumento fisiológico da distância das articulações sacroilíacas e da sínfise púbica. A fratura pélvica é a lesão materna que mais comumente resulta em morte fetal, sendo o TCE fetal a principal causa do óbito. A fixação externa da pelve, quando indicada, pode ser realizada, ao passo que a arteriografia com embolização deve ser evitada, porque a dose de radiação utilizada nesse procedimento costuma exceder à dose de segurança recomendada durante a gestação. Deve-se, também, tomar bastante cuidado ao utilizar os dispositivos habituais para estabilização da bacia materna, principalmente em caso de fraturas em livro aberto, porque seu posicionamento e tensão pode favorecer a ocorrência de TCE fetal ou agravar um já existente. A fixação interna da pelve, quando indicada, não altera o curso da gravidez e não impede o parto via vaginal, dependendo, evidentemente, do intervalo de tempo entre a operação e o parto.

Quanto às lesões musculoesqueléticas, devem ser avaliadas e tratadas corretamente de modo a não colocar em risco a vida da paciente e/ou a função do membro acometido. O controle de sangramentos por meio de compressão direta local e o alinhamento e imobilização das fraturas de ossos longos devem ser executados desde a avaliação primária. As fraturas expostas devem ser prontamente reconhecidas, sendo realizados curativo estéril e interconsulta com o especialista.

As complicações obstétricas do traumatismo abdominal contuso incluem: rotura uterina, trabalho de parto prematuro, rotura precoce da membrana amniótica e descolamento de placenta. A rotura uterina, embora seja um evento raro, é rapidamente fatal. Acontece em aproximadamente 0,6% das grávidas traumatizadas e se deve à desaceleração súbita e por compressão direta. O risco é maior nas mulheres já submetidas à cesariana, nas gestações no terceiro trimestre e em caso de traumatismo abdominal de grande magnitude. O diagnóstico está associado à presença de dor abdominal e choque hipovolêmico. Pode-se palpar segmentos do feto durante o exame do abdome. Nas roturas da parede posterior, pode ser necessária a utilização de ultrassonografia para o diagnóstico. A cirurgia de emergência é o único tratamento e o óbito fetal é a regra, mas a mortalidade materna oscila entre 10% e 20%.

Aproximadamente 25% das grávidas com gestação > 20 semanas vítimas de traumatismo abdominal contuso iniciam trabalho de parto e um quarto delas evolui para parto prematuro apesar do estudo realizado. Em estudo de revisão com 77 grávidas submetidas a laparotomia, trabalho de parto prematuro aconteceu em 26% das mulheres no segundo trimestre de gestação e em 82% daquelas no terceiro trimestre.

A complicação obstétrica mais frequente é a separação da placenta da parede uterina (descolamento de placenta), que acontece em 1% a 5% dos casos de traumatismos menos intensos e em 20% a 50% dos traumatismos graves. Quando o descolamento é grande (> 50%), o óbito fetal é precoce e frequente. Descolamentos menores podem passar despercebidos. Pode ocorrer no momento do traumatismo ou algumas horas depois. O sinal mais evidente é a hemorragia via vaginal, de intensidade variável, embora esteja presente em apenas 35% das pacientes. Por isso, é necessário valorizar qualquer perda sanguínea vaginal, mesmo aquelas de pouca intensidade. A presença de dor abdominal e contração uterina também sugere descolamento de placenta. Na ausência de contração, a possibilidade de descolamento de placenta é pequena. Em caso de mais de uma contração a cada 10 minutos, essa possibilidade é de 20%. A ultrassonografia é um bom exame propedêutico; entretanto, pequenos descolamentos de placenta podem não ser evidenciados. A monitoração cardiotocográfica é essencial para o diagnóstico precoce.

Sofrimento fetal diagnosticado por bradicardia ou taquicardia, associado ou não a contrações uterinas, é altamente suspeito. Esses sintomas, às vezes, só se tornam evidentes algumas horas após o trauma. Em toda gestante com mais de 20 semanas vítima de traumatismo abdominal, independente da gravidade, a cardiotocografia está indicada por um período mínimo de 4 horas. Recomenda-se monitoração contínua do feto por 24 horas na gestante que apresenta dor abdominal, contração uterina, sangramento vaginal ou episódio de hipotensão. Essas pacientes devem ser idealmente conduzidas, também, pelo obstetra.

A incidência de lesões no feto em casos de traumatismo abdominal contuso é de apenas 1%, sendo a fratura de crânio a mais comum. Ocorre mais frequentemente quando a cabeça fetal já está encaixada no estreito pélvico durante o terceiro trimestre. A mortalidade fetal, nessas circunstâncias, pode alcançar 25%. A lesão direta do feto em caso de traumatismo contuso é menos frequente devido à proteção exercida pela parede uterina e pelo líquido amniótico.

Em virtude do aumento do útero com a evolução da gravidez, é comum a lesão fetal em caso de traumatismo abdominal, principalmente por arma de fogo. Consequentemente, as lesões fetais são mais frequentes, variando entre 60% e 70%, e a mortalidade fetal alcança níveis de 40% a 65%, dependendo da gravidade da lesão fetal e de seu grau de prematuridade. A menor mortalidade materna pode ser parcialmente explicada pela atuação do miométrio, do líquido amniótico e do próprio feto como fatores eficientes na dispersão da energia cinética dos ferimentos por arma de fogo, diminuindo a gravidade das lesões maternas.

Ainda não existe consenso quanto à necessidade de retirada do feto em casos de gestantes traumatizadas, o que só é recomendado com idade gestacional > 24 semanas.

Com menos tempo de gestação, o feto não se encontra viável e a possibilidade de sobrevivência é mínima; quando acontece, é alta a frequência de sequelas graves. Ao comprovar durante o ato cirúrgico que houve penetração do ferimento na cavidade uterina e o feto está viável (com mais de 24 semanas), o cirurgião deve avaliar a necessidade de histerotomia e a retirada do feto, encaminhando-o para o tratamento adequado. Essa conduta é recomendável em razão do alto percentual de lesão fetal que necessitará tratamento extrauterino. Outra indicação peroperatória plausível consiste na retirada do feto quando o tamanho do útero torna impossível a correção de uma lesão abdominal materna que põe sua vida em risco. Quando se cogita a realização de cesariana, é importante ter em mente que, mesmo quando a mãe apresenta sinais de estabilidade hemodinâmica, pode ocorrer sofrimento fetal importante. Se esse sofrimento for duradouro ou recorrente, a sobrevida fetal ficará seriamente comprometida. Na realidade, em síntese, a remoção do feto viável da cavidade uterina pode ser realizada quando existe sofrimento fetal bem estabelecido por documentação cardiotocográfica e a mãe se encontra estável. Isso acontece nos casos de descolamento parcial da placenta ou em caso de perda de grande quantidade de líquido amniótico. Por fim, a cesariana está justificada quando há lesão fetal que necessite tratamento extrauterino, desde que esse tratamento possibilite maior chance de sobrevivência fetal.

Em gestantes com morte fetal diagnosticada e indicação de laparotomia para tratamento de outras lesões, não se recomenda a retirada do feto durante o ato cirúrgico. A indução do parto via vaginal é a opção mais recomendada, exceto na presença de lesão uterina ou descolamento de placenta com coagulopatia. Não é incomum a gestante, após laparotomia por traumatismo na qual o útero, a placenta e o feto não apresentavam lesões, evoluir para parto normal no pós-operatório imediato.

As cesarianas indicadas após morte materna só deverão ser realizadas se a causa do óbito não for hipovolemia. Nessa circunstância, o procedimento deverá ser iniciado, no máximo, entre 4 e 5 minutos após a constatação de ausência de pulso materno, durante as manobras de reanimação cardiopulmonar da mãe. Se essa conduta for rigorosamente seguida, a possibilidade de sobrevivência fetal é de cerca de 70%. Durante todo o procedimento de cesariana *perimortem*, as manobras de reanimação devem ser continuadas. Quando a causa do óbito materno é hipovolemia, o tempo de sofrimento fetal por hipoxia foi muito prolongado e os índices de morte fetal são muito elevados; se porventura o feto sobreviver, as sequelas neurológicas serão prováveis.

O teste de Kleihauer-Betke (KB) deve ser utilizado para determinar se há sangue fetal na circulação materna, o que pode ser útil para gestantes com Rh negativo. Caso o teste seja positivo, há evidências de transfusão feto-materna suficiente para sensibilização. Em caso de positividade, deve ser administrada imunoglobulina Rh, na dose de 300µg para cada 30mL estimados de transfusão feto-materna. É sempre bom lembrar que pequenas quantidades (até 0,01mL) de sangue Rh positivo podem sensibilizar 70%

Capítulo 20 Traumatismo na Gestante

das mães com Rh negativo. A simples suspeita de hemorragia feto-materna justifica a terapêutica com imunoglobulina Rh.

Todas essas situações impõem a necessidade de decisões difíceis e devem ser compartilhadas com o obstetra e o neonatologista.

As gestantes vítimas de queimaduras deverão ser abordadas seguindo as mesmas prioridades e com os objetivos de manutenção da normovolemia e prevenção de hipoxia e infecção. A mortalidade fetal chega a 100% quando a mãe apresenta área corporal queimada ≥ 50%. Nas áreas queimadas, deve-se evitar o uso de sulfadiazina de prata, em virtude do aumento do risco de *kernicterus*. Nas queimaduras elétricas, é alto o risco de morte fetal (cerca de 73%).

A propedêutica com imagem (radiografia simples, tomografia computadorizada e ultrassonografia) deve ser utilizada de acordo com a suspeição e a necessidade de exclusão ou confirmação de lesões traumáticas. O FAST *scan* (ultrassonografia focada em traumatismo) tem sensibilidade menor na mulher grávida do que na não grávida, sofrendo redução com o aumento da idade gestacional.

Toda grávida vítima de traumatismo deve ser atendida em Centro de Referência em Trauma. As portadoras de traumatismos leves devem permanecer em observação hospitalar por um período mínimo de 12 horas e as portadoras de traumatismos moderados ou graves devem ser internadas. Para a avaliação obstétrica, a equipe cirúrgica deverá solicitar, preferencialmente, o parecer do especialista no Cento de Trauma. Se isso não for possível, a opção será encaminhar a paciente devidamente monitorada e acompanhada pelo médico assistente para realizar avaliação no hospital devidamente capacitado mais próximo. O transporte da paciente deverá ser precedido por comunicação prévia entre os profissionais envolvidos em seu atendimento. As gestantes que são atendidas em Unidades de Pronto Atendimento devem ser estabilizadas (se houver necessidade) e rapidamente transferidas para o Centro de Trauma mais próximo, independentemente da gravidade das lesões diagnosticadas.

■ PONTOS CRÍTICOS

Na avaliação da gestante vítima de qualquer tipo de traumatismo, os seguintes tópicos são considerados críticos:

- A gravidade das lesões maternas determina tanto o prognóstico materno como o fetal.
- A sobrevivência do feto é muito sensível à hipovolemia e à hipoxemia da mãe; portanto, a reanimação materna deve ser rápida, objetiva e eficaz.
- Devem ser antecipadas as dificuldades no manejo das vias aéreas e no controle da hipoxemia.
- As gestantes com feto com idade gestacional > 24 semanas devem ser monitoradas utilizando a cardiotocografia por um período dc, pclo menos, 4 a 6 horas para detec-

ção de sofrimento fetal e trabalho de parto prematuro. O sofrimento fetal (taquicardia, bradicardia ou arritmia) pode ser o primeiro sinal de lesão materna grave.

- A grávida pode ter perdido até 40% da volemia antes da manifestação de sinais clínicos evidentes de choque hipovolêmico.

- Deve-se ter alto índice de suspeição de lesão abdominal materna valorizando, principalmente, o mecanismo de trauma, porque os sinais de irritação peritoneal são de difícil avaliação, principalmente no último trimestre da gestação, devido à expansão e à diminuição da espessura da parede abdominal.

- Os exames diagnósticos de imagem não devem ser evitados por causa da exposição do feto à radiação, uma vez que os benefícios, certamente, são maiores do que os riscos potenciais.

- A avaliação obstétrica deve ser sempre realizada, porque o sofrimento fetal pode ocorrer a qualquer momento e sem qualquer aviso.

- Em caso de descolamento de placenta e embolia por líquido amniótico pode ocorrer coagulação intravascular disseminada, causando depleção de fibrinogênio, plaquetas e outros fatores da coagulação. Nessas circunstâncias, a retirada do feto deve ser precoce.

- Um teste KB negativo não exclui graus de hemorragias menores que sensibilizam a mãe com Rh negativo. Todas as gestantes com Rh negativo devem receber imunoglobulina Rh, a não ser que o traumatismo esteja localizado distante do útero (p. ex., extremidades, crânio etc.).

- A sobrevivência fetal está estreitamente relacionada com o tratamento prioritário e adequado das lesões maternas.

CONSIDERAÇÕES FINAIS

Alguns princípios básicos devem ser sempre lembrados no atendimento de uma gestante traumatizada: a fisiologia materna sofre alterações com a gravidez, as quais têm início no primeiro trimestre da gestação; os riscos de exposição do feto à radiação e a efeitos teratogênicos de medicamentos são maiores no início da gravidez; o feto com idade gestacional > 24 semanas deve ser considerado viável; na maioria das vezes, atender bem a mãe significa atender bem o feto. O conhecimento adequado desses princípios é a base para o atendimento correto da gestante.

Leitura sugerida

American College of Surgeons. Trauma na gestante e violência conjugal. In: Advanced Trauma Life Support – ATLS. Committee on Trauma. Student Manual. 9. ed. Chicago, 2012:286-97.

Barraco RD, Chiu WC, Clancy TV et al. EAST Practice Management Guidelines Work Group. Practice management guidelines for the diagnosis and management of injury in the pregnant patient: the EAST Practice Management Guidelines Work Group. J Trauma 2010; 69:211-4.

Capítulo 20 Traumatismo na Gestante

Brown HL Trauma in pregnancy. Obstet Gynecol 2009; 114:147-60.

Leggon RE, Wood GG, Indeck MC. Pelvic fractures in pregnancy: factors influencing maternal and fetal outcomes. J Trauma 2002; 53:796-804.

Mattox KL, Goetzl L Trauma in pregnancy. Crit Care Med 2005; 33:385-9.

Oxford CM, Ludmir J. Trauma in pregnancy. Clin Obstet Gynecol 2009; 52:611-29.

Patteson SK, Snider CC, Meyer DS et al. The consequences of high-risk behaviors: trauma during pregnancy. J Trauma 2007; 62:1015-20.

Petrone P, Talving P, Browder T et al. Abdominal injuries in pregnancy: a 155-month study at two level 1 trauma centers. Injury 2011; 42:47-9.

Rudloff U. Trauma in pregnancy. Arch Gynecol Obstet 2007; 276:101-17.

Shah AJ, Kilcline BA. Trauma in pregnancy. Emerg. Med Clin North Am 2003; 21:615-29.

Visser BC, GlasgowRE, Mulvihil KK et al. Safety and timing of nonobstetric abdominal surgery in pregnancy. Dig Surg 2001; 18:409-17.

21

Intoxicações Exógenas na Gestante

Júlia Machado Khoury
Michelle Ralil da Costa
Maila de Castro Neves
Frederico Duarte Garcia

■ INTRODUÇÃO

Com o aumento da disponibilidade de substâncias lícitas e ilícitas nas últimas décadas, mais grávidas passaram a fazer uso dessas substâncias, o que pode comprometer a fisiologia da grávida e o desenvolvimento do feto. A abordagem dos casos de intoxicação em gestantes deve ser cuidadosa, almejando salvaguardar não somente o bem-estar materno, mas, sobretudo, evitar consequências negativas ao feto. Essas consequências podem resultar tanto da exposição em si como do tratamento farmacológico administrado na abordagem ao quadro de intoxicação aguda.

A placenta humana é um anexo embrionário constituído por uma fina camada de células trofoblásticas que separa os vasos sanguíneos maternos e fetais, favorecendo as trocas entre os dois sistemas circulatórios. A maior parte das substâncias e medicamentos atravessa a placenta e encontra-se na mesma concentração da mãe na corrente sanguínea do feto.

A gestação é um período oportuno para identificação e prevenção dessas mulheres. As equipes de saúde, particularmente os médicos e obstetras, devem receber treinamento específico para identificar e conduzir quadros de uso abusivo, intoxicações e dependência química em gestantes. Na prática, devem avaliar o padrão de uso na busca de sinais e sintomas de dependência química. A paciente deve ser informada dos riscos envolvidos no consumo de substâncias durante a gravidez e suas consequências para o feto. Deve-se trabalhar a motivação para a mudança do comportamento de uso e, quando necessário, encaminhar a gestante para um serviço especializado.

Muitas grávidas omitem ou minimizam o consumo dessas substâncias e preferem não informar o que realmente consomem por vergonha ou por temer possíveis consequências legais associadas ao direito de permanecer com o bebê após o nascimento. Cabe ao obstetra responsável pelo acompanhamento pré-natal ou pelo nascimento a promoção de um clima de abertura e confiança para ajudar a grávida a partir das informações fornecidas. Deve realizar uma anamnese detalhada, exame físico completo e, nos casos de suspeição, solicitar exames toxicológicos de urina. O uso abusivo de múltiplas substâncias deve ser sempre considerado e investigado. Nos casos em que há dificuldade diagnóstica poderão ser úteis entrevistas com familiares ou acompanhantes, além da investigação da história pregressa de uso dessas substâncias.

■ ABORDAGEM DE CASOS DE INTOXICAÇÃO E *OVERDOSE*

Os casos de intoxicação aguda ou *overdose* em razão do uso de substâncias lícitas/ilícitas devem ser abordados mediante avaliação primária da urgência com a abordagem ABCDE (A: abertura das vias aéreas; B: respiração; C: circulação; D: disfunção; E: exposição). Após estabilização materna, deve ser realizado monitoramento fetal. A avaliação secundária deve consistir em investigação da história e exame físico dirigido, enquanto a avaliação terciária deve ser feita por meio de exames propedêuticos auxiliares.

Durante a anamnese, quando possível, é importante a obtenção de informações sobre as circunstâncias da intoxicação, se intencional ou acidental, sobre o padrão de uso de agentes psicotrópicos associados, o contexto de uso, a quantidade e via de administração, a frequência de utilização e o tempo decorrido desde o último uso. Quanto às gestantes encontradas inconscientes, os socorristas devem ser orientados a buscar pistas no ambiente que possam auxiliar a identificação das substâncias consumidas, como embalagens, seringas, cachimbos, papelotes, bebidas e comprimidos.

Controladas as situações que ameaçam as vidas materna e fetal, deve-se proceder a um exame físico completo e detalhado, procurando identificar sinais e sintomas característicos de intoxicações específicas de cada substância psicoativa.

Nos casos em que a anamnese ou a clínica não tornem possível o diagnóstico, pode-se utilizar *screening* toxicológico de urina. Os resultados desse exame apresentam grande taxa de confiabilidade, e o tempo de detecção na urina depende da substância utilizada (Quadro 21.1).

Exames laboratoriais são indicados de acordo com o quadro clínico apresentado pela paciente. Em geral, é muito importante a realização de hemograma, gasometria arterial, glicemia, ionograma, funções renal e hepática, coagulograma e urinálise. O eletrocardiograma (ECG) deve ser realizado em caso de suspeita de arritmias ou de intoxicação por agentes cardiotóxicos. A tomografia computadorizada de crânio (TCC) é realizada em caso de suspeita de traumatismo cranioencefálico ou para investigação de sinais neurológicos focais. O eletroencefalograma pode ser utilizado em caso de sus-

Capítulo 21 Intoxicações Exógenas na Gestante

Quadro 21.1 Tempo para detecção de substâncias no organismo em exame toxicológico de urina

Substância	Tempo para detecção na urina
Álcool	7 a 12 horas
Ecstasy (MDMA)	48 horas
Benzodiazepínicos	72 horas
Cocaína	6 a 8 horas
Maconha	3 dias a 4 semanas
Opioides	6 a 72 horas (dependendo do opioide)

Fonte: adaptado de Sadock & Sadock, 2007.

peita de *status* convulsivo não epiléptico, enquanto radiografia de tórax é solicitada para investigação de complicações pulmonares por substâncias fumadas.

■ TRATAMENTO DOS CASOS DE INTOXICAÇÃO E *OVERDOSE*

O tratamento inicial deve ser realizado por meio da manutenção das vias aéreas e suporte respiratório, principalmente nas intoxicações graves por agentes depressores do sistema nervoso central (SNC), como álcool, opioides, benzodiazepínicos e solventes/inalantes.

A monitoração cardíaca materna e do bem-estar fetal é essencial, considerando o risco de instabilidade cardíaca. Nos casos de hipotensão ou desidratação, reposição volêmica deve ser realizada com soluções cristaloides EV.

Distúrbios hidroeletrolíticos e ácido-básicos devem ser prontamente corrigidos. A hipoglicemia deve ser revertida com aplicação EV em *bolus* de 50mL de solução glicosada a 50%. Nos casos que cursam com hipertermia, esta deve ser manejada mediante o resfriamento externo do corpo.

Indução de vômitos, uso de carvão ativado e lavagem gástrica para redução da absorção devem ser realizados de acordo com o nível de consciência da paciente, o tempo de ingestão e o tipo de substância ingerida. A seguir, serão detalhadas as abordagens nos casos de intoxicação pelas principais substâncias encontradas na prática clínica. Serão descritos aspectos clínicos e terapêuticos do tratamento das substâncias lícitas e ilícitas mais comumente encontradas na prática dos serviços de urgência.

■ ÁLCOOL

Epidemiologia e relevância

Além de causar a síndrome alcoólica fetal, o uso de álcool por gestantes parece estar associado a ganho insuficiente de peso gestacional, menor utilização dos serviços de pré-natal e risco maior de consumo de outras substâncias. Aproximadamente 7% das gestantes apresentam um ou mais episódios de intoxicação alcoólica durante a gestação.

Mecanismo de ação

O álcool é um agente depressor do SNC em virtude de sua ação agonista em receptores gabaérgicos e antagonista em receptores glutamatérgicos centrais. O álcool atua ainda em receptores opioides, estimulando a liberação de dopamina no sistema de recompensa cerebral.

Pontos críticos

Intoxicações alcoólicas repetidas durante a gestação podem causar a síndrome alcoólica fetal, que se manifesta por um conjunto de características físicas e disfunções cognitivas e comportamentais em decorrência dos efeitos teratogênicos do álcool. A síndrome alcoólica fetal caracteriza-se por retardo de crescimento intrauterino e baixo peso ao nascimento, alterações faciais típicas (p. ex., fendas palpebrais estreitas, hipoplasia maxilar, prega epicântica, lábio superior fino e filtro labial plano), microcefalia e comprometimento intelectual.

Diagnóstico clínico

A intoxicação alcoólica é uma condição clínica aguda e transitória decorrente da ingestão de bebidas alcoólicas que leva a um nível de álcool sérico acima do tolerado pelo indivíduo. Isso produz alterações físicas e psíquicas que modificam seu funcionamento normal. O nível sérico de álcool que causa embriaguez depende de alguns fatores, como quantidade de tecido adiposo, velocidade com que a bebida é ingerida, ingestão prévia de alimentos, fatores ambientais, desenvolvimento de tolerância, metabolização enzimática e sexo. De regra, as mulheres metabolizam o álcool mais lentamente e, por isso, são alcançados níveis séricos mais altos para a mesma ingestão alcoólica, quando comparadas com homens.

Os estágios de embriaguez se iniciam com uma leve anestesia e podem chegar a depressão respiratória, coma e morte. A intoxicação aguda provoca alterações variáveis e idiossincráticas no comportamento, na cognição, no humor e na psicomotricidade, como excitação, irritabilidade, agressividade, depressão, ideação suicida, lentificação do pensamento, dificuldade de concentração, prejuízos no raciocínio, na atenção e no julgamento, fala pastosa, descoordenação motora e ataxia. Todas as modificações neurocognitivas aumentam as possibilidades de acidentes, agressões e homicídios. Nas gestantes, os episódios de intoxicação aumentam o risco de aborto, morte fetal ou parto prematuro.

Abordagem clínica

A intoxicação alcoólica aguda é limitada e passageira. Na maioria dos casos são necessárias apenas algumas medidas de proteção, como assegurar a interrupção da ingestão de álcool, posicionar a gestante em decúbito lateral esquerdo, para evitar broncoaspiração de vômitos e comprometimento da circulação por compressão uterina, e proporcionar um ambiente seguro e com poucos estímulos.

Um exame físico cuidadoso e detalhado deve ser realizado à admissão para que possam ser avaliados sinais e sintomas de complicações clínicas agudas (crises hipertensivas, TCE, sangramentos, hipoglicemia) e de cronicidade ou comorbidades, como, por exemplo, hepatomegalia, desnutrição ou infecções.

Todas as pacientes devem receber tiamina, 300mg IM, para profilaxia da síndrome de Wernicke-Korsakoff, 30 minutos antes da aplicação de glicose hipertônica EV, em casos de hipoglicemia diagnosticada. Essa medida é justificada pelo fato de as células nervosas utilizarem tiamina (vitamina B_1) na metabolização da glicose, sem a qual a encefalopatia de Wernicke poderá ser desencadeada. O uso de soro fisiológico e glicose hipertônica é recomendado somente se a gestante encontra-se desidratada e hipoglicêmica, não se justificando para interrupção da intoxicação. É importante também evitar medicamentos que apresentam mecanismo de ação cruzado com o álcool, ou seja, aqueles que agem nos receptores gabaérgicos, como os benzodiazepínicos, o que poderia provocar rebaixamento do nível de consciência, coma e, até mesmo, morte. Medicamentos que reduzem o limiar convulsivo, como clorpromazina, também devem ser evitados.

Quando a paciente apresenta agitação psicomotora e heteroagressividade, recomenda-se a administração de antipsicóticos de alta potência, como haloperidol, 5mg IM, em intervalos de 30 minutos até a sedação. A despeito de poderem ocasionar reações extrapiramidais no neonato, os antipsicóticos de alta potência são preferíveis na gravidez para minimizar efeitos anticolinérgicos, hipotensivos e anti-histaminérgicos.

■ BENZODIAZEPÍNICOS

Epidemiologia e relevância

Os benzodiazepínicos estão entre os fármacos mais consumidos pela população, tanto terapeuticamente como por uso abusivo ou automedicação. Calcula-se que sejam usados por 5,5% da população de gestantes

Mecanismo de ação

Os benzodiazepínicos exercem ação miorrelaxante, ansiolítica e hipnótica e são largamente prescritos na prática clínica. Os principais mecanismos de ação são aumento da neurotransmissão gabaérgica e redução da neurotransmissão glutamatérgica.

O uso abusivo de benzodiazepínicos pode causar tolerância, síndrome de abstinência e dependência, a qual costuma ocorrer quando o uso se prolonga por mais de 4 semanas. Os benzodiazepínicos são frequentemente usados em tentativas de suicídio, respondendo por até 50% dos casos atendidos em serviços de urgência.

Do ponto de vista toxicológico, os benzodiazepínicos são medicamentos relativamente seguros, visto que doses de 50 a 100 vezes superiores às terapêuticas são bem toleradas, causando apenas sonolência e sedação. Raramente há óbitos entre os pacientes intoxicados por benzodiazepínicos, mesmo em casos de intoxicações mais graves. Contudo, a associação de benzodiazepínicos com álcool pode produzir depressão do SNC ou favorecer a ocorrência de vômitos e aspiração. Isso pode complicar alguns casos que, por vezes, podem evoluir para o óbito.

Pontos críticos

Procura-se evitar o uso de benzodiazepínicos durante a gestação. Por isso, caso sejam necessários, devem ser utilizados na menor dose e no menor tempo possível. A melhor opção são os benzodiazepínicos de meia-vida mais curta (alprazolam, lorazepam), por serem mais seguros durante a gestação. O risco de teratogenicidade ligada aos benzodiazepínicos é muito baixo. Contudo, alguns estudos de caso-controle relatam aumento do risco de fenda palatina e lábio leporino em fetos de gestantes expostas ao diazepam.

Sempre que a gestante estiver intoxicada por benzodiazepínicos, o feto deverá ser monitorado quanto aos batimentos cardíacos e à movimentação intrauterina.

Especial atenção deve ser dada à toxicidade neonatal e à possibilidade de síndrome de abstinência. A toxicidade neonatal caracteriza-se pela "síndrome do bebê hipotônico", que consiste em hipotonia, hipotermia, letargia, baixo esforço respiratório e dificuldade para amamentar. A síndrome manifesta-se logo após o nascimento e é mais intensa após o uso materno de benzodiazepínicos injetáveis. Deve-se fazer o diagnóstico diferencial com a síndrome de abstinência no neonato, caracterizada por inquietude, hipertonia, hiper-reflexia, tremores, diarreia e vômitos.

Diagnóstico clínico

As características mais comuns da intoxicação por benzodiazepínicos são: redução do nível de consciência, bradipneia, hiper-reflexia e hipoestesia. Os casos de intoxicações graves podem cursar com bradicardia, hipotensão, hipotermia, ataxia e nistagmo. Pneumonias aspirativas também podem ocorrer em virtude de depressão respiratória e do SNC. A gravidade da intoxicação é influenciada por dose utilizada, idade, estado clínico prévio, comorbidades e presença de outras substâncias depressoras do SNC.

Abordagem clínica

O tratamento da intoxicação por benzodiazepínicos deve ser feito, primeiramente, por meio da prevenção da absorção gastrointestinal do fármaco. Se a paciente estiver consciente

Capítulo 21 Intoxicações Exógenas na Gestante

e tiverem decorrido menos de 6 horas da ingestão, deve-se induzir vômitos. Se estiver comatosa, deve-se proceder à lavagem gástrica com carvão ativado. É essencial o monitoramento dos sinais vitais e das medidas de suporte.

Se não houver resposta às medidas supracitadas, está indicado o uso do antagonista flumazenil. O flumazenil apresenta risco C para uso em gestantes; portanto, os benefícios do uso podem superar os riscos em casos de intoxicações graves e refratárias. Esse medicamento deve ser administrado por meio de injeções EV, na dose de 0,2mg, repetidas a cada 3 minutos, se não houver melhora do quadro, até o máximo de 3mg. Em caso de refratariedade à dose máxima, deve ser aventada outra hipótese para a depressão do SNC.

■ TABACO

Epidemiologia e relevância

A incidência de tabagismo na população do sexo feminino em idade fértil vem aumentando ao longo dos anos. O consumo de cigarros durante a gravidez resulta em uma série de complicações obstétricas. Apesar disso, 23% das mulheres são fumantes quando engravidam e cerca de 16% continuam fumando durante a gravidez.

Pontos críticos

Dentre as complicações obstétricas do tabagismo, podem ser citados: prematuridade, restrição do crescimento intrauterino, rotura prematura de membranas, trabalho de parto prematuro, placenta prévia e abortamento espontâneo.

Os produtos derivados da queima do cigarro, como monóxido de carbono e nicotina, atravessam facilmente a barreira hematoplacentária. A nicotina exerce efeitos cardiovasculares mediante a estimulação direta de receptores colinérgicos localizados nos gânglios autonômicos, na medula suprarrenal e nas junções neuromusculares, liberando grande quantidade de peptídeos e aminas vasoativas. Esse é um dos mecanismos pelos quais ocorre comprometimento do crescimento intrauterino. A nicotina também reduz a produção de prostaciclinas, o que, por sua vez, provoca vasoconstrição, levando ao aumento da resistência vascular periférica e comprometendo a circulação nas artérias uterina e umbilical.

A placenta de mães tabagistas apresenta várias características que sugerem hipoperfusão com papel relevante no processo hipóxico, como necrose tecidual e microinfartos. Essas alterações provocadas pelo fumo ocasionam restrição do crescimento intrauterino e predispõe descolamento prematuro da placenta, além de aumento significativo da incidência de rotura prematura de membranas. O monóxido de carbono aumenta o nível sanguíneo da carboxiemoglobina, o que inibe a liberação de oxigênio nos tecidos fetais, causando hipoxemia fetal e, consequentemente, diminuição do crescimento.

Abordagem clínica

O aconselhamento para cessação do tabagismo durante a gravidez produz aumento das taxas de abstinência. A farmacoterapia com reposição de nicotina deverá ser considerada apenas quando a grávida não conseguir parar por meio de abordagens não farmacológicas ou quando a probabilidade de benefícios com a interrupção do tabagismo superar os riscos desse tratamento. Nesse caso, as formulações com liberação intermitente de nicotina (goma de mascar ou pastilha) devem ser preferidas por disponibilizarem ao feto uma dose total diária de nicotina menor do que a dos dispositivos de liberação lenta (p. ex., adesivo).

■ SOLVENTES/INALANTES

Epidemiologia e relevância

Embora o consumo de solventes seja muito difundido no Brasil, não existem dados na literatura sobre a prevalência de uso dessas substâncias durante a gravidez.

Mecanismo de ação

Os solventes são compostos de hidrocarbonetos alifáticos e aromáticos, facilmente voláteis, presentes em vários produtos, como aerossóis, vernizes, tintas, propelentes, colas, esmaltes e removedores. Com exceção do éter e do clorofórmio, utilizados como anestésicos gerais, os solventes não têm finalidade clínica. Os mais utilizados como substâncias de abuso são o cloreto de etila, conhecido como "lança-perfume", e a cola de sapateiro. Por serem inalados, geralmente o início de seus efeitos é muito rápido, desaparecendo em segundos a minutos. O usuário, então, repete as aspirações várias vezes com o objetivo de prolongar os efeitos.

O mecanismo de ação dessas substâncias é muito complexo e ainda não está completamente esclarecido. Sabe-se que os principais efeitos são euforia e desinibição. Atrofias corticais e cerebelares podem ocorrer em usuários crônicos, produzindo empobrecimento cognitivo e ataxia.

Pontos críticos

O uso inalatório de solventes por gestantes faz com que a substância rapidamente atinja o feto, por atravessar a barreira placentária sem dificuldades, devido às suas características lipofílicas. A substância já foi isolada em vários tecidos fetais e no líquido amniótico, e a exposição a altas doses parece estar associada a alterações no crescimento intrauterino.

Diagnóstico clínico

Os inalantes causam efeitos agudos de euforia, desinibição, tinidos e zumbidos nos ouvidos, ataxia, risos imotivados e fala pastosa. O uso continuado pode causar depressão do SNC, coma e, até mesmo, morte. Complicações com o uso intenso podem incluir edema supraglótico e traqueobrônquico, insuficiência respiratória, laringoespasmo, broncoespasmo, arritmias e convulsões.

Abordagem clínica

Os efeitos da intoxicação comumente se resolvem em minutos a horas após a interrupção do uso. Algumas substâncias, como o tolueno, podem causar lesão renal. O tratamento da intoxicação costuma ser de suporte, associado à monitoração fetal próxima.

■ MACONHA

Epidemiologia e relevância

A *cannabis* é a substância ilícita mais consumida por mulheres em idade gestacional e a mais utilizada por dependentes químicas que engravidam. A *cannabis* é derivada da planta *Cannabis sativa*, que pode ser encontrada em todo o mundo. A planta produz uma resina espessa que contém mais de 60 canabinoides, sendo o tetraidrocanabinol (THC) o mais potente do ponto de vista psicotrópico. Em nosso meio, a forma mais comum é a maconha, consumida por meio de cigarros de fabricação caseira, mas que também pode ser ingerida.

Mecanismo de ação

O THC liga-se a dois receptores do sistema canabinoide endógeno, denominados CB1 e CB2. O primeiro localiza-se em neurônios do SNC e é responsável pelos efeitos psicopatológicos e cardiovasculares agudos do uso de *cannabis*. O segundo está localizado no sistema nervoso periférico e atua como modulador da resposta inflamatória.

Pontos críticos

Apesar de ser lipossolúvel, e por isso atravessar a barreira placentária com facilidade, o uso da maconha durante a gravidez não está, aparentemente, associado à ocorrência de complicações obstétricas. Tampouco há evidência de repercussões negativas sobre peso, tamanho do feto, circunferência craniana e outros parâmetros relacionados com o desenvolvimento intrauterino.

O maior problema para os recém-nascidos expostos à maconha durante a gestação refere-se aos processos cognitivos superiores (p. ex., atenção, memória e raciocínio), cujas alterações são detectadas tardiamente, em geral na puberdade. Há ainda relatos de impulsividade, hiperatividade e distúrbios de conduta entre esses indivíduos.

Diagnóstico clínico

A intoxicação por *cannabis* caracteriza-se por alterações psicológicas e comportamentais que surgem durante ou logo após o uso da substância. São elas: riso imotivado, sensação de relaxamento, prejuízo na coordenação motora, euforia, ansiedade, sensação de lentificação do tempo, alterações de juízo, paranoia e isolamento social. Sinais clínicos incluem hiperemia conjuntival, hiperexia, xerostomia, taquicardia, hipotermia, tontura, alterações da psicomotricidade, redução da acuidade auditiva, aumento da acuidade visual, broncodilatação, hipotensão ortostática e midríase.

O estado de intoxicação instala-se minutos após o uso da maconha inalada e horas após a ingestão oral. Os efeitos duram cerca de 3 a 4 horas. Como os canabinoides são lipossolúveis, os efeitos poderão persistir ou recorrer por até 24 horas devido à liberação lenta da substância pelo tecido adiposo.

Abordagem clínica

A sedação com benzodiazepínicos é uma alternativa nos casos de intoxicação aguda com ansiedade. Entretanto, esses medicamentos devem ser usados na menor dose e no menor tempo possível durante a gestação, pois podem causar consequências negativas ao concepto, como síndrome do bebê hipotônico e sintomas de abstinência. O benzodiazepínico mais indicado para uso na gestação é o lorazepam, em virtude de sua meia-vida curta e ausência de metabólitos ativos, o que reduz o tempo de exposição do feto à substância.

Nas pacientes com sintomatologia psicótica induzida pela maconha podem surgir quadros de agitação psicomotora ou heteroagressividade. Nesses casos, quando necessário, deve-se dar preferência ao uso de antipsicóticos de alta potência, como haloperidol, 5mg IM, com repetição da dose se necessário. A despeito de poderem ocasionar reações extrapiramidais no neonato, os antipsicóticos de alta potência são preferíveis na gravidez para minimizar efeitos anticolinérgicos, hipotensivos e anti-histaminérgicos que poderiam ser causados por antipsicóticos atípicos ou típicos de baixa potência.

■ COCAÍNA E *CRACK*

Epidemiologia e relevância

Nos EUA, é de 0,9% a prevalência do uso de cocaína entre as mulheres grávidas de 15 a 44 anos de idade. No Brasil, um estudo realizado para análise do consumo de cocaína no terceiro trimestre da gravidez, em adolescentes, revelou que 2% delas fizeram uso da substância no final da gestação.

Mecanismo de ação

A cocaína, extraída da planta *Erythroxylum coca*, é um agente estimulante e anestésico local, utilizado por via nasal, injetável ou pulmonar (*crack*). Os efeitos da substância, os riscos e o potencial adictogênico dependem da via de administração.

Capítulo 21 Intoxicações Exógenas na Gestante

A cocaína estimula o SNC mediante o bloqueio de recaptação de noradrenalina, dopamina e serotonina, o que causa os efeitos euforizantes e muitas de suas reações adversas.

O consumo concomitante de álcool e cocaína é muito frequente entre os usuários. Na presença de etanol, a cocaína é transformada em um metabólito denominado cocaetileno, cuja toxicidade supera a das duas substâncias isoladamente e aumenta o tempo de ação da cocaína.

O *crack* consiste em cocaína apresentada em forma de pasta ou pedras. Fumado, leva à absorção por via pulmonar. Tem menor custo e maior potencial adictogênico, quando comparado à cocaína. O início de sua ação é mais rápido, o efeito é mais intenso e a duração do efeito, menor.

Pontos críticos

Durante a gravidez, a intoxicação por cocaína/*crack* tem consequências muito graves. Isso ocorre porque, nesse período, está diminuída a atividade plasmática da colinesterase, enzima envolvida na metabolização da cocaína em ecgonina e benzoilecgonina. Assim, a velocidade em que a substância é decomposta em metabólitos inativos é menor, aumentando seu tempo de atuação no corpo.

As complicações obstétricas decorrentes da intoxicação por cocaína/*crack* dependem da quantidade ingerida e do período da gestação em que foi utilizada. A cocaína/*crack* também tem ação vasoconstritora, o que pode causar crises hipertensivas e suas consequências na gestação, como pré-eclâmpsia e eclâmpsia, parto prematuro, descolamento de placenta e rotura prematura de membranas. Outras complicações citadas na literatura são: placenta prévia, trabalho de parto prematuro, abortamento espontâneo e restrição do crescimento intrauterino.

A cocaína apresenta potencial moderadamente alto de passagem através da placenta, o que ocasiona exposição considerável do feto a essa substância durante os períodos de intoxicação. Dessa maneira, fetos expostos a grande quantidade de cocaína/*crack* podem apresentar taquicardia, hipertensão e, em casos graves, acidentes vasculares encefálicos (AVE). Estudos de coorte relatam baixo peso ao nascimento e dificuldade tardia de aprendizagem.

A síndrome de abstinência é outra complicação neonatal que deve ser considerada. Os sintomas principais são: sucção deficiente, dificuldades na amamentação, irritabilidade, hipertonia, bocejos e espirros.

Diagnóstico clínico

A intoxicação aguda por cocaína causa agitação psicomotora, euforia, ansiedade, delírios persecutórios, tremores, espasmo muscular, sudorese, midríase, taquicardia, dor torácica e aumento da pressão arterial e da temperatura corporal. O aumento da atividade autonômica do organismo pode ocasionar falência de órgãos em caso de *overdose*. Os sinais e sintomas mais comuns da *overdose* são: agitação psicomotora, *delirium*, taquicardia, hipertensão, arritmia cardíaca, angina, convulsões, hipertermia, rabdomiólise e acidose metabólica.

Abordagem clínica

O tratamento da intoxicação é, basicamente, de suporte e sintomático. Em gestantes, está indicada abordagem no hospital geral, com avaliação clínica detalhada. Deve-se atentar para o aumento do estado de hipercoagulabilidade gestacional induzido pela intoxicação por *crack*/cocaína. Portanto, está indicada a adoção de medidas preventivas de trombose venosa profunda. A dor precordial, um sintoma de infarto agudo do miocárdio, está presente em 3% dos casos de mulheres grávidas que consumiram cocaína ou seus derivados, o que justifica a realização de ECG e solicitação de enzimas cardíacas. Deve-se solicitar, também, exame das funções hepática e renal, hemograma completo e eletrólitos. Possíveis complicações derivadas de hipoglicemia e hipertermia justificam a solicitação de glicemia e medida da temperatura axilar. TCC deve ser solicitada em caso de suspeita de AVE.

A sedação com benzodiazepínicos é uma alternativa para os quadros de intoxicação aguda com ansiedade. Entretanto, esses medicamentos devem ser usados na menor dose e no menor tempo possível durante a gestação, uma vez que podem causar consequências negativas no recém-nascido, como síndrome do bebê hipotônico e sintomas de abstinência. O benzodiazepínico mais indicado para uso na gestação é o lorazepam, pois tem meia-vida curta e ausência de metabólitos ativos, o que reduz o tempo de exposição do feto à substância.

Nas pacientes que apresentam sintomatologia psicótica ou quadros de agitação psicomotora e heteroagressividade, deve-se dar preferência ao uso de antipsicóticos de alta potência, como o haloperidol, 5mg IM, com repetição da dose se necessário.

▪ ECSTASY

Epidemiologia e relevância

O MDMA (3,4-metilenodioximetanfetamina), muito popular em festas *raves*, conhecido como Ecstasy, tem sido uma das substâncias estimulantes de abuso mais utilizadas. É vendido como comprimidos de cores variadas e geralmente adulterados com substâncias como cafeína, dextrometorfano, pseudoefedrina, LSD e outras. Ainda não há dados concretos sobre quantas mulheres ingerem essa substância durante a gravidez.

Mecanismo de ação

O efeito estimulante do MDMA ocorre mediante aumento da liberação de serotonina, dopamina e noradrenalina nas sinapses e diminuição do metabolismo dessas

Capítulo 21 Intoxicações Exógenas na Gestante

monoaminas por meio da inibição da monoaminoxidase (MAO). Além do efeito psicoestimulante, podem ocorrer sintomas psicóticos e hipertermia durante a intoxicação.

Pontos críticos

De acordo com uma pesquisa britânica, houve maior número de malformações (especialmente de membros e coração) entre os bebês de consumidoras de Ecstasy. Além disso, intoxicações durante a gestação aumentam o risco de aborto e prematuridade. Crianças que foram expostas à substância durante a gestação também apresentam risco maior de atraso nos marcos do desenvolvimento neuropsicomotor e disfunção executiva.

Diagnóstico clínico

Os efeitos da intoxicação leve incluem taquicardia, sudorese, amplificação sensorial (aumento na intensidade de luz, sons, cheiros e gostos), aumento da sensibilidade emocional e diminuição da fadiga e da fome. As intoxicações mais graves produzem hipertermia, midríase, sudorese, taquicardia, hipoalgesia, trismo, bruxismo, rigidez muscular, rabdomiólise, acidose metabólica, convulsões, hiperpotassemia, arritmia cardíaca, coagulopatia e morte.

Durante a intoxicação também podem surgir complicações psiquiátricas como ansiedade, ataques de pânico e psicoses. Cronicamente, podem surgir síndrome do pânico, psicoses, depressão, *flashbacks* e déficits cognitivos, com dano permanente à memória.

Uma grave consequência da intoxicação por MDMA é a hipertermia, que pode resultar em vários danos ao organismo, como rabdomiólise, insuficiência renal aguda, falência hepática, coagulopatia, convulsões e *delirium*. Nas grávidas, ocorre aumento do risco de abortamento ou parto prematuro e há maior predisposição para tromboses venosas e arteriais devido à amplificação do estado de hipercoagulabilidade gestacional.

Abordagem clínica

Não há tratamento específico para os casos de intoxicação por essa substância; portanto, deve ser realizado tratamento sintomático e de suporte. O concepto deve ser monitorado por pelo menos algumas horas devido ao risco de arritmias cardíacas fetais, hipoxia fetal por vasoconstrição placentária e morte fetal. A administração de carvão ativado pode ser realizada até 6 horas após a ingestão da substância, para minimizar sua absorção. A redução da temperatura corporal é um dos primeiros procedimentos recomendados, e pode ser realizada por meio de hidratação e resfriamento corporal externo.

Agitação e convulsões devem ser tratadas com benzodiazepínicos, de preferência lorazepam em baixas doses, em razão de seu menor risco durante a gestação. Haloperidol pode ser utilizado nos casos de agitação psicomotora e psicoses induzidas. Deve-se evitar antipsicóticos atípicos ou típicos de baixa potência em virtude de seus maiores efeitos anticolinérgicos, anti-histaminérgicos e hipotensores, os quais representam risco maior para a gestante e para o feto.

■ OPIOIDES

Epidemiologia e relevância

A prevalência do uso de opioides na gestação é alta, variando de 1% a 27% e sendo considerada um dos principais problemas de saúde pública mundial. No Brasil, o uso e abuso de opioides é raro.

Mecanismo de ação

Os opioides atuam no SNC, principalmente no hipotálamo, na amígdala, na região límbica e na região cinzenta periaquedutal e sensorial, e em outros órgãos, sobretudo no trato gastrointestinal. Os receptores opiáceos exercem funções distintas e modulam a liberação de diversos neurotransmissores, como a serotonina, a noradrenalina, a acetilcolina e outros peptídeos. Os receptores opiáceos são: μ(mi), fundamental na gênese da dependência; κ(capa), responsável por efeitos de analgesia, sedação, miose, desrealização e despersonalização; δ(delta), responsável por efeitos de analgesia; υ(upsilon), envolvido com efeitos sedativos; e σ(sigma), responsável pelas ações antitussígena e alucinógena.

Os opioides podem ser naturais, como a morfina, o ópio e a codeína, semissintéticos, como a heroína e a oxicodona, ou sintéticos, como a meperidina, o propoxifeno, a metadona e o fentanil. Há ainda os denominados opiáceos endógenos, endorfinas e encefalinas, que são sintetizados pelo próprio organismo.

Pontos críticos

O uso de opioides parece não ser teratogênico ou citotóxico, mas as flutuações nas concentrações de opioides no sangue materno podem ocasionar sintomas de abstinência ou *overdose* fetal.

O uso de heroína EV por gestantes aumenta o risco de complicações médicas, como doenças infecciosas, endocardite, abscessos e doenças sexualmente transmissíveis (DST). Portanto, é necessário encaminhar a gestante usuária de opioides para um serviço de pré-natal de alto risco e de saúde mental. A heroína também é capaz de atravessar a placenta e aumenta em seis vezes o risco de complicações obstétricas, como sangramento no terceiro trimestre, baixo peso ao nascer, aborto espontâneo, placenta prévia, descolamento de placenta, aspiração de mecônio, sofrimento fetal, parto prematuro, natimorto e maior morbidade puerperal.

As complicações fetais mais frequentes decorrentes do uso materno de opioides são: síndrome de abstinência em até 94% dos bebês, deficiência de crescimento

Capítulo 21 Intoxicações Exógenas na Gestante

pós-natal, microcefalia, problemas neurocomportamentais, aumento da mortalidade neonatal e aumento de 74 vezes no risco de morte súbita.

Diagnóstico clínico

A intoxicação por opioides pode causar um quadro caracterizado por sedação, bradipneia, miose, hipotensão, taquicardia e alucinações. A *overdose*, uma emergência médica, é caracterizada por inconsciência, miose pronunciada, bradicardia acentuada, depressão respiratória e coma, e deve ser abordada imediatamente. Usuários crônicos podem apresentar problemas clínicos concomitantes, como pneumonias, tuberculose, nefropatia, constipação intestinal e distúrbios hidroeletrolíticos e ácido-básicos. É importante observar se há uso concomitante de outros depressores do SNC, como álcool e benzodiazepínicos.

O uso de opioides injetáveis aumenta o risco de contaminação por DST, endocardite, celulite, abcessos local e cerebral, sepse, tromboses e tromboflebites.

Abordagem clínica

O tratamento da intoxicação por opioide deve ser feito em setor de emergência médica e cuidados intensivos. Primeiramente deve-se estabelecer suporte ventilatório e correção de hipotensão arterial. Se houver edema pulmonar, agentes diuréticos estão contraindicados porque o edema se deve ao extravasamento de líquido pelos capilares pulmonares, causado pelo opioide, e não por sobrecarga de fluidos.

Nos casos graves é necessária a administração de naloxona, um antagonista opioide que reverte analgesia e sedação intensas. A naloxona é considerada risco B na gestação, o que justifica seu uso em gestantes cuja intoxicação por opioide não responde às medidas gerais não farmacológicas. A gestante deve receber 0,8mg de naloxona EV, sendo possível o aumento da dose em 0,8mg a cada 15 minutos, até a dose máxima de 3,2mg. Na ausência de resposta, devem ser investigadas outras causas de coma. Os sinais de melhora incluem midríase, agitação, aumento do nível de consciência e melhora do padrão respiratório. É importante atentar para o fato de que a naloxona pode desencadear síndrome de abstinência em usuários crônicos de opioides.

■ CONSIDERAÇÕES FINAIS

O manejo das intoxicações em grávidas é dificultado pela escassa frequência de artigos sobre esse tema na literatura médica; desse modo, a ausência de evidências científicas dificulta uma conduta específica nesse grupo populacional. Sabemos, entretanto, que são essenciais o conhecimento e a experiência no manejo das emergências relacionadas com as substâncias psicoativas para que o tempo até o diagnóstico seja diminuído e, consequentemente, este se torne mais favorável. O período gestacional constitui uma janela de oportunidade para o diagnóstico de transtornos relacionados com as substâncias, de modo a aumentar a motivação para o tratamento e o encaminhamento aos serviços especializados.

Leitura sugerida

Associação Brasileira de Psiquiatria, Sociedade Brasileira de Patologia Clínica e Medicina Laboratorial, Sociedade Brasileira de Medicina de Família e Comunidade. Abuso e dependência dos opioides e opiáceos. Projeto Diretrizes: Associação Médica Brasileira, 2012.

Botega NJ. Prática psiquiátrica no hospital geral: interconsulta e emergência. 3. ed. Porto Alegre: Artmed, 2012.

Cordioli AV. Psicofármacos: consulta rápida. 4. ed. Porto Alegre: Artmed, 2011.

Corradini HB. Cocaína: efeito na gestante e nas crianças. Pediatria 1996; 18(2):170-4.

Corrêa MD, Melo VH, Aguiar RALP, Júnior MDC. Noções práticas de obstetrícia. 13. ed. Belo Horizonte: COOPMED, 2004.

Diehl A, Cordeiro DC, Laranjeira R. Dependência química: prevenção, tratamento e políticas públicas. 1. ed. Porto Alegre: Artmed, 2011.

Diehl A, Cordeiro DC, Laranjeira R. Tratamentos farmacológicos para dependência química: da evidência científica à prática clínica. 1. ed. Porto Alegre: Artmed, 2010.

Garcia FD. Manual de abordagem de dependências químicas. 1. ed. Belo Horizonte: Utopika, 2014.

Junior JR, Ribeiro HL. Tratado de saúde mental da mulher. 1. ed. São Paulo: Atheneu, 2012.

Lopes TD, Arruda PP. As repercussões do uso abusivo de drogas no período gravídico/puerperal. Revista Sáude e Pesquisa 2010; 3(1):79-83.

Martins HS, Neto RAB, Neto AS, Velasco IT. Emergências clínicas: abordagem prática. 6. ed. Barueri: Manole, 2011.

Miller WR, Rollnick S. Entrevista motivacional: preparando as pessoas para a mudança de comportamentos adictivos. 1. ed. Porto Alegre: Artmed, 2001.

Peres RM, Morerira RK, Moser C, Berwanger CGW, Sanseverino MTV, Schuler LF. Riscos para a saúde fetal associados com o uso de benzodiazepínicos na gestação: uma revisão. J Bras Psiquiatr 2001; 50(5/6):181-8.

Quevedo J, Carvalho AF. Emergências psiquiátricas. 3. ed. Porto Alegre: Artmed, 2014.

Sadock BJ, Sadock VA. Compêndio de psiquiatria: ciência do comportamento e psiquiatria clínica. 9. ed. Porto Alegre: Artmed, 2007.

Siqueira LP, Fabri ACOC, Fabri RL. Aspectos gerais, farmacológicos e toxicológicos da cocaína e seus efeitos na gestação. Revista Eletrônica de Farmácia 2011; 8(2):75-87.

Site: http://brasil.babycenter.com/a4700037/drogas-na-gravidez#ixzz2m3rhEFWT.

22

Sepse e Choque Séptico

Achilles Rohlfs Barbosa

■ INTRODUÇÃO

Os critérios usados para a abordagem às gestantes com quadro de sepse extrapolam as evidências atuais, visto que a gravidez é critério de exclusão na maioria dos estudos que produzem evidências sobre a doença. Diante disso, em algumas situações, utiliza-se o raciocínio fisiológico para a orientação quanto às condutas.

Desde 2001, os estudos recomendam uma nova forma de encarar a sepse. Principalmente a partir de 2004, quando foi publicada a primeira diretriz e lançada a *Surviving Sepsis Campaign*, observamos a diminuição progressiva da mortalidade por sepse no mundo, tendência esta não observada no Brasil.

Na população em geral, a principal causa de sepse é a pneumonia. Nas gestantes, por sua vez, a principal causa é a infecção de trato urinário, seguida de infecções puerperais.

Sepse grave e choque séptico são as principais causas de morte nas unidades de terapia intensiva (UTI) e a terceira causa de mortalidade materna.

Observa-se grande disparidade nos desfechos registrados pelos hospitais públicos e privados, mesmo que não se perceba grande incongruência com relação à estratificação de gravidade dos pacientes nessas instituições.

Além dos aspectos éticos e humanos, o custo do tratamento público/privado é basicamente o mesmo, porém os desfechos são nitidamente diferentes.

Nesse panorama, não podemos mais nos conformar com o desconhecimento de conceitos sobre a sepse, os dados de morbimortalidade e as orientações quanto ao tratamento.

No Brasil, estudos epidemiológicos revelam mortalidade de 50% a 70%, enquanto em países desenvolvidos esta é de cerca de 20%.

Quando nos deparamos com esses dados, pensamos que nossos pacientes podem ser mais graves, ou que há falta de recursos materiais, mas não é esta a realidade. Esses estudos mostram que oferecemos o mesmo nível de suporte e que a estratificação de risco de morte em vários escores revela um perfil semelhante de pacientes (Figura 22.1).

Diante do exposto, fica a hipótese de que a sepse no Brasil é diagnosticada e tratada tardiamente, quando as disfunções orgânicas não são mais reversíveis.

Para que ocorra uma mudança nesse panorama, é essencial saber com quem e com o que se está lidando.

Não podemos tolerar expressões leigas que não definem absolutamente nada, como "meio séptico", "entrando em sepse" e "sepse inicial". O que temos é: infecção, sepse, sepse grave e choque séptico.

Ao definirmos assim o quadro clínico de nossas pacientes, poderemos oferecer estratégias de tratamento específicas para cada caso, melhorando não só as chances de sobrevivência, mas diminuindo a morbidade (Figura 22.2).

▪ FISIOPATOGENIA

A discussão detalhada da fisiopatogenia da sepse foge ao escopo deste capítulo; no entanto, é importante ressaltar alguns pontos.

A resposta a um quadro infeccioso depende de fatores intrínsecos e extrínsecos, quais sejam: genética, estado atual do paciente, comorbidades, tipo de infecção, carga patogênica e fatores ligados ao próprio microrganismo.

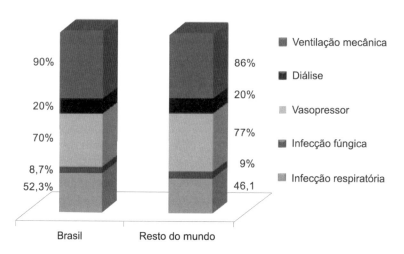

Figura 22.1 Brasil × resto do mundo. (Beale R et al. Infection 2009 Jun; 37(3):222-32.)

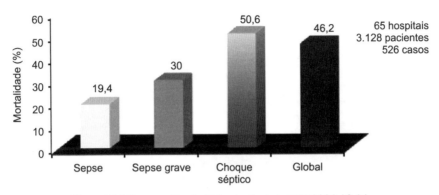

Figura 22.2 Sepse no Brasil. (Sales Jr. JA et al. RBTI 2006;18:9.)

Nesse contexto há uma alteração na microcirculação, ocasionando hipoxia tecidual, liberação de citocinas pró-inflamatórias e, possivelmente, supressão de citocinas anti-inflamatórias, diminuição da fibrinólise e dos fatores de coagulação, formação de microtrombos, estase capilar e agravamento de hipoxia celular e tissular.

Nesse ponto, cabe novamente ressaltar a importância do tempo de abordagem para a possível diminuição da exposição a fatores perpetuadores e amplificadores dessa resposta (Figuras 22.3 e 22.4).

■ DEFINIÇÕES

- **Infecção:** invasão de tecidos previamente estéreis por microrganismos patogênicos (p. ex., pneumonia, infecções puerperais, infecções urinárias etc.).
- **Resposta inflamatória sistêmica (SIRS):** para a definição de um quadro de SIRS é necessária a presença de pelo menos dois dos seguintes componentes: febre ou hipotermia; taquicardia; taquipneia ou hipocapnia; leucocitose ou leucopenia, ou desvio para a esquerda no leucograma; hiperglicemia em não diabéticos; confusão mental.

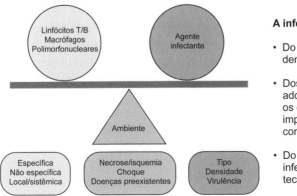

Figura 22.3 Infecção – fatores determinantes.

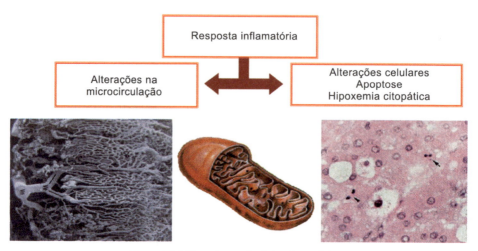

Figura 22.4 Mecanismos da disfunção orgânica.

Cabe ressaltar a alta sensibilidade e a baixa especificidade desses critérios. Convém lembrar que as alterações fisiológicas da gravidez mimetizam inflamação e, mesmo com baixa especificidade, existem relatos de até 20% de sepse grave que não preenchem critérios de SIRS.

- Sepse consiste na apresentação de uma resposta inflamatória sistêmica relacionada com um processo infeccioso confirmado ou presumido, ou seja, praticamente todos os pacientes infectados que procuram um hospital têm sepse.
- Sepse grave é a sepse associada a uma disfunção orgânica, e a definição de disfunções orgânicas é a que se segue: disfunção circulatória é caracterizada por hipotensão; disfunção respiratória é caracterizada por esforço respiratório e hipoxia; disfunção renal é caracterizada por oligúria e elevação de escórias renais; disfunção hepática é caracterizada por icterícia e colestase; disfunção neurológica é caracterizada por alteração de sensório; disfunção hematológica é caracterizada por plaquetopenia e alterações de coagulação; disfunção da perfusão é caracterizada por hiperlactatemia e acidose metabólica. Na gestante, deve-se considerar também a disfunção placentária induzida pela sepse. Os pacientes com infecção, associada a SIRS e disfunção orgânica, ou seja, sepse grave, têm muito mais chances de morrer e, portanto, devem receber cuidado diferenciado.
- Choque séptico consiste no quadro de sepse com disfunção circulatória que não respondeu à reposição volêmica adequada, necessitando vasopressores para manter pressão arterial média de pelo menos 65mmHg. Esse grupo também deve receber cuidado diferenciado.

Essas definições são o marco zero para a elaboração de uma estratégia efetiva de tratamento para os pacientes potencialmente graves. Deve ser ressaltada a necessidade de suspeição clínica, de conhecimento e da proximidade com os pacientes para um diagnóstico correto.

ESTRATÉGIAS PARA TRATAMENTO

A sepse não é um problema da UTI, pois, em geral, os pacientes que apresentam maior possibilidade de reversibilidade têm o primeiro contato com médicos ou equipe multiprofissional na urgência dos hospitais e nas unidades de internação.

Assim, as "horas de ouro" estão nas mãos de clínicos, obstetras e cirurgiões.

A *Surviving Sepsis Campaign* (2012) recomenda que as condutas sejam agrupadas em pacotes de ações, como mostra a Figura 22.5.

Pacote de 3 horas

1. O diagnóstico sindrômico deve ser estabelecido ou suspeitado. Só serão completados os pacotes de pacientes com sepse grave associada a hiperlactatemia ou que chegam hipotensos, ou seja, o grupo que apresenta maior risco de morbimortalidade. Os outros pacientes são tratados com cuidados gerais e tratamento específico para a síndrome infecciosa.

2. Todos os pacientes com suspeita de sepse grave devem ter coletada uma amostra de lactato. O lactato tem valor diagnóstico e prognóstico, sendo um bom marcador de hipoperfusão na maioria dos pacientes, inclusive gestantes e puérperas. No entanto, é importante lembrar que, ocasionalmente, a dosagem isolada de lactato não tem valor. Em caso de suspeita de hipoperfusão, deve-se persistir na tentativa de estabelecer esse diagnóstico. A dosagem de lactato deve ser repetida em 4 a 6 horas.

3. Pacientes com sepse grave e choque séptico devem ter coletadas culturas de secreções e hemoculturas, presencialmente, antes do início da antibioticoterapia.

4. Antibioticoterapia focada para a síndrome suspeitada ou de largo espectro, quando o foco é desconhecido, deve ser iniciada o mais precocemente possível, de preferência em até 1 hora após o diagnóstico. Cada hora de atraso pode significar algo em torno de 8% de diminuição das chances de sobrevida.

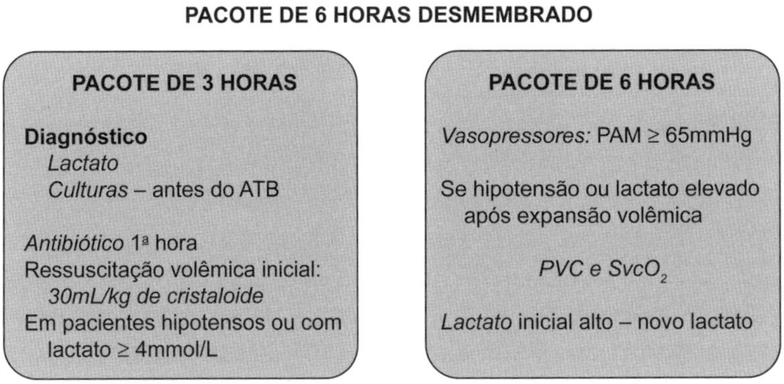

PACOTE DE 6 HORAS DESMEMBRADO

PACOTE DE 3 HORAS	PACOTE DE 6 HORAS
Diagnóstico *Lactato* *Culturas* – antes do ATB *Antibiótico* 1ª hora Ressuscitação volêmica inicial: *30mL/kg de cristaloide* Em pacientes hipotensos ou com lactato ≥ 4mmol/L	*Vasopressores:* PAM ≥ 65mmHg Se hipotensão ou lactato elevado após expansão volêmica *PVC e SvcO$_2$* *Lactato* inicial alto – novo lactato

Figura 22.5 *Surviving Sepsis Compaign (SSC)* 2012 – pacotes.

5. Pacientes hipotensas à chegada ou com lactato elevado devem receber infusão de 30mL/kg de cristaloides, por acessos venosos periféricos, a despeito de sinais clínicos de suposta congestão.

6. O controle do foco infeccioso deve ser priorizado em até 12 horas; consequentemente, coleções e abscessos devem ser pesquisados e drenados. Em pacientes obstétricas, deve ser sempre considerada a viabilidade uterina.

7. É necessário manter pressão arterial inicial média (PAM) em torno de 65mmHg, e para isso pode ser necessário o uso de vasopressores, mesmo que temporariamente, por acesso venoso periférico. Esses pacientes necessitam cuidado intensivo, e enquanto não se disponibiliza uma vaga em UTI, devem ser acompanhados de perto por equipe multiprofissional.

8. A adoção de medidas de pressão venosa central (PVC) e saturação venosa central ($SVCD_2$) tem impacto, mas essas medidas devem ser consideradas como um suporte mais avançado, que deve ser feito em ambiente de terapia intensiva.

■ CONSIDERAÇÕES FINAIS

Deve-se suspeitar de disfunção orgânica em pacientes que procuram o hospital apresentando quadros infecciosos. Diante de disfunção orgânica, o paciente deve ser caracterizado como de gravidade em potencial e deve ser discriminado seu estado perfusional.

Utilizam-se os protocolos de abordagem de pacientes com sepse grave e choque séptico.

Existe a possibilidade de diminuição da morbimortalidade nesse grupo de alta prevalência, bastando a discriminação correta e uma abordagem sistematizada das pacientes.

Leitura sugerida

Annane D, Bellissant E, Cavaillon J. Septic shock. Lancet 2005; 365(9453):63.

ARISE Investigators, ANZICS Clinical Trials Group, Peake SL, Delaney A, Bailey M et al. Goal-directed resuscitation for patients with early septic shock. N Engl J Med 2014; 371(16):1496.

Beale R, Reinhart K, Brukhorst FM. Infection 2009 Jun; 37(3):222-32.

Bone RC, Balk RA, Cerra FB et al. Chest 1992; 101:1644.

Dellinger RP, Levy MM, Rhodes A et al. Surviving sepsis campaign: international guidelines for management of severe sepsis and septic shock: 2012. Crit Care Med. 2013; 41(2):580.

Rivers E, Nguyen B, Havstad S et al. N Engl J Med. Early goal-directed therapy in the treatment of severe sepsis and septic shock. 2001; 345(19):1368.

Silva E, Pedra MA, Sogayar ACB et al. Critical Care 2004; 8:R251-R260.

Third European Consensus Conference in Intensive Care Medicine. Tissue hypoxia: How to detect, how to correct, how to prevent. Société de Réanimation de Langue Française. The American Thoracic Society. European Society of Intensive Care Medicine. Am J Respir Crit Care Med 1996; 154(5):1573.

Seção III

EMERGÊNCIAS OBSTÉTRICAS ANTENATAIS

23

Incompetência Istmocervical

Carlos Henrique Mascarenhas Silva
Fernanda Magalhães Menicucci

■ INTRODUÇÃO

Incompetência istmocervical (IIC) pode ser definida como a inabilidade do colo uterino em manter a gestação até o termo, na ausência de atividade uterina, pois este não permanece fechado a partir do segundo trimestre. Sua grande relevância reside no fato de estar intimamente associada a parto prematuro, muitas vezes extremo, já que a manifestação clínica da IIC se dá antes da viabilidade fetal adequada.

■ EPIDEMIOLOGIA E RELEVÂNCIA

A incidência exata de IIC é de difícil quantificação, uma vez que os critérios diagnósticos ainda são variáveis. Dados da literatura estimam que entre 0,1% e 1,8% dos nascimentos se devem a esse achado, podendo ser responsável por até 16% dos abortamentos tardios do segundo trimestre da gestação.

■ DIAGNÓSTICO

O diagnóstico clássico de insuficiência cervical é caracterizado por dilatação cervical no segundo trimestre de gestação, na ausência de contrações uterinas dolorosas. Infelizmente, isso se dá de maneira retrospectiva, ocasionando grande impacto na vida do casal, em virtude da perda da gestação, o que ocorre na imensa maioria dos casos.

Por isso, é necessário lançar mão de métodos mais efetivos de diagnóstico para que precocemente se proceda ao manejo adequado, a fim de alterar o desfecho da gestação.

O quadro clínico marcante e típico consiste em pacientes chegando ao serviço obstétrico de urgência apresentando colo uterino já aberto, associado ou não a protrusão de membranas amnióticas, contendo ou não partes fetais, e sem qualquer queixa de cólicas. Algumas pacientes relatam apenas uma sensação de peso na região suprapúbica.

Cada perda fetal em gestações posteriores ocorre em idade gestacional mais precoce do que a anterior. Métodos diagnósticos objetivos são escassos, sendo necessária a associação de anamnese e história obstétrica cuidadosa, exame físico e exames laboratoriais.

Em caso de história prévia de perda fetal precoce, foram propostos vários testes fora do período gestacional, para avaliação da competência cervical, incluindo histerossalpingografia e inserção de dilatadores cervicais, para avaliar a resistência do colo, entre outros. No entanto, nenhum desses testes foi considerado válido cientificamente para o diagnóstico de insuficiência cervical.

As mulheres grávidas, ou que estão planejando engravidar, devem ser avaliadas quanto aos fatores de risco de IIC. A anamnese torna possível identificar se há história pregressa de traumatismo cervical e história de perda fetal prévia no segundo trimestre de gestação, tipicamente antes de 24 semanas de gestação.

A avaliação ultrassonográfica do colo uterino por via endovaginal, antes da 20ª semana, auxilia a identificação de colo curto, definido por medida do colo uterino < 25mm, e pode ser de grande auxílio nesse rastreamento (Figuras 23.1 a 23.3).

Em serviços de urgência, diante de um caso suspeito de incompetência cervical, deve-se inicialmente afastar a possibilidade de trabalho de parto prematuro e de infecção intrauterina, sendo a incompetência um diagnóstico de exclusão. O exame especular evidencia a abertura do orifício externo e a presença ou não de membranas amnióticas e partes fetais. A ultrassonografia endovaginal pode auxiliar essa visualização.

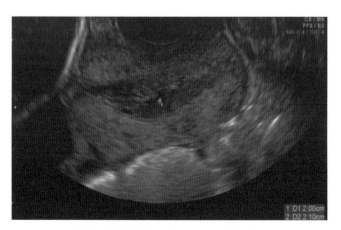

Figura 23.1 Colo uterino longo e fechado.

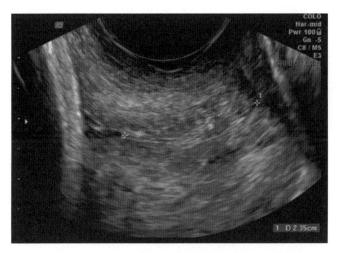

Figura 23.2 Colo uterino curto.

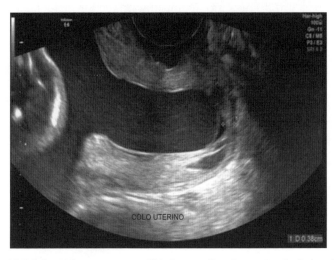

Figura 23.3 Colo uterino curto, com orifício interno dilatado e protrusão de membrana.

■ FISIOPATOLOGIA

A fisiopatologia da IIC é pouco compreendida, podendo ser atribuída a causas genéticas ou adquiridas. As causas genéticas incluem alteração da matriz uterina, redução da razão colágeno/músculo e anomalias müllerianas, além do relato de aumento de incidência nas mulheres expostas ao dietilestilbestrol (DES). Os fatores adquiridos estão relacionados com traumatismo do colo uterino, como conização, cirurgia de alta frequência (CAF), dilatação mecânica do colo ou lacerações obstétricas. Entretanto, esses fatores não estão associados especificamente à insuficiência cervical e não são indicativos de tratamento.

TRATAMENTO

Vários tipos de tratamentos conservadores e cirúrgicos foram propostos. O manejo conservador inclui repouso no leito, abstinência sexual e interrupção da prática de exercícios físicos. Entretanto, não há benefício comprovado com a adoção dessas práticas, as quais não são recomendadas.

Outro tratamento não cirúrgico atualmente discutido consiste no uso de pessário. De fácil inserção e baixo custo, não necessitando de vasta experiência do profissional, não exigindo anestesia e de fácil remoção, o pessário cervical consiste na utilização de um anel envolvendo o colo uterino. A maioria dos estudos se utiliza de um anel de silicone, flexível, disponível em diferentes tamanhos, com diâmetro externo variando entre 32 e 35mm e diâmetro interno de 21 a 25mm. O mecanismo de ação do pessário ainda não é bem conhecido. Teoricamente, o uso do pessário pode alterar a inclinação do canal cervical, direcionando-o mais posteriormente. Outro mecanismo de ação proposto consiste na manutenção da barreira imunológica entre o córion e a vagina (Figura 23.4).

Estudos sobre o uso do pessário demonstraram menor incidência de parto pré-termo espontâneo extremo antes da 34ª semana ou tardio antes da 37ª semana de gestação. O estudo de Goya evidenciou aumento significativo na idade gestacional no momento do parto entre o grupo que usou pessário em comparação com o grupo submetido a conduta expectante.

Algumas complicações podem associar-se ao uso do pessário, como aumento da secreção vaginal e alteração da flora vaginal nas primeiras semanas após sua inserção.

Até o momento, as evidências sugerem que o uso do pessário é melhor em prevenir o parto pré-termo do que a conduta expectante. Ainda não foi documentado seu benefício em comparação a outros grupos de pacientes. São necessários novos estudos para confirmação de seu benefício em pacientes com colo curto e fatores de risco para parto pré-termo.

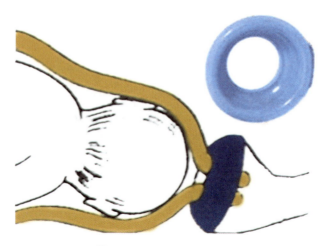

Figura 23.4 Pessário cervical.

O tratamento cirúrgico consiste em cerclage, que pode ser realizada via transvaginal ou abdominal. Das várias técnicas descritas para cerclage transvaginal, as mais utilizadas atualmente são variações das técnicas de Shirodkar e de McDonald.

A técnica de Shirodkar original era composta por um autoenxerto da fáscia-lata inserida no orifício interno do colo mediante dissecção da bexiga no sentido cranial. Atualmente, a maioria dos cirurgiões se utiliza de uma fita de Mersilene® para realização dessa técnica.

A técnica de McDonald consiste em sutura em bolsa com fios inabsorvíveis. Nenhuma dessas técnicas foi considerada superior à outra em ensaio randomizado, mas a sutura de McDonald é a mais utilizada na prática clínica em virtude de sua simplicidade e facilidade de remoção (Figura 23.5).

A cerclage transabdominal está indicada para pacientes com diagnóstico de IIC que não apresentam condições de submeter-se à cerclage transvaginal, por alteração anatômica do colo, como nos casos pós-CAF, e para pacientes que já realizaram cerclage vaginal sem sucesso, resultando em perda fetal no segundo trimestre de gestação apesar do procedimento.

Apesar da ausência de critérios definidos para sua indicação, a cerclage é o tratamento de escolha em casos de suspeita clínica de IIC. Deverá ser indicada com base na presença de fatores de risco para insuficiência cervical e em caso de achados alterados no exame físico e/ou de alterações ultrassonográficas do colo. Deverá ser realizada entre 14 e 18 semanas de gestação, fase em que a evolução adequada da gestação está comprovada e documentada. Quando executada nessa fase, pode prevenir cerca de 90% de partos prematuros. Não há benefícios em mulheres com achado ultrassonográfico incidental de colo curto sem fator de risco de parto prematuro.

A cerclage profilática pode ser efetiva para pacientes com gravidez única, parto prematuro prévio antes de 34 semanas de gestação e colo uterino curto à avaliação ultrassonográfica (< 25mm antes de 20 semanas de gestação).

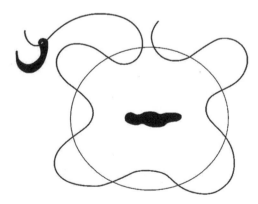

Figura 23.5 Cerclage de McDonald.

Pacientes admitidas em serviços de urgência apresentando dilatação cervical avançada também podem ser candidatas à cerclage, após exclusão de trabalho de parto prematuro e infecção intrauterina. A cerclage de emergência deve ser considerada para pacientes com dilatação cervical < 4cm em idade gestacional < 24 semanas. É importante deixar claro os riscos envolvidos na cerclage de urgência, como rotura de membranas, corioamnionite e hemorragia. Os benefícios da cerclage de emergência são comprovadamente maiores do que a conduta expectante para o desfecho neonatal. A indicação de cerclage para pacientes com rotura prematura de membranas está associada a aumento do risco de corioamnionite e por isso não é aconselhada.

A cerclage apresenta baixo risco de complicações, as quais estão relacionadas com rotura prematura de membranas, corioamnionite, distocia de colo, parto prematuro e laceração cervical no parto. As pacientes submetidas à cerclage que entram em trabalho de parto prematuro devem ter a cerclage removida em caso de progressão da dilatação cervical e sangramento vaginal.

Nos casos de evolução satisfatória da gestação até próximo ao termo, a cerclage deve ser removida entre 36 e 37 semanas de gestação, no próprio consultório médico ou na sala de cirurgia, para que se evite traumatismo cervical por laceração.

■ CONSIDERAÇÕES FINAIS

A IIC é responsável por parcela significativa dos partos prematuros, principalmente em idade gestacional extrema, contribuindo para o aumento da morbimortalidade neonatal. Faltam critérios objetivos para seu diagnóstico, mas a ultrassonografia endovaginal antes de 20 semanas parece ser um bom método para identificação de pacientes sob risco. Essas pacientes e aquelas com diagnóstico prévio de IIC são candidatas a terapias que visem à prevenção efetiva do parto, sendo a cerclage uterina o método mais bem estabelecido na atualidade. O uso do pessário vaginal é outra alternativa promissora, promovendo aumento da idade gestacional no momento do parto, mas ainda são necessários novos estudos para melhor compreensão de seus benefícios em comparação com a cerclage.

Leitura sugerida

Abdel-Alee H, Shaaban OM, Abdel-Aleem MA. Cervical pessary for preventing preterm birth. Cochrane Database of Systematic Reviews 2013, Issue 5. Art. No.: CD007873. DOI: 10.1002/14651858.CD007873.pub3.

American College of Obstetricians and Gynecologists (ACOG). Cerclage for the management of cervical insufficiency. American College of Obstetricians and Gynecologists (ACOG), Washington (DC), 2014; 123(2):372-6.

Bittar RE, Francisco RP, Zugaib M. Prematuridade: quando é possível evitar? Rev Bras Ginecol Obstet 2013; 35(10):433-5.

Brow R, Gagnon R, Delisle MF et al. Cervical insufficiency and cervical cerclagem. J Obstet Gynaecol Can 2013 Dec; 35(12):1115-27.

Goya M, Pratcorona L, Merced C et al. Cervical pessary in pregnant woman with a short cervix (PECEP): an open-label randomized controlled trial. Lancet 2012; 379(9828):1800-6.

24

Emergência Hipertensiva

Mário Dias Corrêa Júnior
Andrea Girotto Amorim
Sabrina de Souza Alves

■ CRISE HIPERTENSIVA

Uma das complicações mais comuns durante a gravidez, a hipertensão arterial está presente em aproximadamente 10% das gestações. Os distúrbios hipertensivos são causa importante de mortalidade materna, sendo a crise hipertensiva uma condição grave com possibilidade de consequências catastróficas.

Segundo o National High Blood Pressure Education Program Working Group, a doença hipertensiva da gravidez pode ser classificada em cinco grupos:

- **Hipertensão gestacional:** hipertensão (pressão arterial e [PA] ≥ 140 × 90mmHg) desenvolvida durante a gestação, na ausência de proteinúria, com recuperação até 12 semanas pós-parto.
- **Hipertensão crônica:** hipertensão presente antes da gravidez ou diagnosticada até 20 semanas de gestação.
- **Pré-eclâmpsia:** hipertensão (PA ≥ 140 × 90mmHg) e proteinúria ≥ 300mg/24h.
- **Hipertensão crônica com pré-eclâmpsia sobreposta:** diagnóstico prévio de hipertensão crônica com piora dos níveis pressóricos após 20 semanas, piora ou aparecimento de proteinúria ou sinais e sintomas de pré-eclâmpsia.
- **Eclâmpsia:** episódio de convulsão tônico-clônica devido a pré-eclâmpsia ou hipertensão gestacional.

A crise hipertensiva, caracterizada como PA ≥ 160 × 110mmHg, é comumente associada aos casos de pré-eclâmpsia grave, porém pode ocorrer nas pacientes hipertensas crônicas com menos de 20 semanas de gravidez. A crise pode estar acompanhada de sintomas como náuseas, cefaleia e vômitos. Em geral, pacientes com PA > 200 × 120mmHg precisam ser admitidas em unidade de terapia intensiva (UTI) devido ao risco aumentado de infarto agudo do miocárdio, encefalopatia, acidente vascular encefálico (AVE), aneurisma dissecante, falência renal e edema pulmonar secundário a falência de ventrículo esquerdo.

O pico pressórico agudo (≥ 160 × 110mmHg) aferido adequadamente caracteriza uma emergência hipertensiva. A identificação dessas pacientes e a instituição de tratamento adequado e imediato (preferencialmente dentro dos primeiros 15 minutos) são essenciais para a prevenção dos eventos adversos.

O objetivo da terapia na crise hipertensiva é reduzir a PA a níveis que minimizem as lesões em órgãos-alvo sem provocar hipotensão ou quedas > 20% nos níveis pressóricos.

O labetalol, a hidralazina e a nifedipina são os agentes de primeira linha para o tratamento da crise hipertensiva na gestante. No Brasil, hidralazina, nifedipina e nitroprussiato de sódio estão disponíveis como opções terapêuticas. O nitroprussiato de sódio é reservado para casos graves e refratários em virtude de seu potente efeito vasodilatador. Uma revisão publicada na Biblioteca Cochrane em 2006 reforça que a escolha entre a hidralazina e a nifedipina depende da experiência clínica do médico, não havendo evidências de superioridade de uma em relação à outra. O sulfato de magnésio não é recomendado como agente hipotensor, e o receio de hipotensão grave causada por sua associação com a nifedipina não foi confirmado.

■ TRATAMENTO

Hidralazina

A hidralazina é um vasodilatador periférico que reduz a PA e a resistência vascular periférica por meio do relaxamento das arteríolas pré-capilares. Tem início de ação em 10 a 20 minutos e pode ser repetida a cada 15 a 20 minutos, até a obtenção da PA necessária. O pico de ação ocorre em 20 minutos e seu efeito dura aproximadamente de 6 a 8 horas. Recomenda-se dose inicial de 5mg, EV, seguida por doses subsequentes de 5 a 10mg, até a dose máxima de 20mg. As doses podem ser repetidas a cada 3 horas.

Os efeitos colaterais geralmente não são graves e incluem cefaleia, palpitações, taquicardia reflexa, vômitos, dor epigástrica, rubor facial e ansiedade. No entanto, em algumas situações, pode provocar hipotensão materna grave, levando a hipoperfusão placentária e bradicardia fetal. Com frequência, o quadro é revertido mediante a infusão de fluidos EV e a mudança de decúbito.

Capítulo 24 Emergência Hipertensiva

Quando comparados, o labetalol e a hidralazina não mostraram diferenças significativas em relação aos resultados maternos e perinatais. Da mesma maneira, ambos os fármacos não demonstraram alterar significativamente o fluxo sanguíneo umbilical.

Nifedipina

Trata-se de um bloqueador do canal do cálcio que atua como agente dilatador da artéria renal, além de ter efeito natriurético. Desse modo, aumenta o trabalho cardíaco e reduz a PA sem efeitos sobre o fluxo uteroplacentário e/ou sobre a frequência cardíaca fetal.

A dose recomendada é de 10mg, inicialmente, podendo ser administrada nova dose de 20mg após 20 minutos com nova repetição depois de 20 minutos, caso a PA não atinja o valor desejado. A dose de manutenção, caso necessário, consiste em 10 a 20mg a cada 4 a 6 horas.

Estudo recente não demonstrou aumento dos efeitos adversos ou hipotensão grave em pacientes em uso concomitante de sulfato de magnésio e nifedipina, não sendo esta, portanto, uma associação contraindicada. Entretanto, como ambos são antagonistas do cálcio, faz-se necessária monitoração mais cuidadosa.

As evidências atuais indicam que a nifedipina pode ser utilizada como tratamento de primeira linha para abordagem da crise hipertensiva na gestante ou puérpera. Alguns estudos demonstram inclusive que mulheres que receberam nifedipina oral obtiveram redução mais rápida dos níveis pressóricos, quando comparada ao labetalol.

Nitroprussiato de sódio

Potente vasodilatador de ação rápida e curta duração, é reservado para emergências extremas, nas quais não obteve sucesso com os agentes supracitados. Sua ação é maior em nível arterial, mas age também no sistema venoso. Seu mecanismo de ação consiste na liberação de íons cianeto e do grupo óxido nítrico, levando à vasodilatação. Deve ser utilizado pelo menor tempo possível, devido à toxicidade do cianeto e do tiocianato para a mãe e para o feto ou recém-nascido. Uma vez tratada a emergência hipertensiva, é necessária avaliação do bem-estar fetal.

A dose recomendada é de 0,25µg/kg/min, EV, sendo aumentada a cada 2 minutos até a obtenção do nível pressórico desejado. O tratamento deve ocorrer em UTI. Assim que for alcançada a PA objetivada, deve-se administrar um anti-hipertensivo oral, visando reduzir a dose do nitroprussiato.

A avaliação de uma gestante com crise hipertensiva pressupõe acurácia na aferição da PA, com posterior internação, administração de anti-hipertensivos e atenção do médico para sinais ou sintomas de descompensação de órgãos-alvo (atenção para sistemas neurológico, cardíaco e renal) e para avaliação da vitalidade fetal.

EXAMES COMPLEMENTARES

Caso não esteja bem definida a etiologia da hipertensão, a história e os exames complementares podem ser úteis para diferenciar pré-eclâmpsia de hipertensão crônica. Servem ainda para afastar a ocorrência de outras complicações, como a síndrome HELLP (veja o Capítulo 25), e superposição de pré-eclâmpsia em pacientes hipertensas crônicas.

A propedêutica básica após a internação deve incluir:

- Hemograma completo com pesquisa de esquizócitos.
- Aspartato aminotransferase (AST).
- Desidrogenase láctica (LDH).
- Proteinúria de amostra única.

Em caso de sinais e sintomas, como agitação psicomotora, rebaixamento de consciência ou dificuldade respiratória, deve-se pensar nas complicações mais comuns, como AVE, encefalopatia hipertensiva e edema agudo de pulmão.

Nesse caso, podem ser úteis exames como eletrocardiograma, radiografia de tórax, ecocardiografia, tomografia computadorizada e ressonância magnética. Para mais informações sobre essas complicações, o leitor deve referir-se aos capítulos específicos.

MONITORAÇÃO FETAL E INTERRUPÇÃO DA GRAVIDEZ

Durante o episódio de crise hipertensiva, o ideal seria manter o feto em monitoração contínua ou auscutá-lo a cada 15/30 minutos. Por outro lado, mesmo que ocorram sinais de sofrimento, deve-se estabilizar a mãe antes de pensar em interromper a gravidez. O maior risco é de descolamento de placenta, situação de emergência que não nos permite aguardar mas que, felizmente, é pouco comum.

Uma vez controlada a crise hipertensiva, deve ser realizada ultrassonografia para melhor avaliação da vitalidade fetal e análise da necessidade de interrupção da gravidez.

PONTOS CRÍTICOS

A crise hipertensiva é condição grave que necessita rápida identificação e intervenção imediata, sendo considerada uma urgência. A adoção de protocolos de assistência reduz comprovadamente o risco de resultados adversos.

Todo pico pressórico deve ser confirmado com nova medida após 15 minutos e, se persistente, deverá ser instituída a terapêutica específica. Os três fármacos de primeira linha na gestação e no puerpério são: labetalol, nifedipina e hidralazina. Como sua eficácia é semelhante, o obstetra deve utilizar aquele com o qual mais tem experiência. Após o atendimento inicial, deve-se buscar determinar as possíveis causas da crise hipertensiva e, caso necessário, realizar exames complementares.

A monitoração fetal, bem como a materna, deve ser contínua, até que se consiga a estabilização da PA.

Por fim, quatro medidas são essenciais na condução da crise hipertensiva na gestação e no puerpério: diagnóstico e confirmação do pico pressórico, intervenção imediata, tratamento das possíveis causas da elevação da PA e identificação rápida de complicações agudas (Figura 24.1). Na maioria dos casos, quando esses passos são seguidos, os resultados são favoráveis tanto para a mãe como para o feto.

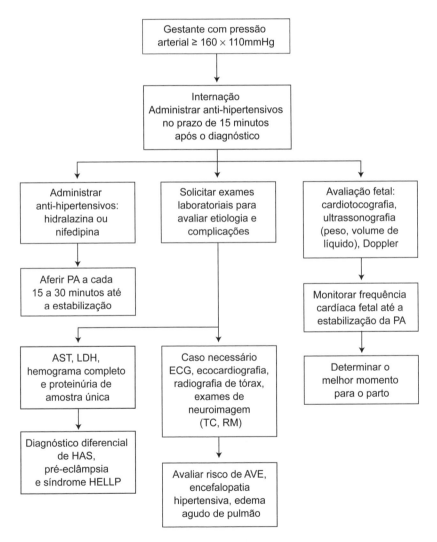

Figura 24.1 Fluxograma de acompanhamento da crise hipertensiva. (HAS: hipertensão arterial sistêmica; ECG: eletrocardiograma; PA: pressão arterial; TC: tomografia computadorizada; RM: ressonância magnética; AVE: acidente vascular encefálico.)

Leitura sugerida

Aguiar RALP, Barros CA. Hipertensão arterial crônica. In: Corrêa MD, Melo VH, Aguiar RALP, Corrêa Jr MD. Noções práticas de obstetrícia. Belo Horizonte: Coopmed, 2011:499-510.

Alexander JM, Wilson KL. Hypertensive emergencies of pregnancy. Obstetrics and Gynecology Clinics 2013; 40(1):89-101.

American College of Obstetricians and Gynecologists. Hypertension in pregnancy. Washington, DC: American College of Obstetricians and Gynecologists 2013.

Berg CJ, Chang J, Callaghan WM, Whitehead SJ. Pregnancy-related mortality in the United States 1991-1997. Obstet Gynecol 2003; 101:289.

Clark SL, Belfort MA, Dildy GA, Herbst MA, Meyers JA, Hankins GD. Maternal death in the 21st century: causes, prevention, and relationship to cesarean delivery. Am J Obstet Gynecol 2008; 199(1):36.e1-.

Committee Opinion No. 623: Emergent Therapy for Acute-Onset, Severe Hypertension During Pregnancy and the Postpartum Period. Obstetrics & Gynecology 2015; 125(2)521-5.

Duley L, Henderson-Smart DJ, Meher S. Drugs for treatment of very high blood pressure during pregnancy. Cochrane Database Syst Rev 2006; (3):CD001449.

Feitosa-Filho GS, Lopes RD, Poppi NT, Guimarães HP. Emergências hipertensivas. Rev Bras Ter Intens 2008; 20(3):305-12.

Magee LA, Miremadi S, Li J et al. Therapy with both magnesium sulfate and nifedipine does not increase the risk of serious magnesium related maternal side effects in women with preeclampsia. Am J Obstet Gynecol 2005; 193:153-63.

National High Blood Pressure Education Program: Working Group Report on High Blood Pressure in Pregnancy. Am J Obstet Gynecol 2000; 183:51.

25

Síndrome HELLP

William Schneider Krettli
Gustavo Francisco da Silva
Renata Regina Rocha de Miranda Henriques

■ EPIDEMIOLOGIA E PREVALÊNCIA

Os distúrbios hipertensivos da gravidez são causa importante de morbimortalidade materna e perinatal. A hipertensão crônica, pré-eclâmpsia e seus espectros complicam cerca de 7% de todas as gestações. Variam desde formas leves com desfecho satisfatório, sem repercussão para o binômio materno-fetal, até formas graves, podendo culminar em óbito.

Dentre as formas mais graves dos quadros hipertensivos, destaca-se a síndrome HELLP, caracterizada por hemólise microangiopática (H – *hemolysis*), disfunção hepática (EL – *elevated liver function tests*) e plaquetopenia (LP – *low platelets*). Acomete de 0,5% a 0,9% de todas as gestações e pode estar presente em 20% dos casos de pré-eclâmpsia grave. Costuma estar associada a hipertensão grave e proteinúria significativa; no entanto, 30% dos casos ocorrem em pacientes com níveis tensionais sugestivos de pré-eclâmpsia leve e 10% podem não apresentar hipertensão associada. Pode ocorrer durante a gravidez e até mesmo no puerpério. Cerca de 70% dos casos ocorrem entre 27 e 37 semanas, sendo 10% diagnosticados antes de 27 semanas e 20% em torno de 37 semanas.

A síndrome HELLP, se não tratada no momento oportuno e de maneira adequada, pode ter repercussões clínicas catastróficas. A mortalidade materna pode chegar a 24% e está associada a hemorragia cerebral, falência cardiopulmonar, coagulação intravascular disseminada (CIVD), síndrome do desconforto respiratório do adulto, insuficiência renal aguda, hemorragia hepática e encefalopatia hipóxico-isquêmica.

DEFINIÇÃO E DIAGNÓSTICO

O diagnóstico da síndrome HELLP é laboratorial e deve ser precoce, sendo pesquisado de maneira sistemática nas mulheres com pré-eclâmpsia ou eclâmpsia. Não existe sintomatologia preditiva para essa síndrome, a qual, no entanto, pode estar acompanhada de sintomas de pré-eclâmpsia grave/iminência de eclâmpsia: cefaleia, escotomas visuais, náuseas, vômitos, epigastralgia e dor em hipocôndrio direito.

A hemólise é caracterizada pela elevação dos níveis de bilirrubinas totais > 1,2mg/dL, principalmente à custa de bilirrubina não conjugada. A icterícia é observada somente quando os níveis de bilirrubina estão > 3mg/dL. Como as hemácias contêm elevada quantidade de desidrogenase láctica (LDH), com a hemólise observa-se elevação dessa enzima no soro > 600UI/L. O esfregaço de sangue periférico, se realizado, evidencia a presença de esquizócitos.

A elevação das enzimas hepáticas alanina aminotransferase (ALT) e/ou aspartato aminotransferase (AST) > 70UI/L é decorrente da necrose de células hepáticas, sendo a ALT mais sensível para indicação da lesão.

A plaquetopenia (< 100.000/mm³) é secundária ao dano endotelial, com subsequentes vasoespasmo e deposição de fibrina nas paredes vasculares, que também conduzem a ativação, agregação e maior consumo periférico das plaquetas. Além disso, o consumo de plaquetas exacerba-se diante da CIVD, que se caracteriza por baixos níveis de fibrinogênio plasmático (< 300mg/dL) e antitrombina III (< 80%) e aumento do tempo de protrombina (< 70%), além de elevação dos produtos de degradação da fibrina (< 40mg/mL).

Para a avaliação fetal são imprescindíveis ultrassonografia (US) com Doppler e perfil biofísico fetal e/ou cardiotocografia.

As possíveis complicações associadas a essa síndrome devem ser investigadas.

Aproximadamente 38% das gestações que evoluem para síndrome HELLP desenvolvem CIVD. Esse risco aumenta substancialmente quando há associação com descolamento de placenta. Por esse motivo, é importante a solicitação de coagulograma e dosagem de fibrinogênio de rotina.

A insuficiência renal aguda pode ser encontrada em até 20% dos casos de síndrome HELLP. Esse comprometimento é frequente nos casos de pré-eclâmpsia grave e síndrome HELLP, devendo ser tratado o mais precocemente possível, de modo a evitar sua progressão. Níveis de creatinina > 1,2mg/dL ou oligúria (diurese < 600mL/24h) podem sugerir esse quadro.

A dor em hipocôndrio direito ou epigástrica é sintoma importante e não deve ser menosprezada. Quando persistente e progressiva, associada à queda de hemoglobina,

Capítulo 25 Síndrome HELLP

deve-se investigar a presença de hematoma sub-hepático por meio de exames de imagem: US abdominal, ressonância magnética (RM) ou tomografia computadorizada (TC) de abdome.

Deve-se atentar para a necessidade de diagnóstico diferencial com patologias quer cursam com manifestações semelhantes, como as anemias hemolíticas microangiopáticas (síndrome hemolítico-urêmica [SHU], púrpura trombocitopênica trombótica), esteatose hepática aguda da gravidez, pancreatopatias, colecistopatias e colagenoses.

■ CONDUÇÃO

Todas as pacientes com diagnóstico de síndrome HELLP devem ser conduzidas em regime de internação hospitalar, em unidade de terapia intensiva (UTI). Inicialmente, o tratamento assemelha-se ao da forma grave da pré-eclâmpsia, consistindo em estabilização da pressão, profilaxia da convulsão e avaliação da vitalidade fetal.

Essas gestantes necessitam monitoração rigorosa da pressão, devendo ser usados fármacos de ação imediata, como nifedipina e/ou hidralazina, quando PA > 160 × 110mmHg. O agente de escolha é a hidralazina, 5mg EV a cada 20 minutos, com dose máxima de 20mg. Nesses casos, é importante a monitoração fetal e materna, em virtude do risco de hipotensão grave e hipofluxo fetal. A PA deve ser reduzida em 30% ou a pressão diastólica mantida entre 90 e 100mmHg. Em caso de queda indesejada da pressão, infunde-se solução fisiológica e avalia-se a frequência cardíaca fetal. A nifedipina aparece como segunda escolha, na dose de 10mg a cada 30 minutos. Nos casos mais graves e/ou refratários ao tratamento inicial, deve ser considerado o uso de nitroglicerina ou nitroprussiato de sódio sob monitoração em UTI.

Para a prevenção de convulsões, é imprescindível o uso de sulfato de magnésio EV. Administra-se uma dose de ataque de 4 a 6g EV em 20 minutos, seguida de dose de manutenção de 1 a 2g/h, que deverá ser mantida por 24 horas após o parto. Nos casos em que o diagnóstico foi feito no puerpério, deverá ser usado até 24 horas após o diagnóstico. Taquicardia importante, bradipneia, reflexos patelares diminuídos, redução do nível de consciência ou diurese < 25mL/h podem ser sinais de intoxicação pelo sulfato de magnésio. Em caso de suspeita de intoxicação, o sulfato deverá ser suspenso, seguido da administração de 10mL de solução injetável de gluconato de cálcio a 10% EV lenta.

O uso de altas doses de corticoide, no intuito de melhorar o prognóstico materno, pode ser indicado em caso de plaquetopenia < 50.000UI/mL. Nesses casos, recomenda-se o uso de dexametasona, 10mg EV a cada 12 horas, até o parto. No pós-parto, mantém-se a mesma dose até a melhora dos parâmetros laboratoriais, seguida de duas doses de 5mg a cada 12 horas. Nos casos de plaquetopenia grave (< 20.000/mL) ou sangramento significativo, deve-se considerar a transfusão de 6 a 10 unidades de plaquetas.

Além disso, a transfusão de plasma fresco congelado deve ser considerada nos casos de distúrbios de coagulação.

O tratamento definitivo da síndrome HELLP consiste no parto. Indica-se a interrupção imediata da gestação em caso de descontrole do quadro materno e/ou sofrimento fetal ou idade gestacional > 34 semanas. Em gestações entre 24 e 34 semanas, se o quadro materno/fetal permitir, faz-se necessário o uso de corticoide para maturação fetal antes da interrupção da gravidez. Recomendam-se duas doses de 12mg de betametasona IM com intervalo de 24 horas entre elas. Outra opção é a dexametasona, na dose de 6mg, com intervalo de 12 horas, até o total de quatro doses. Quando < 24 semanas, em razão da inviabilidade fetal, a interrupção do gestação deve ser imediata.

O parto vaginal não está contraindicado, visto que determina menor sangramento intraoperatório. Nos casos em que a condição fetal é tranquilizadora e não há agravamento da condição materna, pode ser considerada a indução do trabalho de parto. Entretanto, a via vaginal parece ser a mais indicada nos casos em que o trabalho de parto já se iniciou, há rotura das membranas e o feto está em apresentação cefálica. Quando < 32 semanas, é preferível a cesariana. Contraindica-se a anestesia peridural nos casos de contagem de plaquetas < 75.000UI/mL. Preconiza-se a incisão à Pfannenstiel, com colocação de drenos subaponeuróticos, dependendo das condições cirúrgicas, devendo a extração fetal ocorrer sem a compressão do fundo uterino, para evitar o risco de rotura hepática.

■ PONTOS CRÍTICOS

A síndrome HELLP é doença grave, que cursa com elevada morbimortalidade materno/fetal, o que torna de fundamental importância o reconhecimento precoce dessa entidade clínica e a abordagem qualificada e imediata em UTI, em virtude da rápida deterioração do quadro e do potencial de complicações fatais.

Diante da confirmação diagnóstica, são mandatórios o uso de sulfato de magnésio e o controle pressórico.

O tratamento definitivo dessa síndrome é o parto; no entanto, a via de parto não é necessariamente a cesariana. O uso de corticoterapia para maturação fetal é essencial em gestações entre 24 e 34 semanas, desde que haja estabilidade do quadro materno/fetal.

O parto deve ser imediato tanto nas gestações < 24 semanas como nas que ultrapassam 34 semanas.

Leitura sugerida

Aloizos S, Seretis C, Liakos N et al. HELLP syndrome: understanding and management of a pregnancy-specific disease. J Obstet Gynaecol 2013; 33:331-7.

Fitzpatrick KE, Hinshaw K, Kurinczuk JJ, Knight M. Risk factors, management, and outcomes of hemolysis, elevated liver enzymes, and low platelets syndrome and elevated liver enzymes, low platelets syndrome. Obstetrics & Gynecology 2014; 123(3):618-27.

Haram K, Svendsen E, Abildgaard U. The HELLP syndrome: Clinical issues and management. A review. BMC Pregnancy and Childbirth 2009; 9:8.

Kartz L, Amorim MMR, Miranda GV, Silva JLP. Perfil clínico, laboratorial e complicações de pacientes com síndrome HELLP admitidas em unidade de terapia intensiva obstétrica. Rev Bras Ginecol Obstet 2008; 30(2):80-6.

Pereira MN, Montenegro CAB, Filho JR. Síndrome HELLP: diagnóstico e conduta. Femina 2008; 36(2):111-6.

Souza R, Grochowski RA, Junior CAM, Groppi B, Rezende CAL. Diagnóstico e conduta na síndrome HELLP. Rev Med Minas Gerais 2009; 19(4 Supl 3):S30-S33.

Woudstra DM, Justus CSHG, Therese D. Corticosteroids for HELLP (hemolysis, elevated liver enzymes, low platelets) syndrome in pregnancy. Cochrane Database of Systematic Reviews. In: The Cochrane Library, Issue 1, Art. No. CD008148. DOI: 10.1002/14651858.CD008148.pub9.

26

Hemorragias na Primeira Metade da Gravidez

Néli Sueli Teixeira de Souza
Tatiana Teixeira de Souza Couto

■ INTRODUÇÃO

Os quadros hemorrágicos clássicos da primeira metade da gravidez compreendem abortamentos, gestações ectópicas e doença trofoblástica gestacional. Por se constituírem em importante causa de morbimortalidade materna, devem ser prontamente diagnosticados e tratados.

Diagnóstico e condução adequados desses quadros podem evitar complicações, modificando significativamente o prognóstico e o futuro reprodutivo dessas pacientes.

■ ABORTAMENTO

Definição

Abortamento é definido como interrupção da gestação antes da viabilidade fetal. A Organização Mundial da Saúde (OMS) considera abortamento a expulsão ou extração do feto antes de 20 semanas ou com conceptos < 500g.

O abortamento é dito precoce quando ocorre até 12 semanas de gestação e tardio quando ocorre entre 12 e 20 semanas.

Epidemiologia e etiologia

O abortamento espontâneo é a complicação mais prevalente na gravidez, ocorrendo em 15% a 20% das gestações diagnosticadas clinicamente e em até 60% das gestações bioquímicas, diagnosticadas precocemente por meio de testes com alta sensibilidade para gonodotrofina coriônica humana subunidade beta (β-hCG). Mais de 80% dos abortamentos espontâneos ocorrem nas primeiras 12 semanas de gravidez e pelo menos 50% resultam de alterações cromossômicas, principalmente trissomias.

Além das alterações genéticas, outros fatores de risco para a ocorrência de abortamentos incluem paridade, idade materna, idade paterna, alterações endócrinas (defeito de fase lútea, diabetes, doenças tireoidianas, síndrome dos ovários policísticos), infecções, causas uterinas (sinéquias, miomas, insuficiência cervical, malformações uterinas), fatores imunológicos, trombofilias, radioterapia, uso de substâncias (tabagismo, etilismo, cafeína, substâncias ilícitas) e traumatismo grave.

Formas clínicas

Ameaça de abortamento e abortamento iminente

Esses quadros semelhantes apresentam prognósticos distintos: enquanto na ameaça de abortamento a probabilidade de interrupção da gestação é de cerca de 30%, no abortamento iminente esse risco pode chegar a 80%.

O quadro clínico é caracterizado por sangramento, associado ou não a dor em região suprapúbica e/ou lombar.

Em caso de ameaça de abortamento, o sangramento é discreto e pode durar dias ou semanas, enquanto no abortamento iminente o sangramento costuma ser mais volumoso e de maior duração.

A ultrassonografia (US) transvaginal pode auxiliar o diagnóstico e o estabelecimento do prognóstico gestacional.

Tratamento

A gestante deve ser esclarecida sobre o quadro apresentado e suas possíveis evoluções e mantida em repouso relativo. Deve-se orientar ainda abstinência sexual e fornecer analgesia adequada.

Abortamento inevitável

Nessa forma de apresentação não existe a possibilidade de dar prosseguimento à gestação. O abortamento inevitável é caracterizado por pelo menos um dos seguintes sinais antes da viabilidade fetal: rotura das membranas amnióticas, sangramento vaginal importante, com coágulos e dilatação cervical e/ou infecção intracavitária com secreção purulenta ou piossanguinolenta, de odor fétido, exteriorizando-se através do colo uterino.

O tratamento consiste no esvaziamento da cavidade uterina, que poderá ser realizado por curetagem ou aspiração a vácuo.

Abortamento em evolução

Nessa forma de apresentação, o processo de abortamento já se encontra em andamento. O ovo desprendeu-se completamente da cavidade uterina e poderá ser observado no canal cervical ou na cavidade vaginal.

O tratamento poderá consistir apenas em tração desse material, por meio de uma pinça de Winter e, se necessário, posterior curetagem ou aspiração a vácuo, para esvaziamento completo da cavidade. É necessária avaliação ultrassonográfica da cavidade uterina.

Abortamento completo

Caracteriza-se pela eliminação completa e espontânea de todos os componentes da gestação, sendo mais frequente em abortamentos precoces, até 8 semanas. O diagnóstico é baseado nas informações da paciente, que geralmente relata sangramento, cólicas e eliminação de material amorfo pelos genitais. Após a eliminação desse material, ocorre melhora completa da dor e do sangramento. Ao exame físico, o útero encontra-se completamente evoluído e o colo fechado. Confirma-se o diagnóstico com avaliação ultrassonográfica, que revela ausência de gestação intrauterina com endométrio regular.

O tratamento é expectante.

Abortamento incompleto

Mais frequente após 10 semanas, consiste em retenção de partes do produto conceptual, quase sempre tecido placentário, após expulsão do embrião ou feto. O sangramento pode ser bastante volumoso em gestações mais avançadas. O exame clínico mostra útero aumentado, porém menor que o esperado para a idade gestacional, e colo uterino pérvio.

À US, observa-se material intrauterino heterogêneo e amorfo. Espessura endometrial > 15mm tem sido considerada indicativa de abortamento incompleto.

A conduta deverá consistir no esvaziamento uterino por meio de aspiração ou curetagem. Em gestações iniciais e em pacientes oligossintomáticas e esclarecidas, pode-se adotar conduta expectante, com resolução espontânea na maioria dos casos.

O seguimento deverá ser clínico, com o auxílio da US.

Abortamento retido

Define-se abortamento retido como retenção da gestação interrompida por período prolongado, até algumas semanas.

A US desempenha importante papel nesses quadros, informando sobre a interrupção da gestação, uma vez que pode não haver sintomatologia. Define-se como gestação interrompida a ausência de atividade cardíaca em embrião com comprimento cabeça-nádega > 5mm. Recomenda-se controle ecográfico em 7 a 10 dias para confirmação diagnóstica em gestações com idade < 7 semanas.

Pode haver sangramento discreto e cólicas, que costumam cessar espontaneamente. Os sintomas da gestação, como náusea, vômitos e ingurgitamento mamário, desaparecem. O volume uterino encontra-se menor que o esperado para a idade gestacional, sem dilatação cervical.

Caso se opte pelo esvaziamento uterino imediato, deve-se considerar a idade gestacional < 12 semanas e proceder à dilatação cervical ou ao amolecimento do colo com prostaglandinas ou laminária, seguido de esvaziamento da cavidade por meio de aspiração ou curetagem. Quando > 12 semanas, deve-se promover a expulsão do produto conceptual com o uso de prostaglandinas e somente então realizar aspiração ou curetagem uterina.

Abortamento infectado

A eliminação incompleta do produto conceptual determina a manutenção da dilatação cervical, favorecendo a ascensão de bactérias da flora vaginal e intestinal para o interior da cavidade uterina.

O abortamento infectado, geralmente associado a abortamentos provocados clandestinamente, responde por 13% das mortes maternas em todo o mundo (cerca de 67 mil mortes por ano), especialmente em países em que é proibida legalmente a interrupção da gestação. Constitui a terceira causa de morte materna no Brasil.

Os principais sintomas são febre, dor hipogástrica, dor à mobilização do colo uterino e eliminação de restos ovulares com odor fétido ou secreção vaginal purulenta. Em quadros graves, observam-se sintomas e sinais de sepse: febre ou hipotermia, taquicardia, taquipneia, hipotensão, leucocitose, hiperlactatemia, alterações da coagulação e insuficiência renal aguda.

As bactérias envolvidas nos abortamentos infectados são aeróbias e anaeróbias, destacando-se estreptococos beta-hemolíticos, *Enterococcus* spp, *Escherichia coli*, *Peptostreptococcus* spp, *Bacteroides fragilis* e *Clostridium* spp. Os quadros mais graves geralmente são ocasionados por gram-negativos e *Clostridium*.

O quadro de abortamento infectado exige internação hospitalar imediata, com manutenção de acesso venoso de grosso calibre e infusão de Ringer lactato ou solução salina a 0,9%, visando manter níveis pressóricos adequados e diurese mínima de 30mL/h.

Deve-se solicitar hemograma, coagulograma, função renal e hepática e hemocultura, coletar secreção vaginal para cultura e iniciar imediatamente antibioticoterapia EV de amplo espectro. Os esquemas mais utilizados são clindamicina em associação com gentamicina e ampicilina ou penicilina em associação com gentamicina e metronidazol. Em pacientes com função renal comprometida, a gentamicina pode ser substituída por uma cefalosporina de terceira geração, como ceftriaxona, ou por aztreonam (Quadro 26.1).

Quadro 26.1 Principais antibióticos para tratamento de abortamento infectado e dosagens habituais

Ampicilina	1 2g	A cada 6h
Penicilina G cristalina	4 a 6 milhões UI	A cada 4 a 6h
Gentamicina	1,5mg/kg 3,5 a 5mg/kg	A cada 8h A cada 24h
Amicacina	7,5mg/kg	A cada 12h
Aztreonam	2g	A cada 8h
Ceftriaxona	1g	A cada 12h
Ampicilina/Sulbactam	1,5 a 3g	A cada 6h
Metronidazol	500mg	A cada 8h
Clindamicina	900mg 600mg	A cada 8h A cada 6h

Depois de instituída a antibioticoterapia, deve-se proceder a esvaziamento da cavidade uterina, idealmente com aspiração manual intrauterina (AMIU) ou cureta romba. O útero infectado apresenta risco bastante aumentado de perfuração. Os uterotônicos devem ser mantidos logo após o esvaziamento uterino.

Nos casos de endometrite não complicada, na ausência de manipulação, e em paciente assintomática, a antibioticoterapia deverá ser mantida EV por pelo menos 48 horas após o último pico febril. Após esse período, não é necessária a manutenção de antibióticos, nem mesmo VO, e a paciente poderá receber alta hospitalar. Em casos de sepse, o tratamento deverá ter duração mínima de 14 dias.

Fracasso do tratamento pode ocorrer em virtude de cobertura antibiótica inadequada, tromboflebite séptica pélvica, perfuração uterina, miometrites graves ou coleções.

Casos mais graves ou refratários ao tratamento clínico deverão ser tratados cirurgicamente, por meio de, histerectomias totais ou ampliadas ou drenagem de abscessos abdominais e/ou pélvicos.

Pontos críticos

- No abortamento de primeiro trimestre, principalmente antes da oitava semana, em pacientes estáveis hemodinamicamente e bem-informadas, a conduta expectante poderá ser adotada, aguardando a expulsão espontânea do material de abortamento.
- Em abortamentos tardios (> 12 semanas) deve-se promover a expulsão do feto antes da aspiração ou curetagem uterina.
- Quadros de abortamento infectado devem ser prontamente identificados e tratados, visando reduzir o risco de complicações maternas graves. Nesses casos, deve-se iniciar antibioticoterapia EV de amplo espectro previamente ao esvaziamento uterino.

- É de fundamental importância definir o grupo sanguíneo e o fator Rh das gestantes que apresentam sangramento vaginal e oferecer imunoglobulina Rh (anti-D) a todas aquelas com fator Rh/D negativo quando não sensibilizadas.
- Todo material de curetagem deverá ser encaminhado para estudo anatomopatológico.

■ GRAVIDEZ ECTÓPICA

Definição

A gestação ectópica é definida como implantação do embrião em qualquer local que não seja a cavidade endometrial.

Epidemiologia e etiologia

A gestação ectópica constitui uma das principais causas de mortalidade materna, sendo a mais importante no primeiro trimestre. Essas taxas, entretanto, têm diminuído com o diagnóstico e tratamento mais precoces.

Nas últimas décadas houve o registro de aumento na incidência de gestações ectópicas, possivelmente devido a mudanças comportamentais. Os fatores apontados como responsáveis por essa elevação incluem prevalência aumentada de infecções sexualmente transmissíveis e de abortamentos provocados, com consequente doença inflamatória pélvica, diagnóstico mais precoce com ensaios sensíveis para β-hCG e US transvaginal, uso de dispositivos intrauterinos (DIU), técnicas de reprodução assistida, endometriose, cirurgia tubária prévia (esterilização tubária sem sucesso, salpingostomia para tratamento de gestação ectópica e tuboplastia para correção de infertilidade) e anticoncepção de emergência.

Mais de 95% das gestações ectópicas são tubárias, e em 80% dessas a implantação ocorre na região ampular. A gravidez ectópica em outro local é rara, podendo ocorrer nos ovários, no colo uterino, no abdome e em cicatriz de cesariana prévia. Em casos de fertilização assistida, algumas formas mais raras de gestação ectópica, como intersticial, cervical e heterotópica (tópica e ectópica coexistentes), apresentam maior prevalência.

As implicações da gravidez ectópica sobre gestações futuras são significativas. A taxa de concepção depois de uma gestação ectópica é de 60% a 80%. Entre essas, 10% a 28% serão ectópicas recorrentes.

Gravidez ectópica tubária

Diagnóstico clínico

A tríade clássica, presente em mais de 50% dos casos, consiste em atraso menstrual, sangramento vaginal e dor abdominal. Dor pélvica e abdominal é a manifestação clínica mais comum. A maioria das mulheres relata sangramento vaginal leve, que pode ser confundido com fluxo menstrual ou escape. Sintomas gastrointestinais, dor à mobilização do colo uterino e vertigem são também frequentes, particularmente após rotura. Dor torácica pleurítica pode ocorrer por irritação diafragmática, causada pela hemorragia intra-abdominal. Em 20% das pacientes é possível palpar massa anexial dolorosa, posterior ou lateralmente ao útero.

Diagnóstico laboratorial

Marcadores hormonais

- **β-hCG:** a dosagem de β-hCG é exame fundamental para o diagnóstico de gravidez ectópica. Testes cada vez mais sensíveis e específicos tornaram a identificação da β-hCG positiva em praticamente 100% dos casos de ectópica. Em gestações ectópicas, a dosagem de β-hCG tende a ser menor do que em gestações tópicas com a mesma idade gestacional. Além disso, em gestações tópicas, os níveis de β-hCG duplicam em 48 horas; se esses títulos não se elevarem nesse período, em 85% das vezes trata-se de gestação ectópica ou tópica inviável.
- **Progesterona:** a dosagem sérica de progesterona também pode ajudar no diagnóstico e prognóstico da gestação. Níveis de progesterona > 25ng/mL estão associados a gestações tópicas viáveis, enquanto níveis < 5ng/mL costumam representar gestações ectópicas ou tópicas inviáveis. Valores intermediários, entre 5 e 25ng/mL, são considerados inconclusivos.

Exames complementares invasivos e de imagem

- **Culdocentese:** deve ser realizada em caso de suspeita de sangue na cavidade abdominal, na impossibilidade de uma US. Com a paciente em posição ginecológica, após colocação de espéculo, traciona-se o lábio posterior do colo com pinça de Pozzi e punciona-se o fundo de saco posterior com agulha longa e grossa. Quando realizada corretamente, a punção ajuda a estabelecer o diagnóstico de gestação ectópica rota ao conseguir aspirar sangue escuro, com pequenos coágulos. A culdocentese pode apresentar resultado falso-positivo, quando realizada com agulha muito fina ou quando se aspira local inadequado. Caso um vaso seja puncionado ou mesmo a parede posterior do útero retrovertido, o sangue terá características diferentes.
- **Ultrassonografia endovaginal:** a US tem sido fundamental no diagnóstico precoce da gravidez ectópica, mas vale ressaltar que sua contribuição depende da habilidade e da competência do examinador, assim como da qualidade do equipamento utilizado. Mesmo antes de o saco gestacional se tornar visível, apresentam-se características endometriais distintas entre a gravidez ectópica e a tópica viável. A espessura endometrial, por exemplo, é significativamente menor nas gestações ectópicas.

A sensibilidade do método para diagnóstico da gestação ectópica varia de 54% a 92%. A visibilização de embrião com atividade cardíaca fora da cavidade uterina é sinal inconteste de gravidez ectópica, embora seja evidenciada em apenas 15% a 28% dos casos. A imagem anexial paraovariana semelhante a saco gestacional é denominada anel tubário. A possibilidade de observar imagens específicas, como embrião vivo em região anexial ou anel tubário, é maior nos diagnósticos mais precoces.

O achado de imagens anexiais sólidas ou complexas geralmente sugere hematossalpinge ou hematoma pélvico, associados à gravidez ectópica rota. A presença de líquido livre na cavidade também é sugestiva de rotura, sendo quatro vezes mais frequente nessa condição do que na gestação tópica.

- **Dopplervelocimetria:** a dopplervelocimetria colorida aumenta a sensibilidade do método para diagnóstico precoce, uma vez que mostra a atividade trofoblástica em massas extrauterinas.

O uso combinado de dosagem sérica de β-hCG e US constitui, atualmente, o padrão-ouro para o diagnóstico de gravidez ectópica. Para isso é necessário conhecer o tempo de duplicação da β-hCG no início da gestação e o valor discriminatório de β-hCG, acima do qual se torna obrigatória a visibilização do saco gestacional intrauterino. Em mulheres com gestações tópicas, o tempo médio para a β-hCG dobrar é de 48 horas. Se não houver aumento significativo da β-hCG em útero vazio, é possível que se trate de gravidez ectópica. Por meio da US transvaginal, o saco gestacional intrauterino deve ser observado sempre que os níveis de β-hCG estiverem > 2.000mUI/mL.

Diagnóstico cirúrgico

- **Laparoscopia:** em alguns casos, o diagnóstico só será feito pela videolaparoscopia, após visibilização da tuba uterina.
- **Laparotomia:** deverá ser realizada nas pacientes instáveis hemodinamicamente ou quando não houver disponibilidade de videolaparoscopia.

Tratamento

A evolução dos métodos diagnósticos tornou possível a intervenção na gestação ectópica íntegra mesmo antes do surgimento dos sintomas clínicos, promovendo tratamento conservador, diminuindo as taxas de mortalidade materna e melhorando o prognóstico reprodutivo dessas pacientes.

Tratamento cirúrgico

- **Salpingostomia:** usada para remover massas de até 2cm de diâmetro, localizadas no terço distal da trompa. Realiza-se uma incisão linear de 10 a 15mm na tuba, pela qual

Capítulo 26 Hemorragias na Primeira Metade da Gravidez **315**

ocorre a extrusão do ovo. A hemostasia é então realizada com eletrocautério bipolar ou *laser*, e a cicatrização completa ocorre por segunda intenção.

- **Salpingotomia:** o procedimento é o mesmo realizado na salpingostomia, porém com sutura da ferida cirúrgica. Estudos mostram não haver diferenças significativas no prognóstico de pacientes tratadas com salpingostomia ou salpingotomia.
- **Salpingectomia:** consiste na retirada completa da trompa. Pode ser realizada por videolaparoscopia ou laparotomia, nos casos de gravidez ectópica íntegra ou rota. Nos casos em que ocorre rotura tubária, é o tratamento mais realizado, por acarretar controle mais rápido do sangramento.
- **Ressecção segmentar e reanastomose:** nos casos de gravidez ectópica tubária ístmica íntegra, pode ser realizada ressecção da porção tubária com reanastomose devido ao risco elevado de estenose. Devem ser utilizadas técnicas de microcirurgia.

Após abordagem cirúrgica com técnicas conservadoras, deve ser realizado controle dos níveis de β-hCG. Os valores de β-hCG devem cair para 10% dos valores iniciais até o 12º dia de pós-operatório. Se isso não ocorrer, deve-se suspeitar de persistência de tecido trofoblástico, e tratamento adicional, medicamentoso ou cirúrgico, deverá ser realizado.

Tratamento medicamentoso

- **Metotrexato sistêmico:** trata-se de agente antineoplásico, antagonista do ácido fólico, com alta efetividade contra a proliferação trofoblástica. Na década de 1980 foram publicados os primeiros estudos que recomendavam o uso de metotrexato para o tratamento da gestação ectópica.
- **Seleção de pacientes:** candidatas ao uso de metotrexato devem estar hemodinamicamente estáveis e devidamente orientadas, e devem assinar termo de consentimento.

A hemorragia intra-abdominal ativa é contraindicação para o tratamento medicamentoso. O tamanho da massa também deve ser considerado, e usualmente não se recomenda o tratamento medicamentoso em massas com > 4cm de diâmetro.

O sucesso do tratamento com metotrexato é maior em gestações < 6 semanas, com massa de até 3,5cm de diâmetro, embrião sem atividade cardíaca e β-hCG < 15.000mUI/mL.

A terapia pode falhar em 5% a 10% dos casos, sobretudo em gestações > 6 semanas e massas > 4cm. Em caso de falha do tratamento, haverá necessidade de novo tratamento, que poderá ser novamente medicamentoso ou cirúrgico.

Poderá ocorrer rotura tubária em até 10% dos casos. Sintomas de dor, sangramento vaginal, irritação peritoneal, vertigem e síncope devem ser prontamente avaliados.

Se o tratamento for ambulatorial, um transporte rápido deverá estar disponível. Atualmente, a maioria dos serviços preconiza tratamento em regime hospitalar.

Até que a gravidez ectópica seja tratada, a paciente deverá ficar em abstinência sexual e evitar o consumo de álcool. Polivitamínicos contendo ácido fólico devem ser evitados por reduzirem a eficácia do metotrexato.

De acordo com o Practice Committee of the American Society for Reproductive Medicine, as contraindicações absolutas ao uso de metotrexato incluem gestação intrauterina, amamentação, imunodeficiência, etilismo, doenças hepáticas, renais ou pulmonares crônicas, discrasias sanguíneas e úlcera péptica.

Em geral, casos de gestação ectópica tubária íntegra são resolvidos com uma dose única de metotrexato. Embora mais cômoda, a terapia em dose única está associada a maior risco de falha terapêutica (Quadro 26.2).

Considera-se falha terapêutica a presença de níveis estáveis ou em elevação de β-hCG, persistência de atividade cardíaca embrionária ou qualquer sangramento peritoneal.

A queda da β-hCG com o tratamento medicamentoso é mais lenta do que com o cirúrgico. Após o uso de metotrexato, pode demorar de 34 a 109 dias para que a dosagem de β-hCG se torne negativa.

O controle ambulatorial é preferido, mas se existem riscos, a paciente deverá mantida hospitalizada.

- **Toxicidade:** a maioria dos esquemas está associada a pequenas alterações laboratoriais e a poucos efeitos colaterais, que desaparecem em 3 a 4 dias após a suspensão da medicação. As reações adversas descritas incluem estomatite, gastroenterite, neutropenia, febre, pneumonite, alopecia e aplasia de medula.
- **Metotrexato local:** o metotrexato poderá ser injetado diretamente na massa ectópica por via laparoscópica ou transvaginal, porém, devido à eficácia e à praticidade da terapia sistêmica, a injeção direta tem sido pouco empregada.

Quadro 26.2 Terapia com metotrexato para tratamento primário de gestação ectópica

Dose única Metotrexato 50mg/m² IM	Acompanhamento com dosagem dos níveis de β-hCG nos dias 4 e 7: • Se a queda for $\geq 15\%$, repetir semanalmente até negativação • Se a queda for $< 15\%$, repetir metotrexato (novo dia 1) • Se houver atividade cardíaca embrionária no dia 7, repetir metotrexato (novo dia 1) Indicar tratamento cirúrgico se não houver queda dos níveis de β-hCG ou se a atividade cardíaca embrionária persistir após 3 doses de metotrexato
Duas doses Metotrexato 50mg/m² IM nos dias 0 e 4	Acompanhamento como no esquema de dose única
Dose variável (até 4 doses) Metotrexato 1mg/kg IM nos dias 1, 3, 5 e 7 Leucovorina 0,1mg/kg IM nos dias 2, 4, 6 e 8	Medir os níveis de β-hCG nos dias 1, 3, 5 e 7. Manter o metotrexato em dias alternados até queda $\geq 15\%$ em 48h ou 4 doses. Em seguida, β-hCG semanalmente até negativação

Regimes propostos por Buster & Pisarska (1999); Lipscomb et al. (1999); Pisarska et al. (1998,1999).

Pontos críticos

- Diagnóstico precoce e intervenção imediata reduzem as taxas de morbidade e mortalidade.
- O padrão-ouro para diagnóstico de gravidez ectópica consiste na associação da dosagem seriada de β-hCG à US transvaginal.
- O tratamento conservador, clínico ou cirúrgico, fica reservado às pacientes com desejo reprodutivo e que preencham os critérios de elegibilidade.
- A salpingectomia por via laparoscópica é o tratamento cirúrgico de eleição na paciente hemodinamicamente estável e com prole definida.
- O tratamento com metotrexato pode ser tentado em casos selecionados de gravidez ectópica íntegra.

■ DOENÇA TROFOBLÁSTICA GESTACIONAL

Doença trofoblástica gestacional é uma expressão que compreende um grupo heterogêneo de patologias decorrentes de anormalidades na proliferação do trofoblasto e que têm em comum antecedente gestacional.

A denominação neoplasia trofoblástica gestacional, por sua vez, define situações em que há potencial de invasão local e de desenvolvimento de metástases.

Nas últimas décadas houve grande avanço no diagnóstico e no tratamento da doença trofoblástica gestacional, assegurando cura e preservação da fertilidade à grande maioria das pacientes.

Classificação

Para fins prognósticos e terapêuticos, os tumores podem ser divididos em metastáticos e não metastáticos. Em classificação preconizada pela Federação Internacional de Ginecologia e Obstetrícia (FIGO – 1984), os tumores não metastáticos, limitados ao útero, são considerados estádio I. No estádio II, as metástases se restringem ao trato genital. No estádio III existem metástases pulmonares, com ou sem comprometimento genital, e no estádio IV as metástases são disseminadas.

Mola hidatiforme

A mola hidatiforme é a manifestação mais frequente da doença trofoblástica gestacional, ocorrendo em 1 a cada 1.000 a 2.000 gestações nos EUA.

A incidência no Brasil não está bem definida. Sua etiologia ainda é pouco conhecida, embora tenham sido sugeridos alguns fatores de risco para seu desenvolvimento, como infecções virais, estado nutricional, paridade, consanguinidade, contracepção hormonal oral, fatores ambientais, idade materna e antecedente de mola hidatiforme. Esses dois últimos apresentam evidências na literatura de que são importantes fatores predisponentes. Mulheres nos extremos da vida reprodutiva, adolescentes ou > 40 anos de idade, apresentam maior probabilidade de desenvolver mola hidatiforme. A história prévia de gestação molar pode aumentar em até 40 vezes o risco de mola hidatiforme em gestação futura.

- **Mola completa:** caracterizada pela degeneração hidrópica das vilosidades coriônicas, com formação de vesículas (aspecto em "cacho de uva") e sem desenvolvimento de embrião, membranas e cordão umbilical.

  A maioria das molas completas é diploide, sendo o cariótipo 46,XX o mais frequente (85% dos casos). Nesses casos, os cromossomos do óvulo estão ausentes ou inativos e, quando esse óvulo é fecundado por um espermatozoide 23,X, ocorre duplicação do genoma paterno. Assim, todos os cromossomos do produto conceptual são de origem paterna (androgênese).

  Aproximadamente 15% a 20% dos casos de mola completa evoluem para neoplasia trofoblástica gestacional, e o esvaziamento molar mais precoce não diminui essa complicação.

  Uma situação não tão rara consiste na ocorrência de gestação gemelar com coexistência de gestação molar completa e gestação normal. A viabilidade do feto, nesses casos, depende do diagnóstico correto e de possíveis complicações associadas à gestação molar, como pré-eclâmpsia ou sangramento uterino.
- **Mola parcial ou incompleta:** a mola parcial apresenta duas populações de vilosidades coriônicas: uma normal e outra com degeneração hidrópica. Macroscopicamente, há embrião ou feto, geralmente com restrição de crescimento e múltiplas malformações.

  Nas molas parciais, o cariótipo mais frequente é triploide, com dois genomas paternos e um materno, decorrente da fecundação de um óvulo por dois espermatozoides.

  A evolução é mais benigna do que na mola completa, com evolução para formas malignas em apenas 5% dos casos.

Diagnóstico

O sintoma mais comum é o sangramento vaginal, de coloração escura, com ou sem atraso menstrual, e dor em região hipogástrica. O volume uterino frequentemente encontra-se maior do que o esperado para a idade gestacional, sinal considerado fator de risco para complicações respiratórias e para neoplasia trofoblástica gestacional.

Quadros exuberantes, com molas de grande volume, eliminação de vesículas e anemia, têm sido cada vez menos frequentes, devido ao diagnóstico ecográfico precoce.

Podem ocorrer náusea e vômitos, geralmente refratários aos antieméticos habituais, em decorrência dos níveis elevados de β-hCG.

Capítulo 26 Hemorragias na Primeira Metade da Gravidez

Aproximadamente 15% a 25% das pacientes apresentam cistos tecaluteínicos, resultantes da hiperestimulação ovariana, e podem queixar-se de dor abdominal devido à distensão da cápsula ovariana.

A pré-eclâmpsia acomete 30% das pacientes com mola completa, podendo inclusive estar associada a edema e proteinúria e evoluir para eclâmpsia e síndrome HELLP.

Sinais de hipertireoidismo, como taquicardia, pele quente e úmida, tremores e exoftalmia, ocorrem mais raramente em quadros de molas volumosas. O hipertireoidismo ocorre por estimulação cruzada dos receptores de TSH pela cadeia alfa da hCG.

A mola incompleta geralmente apresenta sintomatologia mais tardia, devido à presença de embrião e à menor proporção de tecido molar na placenta.

Níveis séricos elevados de β-hCG, geralmente > 200.000mUI/mL, sugerem doença trofoblástica gestacional, embora possam ser observados em gestações múltiplas normais. Em quadros de mola parcial, os níveis de β-hCG raramente ultrapassam 100.000mUI/mL.

O padrão ecográfico clássico consiste em cavidade uterina preenchida por múltiplas vesículas (imagem em "flocos de neve"), identificada em somente 50% dos casos no primeiro trimestre. Podem ser visibilizados ainda cistos tecaluteínicos uni ou bilateralmente. Na mola hidatiforme parcial, podem ser observadas alterações císticas focais na placenta.

Tratamento

Inicialmente, deve-se avaliar e corrigir eventuais complicações, como anemia, distúrbios hidroeletrolíticos, tireotoxicose, hipotensão por perda volêmica e hipertensão na pré--eclâmpsia. Deve-se solicitar tipagem sanguínea, hemograma, coagulograma, dosagem quantitativa de β-hCG, função tireoidiana, renal e hepática, além de radiografia de tórax.

Em quadros de molas mais volumosas (volume uterino acima do esperado para 14 semanas), deve-se considerar o maior risco de complicações e reservar concentrado de hemácias, solicitar gasometria arterial e repetir a radiografia de tórax após o esvaziamento uterino. Em caso de manifestações de hipertireoidismo, deve-se considerar a administração de betabloqueadores previamente ao procedimento, com o objetivo de prevenir crise tireotóxica induzida pela anestesia e pela manipulação.

Não se recomenda a utilização de medicações que provoquem contrações uterinas antes de seu esvaziamento, uma vez que isso poderia aumentar o risco de doença persistente e de embolização trofoblástica. O método de escolha consiste na aspiração a vácuo, que pode ser complementada posteriormente com curetagem uterina. A curetagem geralmente fornece material mais adequado para estudo histopatológico (menos autólise e necrose), devendo ser enviado separadamente. A infusão de ocitocina deve ser mantida por 12 horas após o procedimento ou até que o sangramento seja mínimo.

Podem ocorrer complicações respiratórias em decorrência de embolização trofoblástica, hipertireoidismo, pré-eclâmpsia, anemia e reposição volêmica excessiva. Sinais e sintomas da síndrome do desconforto respiratório (taquicardia, taquipneia, confusão mental, ansiedade, hipoxia e alcalose respiratória) geralmente regridem em até 72 horas após início do suporte ventilatório e cardiovascular. Algumas pacientes podem necessitar ventilação mecânica.

A histerectomia pode ser considerada em paciente com prole constituída, tratamento que reduz consideravelmente o risco de transformação maligna, quando comparado ao esvaziamento uterino. A realização da histerectomia não dispensa acompanhamento rigoroso da paciente com dosagens seriadas de β-hCG.

Os cistos tecaluteínicos costumam apresentar regressão espontânea, e não há indicação para realização de ooforectomia.

O esvaziamento molar por histerotomia deve ser reservado para casos de mola parcial com feto grande, sangramento vaginal volumoso e colo desfavorável à indução.

Como em qualquer gestação, pacientes com fator Rh negativo devem receber imunoglobulina anti-Rh, uma vez que foi demonstrada expressão do antígeno D no trofoblasto da mola hidatiforme, com risco potencial de sensibilização materna.

Acompanhamento

Ao exame ginecológico, deve-se observar cessação do sangramento vaginal em até 7 dias após o esvaziamento, além de regressão do volume uterino e dos cistos tecaluteínicos. É necessário solicitar dosagem semanal de β-hCG, até que o registro de três dosagens consecutivas negativas (< 5mUI/mL). Os níveis de β-hCG geralmente estão negativos entre 8 e 10 semanas após o procedimento. Após negativação da β-hCG, deve-se solicitar dosagens mensais durante 6 a 12 meses.

Deve-se ainda recomendar contracepção eficiente e de fácil adesão, geralmente com contraceptivos hormonais combinados orais, o que não aumenta o risco de doença persistente ou de neoplasia trofoblástica gestacional. A utilização de dispositivo intrauterino (DIU) não está indicada até a negativação dos níveis de β-hCG, por aumentar o risco de perfuração uterina, hemorragia e infecção na presença de doença residual.

Métodos de imagem deverão ser considerados somente se houver queixa de sangramento vaginal persistente ou para estadiamento em casos de elevação dos níveis de β-hCG.

Neoplasia trofoblástica gestacional

- **Mola invasora:** a mola invasora consiste em complicação da mola hidatiforme completa ou parcial, com presença de tecido trofoblástico na intimidade do miométrio, podendo provocar perfuração uterina, hemorragia e infecção. Pode, raramente, emitir metástase a distância, principalmente para pulmões e pelve. O tratamento de escolha é a quimioterapia, enquanto o tratamento cirúrgico, idealmente histerectomia, é reservado para casos de perfuração uterina ou de resposta inadequada à quimioterapia, sem sinais de doença metastática.

Capítulo 26 Hemorragias na Primeira Metade da Gravidez

- **Coriocarcinoma gestacional:** tumor maligno extremamente agressivo, pode ser secundário a qualquer tipo de gestação: mola hidatiforme (mais frequentemente), abortamento, gestação ectópica ou gestação a termo. Há invasão do miométrio e dos vasos sanguíneos, causando hemorragia e necrose. O tumor dissemina-se rapidamente por via hematogênica, emitindo metástases para pulmões, vagina, fígado, sistema nervoso central, baço, rins e intestinos.

  O coriocarcinoma apresenta alta sensibilidade à quimioterapia, com taxa de cura de aproximadamente 90% (até 100% em quadros de doença não metastática).

- **Tumor trofoblástico do sítio placentário:** consiste em uma forma rara de doença trofoblástica gestacional, que pode decorrer de gestações a termo (mais frequentemente), mola hidatiforme ou abortamentos. Apresenta-se como massa sólida circunscrita ao miométrio, com padrão de crescimento infiltrativo, podendo projetar-se para o interior da cavidade uterina. A maioria dos casos apresenta doença restrita ao útero, porém pode ocorrer acometimento dos ovários, paramétrios, reto e bexiga. Metástases a distância são bastante incomuns.

  O tumor trofoblástico do sítio placentário é composto predominantemente de trofoblasto intermediário, com baixa produção de gonadotrofina coriônica e elevada produção de hormônio lactogênico placentário. Apresenta baixa sensibilidade à quimioterapia, porém o tratamento cirúrgico, idealmente histerectomia, apresenta bons resultados em casos de doença restrita ao útero.

- **Tumor trofoblástico epitelioide:** forma também rara de doença trofoblástica gestacional, apresenta várias características em comum com o tumor trofoblástico do sítio placentário: é composto de trofoblasto intermediário (baixa produção de β-hCG, com níveis frequentemente < 2.500mUI/mL), geralmente é secundário a gestação a termo e raramente emite metástases. Pode coexistir com coriocarcinoma e tumor trofoblástico do sítio placentário. Macroscopicamente, apresenta-se como formação bem definida na parede uterina, com padrão de crescimento nodular (ao contrário do tumor do sítio placentário, que tem padrão infiltrativo), conteúdo sólido e líquido, podendo se estender para o segmento inferior e o canal cervical.

  O tumor trofoblástico epitelioide aparentemente não é sensível à quimioterapia, estando indicada histerectomia em quadros de doença localizada.

Diagnóstico

A estabilização ou elevação dos níveis de β-hCG após esvaziamento molar, quando excluída a hipótese de gestação, impõe o diagnóstico de neoplasia trofoblástica gestacional.

A FIGO padronizou os critérios para diagnóstico de neoplasia trofoblástica gestacional, sendo necessária a presença de um único critério dos listados a seguir:

- Pelo menos quatro valores de β-hCG em platô (variação de ± 10% nos títulos), por no mínimo 3 semanas, nos dias 1, 7, 14 e 21.

- Elevação dos títulos de β-hCG em pelo menos 10%, por no mínimo três valores, ao menos por 2 semanas, nos dias 1, 7 e 14.
- Diagnóstico histopatológico de coriocarcinoma gestacional.
- Persistência de β-hCG detectável por 6 meses ou mais depois do esvaziamento molar.

Quando a neoplasia trofoblástica gestacional é secundária a gestação não molar, frequentemente o diagnóstico é tardio, piorando o prognóstico da doença. Deve-se sempre solicitar dosagem quantitativa de β-hCG em situações de sangramento vaginal anormal após abortamento ou parto, objetivando excluir esse diagnóstico. Nódulos pulmonares assintomáticos ou neoplasia metastática de sítio primário desconhecido em mulheres em idade reprodutiva exigem investigação para exclusão de neoplasia trofoblástica gestacional metastática.

Após o diagnóstico de neoplasia trofoblástica gestacional, deve-se proceder ao estadiamento adequado da doença para planejamento do tratamento.

Deve-se solicitar hemograma, coagulograma, função renal e hepática, tipagem sanguínea e dosagem quantitativa de β-hCG, além de US abdominal/pélvica e radiografia de tórax. Alterações pulmonares à radiografia simples ou tempo de doença > 4 meses indicam realização de tomografia computadorizada do tórax, abdome e pelve e ressonância magnética do encéfalo.

Estadiamento

A FIGO (2000) sugere que o estadiamento anatômico seja combinado com o sistema modificado de escore da Organização Mundial da Saúde (Quadro 26.3).

Quadro 26.3 Estadiamento da neoplasia trofoblástica gestacional

Estadiamento anatômico
Estádio I: doença restrita ao útero
Estádio II: doença em outras estruturas do trato genital (anexos, vagina, ligamento largo)
Estádio III: metástase para pulmão, com ou sem envolvimento do trato genital
Estádio IV: outras metástases a distância, com ou sem envolvimento pulmonar

Escore	0	1	2	4
Idade (anos)	< 40	≥ 40	–	–
Antecedente gestacional	Mola	Abortamento	Gestação a termo	–
Intervalo entre gestação e neoplasia (meses)	< 4	4 a 6	7 a 12	> 12
β-hCG pré-tratamento	$< 10^3$	Entre 10^3 e 10^4	Entre 10^4 e 10^5	$>10^5$
Maior tumor, incluindo o útero (cm)	–	3 a 4	5	–
Local das metástases	–	Baço/rim	Gastrointestinal	Fígado/cérebro
Número de metástases	–	1 a 4	5 a 8	> 8
Falha em QT prévia	–	–	Monoterapia	Politerapia

Escore ≤ 6: baixo risco.
Escore ≥ 7: alto risco.

Tratamento

Pacientes de baixo risco, com ou sem metástases, apresentam altos índices de cura (até 100%) com o tratamento quimioterápico, com taxa de recorrência < 5%. Deve ser realizado novo ciclo de quimioterapia após negativação dos níveis de β-hCG (Quadro 26.4).

Pacientes de alto risco devem ser tratadas com poliquimioterapia, sendo mais recomendado atualmente o esquema com etoposídeo, metotrexato, actinomicina D, ciclofosfamida e vincristina (EMA-CO), com taxa de sobrevida > 80%. Após negativação dos níveis de β-hCG, devem ser repetidos mais três ciclos.

A histerectomia está indicada em casos de hemorragia uterina grave e de doença localizada resistente ao tratamento quimioterápico. Em pacientes de baixo risco, a abordagem cirúrgica pode reduzir o número de sessões de quimioterapia. Já em pacientes de alto risco, pode ser indicada em situações de recidiva.

Pacientes com metástases em SNC devem receber radioterapia em associação a poliquimioterapia, visando reduzir o risco de hemorragia intracraniana. A craniotomia está indicada para ressecção de foco tumoral resistente após regressão de outras metástases ou para descompressão, quando houver hemorragia.

Metástases hepáticas devem ser abordadas com quimioterapia, radioterapia, hepatectomia parcial e embolização seletiva, também objetivando minimizar o risco de sangramento hepático, frequentemente fatal.

Quadro 26.4 Esquemas quimioterápicos para neoplasia trofoblástica gestacional de baixo risco

Metotrexato	
30mg/m^2 IM	Intervalo de 7 dias
ou	
0,4mg/kg/dia IM	Intervalo de 7 a 14 dias
Metotrexato e ácido folínico	
Metotrexato, 1mg/kg IM, alternando com ácido folínico, 0,1mg/kg IM	Metotrexato nos dias 1, 3, 5 e 7 Ácido folínico nos dias 2, 4, 6 e 8 (intervalo de 14 dias)
ou	
Metotrexato, 300 a 500mg/m^2 EV, seguido de ácido folínico, 15mg IM ou VO a cada 6 horas	4 doses (intervalo de 14 dias)
Actinomicina D	
9 a 13μg/kg/dia EV por 5 dias	Intervalo de 14 dias
ou	
1,25mg/m^2 EV	Intervalo de 14 dias
Metotrexato e actinomicina D	
Metotrexato, 0,4mg/kg/dia IM por 5 dias, alternando com actinomicina D, 9 a 13μg/kg/dia EV por 5 dias	Intervalo de 14 dias
5-flururacil	
28 a 30mg/kg/dia EV por 10 dias	Intervalo de 24 a 31 dias
Etoposídeo	
200mg/m^2 VO por 5 dias	Intervalo de 14 dias

Metástases pulmonares deverão ser tratadas cirurgicamente, com ressecção do foco ou lobectomia parcial, quando houver doença resistente à quimioterapia ou nódulo pulmonar isolado, sem outros focos de metástase.

Acompanhamento

Após negativação dos níveis de β-hCG, pacientes com neoplasia trofoblástica gestacional devem realizar nova dosagem de β-hCG quinzenalmente por 3 meses e então mensalmente, até completar 12 meses de seguimento. O risco de recidiva após 12 meses é < 1%.

Gestação após doença trofoblástica gestacional

Após doença trofoblástica gestacional, recomenda-se contracepção por 12 meses, preferencialmente com a combinação de contraceptivos hormonais orais. Respeitado esse prazo, não há evidências científicas de que os medicamentos quimioterápicos provoquem infertilidade ou malformações congênitas em gestações futuras, mas pacientes que engravidam menos de 6 meses após o término da quimioterapia podem apresentar maior risco de abortamentos espontâneos, natimortos ou mola de repetição.

Pontos críticos

- Atualmente, o diagnóstico precoce, o tratamento correto e o seguimento rigoroso das pacientes com doença trofoblástica gestacional possibilita a cura e a preservação da fertilidade na grande maioria dos casos.
- A estabilização ou elevação dos níveis de β-hCG durante o acompanhamento pós--molar, desde que excluída a hipótese de gestação, sugere neoplasia trofoblástica gestacional.
- A quimioterapia, associada ou não a cirurgia, promove altas taxas de cura em pacientes com neoplasia trofoblástica gestacional.
- Uma nova gestação só deverá ser planejada para 12 meses após a paciente se ver livre de doença e de quimioterapia.
- Em caso de ocorrência de sangramentos anormais pós-parto ou pós-aborto, a β-hCG deverá ser solicitada para afastar neoplasia trofoblástica gestacional.

Leitura sugerida

Bittar RE, Pereira PP, Liao A, Fittipaldi FS. Intercorrências obstétricas. In: Zugaib Obstetrícia. 2. ed. Barueri--São Paulo: Manole, 2012:565-612.

Buster JE, Pisarska MD. Medical management of ectopic pregnancy. Clin Obstet Gynecol 1999; 42:23.

Cunningham FG, Haulth JC, Leveno KJ, Gilstrap III LC, Bloom SL, Wetrom KD (eds.) Puerperal infection. In: William's obstetrics. 22. ed. New York: McGraw-Hill, 2005:232-51.

FIGO Oncology Committee. FIGO staging of gestational trophobastic neoplasia 2000. Int J Gynaecol Obstet 2002; 77:285-7.

Capítulo 26 Hemorragias na Primeira Metade da Gravidez

Lipscomb GH, Meyer NL, Flynn DE et al. Oral methotrexate for treatment of ectopic pregnancy. Am J Obstet Gynecol 2002; 186:1192.

Lipscomb GH, Puckett KJ, Bran D et al. Management of separation pain after single-dose methotrexate therapy for ectopic pregnancy. Obstet Gynecol 1999; 93:590.

Ministério da Saúde, Secretaria de Atenção à Saúde, Departamento de Ações Programáticas Estratégicas. Gestação de alto risco: manual técnico. 5. ed. Brasíla: Editora do Minstério da Saúde, 2012.

Peret FJA, Corrêa Jr MD, Melo VH, Aguiar RALP (editores.) Hemorragias da primeira metade da gravidez. In: Noções práticas de obstetrícia. 14. ed. Belo Horizonte: Coopmed, 2011:249-58.

Soper JT, Mutch DG, Schink JC. Diagnosis and treatment of gestational trophoblastic disease. ACOG Practice Bulletin. Gynecol Oncol 2004; 93(3):575-85.

27

Descolamento Prematuro da Placenta

Renato Ajeje

■ INTRODUÇÃO

A hemorragia obstétrica grave é causa importante de morbimortalidade materna e perinatal em todo o mundo.

O descolamento prematuro da placenta (DPP) consiste na separação intempestiva da placenta normalmente inserida, após a 20ª semana de gestação, antes da expulsão fetal, acarretando sangramento uterino e redução do aporte de oxigênio e de nutrientes ao feto.

O DPP é a principal causa de sangramento no terceiro trimestre da gestação, com incidência global de 1% a 2% dos partos. A DPP está associada a complicações maternas e perinatais, como mostrado no Quadro 27.1.

Quadro 27.1 Complicações periparto do DPP

Fetais
Cardiotocografia com traçado NÃO tranquilizador
Hipoxia e acidose
Lesão cerebral neonatal/morte

Maternas
Choque hipovolêmico (intraparto/pós-parto)
Coagulação intravascular disseminada
Insuficiência renal aguda
Síndrome da angústia respiratória aguda
Embolia de líquido amniótico
Morte

A placenta pode deslocar-se de modo incompleto ou total. A hemorragia poderá ser externa (em 75% dos casos), quando o sangue se insinua entre as membranas e o útero, ou oculta (em 25% dos casos), quando o sangue fica retido entre a placenta deslocada e o útero.

■ FISIOPATOLOGIA

Na fisiopatologia do DPP estão envolvidos fatores imunológicos, inflamatórios e vasculares, que parecem explicar grande parte dos descolamentos.

A placenta adere fisicamente à parede uterina através da placa basal, porção da placenta que forma o assoalho dos espaços intervilosos, com acúmulo de citotrofoblasto extraviloso, denominados vilosidades de ancoragem. Esse contato íntimo entre as membranas celulares do citotrofoblasto extraviloso (na porção fetal) e a matriz extracelular (na porção materna) promove a ligação dos dois componentes por meio de moléculas de adesão, que se contrapõem às forças que tendem a separar a placenta da parede uterina antes do parto.

A sequência de eventos que levam à separação prematura placentária da parede uterina não é conhecida. Supõe-se que vasos maternos anormais se rompam nas proximidades de regiões onde a adesão entre as partes fetais e maternas estejam patologicamente enfraquecidas, como, por exemplo, por reação inflamatória excessiva. Ao sangramento, seguido por formação do coágulo e resposta inflamatória desencadeada por este, somam-se os fenômenos patogênicos iniciais, lenta ou rapidamente, acarretando complicações graves. O distanciamento da parte vilosa da placenta, superiormente à placa basal, provocado pelo deslocamento e a formação do coágulo, estende os danos placentários às vilosidades coriônicas, causando isquemia e, posteriormente, infartos, comprometendo, assim, a circulação sanguínea fetal.

A velocidade do acúmulo de sangue no espaço retroplacentário responde por aspectos clínicos maternos e fetais. Nos casos em que o deslocamento é repetitivo e lento, a diminuição progressiva da área de perfusão placentária cursa com sinais de crescimento intrauterino restrito (CIUR) e episódios de contrações uterinas prematuras, ao passo que o descolamento rápido e de áreas placentárias > 40% leva ao sofrimento fetal agudo.

Em casos de descolamentos extensos, o somatório de choque hipovolêmico e contato da circulação materna com fatores teciduais pró-coagulantes pode ocasionar coagulação intravascular disseminada (CIVD). Nos casos associados a pré-eclâmpsia grave, esse evento é mais comum, uma vez que a própria doença de base já cursa com alterações da hemostasia.

■ FATORES DE RISCO

Várias condições e doenças maternas aumentam o risco de DPP (Quadro 27.2). A pré-eclâmpsia grave é o fator de risco mais comum, aumentando em três a quatro vezes

Capítulo 27 Descolamento Prematuro da Placenta

Quadro 27.2 Fatores de risco para DPP

História de DPP em gravidez anterior

Rotura prematura das membranas

Hipertensão crônica/pré-eclâmpsia grave

Uso de substâncias, tabagismo

Traumatismo abdominal grave

Rotura uterina

Idade materna avançada

Gestação múltipla

Duas ou mais cesarianas prévias

Oligoidrâmnio

as chances em relação à gravidez normal. A pré-eclâmpsia leve e a hipertensão arterial crônica não complicada isolada são menos importantes. No entanto, a sobreposição de pré-eclâmpsia grave e hipertensão arterial crônica aumenta o risco em até oito vezes.

■ QUADRO CLÍNICO

Habitualmente, o DPP é um acontecimento agudo e inesperado do último trimestre gestacional. A gestante apresenta-se com sangramento genital de cor vermelha viva e dor abdominal. Menos comuns, desde o início, podem ser detectados sinais de hipovolemia materna, como palidez, taquicardia e extremidades frias e sudoréticas. A hipotensão pode não ser inicialmente detectada em casos de sangramento intenso.

O sangramento genital é a manifestação clínica mais frequente do DPP. Até 70% a 80% dos casos cursam com sangramento, que pode ser exteriorizado em volumes variáveis. O volume de sangramento pode não refletir a gravidade do descolamento, uma vez que coágulos volumosos podem ser retidos no espaço retroplacentário. Sangramento oculto pode ser observado em cerca de 20% a 35% dos casos, estando associado a piores resultados, devido ao atraso no diagnóstico.

O sofrimento fetal agudo está relacionado com a extensão da superfície de descolamento. Alterações na frequência cardíaca fetal estão presentes em até 70% dos casos, podendo ocorrer óbito fetal por hipoxia. Fetos com comprometimento do crescimento uterino ou com placentas insuficientes por tabagismo ou pré-eclâmpsia resistem menos ao descolamento. Merece destaque a associação entre DPP e prematuridade, aumentando os índices de morbimortalidade perinatal, que se situam em torno de 9,2%.

A dor abdominal é comum, estando presente em quase 66% dos casos de DPP, provavelmente relacionada com o extravasamento de sangue para o miométrio. A dor é abrupta e intensa. Contrações frequentes (taquissistolia) e hipertonia uterina ocorrem em 34% dos casos. Deve-se ressaltar que 20% das gestantes com diagnóstico de DPP não referem dor ou sangramento.

O diagnóstico preditivo da DPP poderá ser estabelecido a partir do aumento inexplicável da dosagem de alfafetoproteína no líquido amniótico, na ausência de malformações evidenciadas pela ultrassonografia (US) de alta definição. Essa condição aumenta em 10 vezes a incidência de DPP.

■ DIAGNÓSTICO DIFERENCIAL

Quando o sangramento genital não é acompanhado de dor, o principal diagnóstico a ser excluído é o de placenta prévia. Menos comumente, pequenos descolamentos marginais de placentas normalmente inseridas e que não têm repercussão deletéria para a mãe ou para o feto podem ser a causa de sangramento indolor e do início do trabalho de parto. Entretanto, o trabalho de parto prematuro pode ser uma das apresentações clínicas do DPP.

Outros diagnósticos diferenciais de dores abdominais intensas, não acompanhadas de sangramento genital, incluem doenças inflamatórias ou obstrutivas das vísceras ocas, como apendicite, ureterolitíase, pielonefrite e obstrução intestinal. Essas doenças podem ser confirmadas por outros sintomas associados, como febre nas doenças infecciosas, e exames laboratoriais, como o do sedimento urinário. Na corioamnionite, o exame genital revela secreção vaginal turva, purulenta ou fétida e, muitas vezes, com rotura das membranas. Mais importante, em casos de dor abdominal exclusiva, o exame clínico do útero, a avaliação da vitalidade fetal e a US podem auxiliar o diagnóstico.

■ DIAGNÓSTICO ULTRASSONOGRÁFICO

O diagnóstico clínico é soberano, revelando gestante com início súbito de dor abdominal, contrações uterinas anômalas, sangramento genital e, principalmente, sofrimento fetal. A US tem pouco a acrescentar ao diagnóstico, apresentando baixa sensibilidade para detecção de DPP. No entanto, quando o evidencia, o valor preditivo do descolamento é elevado.

Nas pacientes com sintomas escassos e vitalidade fetal preservada, principalmente se não é conhecido o local de inserção placentária, a US é imprescindível para excluir o diagnóstico de placenta prévia.

Os achados ultrassonográficos podem incluir: coágulo retroplacentário, elevação da placa coriônica, hematoma marginal, hematoma subcoriônico, aumento heterogêneo da espessura placentária (> 5cm no plano perpendicular) e hematoma intra-amniótico.

■ CARDIOTOCOGRAFIA

Detecta inúmeros padrões alterados da frequência cardíaca fetal em pacientes com DPP, com destaque para desacelerações variáveis, redução da variabilidade da linha de base, bradicardia ou taquicardia fetal persistente ou padrão sinusoidal.

AVALIAÇÃO DA CIVD

Clinicamente, aparecerão manchas purpúricas na pele. Gengivorragia e sinais de insuficiência renal podem sugerir o aparecimento de CIVD em decorrência de DPP.

Outros sinais laboratoriais poderão confirmar a CIVD, como plaquetopenia e baixa dosagem de fibrinogênio, devido ao consumo e à detecção de dímeros D. Esses exames devem ser interpretados com cautela nos casos de transfusões sanguíneas ou de infusão volumosa de cristaloides.

AVALIAÇÃO DA PERDA SANGUÍNEA

A avaliação da perda sanguínea indicará a conduta a ser adotada para reposição volêmica e é um dos diagnósticos mais importantes para levar a um resultado final adequado. Os sinais e sintomas que estabelecerão a intensidade da perda sanguínea estão descritos no Quadro 27.3.

CONDUTA

A conduta em casos de DPP deverá ser individualizada com o objetivo de diminuir a morbimortalidade perinatal e materna e dependerá da gravidade (extensão), da idade gestacional e do grau de comprometimento materno-fetal.

PONTOS CRÍTICOS

- Acesso venoso calibroso.
- Sondagem vesical para controle da diurese.
- Oxigenoterapia.

Quadro 27.3 Sinais e sintomas para diagnóstico da intensidade da perda sanguínea

Estágio do choque	Perda sanguínea	Sinais e sintomas
Leve	< 20%	Sudorese Perfusão capilar diminuída Extremidades frias Ansiedade
Moderado	20% a 40%	Exacerbação dos sinais e sintomas listados acima Taquicardia Taquipneia Hipotensão postural Oligúria
Grave	> 40%	Exacerbação dos sinais e sintomas listados acima Hipotensão Agitação/confusão Instabilidade hemodinâmica

- Monitoração da pressão arterial e da frequência cadíaca.
- Exames laboratoriais:
  - Hemoblonina e hematócrito.
  - Tipagem sanguínea e fator Rh.
  - Coagulograma completo e plaquetas.
  - Dosagem de fibrinogênio plasmático.
  - Produtos de degradação da fibrina.
  - Função renal (creatinina).
  - Gasometria.
- Reposição volêmica:
  - Reposição de cristaloides na proporção 3:1 (3.000mL para cada 1.000mL perdidos), aquecidos, em infusão rápida.
  - Hemotransfusão.

■ CONDUTA OBSTÉTRICA

O manejo obstétrico é estabelecido de acordo com a vitalidade e a viabilidade do concepto. No caso de feto vivo e viável, impõe-se a resolução imediata do caso. Se o parto vaginal imediato não pode ser obtido, cesariana deverá ser realizada.

Nos casos assintomáticos (raros) com achados ecográficos de DPP com feto maduro, é mandatória a resolução imediata da gestação. Em fetos pré-termo sem viabilidade, a conduta deverá ser individualizada, dependendo das condições clínicas apresentadas pela mãe e da avaliação da vitalidade fetal, com monitoração diária da área descolada e dos parâmetros maternos-fetais.

Nos casos de decesso fetal em franco trabalho de parto com condições clínicas maternas estáveis, deve-se proceder à amniotomia e ao acompanhamento da evolução do trabalho de parto. As vantagens da amniotomia estão apresentadas no Quadro 27.4.

No puerpério imediato deve-se proceder à monitoração da hemorragia, precocemente, devido ao maior risco de atonia uterina, principalmente nos casos de DPP de longa duração, sendo necessária atenção especial com a apoplexia miometrial (útero de

Quadro 27.4 Vantagens da amniotomia na condução do trabalho de parto com DPP e feto morto

Redução da compressão da veia cava inferior
Coordenação das contrações uterinas
Diminuição da hemorragia
Identificação do hemoâmnio
Diminuição da pressão intrauterina
Diminuição do risco de coagulopatias
Indução ou aceleração do trabalho de parto

Couvelarie). A histerectomia somente estará indicada nos casos graves não responsivos às massagens e ao uso de ocitócicos.

■ CONSIDERAÇÕES FINAIS

O DPP é patologia de início abrupto e grave, e para um bom desfecho do ponto de vista neonatal e materno são determinantes o tempo gasto para o diagnóstico e a urgência no tratamento.

Leitura sugerida

Ananth CV, Getahun D, Peltier MR, Smulian OJC. Placental abruption in term an preterm gestations:evidence for heterogeneity in clinical pathways. Abstet Gynecol 2006; 107:785-92.

Ananth CV, Oyele Y, Srunuvas N. Preterm premature rupture of membranes, intrauterine infetction, and oligohydramnions: risk factor for placental abruption. Obstet Gynecol 2004; 104:71-7.

Oyekese Y, Ananth CV. Placental abruption. Obstet Gynecol 2006; 108:1005-16.

Sibai MB. Avaliação e manejo da hemorragia anteparto e intraparto. In: Sibai MB, Karram M (eds.) Condutas em emergências obstétricas. 1. ed. Rio de Janeiro: Elsevier, 2013:15-40.

Signore C, Mills JL, Quian C et al. Circulating angiogenic factors and placental abruption. Obstet Gynecol 2006; 108:338-4.

Tikkanen M. Etiology, clinical manifestations, and prediction of placental abruption. Acta Obstet Gynecol Scand 2010 jun; 89(6):732-40.

Tikkanen M, Hämäläinen E, Nuutila M, Paavonen J, Ylikorkala O, Hiilesmaa V. Elevated maternal second-trimester serum alpha fetoprotein as a risk factor for placental abruption. Prenat Diagn 2007; 27:240-9.

Tikkanen M, Nuutila M, Hiilesmaa V, Paavonen J, Ylokorkala O. Clinical presentation and risk factors of placental abruption. Acta Obstet Gynecol Sand 2006; 85(6):700-5.

Wagner A, Tglialegna R, Ajeje R, Deslocamento premature da placenta. In: SOGIMIG. Ginelocogia & obstetrícia: manual para concursos da SOGIMIG. 4. ed. Rio de Janeiro: Medsi, 2005.

28

Abordagem ao Trabalho de Parto Prematuro

Suzana Maria Pires do Rio

■ EPIDEMIOLOGIA E RELEVÂNCIA

O trabalho de parto prematuro (TPP) é definido como qualquer trabalho de parto (TP), espontâneo ou induzido, que ocorra antes de 37 semanas de gestação. É importante ressaltar que a prematuridade é estratificada de acordo com a idade gestacional e que essa estratificação está diretamente relacionada com o resultado perinatal. Assim, definem-se como pré-termo tardio as gestações entre 34 e 36 semanas, pré-termo moderado as gestações entre 32 e 36 semanas, muito pré-termo quando abaixo de 32 semanas e pré-termo extremo as gestações abaixo de 28 semanas.

Trata-se de um problema de saúde pública, de incidência crescente e que envolve enormes gastos financeiros, que vão desde a assistência ao recém-nascido, sua sobrevida e reabilitação, além do seguimento, que pode ser por toda a vida, até os desgastes emocionais, que são de difícil mensuração.

De acordo com dados da Organização Mundial da Saúde (OMS), ocorrem aproximadamente 15 bilhões de nascimentos prematuros a cada ano no mundo. Mais de um milhão desses recém-nascidos e crianças evoluem anualmente para o óbito por complicações secundárias a essa condição.

Dados brasileiros mostram que, entre 2000 e 2011, o número de nascimentos pré--termo aumentou de 6% para 10%, principalmente nas gestações entre 34 e 36 semanas. Revelam ainda que a prematuridade, medida pelo percentual de nascidos vivos com gestação < 37 semanas, alcançou forte crescimento no ano de 2011 em todas as regiões, passando de 7,1% para 9,8% (variação de 37%) na média nacional. Até 2010, os dados apresentavam aumento discreto à custa, especialmente, das regiões Sudeste e Sul.

Segundo a OMS, em seu relatório de 2012 (*Born to soon – The Global Action Report on Preterm Birth*), o Brasil ocupa o décimo lugar entre os países responsáveis por 60% dos nascimentos pré-termo, colocando o país no mesmo patamar dos países de baixa renda, onde a prevalência é de 11,8%. Nas nações de renda média, por sua vez, o percentual é de 9,4%, segundo o mesmo relatório.

Para o Brasil esses dados são extremamente preocupantes, pois as complicações com esses nascimentos representam a primeira causa de mortes neonatais. Além disso, a sobrevida não encerra uma questão primordial, que é a elevada morbidade neonatal, especialmente quando se está diante de uma prematuridade extrema (< 30 semanas). Esses recém-nascidos apresentam taxas mais altas de angústia respiratória, icterícia, convulsões, apneia e problemas de alimentação, além de alto risco de desenvolvimento de déficit neurológico em longo prazo.

Essa breve contextualização nos remete, então, à necessidade de, diante de um parto prematuro, lançar mão de todas as medidas disponíveis para minimizar os riscos inerentes ao parto e aos cuidados neonatais.

■ DEFINIÇÃO E DIAGNÓSTICO

O trabalho de parto prematuro (TPP) é o que acontece até 36 semanas e 6 dias de gestação e tem previsão de ocorrer nas próximas 24 horas. É importante ressaltar que esse trabalho de parto (TP) pode ser espontâneo (70% a 80%) ou eletivo (20% a 30%), e que o objetivo de seu manejo é minimizar os riscos relacionados com a prematuridade e o processo do parto inevitável ou iminente.

Os sinais e sintomas apresentados pela gestante incluem: dor abdominal em cólica, dor lombar, contrações uterinas de leves e irregulares até contrações mais frequentes e dolorosas e mesmo um discreto sangramento. Muitas vezes há confusão quanto a essas queixas da gestante, uma vez que esses sinais e sintomas são inespecíficos e observados em mulheres que atingem o termo.

Por isso, é essencial a atenção nas contrações com o objetivo de diferenciar o verdadeiro TPP do falso e, assim, evitar intervenções desnecessárias ou mesmo negligenciar ações que minimizem os agravos da prematuridade.

Até o momento não se estabeleceu uma frequência de contração limiar que identifique de maneira eficaz a gestante que irá evoluir para TPP. Para que esse diagnóstico seja feito precocemente é essencial que, juntamente com as contrações, observe-se o apagamento e/ou a dilatação cervical. Um dos critérios adotados pela literatura para estabelecer esse diagnóstico consiste na presença de contrações uterinas persistentes (quatro a cada 20 minutos ou oito a cada 60 minutos) com mudança documentada do apagamento do colo de pelo menos 80% ou dilatação cervical > 2cm.

Capítulo 28 Abordagem ao Trabalho de Parto Prematuro

Durante a avaliação inicial, é essencial observar a presença de sangramento e a integridade das membranas amnióticas, além da confirmação da idade gestacional. Finalmente, qualquer conduta a ser tomada depende do exame físico da gestante, da propedêutica laboratorial e dos exames que avaliam as condições de vitalidade fetal.

Uma maneira muito utilizada em nosso meio para identificação do TPP e para auxiliar a definição da conduta consiste na utilização do índice de risco de parto pré-termo (índice de tocólise). Na quantificação do risco, consideram-se as condições do colo, a altura da apresentação fetal, as características da bolsa amniótica e o padrão de contração (Quadro 28.1).

Um somatório de pontos < 6 descarta risco iminente de TPP, não se justificando medidas de intervenção para inibir o TPP. Entre 6 e 10 pontos estariam enquadradas as gestantes com risco iminente e, na ausência de contraindicações, está indicada a adoção de medidas para inibir o TPP. Valores > 10 caracterizam um franco TP e não mais justificam medidas inibitórias. Diante desse quadro, todas as medidas passam a ser em benefício da assistência ao parto e ao recém-nascido pré-termo.

São essenciais reavaliações periódicas na vigência de dúvidas quanto ao diagnóstico de TPP, e mesmo na vigência de TP, para assegurar o sucesso ou não da inibição, quando esta for indicada.

O falso TPP caracteriza-se pela ausência de modificação do colo e pela cessação das contrações, espontaneamente, após um período de observação.

Dentre os exames laboratoriais a serem solicitados, a urinálise e a urocultura não podem ser omitidas, uma vez que existe associação entre a infecção do trato urinário e o TPP. Nos casos em que for possível a tocólise, também deverá ser solicitada cultura para *Streptococcus* do grupo B, a fim de determinar a necessidade de antibioticoprofilaxia. Nessas pacientes, se houver suspeita de doenças sexualmente transmissíveis, deverá ser solicitada cultura para *Chlamydia* e *Gonorrhea*.

O teste de fibronectina fetal (fFN) deve fazer parte do arsenal propedêutico para pacientes de risco para TPP, podendo ser utilizado nos casos de dúvida entre um TPP verdadeiro e um falso. No entanto, é importante lembrar que para mulheres com sintomas

Quadro 28.1 Índice de tocólise

Parâmetros	Pontuação 0	Pontuação 1	Pontuação 2
1. Posição do colo	posterior	intermediário	centralizado
2. Apagamento do colo	30%	30% a 50%	≥ 50%
3. Dilatação do colo	ausente	2 a 4cm	> 4cm
4. Altura da apresentação	alta	média fixa	baixa
5. Bolsa amniótica	não formada	formada	herniada
6. Contrações	< 1h	1\10\15	> 2\10\25

de TPP o teste ainda tem acurácia limitada para predizer o nascimento em até 7 dias. De modo geral, e considerando a limitada acurácia da fFN na vigência de TPP, preconiza-se não utilizá-la se a medida do colo for > 30mm ou < 20mm. Em casos de medidas entre 20 e 30mm, pode-se lançar mão do teste com intuito de confirmar ou excluir um parto pretermo iminente.

A ultrassonografia (US) deve estar disponível para estimar o peso fetal e sua vitalidade, uma vez que restrição de crescimento grave (peso fetal abaixo do percentil 3) e comprometimento da vitalidade fetal são contraindicações à tocólise nas gestantes em TPP. Também pode ser útil a avaliação do colo uterino pela US endovaginal (comprimento, dilatação, protrusão de membranas, posição), que promove maior confiabilidade na confirmação do diagnóstico, especialmente quanto ao índice de tocólise.

O estabelecimento do diagnóstico correto de TPP é essencial principalmente para as gestações entre 24 e 34 semanas, em que o benefício da tocólise supera os riscos de possíveis complicações materno-fetais. O objetivo fundamental do emprego dos tocolíticos é adiar o parto em até 48 horas de modo a permitir o benefício da corticoterapia na redução das complicações da imaturidade pulmonar fetal e, em nosso meio, a transferência segura da gestante para serviços terciários com unidades de terapia intensiva neonatal.

A tocólise não deve ser utilizada em caso de qualquer contraindicação para prolongar a gravidez, como, por exemplo, feto com anomalia congênita letal, infecção intrauterina, pré-eclâmpsia grave, descolamento prematuro da placenta, dilatação cervical avançada, evidência de comprometimento fetal ou insuficiência placentária, contraindicações maternas ao uso de tocolíticos ou instabilidade clínica. Contraindicações relativas incluem hemorragia leve devido a placenta prévia, restrição de crescimento fetal e gravidez múltipla.

■ CONDUÇÃO

Deve ser lembrado que ainda hoje, nessa situação, as intervenções são limitadas e nem sempre podem ser adotadas em tempo hábil para oferecer a melhor proteção para o futuro recém-nascido.

Assim, a abordagem de TPP está restrita à possibilidade de tocólise para emprego de corticoterapia antenatal, emprego da antibioticoprofilaxia contra a sepse neonatal, neuroproteção fetal e manejo adequado do TPP.

Toda gestante que procura uma unidade de atendimento com gestação < 37 semanas e com queixas de contrações deve ser criteriosamente examinada e o profissional que atende essa paciente deve definir os seguintes pontos:

- O diagnóstico de TPP está correto?
- Existe a necessidade de tocólise?

Capítulo 28 Abordagem ao Trabalho de Parto Prematuro

- Caso o diagnóstico esteja correto e a tocólise não seja indicada, quais são as ações imediatas para lidar com a prematuridade iminente?

Para responder a primeira questão são indispensáveis a avaliação clínica da gestante e a observação dos seguintes pontos:

- Sinais vitais: temperatura, pressão arterial (PA), frequência cardíaca (FC) e frequência respiratória (FR).
- Batimentos cardíacos fetais (BCF).
- Avaliação contínua das contrações: frequência, duração e intensidade.
- Avaliar tônus e sensibilidade uterina à palpação.
- Rever a história pregressa e obstétrica materna e confirmar a idade gestacional.
- Avaliar a presença de fatores de risco para TPP.
- Realizar exame especular (resíduo vaginal, sangramento, sinais de infecção e de rotura das membranas).
- Realizar toque vaginal: dilatação, apagamento e posição do colo uterino, além da integridade das membranas.

Após essa avaliação, pode-se responder a segunda questão e, para decidir quanto à possibilidade de tocólise, deve-se acrescentar a propedêutica complementar (hemograma, urinálise, reação em cadeia da polimerase [PCR]) e a propedêutica fetal (cardiotocografia, US para estimativa do peso e do bem-estar fetal).

Confirmado o diagnóstico de TPP, a paciente deverá ser internada e iniciados os seguintes tratamentos:

- Corticoterapia para amadurecimento do pulmão fetal.
- Uso de tocolíticos para adiar o parto até, pelo menos, 48 horas.
- Profilaxia da sepse neonatal, se indicado.
- Neuroproteção fetal contra paralisia cerebral e alterações motoras no recém-nascido.
- Condução adequada do TP e assistência ao recém-nascido prematuro.

Corticoterapia

Desde a década de 1970, inúmeros estudos, ensaios clínicos e metanálises demonstraram que a administração de corticoide diminui significativamente a incidência da síndrome de angústia respiratória do recém-nascido (SAR). Esses estudos demonstram que o maior benefício é atingido quando esses fetos nascem de 48 horas até 7 dias após o uso da medicação e esta é quando utilizada entre 26 e 32 semanas de gestação. Todos esses achados foram confirmados em revisão sistemática realizada em 2006, apontando redução de 44% de SAR, 64% dos casos de enterocolite necrosante, 31% de mortalidade neonatal e 44% de infecção neonatal precoce. Embora haja produção de surfactante 6 horas após o emprego do corticoide, esses estudos não encontraram benefício quando o nascimento ocorreu 24 horas antes do início do tratamento.

A recomendação atual consiste na utilização de corticoide entre 23 e 34 semanas para toda gestante com risco de parto pré-termo em até 7 dias (grau de recomendação IA). Para fetos com 22 semanas ou menos, recomenda-se discussão com a família e a equipe que assiste essa gestante, considerando a possibilidade de o nascimento ocorrer a partir de 23 semanas. Para fetos com menos de 22 semanas, o corticoide não melhora a função pulmonar. Entretanto, mais uma vez, sugere-se a discussão entre a família e a equipe multidisciplinar, lembrando dos agravos previstos nessa circunstância. A utilização após a 34ª semana deve ser dirigida exclusivamente para gestantes que terão a gestação interrompida e cujos fetos apresentam imaturidade pulmonar documentada.

Após iniciada, a terapia não deve ser suspensa, mesmo que o parto ocorra antes de completado o prazo previsto de 2 dias. Estudos ainda não foram capazes de estabelecer o intervalo mínimo para a ocorrência dos benefícios para o recém-nascido.

Os corticoides aceleram o desenvolvimento dos pneumócitos 1 e 2, promovendo mudanças estruturais e bioquímicas que melhoram a complacência e a troca gasosa. Os pneumócitos 2 aceleram a produção do surfactante. Além disso, seu emprego melhora a resposta neonatal ao tratamento com surfactante.

Betametasona e dexametasona são efetivas em acelerar a maturação do pulmão fetal. A preferência da maioria dos autores pela utilização da betametasona baseia-se, principalmente, nos estudos de longo prazo, que são limitados com a dexametasona. Doses, segurança e efeitos colaterais estão listados no Quadro 28.2.

Em 2012, o American College of Obstetricians and Gynecologists (ACOG) validou o uso de uma dose de reforço ou resgate do corticoide para aquelas gestantes que utrapassaram em 1 semana o uso da medicação e que ainda estão sob risco de TPP. Os estudos relacionados com esse tema ainda não chegaram a consenso com relação ao intervalo mínimo para a dose de reforço (7 ou 14 dias após terapia) e à idade gestacional máxima para esse uso (< 33 semanas). Os autores do UpToDate recomendam a utilização de uma única

Quadro 28.2 Corticoterapia para amadurecimento do pulmão fetal

Fármaco	Dose	Segurança	Efeitos colaterais
Betametasona	12mg IM a cada 24h (2 doses)	É segura	Hiperglicemia transitória e agravamento da hiperglicemia em diabéticas
Dexametazona	6mg IM a cada 12h (4 doses)	É segura	Aumento transitório dos leucócitos com queda significativa dos linfócitos
			Redução transitória da variabilidade da frequência cardíaca fetal e dos movimentos fetais e respiratórios (2 dias) e melhora na dopplervelocimetria, quando presente diástole zero na artéria umbilical (1 a 10 dias)

O emprego do corticoide em gestantes com rotura prematura e pré-termo das membranas, ou em tocólise, ou com parto previsto para até 7 dias, minimiza a necessidade de resgate.

Capítulo 28 Abordagem ao Trabalho de Parto Prematuro

dose de reforço de betametasona no caso de o parto ocorrer em até 7 dias, se o intervalo desde a última dose for maior que 14 dias ou se a administração inicial foi < 28 semanas (grau de recomendação 2C).

Tocólise

Embora não haja evidência de redução objetiva na mobimortalidade perinatal e neonatal, a tocólise deve ser empregada quando existe a possibilidade de postergar o nascimento entre 48 horas e 7 dias. Usualmente, não deve ser indicada antes de obtida a viabilidade neonatal. Embora não existam dados conclusivos, há consenso de que a idade gestacional de 22 semanas deve ser o limite inferior para se considerar o emprego da tocólise, desde que se utilize corticoide concomitantemente. Ao contrário, existe um grande consenso na literatura de que a idade máxima para emprego da tocólise seja 34 semanas, a partir da qual a morbimortalidade perinatal é muito baixa e não justifica o emprego de medicamentos que possam causar complicações materno-fetais.

Ao se optar pela inibição, é essencial estabelecer a eficácia e a segurança do agente escolhido, tanto para a mãe como para o feto e o recém-nascido. Existem situações em que determinado agente está contraindicado e, por isso, a avaliação inicial é essencial. Quando não se obtém a tocólise com o agente inicialmente escolhido, é possível o emprego de um segundo tocolítico. Embora sem a comprovação de estudos controlados, é possível a repetição da tocólise, quando necessária.

Agentes de escolha

Considerando os estudos da literatura que compararam os diversos fármacos, algumas observações são importantes antes da escolha do tocolítico:

- Nifedipina e atosibano apresentam eficácia semelhante em postergar o parto, com poucos efeitos colaterais maternos e menor risco de eventos adversos graves do que a ritodrina ou a indometacina. No entanto, o custo da terapia com atosibano é muito maior.
- As evidências são limitadas em relação ao melhor resultado perinatal em curto prazo, quando se comparam nifedipina e beta-agonista. Também não existem informações de longo prazo sobre o efeito desses medicamentos no desenvolvimento da criança.
- Não existem evidências suficientes na literatura para corroborar a continuidade da medicação após tocólise bem-sucedida. Assim, a manutenção não está recomendada.
- Os dados também são insuficientes com relação à gestação múltipla e, por isso, qualquer decisão a ser tomada deve ser debatida entre a equipe médica, a gestante e seus familiares.
- Nifedipina, atosibano e indometacina apresentam menos efeitos colaterais e com frequência menor, quando comparados aos beta-agonistas, que apresentam alta frequência de efeitos colaterais.

- A utilização de mais de um tocolítico simultaneamente está contraindicada por agravar os eventos adversos.

Os fármacos mais utilizados pra tocólise serão descritos a seguir.

Agonistas adrenérgicos

Entre os agonistas adrenérgicos, deve-se aptar pelos beta-2, que atuam no miométrio, nos vasos sanguíneos e nos bronquíolos. Embora em nosso meio o agente mais utilizado seja o salbutamol, somente a ritodrina está aprovada pela Food and Drug Administration (FDA) para inibir o TPP. Esses agentes promovem relaxamento do miométrio e diminuem o cálcio livre no interior das células. Devem ser evitados nas gestantes com cardiopatia, especialmente quando associada a arritmias cardíacas, e utilizados com cautela em diabéticas malcontroladas e nos casos de hipertireoidismo. Em relação aos betamiméticos, recente metanálise demonstrou sua eficácia em reduzir o parto no espaço de 48 horas a 7 dias. Em 2011, a FDA contraindicou o uso da terbutalina com base em relatos de graves eventos adversos (taquicardia, hiperglicemia transitória, hipopotassemia, arritmia, edema pulmonar e isquemia miocárdica). A FDA conclui que esses riscos superam os possíveis benefícios para essas gestantes durante o tratamento agudo ou de manutenção. Os três agentes mais utilizados são:

- **Salbutamol:** 5mg EV (10 ampolas de 0,5mg em 500mL de soro glicosado isotônico [SGI 5%] = 10µg/mL). A velocidade de 10 a 45µg/min é geralmente suficiente para inibir o TP. A dose de ataque deve ser de 10µg/min (20 gotas/min ou 60mL/h na bomba de infusão). A dose pode ser aumentada a cada 10 a 20 minutos em 5µg/min (10 gotas/min ou 15mL/h) até atingir a dose máxima de 48µg/min, e nunca deve ser estendida além de 48 horas.
- **Ritodrina:** dose inicial EV, 50 a 100µg (0,05 a 0,1mg)/min em SGI 5%, aumentando a cada 10 minutos, conforme necessário, em 50µg (0,05mg) a cada 15 a 30 minutos, até a dose eficaz. A dose de manutenção EV é de 150 a 350µg (0,15 a 0,35mg)/min. A infusão EV deve ser continuada por 12 a 24 horas após as contrações terem cessado. O tratamento pode ser repetido no caso de reincidência de trabalho pré-termo. Pode ser necessário diminuir a razão de perfusão, se a paciente apresentar efeitos colaterais. Caso surjam dores torácicas, a medicação deverá ser temporariamente suspensa, e deve-se obter um traçado eletrocardiográfico com 12 derivações. Se o pulso da paciente ultrapassar os 130bpm, a dose deve ser diminuída. Por via oral (VO), a dose usual é de 10mg a cada 2 horas de terapia oral, seguida de 10 a 20mg a cada 4 a 6 horas.
- **Terbutalina:** diluir cinco ampolas de terbutalina (1 amp = 0,5mg) em SGI 5% (500mL, e infundir EV. Iniciar com 2,5µg/min (10 gotas/min); a seguir, aumenta-se para 10 gotas/min a cada 20 minutos, até um máximo de 80 gotas/min; uma vez

obtida a dose mínima capaz de cessar as contrações, mantém-se o gotejamento por 24 horas. Vinte e quatro horas após a administração do medicamento, diminuem-se 10 gotas a cada 20 minutos, até sua suspensão total.

Nifedipina

A nifedipina é um bloqueador de canal de cálcio que, como tal, inibe a entrada do cálcio extracelular através da membrana citoplasmática do miócito reduzindo, assim, sua concentração intracelular, a resistência vascular uterina e a atividade miometrial. Sua eficácia tem sido avaliada em estudos que comparam seus efeitos com os de outros medicamentos. Não foram realizados estudos placebo-controlados para confirmação de sua eficácia para inibir o TPP. A posologia ideal não está estabelecida. Vários esquemas são preconizados na literatura. Entre eles, sugere-se: dose de ataque de 20 ou 30mg VO, seguida de 10 ou 20mg a cada 4 ou 6 horas; 20mg VO, seguidos de 20mg em 90 minutos; e 10mg VO a cada 20 minutos, no total de quatro doses.

Entre as contraindicações, chama a atenção a hipotensão materna (PA < 90 × 50mmHg). Deve-se ter cuidado redobrado quando do uso concomitante de sulfato de magnésio, pois podem ocorrer bloqueio neuromuscular e quadros graves de hipotensão arterial e depressão respiratória. Nesses casos, deve-se evitar o uso de magnésio em *bolus*.

Inibidores da síntese de prostaglandinas (indometacina)

Esses agentes atuam na cicloxigenase e bloqueiam a conversão do ácido araquidônico em prostaglandina. Como as prostaglandinas E e F são mediadoras das contrações uterinas, o decréscimo de sua produção reduz a atividade contrátil do miométrio. Estudos demonstram que a indometacina é melhor do que os betamiméticos para o adiamento do parto pré-termo além de 48 horas. Os esquemas mais utilizados são: 50 ou 100mg via retal (dose de ataque), seguidos de 25mg VO a cada 4 ou 6 horas, por até 48 horas, para gestações até 32 semanas. Se for empregado até 72 horas, deve-se proceder à avaliação do feto em virtude da possibilidade de dano.

Esses agentes devem ser evitados em gestantes com doença renal ou hepática, doença péptica, asma, distúrbios de coagulação e plaquetopenia. Cuidado também deve ser observado nos casos de oligoidrâmnio. Em geral, esses medicamentos são bem tolerados pela mulher, porém seus principais efeitos estão relacionados com o feto e o recém-nascido. A indometacina aparece na circulação fetal 15 minutos após sua utilização. Está associada à constrição do ducto arterial, o que poderia provocar hipertensão pulmonar no recém-nascido. Esse efeito adverso está associado à idade gestacional, sendo pouco frequente, especialmente, quando a indometacina é utilizada antes de 32 semanas (5% a 10%). Observa-se, também, redução da produção de urina do concepto e, consequentemente, do líquido amniótico, uma vez que essa classe de medicamentos aumenta a ação da vasopressina e reduz o fluxo sanguíneo renal. Essa é, inclusive, a razão para a escolha da indometacina no tratamento do polidrâmnio sintomático. Outros efeitos são hemorragia intraventricular e enterocolite necrosante, porém os dados são inconclusivos.

Sulfato de magnésio

Embora o mecanismo de ação do sulfato de magnésio não esteja totalmente esclarecido, ele parece atuar sobre as contrações uterinas, competindo com o cálcio e impedindo sua entrada pela membrana da célula miometrial.

Na última revisão da Cochrane, o sulfato de magnésio não demonstrou ser mais efetivo em adiar ou prevenir o parto pré-termo, quando comparado com outros agentes tocolíticos, nem apresentou vantagens sobre o resultado materno e perinatal.

O sulfato não deve ser utilizado em gestantes com miastenia grave, comprometimento miocárdico ou com bloqueio de condução cardíaca, devido a seu efeito anti-inotrópico. Mulheres com insuficiência renal podem apresentar intoxicação, uma vez que o medicamento é eliminado pelos rins. Nesses casos, deve-se ajustar a dose de manutenção, monitorar a diurese e dosar os níveis séricos do magnésio.

A dose preconizada é de 4g EV, em *bolus*, infundidos durante 20 minutos, seguida por uma dose de manutenção de 1 ou 2g/h. O manejo do sulfato de magnésio está detalhado mais adiante, no Quadro 28.5.

Antagonista da ocitocina (atosibano)

Trata-se de um peptídeo sintético que age competindo com a ocitocina em seu receptor da célula miometrial e reduz seus efeitos fisiológicos. A contração é impedida pelo bloqueio do aporte de cálcio. Quando comparado aos outros tocolíticos, seu custo é mais elevado, embora seja bem tolerado pela gestante.

As contraindicações para uso do atosibano são as mesmas preconizadas para o emprego da inibição do TPP. Não existem contraindicações específicas ao uso desse fármaco.

O atosibano é administrado em três etapas:

- Dose de ataque: 1 ampola de 0,09mL (7,5mg/mL), administrada diretamente na veia, durante 1 minuto, correspondendo a uma dose de 6,75mg.
- Imediatamente em seguida, administra-se uma solução EV (2 ampolas de 5mL em 90mL de SGI 5% à velocidade de 24mL/h [300µg/min] em 3 horas).
- Segue-se uma dose menor de 100µg/min (diminuir o gotejamento da solução anterior para 8mL/h durante 3 horas e meia). No total, serão gastas 6 horas e meia para a infusão da medicação. Na ausência de inibição após esse prazo, o atosibano pode ser mantido na mesma dose. O tratamento não deve ultrapassar 48 horas ou a dose total de 300mg de substância ativa.

O Quadro 28.3 apresenta um resumo dos agentes tocolíticos disponíveis, com via de administração, esquemas terapêuticos e efeitos colaterais maternos e fetais.

Capítulo 28 Abordagem ao Trabalho de Parto Prematuro

Quadro 28.3 Agentes tocolíticos empregados para inibição do TPP

Agente tocolítico	Administração e dose	Efeitos colaterais maternos	Efeitos colaterais fetais
β-adrenérgicos (salbutamol)	5mg EV Dose de ataque: 20 gotas/min ou 60mL/h na bomba de infusão. A dose pode ser aumentada a cada 10 a 20 minutos em 5μg/min (10 gotas/min ou 15mL/h) até atingir a dose máxima de 45 a 48μg/min	Taquicardia, hipotensão, arritmias, isquemia miocárdica, edema pulmonar, hiperglicemia e hipopotassemia, tremores, palpitação e ansiedade	Taquicardia, hipoglicemia, hiperbilirrubinemia e hipocalcemia Efeitos são mais significativos se o parto ocorre imediatamente após início da tocólise
Antagonista intracelular do cálcio (MgSO$_4$)	4 a 6g EV (dose de ataque) 2 a 4g/h (dose de manutenção)	Letargia, cefaleia, fraqueza muscular, diplopia e náuseas Desaparecimento dos reflexos profundos e parada cardiorrespiratória ocorrem em caso de intoxicação	Graus diversos de letargia e hipotonia Desmineralização óssea pode ocorrer se utilizado por > 7 dias
Inibidores de prostaglandinas (indometacina)	50 ou 100mg VR (dose de ataque) + 25mg VO a cada 4 ou 6h, por até 48h para gestações até 32 semanas	Náuseas e pirose	Fechamento precoce do canal arterial com hipertensão pulmonar secundária, oligoidrâmnio, hemorragia intraventricular e enterocolite necrosante
Bloqueador de canal de cálcio (nifedipina)	20mg VO (dose de ataque) + 10 a 20mg a cada 4 ou 6h, até 48h Dose > 60mg/dia apresenta de 3 a 4 vezes mais eventos adversos	Hipotensão, cefaleia, náuseas, vômitos, hepatotoxicidade, depressão cardíaca	Desconhecido
Sulfato de magnésio	Dose de ataque: 4g EV lento Dose de manutenção: 2 a 3g/h EV	Náuseas, vômitos, cefaleia, distúrbios visuais, letargia, fraqueza muscular, diminuição de reflexos, hipotensão arterial, palpitações e depressão respiratória	Hiporreatividade e hipotonia fetal e neonatal
Antagonista da ocitocina (atosibano)	6,75mg EV (durante 1 min) + 18mg/h (EV) por 3h, seguidos de 6mg/h até 48h Dose máxima 330mg	Náuseas, vômitos, íleo, cefaleia, artralgia, inibição da lactação, rubores	Desconhecido

Antibioticoprofilaxia

Estudos recentes demonstram que o emprego de antibióticos de largo espectro na ausência de infecção clínica ou bacteriúria assintomática em gestantes em TPP não age no prolongamento da gestação. Mais significativo foi o achado no estudo ORACLE II de possíveis deficiências funcionais nas crianças cujas mães utilizaram antibiótico intraútero.

No entanto, quando admitida em TPP, a profilaxia para a infecção neonatal pelo estreptococo do grupo B (EGB) deve ser realizada, segundo o Centers for Disease Control and Prevention (CDC), de acordo com a seguinte orientação:

1. Iniciar a profilaxia e obter *swab* vaginal e retal para EGB.
2. Caso a paciente esteja em franco trabalho de parto, manter o antibiótico até o parto.
3. Caso o parto seja inibido, cesse ou não evolua, a medicação deve ser suspensa. Nesses casos, a conduta posterior será baseada no resultado da cultura. Nos casos de cultura positiva, ou se a gestante entrar novamente em TP < 37 semanas, deve-se repetir a profilaxia. Nos casos de cultura negativa, nenhuma medida está indicada.

Para a profilaxia, recomenda-se o esquema apresentado no Quadro 28.4.

Neuroproteção

As evidências do efeito neuroprotetor do sulfato de magnésio são originadas de estudos observacionais, ensaios clínicos controlados e metanálises. Em 2010 e 2011, o American College of Obstetricians and Gynecologists e a Society of Obstetricians and Gynaecologists do Canadá, respectivamente, publicaram suas diretrizes com base em metanálises, reforçando o emprego do sulfato de magnésio para neuroproteção até 31 semanas e 6 dias de gestação. Essas metanálises demonstraram redução do risco de morte ou paralisia cerebral de moderada a grave e disfunção motora grave, e os resultados mostraram-se consistentes nos diversos estudos, além de não terem apresentado aumento significativo nos custos com a saúde.

Quadro 28.4 Antibioticoprofilaxia para sepse neonatal por EGB

Fármaco	Dose de ataque	Dose de manutenção	Observação
Penicilina G cristalina	5 milhões de UI EV	2,5 milhões de UI EV a cada 4h até o nascimento	São necessárias 2 doses de antibióticos, com intervalo de 4 horas antes do nascimento
Cefazolina	2g EV	1g EV a cada 8h até o parto	Em caso de alergia à penicilina, e não havendo risco para anafilaxia
Clindamicina ou eritromicina	900mg EV a cada 8h		Nos casos com risco para anafilaxia
Vancomicina	1g EV a cada 12h até o parto		Nos casos de suscetibilidade desconhecida

Capítulo 28 Abordagem ao Trabalho de Parto Prematuro

Os estudos randomizados não incluíram gestantes < 24 semanas. Portanto, nenhum desses dados pode ser extrapolado para essa população.

Não há consenso na literatura quanto à dose que confere neuroproteção nem quanto aos mecanismos de ação, e os estudos devem continuar nos próximos anos.

A dose preconizada é de 4g de sulfato de magnésio EV, em *bolus*, infundido durante 20 minutos, seguida por dose de manutenção de 1 ou 2g/h até o nascimento (Quadro 28.5). Não se deve postergar seu início ante a possibilidade do parto em até 24 horas. Esse esquema ainda precisa ser validado em estudos controlados futuros.

Ainda é desconhecido o tempo mínimo de exposição intraútero ao sulfato para que a neuroproteção seja alcançada, assim como o limite máximo de exposição. A orientação atual consiste em suspensão do tratamento caso o parto não tenha ocorrido em 24 horas.

Não existem dados suficientes sobre a repetição do esquema nos casos em que o parto não ocorreu com o primeiro uso.

Condução do trabalho de parto

Em caso de impossibilidade de inibição do TPP, é essencial assegurar a assistência adequada com o objetivo de minimizar os agravos decorrentes da prematuridade. Para isso é imprescindível que o parto ocorra em maternidade capacitada para a assistência obstétrica de alto risco.

A decisão quanto à via de parto deve levar em conta a idade gestacional e o peso fetal estimado, as condições materno-fetais, a apresentação fetal, a integridade das membranas e as condições da equipe médica para lidar com essa situação.

Para os prematuros extremos, a cesariana pode melhorar o prognóstico neonatal, reduzindo a ocorrência de hemorragia intraventricular, embora não haja evidências de seu benefício em gestações < 28 semanas. Se o feto encontra-se em apresentação pélvica, a cesariana é a melhor opção. Ao se optar por essa via, é preciso ter em mente que o tipo de incisão uterina deve estar relacionado com a idade gestacional. Nas gestações < de 30 semanas pode não haver segmento bem formado, e a realização de incisão segmentar pode resultar em extração traumática e difícil, agravando ainda mais as condições do recém--nascido. Nesses casos, deve-se optar pela incisão longitudinal do útero. Também são mais comuns as apresentações anômalas que dificultam a extração do feto, o que deve ser pensado e programado previamente.

Quadro 28.5 Sulfato de magnésio para inibição e neuroproteção fetal/neonatal

Dose de ataque 4g:	8mL de $MgSO_4$* a 50% em 12mL de ABD**	Infundir lento (20min) ou 60microgotas/min
Dose de manutenção 1g: 2g:	20mL de $MgSO_4$ a 50% em 480mL de SF 0,9% 20mL de $MgSO_4$ a 50% em 480mL de SF 0,9%	Infundir a solução a 50mL/h Infundir a solução a 100mL/h

*$MgSO_4$: sulfato de magnésio.
** Água bidestilada.

Deve-se cuidar para que, nos casos de parto via baixa, o desprendimento da cabeça fetal seja lento e conduzido pelo médico, corroborando para reduzir a hemorragia intraventricular.

O fórcipe pode ser utilizado para abreviar o período expulsivo, quando o feto tiver peso estimado > 1.500g. O uso de vacuoextrator está contraindicado em virtude do risco adicional de hemorragia intracraniana.

O trabalho de parto não deve ser prolongado, assim como se deve cuidar para que não ocorra hipertonia ou taquissistolia, o que pode provocar ou agravar a hipoxia fetal e a asfixia intraparto, ainda mais preocupante nos prematuros. Nesses casos, é preciso intervir precocemente. Para isso, todo TPP deve ser monitorado com ausculta intermitente ou, preferencialmente, de maneira contínua pela cardiotocografia. No entanto, é importante lembrar que essa avaliação é mais difícil nos prematuros, e o uso prévio de tocolíticos pode influenciar os batimentos cardíacos fetais.

Devem ser evitados toques repetidos.

A amniotomia deve ser tardia. A bolsa minimiza a pressão sobre o polo cefálico. A ausência da bolsa desde o início do TP aumenta as chances de bossa serossanguínea e traumatismo craniano.

O uso de ocitocina deve ser criterioso e, quando necessário, a monitoração fetal e do TP deve ser contínua.

Quanto à analgesia, o bloqueio peridural deve ser contínuo, preferindo-se doses menores, mesmo que repetidas. Sedativos não devem ser administrados às parturientes para evitar alterações no recém-nascido.

A necessidade da episiotomia deve ser avaliada individualmente, não sendo indicado seu uso rotineiro, embora sua utilização seja mais liberal principalmente nas primigestas e com período expulsivo mais prolongado.

A ligadura do cordão é realizada após avaliação das condições do nascimento, devendo ser preferencialmente tardia. Apenas nos casos de sinais sugestivos de hipoxia a clampagem deverá ser precoce, para melhor assistência ao recém-nascido. Idealmente, nos casos de fetos prematuros, amostra de sangue de cordão deve ser coletada para gasometria. Em casos de suspeita de sofrimento fetal agudo, o exame auxilia a confirmação ou não desse diagnóstico, uma vez que pH < 7 fala a favor de asfixia intraparto.

■ CONSIDERAÇÕES FINAIS

As questões que cercam a prematuridade são de interesse de toda a sociedade e não apenas dos profissionais envolvidos no atendimento às gestantes, seus recém-nascidos e suas famílias, uma vez que o custo social, emocional e financeiro é infinitamente maior e pode repercutir por toda uma vida.

Capítulo 28 Abordagem ao Trabalho de Parto Prematuro

Por isso, devem ser feitos todos os esforços para melhorar a assistência pré-natal, o parto e o puerpério quando se trata de gestantes com fator de risco para prematuridade ou em TPP.

Leitura sugerida

American College of Obstetricians and Gynecologists, Committee on Practice Bulletins – Obstetrics. ACOG practice bulletin no. 127: Management of Preterm Labor. Obstet Gynecol 2012; 119:1308.

Antenatal corticosteroids to reduce neonatal morbidity and mortality. Greentop Guideline n. 7. London: Royal College of Obstetricians and Gynaecologists.

Boots AB, Sanchez-Ramos L, Bowers DM et al. The short-term prediction of preterm birth: a systematic review and diagnostic metaanalysis. Am J Obstet Gynecol 2014; 210:54.e1.

Committee Opinion No. 573: Magnesium sulfate use in obstetrics. American College of Obstetricians and Gynecologists Committee on Obstetric Practice Society for Maternal-Fetal Medicine. Obstet Gynecol 2013; 22(3):727.

Consolidação do Sistema de Informações sobre Nascidos Vivos – 2011. Coordenação Geral de Informações e Análise Epidemiológica, 2011:17-8.

Costantine MM, Weiner SJ, Shriver EK. Effects of antenatal exposure to magnesium sulfate on neuroprotection and mortality in preterm infants: a meta-analysis. Obstet Gynecol 2009; 114(2 Pt 1):354.

Crowther CA, Brown J, McKinlay C JD. Magnesium sulphate for preventing preterm birth in threatened preterm labour. Cochrane Database of Systematic Reviews, Issue 3, 2015.

Flenady V, Wojcieszek AM, Papatsonis DN et al. Calcium channel blockers for inhibiting preterm labour and birth. Cochrane Database Syst Rev 2014; 6:CD002255.

Hammers AL, Sanchez-Ramos L, Kaunitz AM. Antenatal exposure to indomethacin increases the risk of severe intraventricular hemorrhage, necrotizing enterocolitis, and periventricular leukomalacia: a systematic review with metaanalysis. Am J Obstet Gynecol 2015; 212(4):505.e1.

Howson CP, Kinney MV, Lawn JE. WHO. Born Too Soon: The Global Action Report on Preterm Birth. World Health Organization. 126p, Geneva, 2012.

Kenyon SL, Taylor DJ, Tarnow-Mordi W; ORACLE Collaborative Group. Broad-spectrum antibiotics for spontaneous preterm labour: the ORACLE II randomised trial. ORACLE Collaborative Group. Lancet Mar 2001; 31;357(9261):989-94.

Magee L, Sawchuck D, Synnes A, von Dadelszen P. SOGC Clinical Practice Guideline. Magnesium sulphate for fetal neuroprotection. J Obstet Gynaecol Can 2011 May; 33(5):516-29.

Matijasevich A, Silveira MF, Matos ACG et al. Estimativas corrigidas da prevalência de nascimentos pré-termo no Brasil, 2000 a 2011. Epidemiol Serv Saúde, Brasília, 2013; 22(4):557-64.

Money D, Allen VM. SOGC Clinical practice guideline. The Prevention of Early-Onset Neonatal Group B Streptococcal Disease 2013; 298:e1-e10.

Neilson JP, West HM, Dowswell T. Betamimetics for inhibiting preterm labour. Cochrane Database Syst Rev 2014.

Roberts D, Dalziel S. Antenatal corticosteroids for accelerating fetal lung maturation for women at risk of preterm birth. Cochrane Database Syst Rev 2006.

Rouse DJ, Hirtz DG, Thom E et al. A randomized, controlled trial of magnesium sulfate for the prevention of cerebral palsy. N Engl J Med 2008; 359(9):895.

Tocolysis for women in preterm labour RCOG Green-top Guideline No. 1b 3 of 13 Royal College of Obstetricians and Gynaecologists. 2011:1-13.

Verani JR, McGee L, Schrag SJ, Division of Bacterial Diseases, National Center for Immunization and Respiratory Diseases, Centers for Disease Control and Prevention (CDC). Prevention of perinatal group B streptococcal disease – revised guidelines from CDC, 2010. MMWR Recomm Rep 2010; 59:1.

29

Rotura Prematura de Membranas

Inessa Beraldo de Andrade Bonomi

■ RELEVÂNCIA

As membranas ovulares e a bolsa amniótica são essenciais para o desenvolvimento e a proteção do feto. A rotura prematura de membranas (RPM) ocorre em aproximadamente 1% a 3% das gestações, sendo importante causa de morbidade e mortalidade perinatal e responsável por cerca de 30% de todos os partos prematuros e por 20% de mortalidade nesse período.

■ CONCEITO

A RPM ovular ou amniorrexe prematura, ou rotura da bolsa de águas, consiste no quadro caracterizado por rotura espontânea antes do começo do trabalho de parto. Quando ocorre antes do termo, ou seja, antes de 37 semanas, denomina-se rotura prematura pré-termo de membranas (RPPTM).

■ DIAGNÓSTICO

- **Anamnese:** informa sobre perda líquida, em grande quantidade ("molha roupas"), súbita e habitualmente indolor.
- **Aspecto do líquido:**
  - transparente;
  - odor característico, seminal, ou de hipoclorito de sódio;

- coloração amarelada ou esverdeada (mecônio);
- purulento, se há infecção.
- **Exame especular:** quando a perda de líquido não é evidente, deve-se mobilizar o polo fetal e realizar manobra de Valsalva para detecção da saída de líquido pelo orifício cervical.
- **Microscópio:** coletar pequena quantidade de secreção vaginal no fundo de saco e verificar em microscópio, após secagem pelo calor. A presença de cristalização em folha de samambaia confirma a rotura de membranas. A mudança de coloração (incolor para marrom) da amostra de líquido amniótico em lâmina, aquecida durante 1 minuto, também confirma a rotura de membranas.
- **pH da secreção vaginal:** medição de pH da secreção vaginal com papel de nitrazina (que se torna azul em contato com o fluido vaginal). Atenção: falso-positivo (17%) com sangue, sêmen, tricomonas ou vaginose.
- **Ultrassonografia:** método auxiliar importante, não definitivo. À redução do volume do líquido amniótico soma-se avaliação da idade gestacional, parâmetro fundamental na decisão quanto à conduta.
- **AmniSure®:** teste imunocromatográfico, qualitativo rápido, para detecção de proteína específica do líquido amniótico (alfa-1-microglobulina placentária – PAMG-1). Coletar pequena quantidade de secreção vaginal no fundo de saco e misturar no solvente; a seguir, inserir a tira teste e obter o resultado. Apenas nos locais onde o teste estiver disponível.

■ DIAGNÓSTICO DIFERENCIAL

Perda involuntária de urina ou outras eliminações vaginais, como leucorreias, muco etc.

■ EXAME FÍSICO

- Temperatura axilar e pulso materno.
- Dinâmica uterina.
- Altura uterina.
- Estado fetal (ausculta com Pinard, Sonar etc.).
- Exame especular: a inspeção visual pode ser utilizada para avaliar o colo.

Deve-se evitar a realização de toque vaginal, exceto nas gestações a termo, em gestantes com parto iminente ou quando se planeja a indução imediata.

Em caso de sangramento vaginal, deve-se avaliar a possibilidade de placenta prévia e/ou descolamento de placenta.

Capítulo 29 Rotura Prematura de Membranas

PROPEDÊUTICA COMPLEMENTAR

- Hemograma completo.
- Urina-rotina, Gram de gota urinário, urocultura.
- Pesquisa para estreptococo do grupo B em *swab* anal e vaginal.
- Ultrassonografia.

CONDUTA

A conduta em relação à RPM dependerá da idade gestacional em que ela ocorrer.

Aconselhamento sobre morbidade/mortalidade relacionadas com a idade gestacional

Toda mulher com diagnóstico de RPM e sua família devem receber aconselhamento sobre morbidade e mortalidade associadas à idade gestacional e sobre a eficácia limitada do tratamento.

Entre 22 e 24 semanas: individualização da conduta

Nesse período gestacional, o prognóstico perinatal é muito sombrio, além de haver riscos maternos associados, como corioamnionite, sepse e até mesmo óbito. Diante disso, pode-se oferecer à mulher e sua família a opção de interrupção da gestação.

Caso a mulher opte por uma conduta expectante, isso deverá ser registrado no prontuário. A internação deve ocorrer no momento do diagnóstico, com hidratação e reavaliação do índice de líquido amniótico (ILA) em 48 a 72 horas. A partir daí, deve-se reavaliar periodicamente.

Acompanhamento em nível ambulatorial é recomendado quando não há evidências de infecção ou sangramento vaginal, consistindo na avaliação de sinais de infecção e de começo do trabalho de parto, assim como outras medidas gerais:

- Presença de febre.
- Alterações no hemograma (realizar duas vezes por semana).
- Presença de contrações uterinas.
- Avaliação do estado fetal:
  - Biometria fetal a cada 15 dias.
  - Percepção de movimentos fetais pela mãe.
  - Ausculta de batimentos cardiofetais duas vezes por semana.
- Repouso rigoroso no leito.
- Evitar coito vaginal.
- Antibioticoterapia (veja adiante).
- Sem tocólise.
- Sem corticoterapia.

A variável mais importante para orientação sobre o prognóstico fetal é o volume de líquido amniótico. Oligoidrâmnio acentuado e persistente por 14 dias ou mais está fortemente associado à hipoplasia pulmonar letal e a complicações como descolamento prematuro de placenta. Deve-se proceder à interrupção imediata da gestação em caso de trabalho de parto ou na presença de sinais de corioamnionite.

Entre 24 e 33 semanas

Além de 24 semanas de gestação, a conduta expectante parece trazer benefícios e deve ser discutida com a mulher e sua família. Deve-se orientar sobre os benefícios esperados para o feto com o prolongamento da gestação, como, por exemplo, a diminuição da morbidade neonatal relacionada com a prematuridade.

A mulher deve ser internada e, após estabilização do quadro, poderá ser acompanhada em nível ambulatorial (CGBP), como descrito a seguir:

- Cuidados gerais:
    - Repouso no leito com permissão para uso do banheiro.
    - Curva térmica a cada 4 horas (EXCETO durante o sono noturno da gestante).
    - Observar presença de contrações uterinas.

    Deve ser evitado toque vaginal, exceto na presença de contrações uterinas fortes ou quando se planeja a indução imediata do parto.
- Realizar exame especular, quando necessário, para avaliar as condições cervicais e eliminação de líquido amniótico.
- Realizar hemograma duas vezes por semana ou se surgirem sinais de corioamnionite; associar exames de velocidade de hemossedimentação (VHS) e proteína C reativa, quando possível.
- Avaliação do estado fetal:
    - Ausculta de batimentos cardiofetais duas a três vezes ao dia.
    - Contagem de movimentos fetais pela mãe duas vezes ao dia (após almoço e jantar).
    - Cardiotocografia basal diária ou no mínimo duas vezes por semana.
    - Perfil biofísico fetal diário para gestantes com ILA < 5cm e duas vezes por semana para gestantes com ILA > 5cm.
- Avaliação de volume de líquido amniótico por ecografia a cada 2 ou 3 dias.
- Hidratação oral (3 a 4L/dia).
- Sem tocólise (contraindicada).
- Antibióticos: além de reduzirem o risco de infecção, melhoram os resultados perinatais.
- Esquema: ampicilina 2g EV a cada 6h por 48h, seguida por 5 dias de amoxicilina, 500mg a cada 8h ou 875mg VO a cada 12h; azitromicina, 1g VO em dose única; em caso de alergia, clindamicina, 600mg a cada 6h ou 900mg a cada 8h por 7 dias.

Capítulo 29 Rotura Prematura de Membranas

- Corticoides:
  - Indicações: idade gestacional ≥ 24 e ≤ 34 semanas.
  - Contraindicações: evidências de infecção e/ou parto iminente, hipersensibilidade medicamentosa.
  - 1ª escolha: betametasona 12mg IM a cada 24h por 2 dias (duas doses).
  - 2ª escolha: dexametasona, 6mg IM a cada 12h por 2 dias (quatro doses).
- Sulfato de magnésio para neuroproteção fetal em gravidez com idade gestacional de até 32 semanas:
  - Dose de ataque: 4g EV.
  - Dose de manutenção: 2g/h em infusão contínua: 460mL de SF0,9% + 40mL de $MgSO_4$ 50% a 50mL/h na bomba de infusão – por um período máximo de 24h.
- Realizar a dose novamente em caso de novo risco de parto pré-termo.

Além de 34 semanas

Para as mulheres que apresentam RPM com idade gestacional > 34 semanas, independentemente da paridade e do amadurecimento cervical:

- Pode ser indicada interrupção imediata da gestação mediante indução do trabalho de parto.
- A escolha do método de indução dependerá do estado de amadurecimento cervical. Se houver condições cervicais favoráveis, utiliza-se ocitocina. No caso de colo desfavorável, utiliza-se método de amadurecimento cervical. A cesariana está recomendada apenas nos casos de indicações obstétricas.

Critérios para interrupção da gestação

- Gestação até 20 semanas, respeitadas as limitações legais, e além de 34 semanas.
- Trabalho de parto espontâneo.
- Sinais de comprometimento fetal.
- Sinais de infecção: hipertermia ≥ 37,8ºC e pelo menos dois dos seguintes sinais: útero doloroso, odor vaginal desagradável, taquicardia materna >100bpm, taquicardia fetal >160bpm, leucocitose >15.000 células/mL, desvio do leucograma para a esquerda. Pode-se considerar ainda a elevação sustentada progressiva dos leucócitos, hemossedimentação, proteína creativa proteína C reativa (PCR) e fluxo anormal pela cérvice ao exame especular.

Assistência ao parto

- O acompanhamento do trabalho de parto deverá ser realizado com monitoração fetal eletrônica contínua (cardiotocografia).

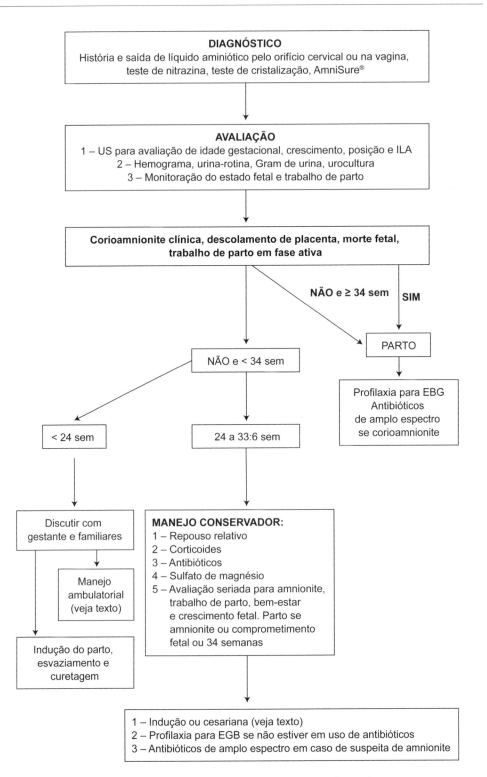

Figura 29.1 Fluxograma para manejo da rotura prematura de membranas.

Capítulo 29 Rotura Prematura de Membranas

- O acompanhamento do trabalho de parto deverá ser realizado por equipe multiprofissional, com presença obrigatória do médico obstetra durante todo o processo.
- Via vaginal (independentemente da idade gestacional, respeitadas as indicações obstétricas):
  - Gestantes em trabalho de parto espontâneo.
  - Apresentação de vértice.
  - Com dilatação cervical progressiva.
- Em gestantes que não estão em trabalho de parto, mas com necessidade de interrupção da gestação, a conduta dependerá da idade gestacional:
  - Gestações ≥ 34 semanas em apresentação de vértice: via vaginal. A indução do parto pode ser realizada independentemente do estado cervical.
  - Gestações < 34 semanas em apresentação de vértice: a via de parto dependerá do estado cervical:
    - Escore de Bishop ≥ 6: indução do parto com ocitocina.
    - Escore de Bishop < 6: avaliar a utilização de misoprostol para amadurecimento cervical, desde que o processo de indução não seja muito prolongado (< 24 horas).
    - Em situações em que a indução poderá ser prolongada (> 24 horas), considerar a realização de cesariana.

■ PONTOS CRÍTICOS

- Evitar toques vaginais frequentes em gestantes com RPM em trabalho de parto.
- Embora a cesariana possa reduzir a mortalidade neonatal em recém-nascidos de extremo baixo peso (< 1.000g), a morbidade neonatal pode ser extremamente alta, não justificando o procedimento. Devem ser considerados também os riscos maternos, principalmente o grande risco de infecção puerperal.
- Não há nenhum benefício comprovado para o recém-nascido prematuro com o uso rotineiro de cesariana, fórceps e episiotomia. Devem ser utilizados apenas para outras indicações (p. ex., evidências de comprometimento do bem-estar fetal).
- Nas gestantes que não estiverem em uso de antibióticos no momento da interrupção, deve-se realizar profilaxia para sepse neonatal pelo estreptococo do grupo B beta-hemolítico.

Leitura sugerida

Abdelazim IA, Makhlouf, HH. Placental alpha microglobulin-1 (AmniSure test) versus insulin-like growth factor binding protein-1 (Actim PROM test) for detection of premature rupture of fetal membranes. Journal of Obstetrics and Gynaecology Research 2013; 39:1129-36.

American College of Obstetricians and Gynecologists. Premature rupture of membranes. Obstet Gynecol 2013; 122:918-30. ACOG Practice bulletin no. 139.

Azria E, Anselem O, Schmitz T, Tsatsaris V, Senat MV, Goffinet F. Comparison of perinatal outcome after pre-viable preterm prelabour rupture of membranes in two centres with different rates of termination of pregnancy. BJOG 2012; 119:449-57.

Bittar RE, Carvalho MHB, Zugaib M. Condutas para o trabalho de parto prematuro. Rev Bras Ginecol Obste [online] 2005; 27(9):561-6.

Mercer BM, Premature rupture of the membranes. In: Creasy RK, Resnik R, Iams JD, Lockwood CJ, Moore TR. Creasy and Resnik's maternal-fetal medicine: principles and practice. Philadelphia: Saunders Elsevier, 2014.

Chapman E, Reveiz L, Illanes E, Bonfill Cosp X. Antibiotic regimens for management of intra-amniotic infection. Cochrane Database of Systematic Reviews 2014, Issue 12. Art. No.: CD010976. DOI: 10.1002/14651858.CD010976.pub2.

Chauleur C, Rochigneux S, Seffert P, Chene G, Billiemaz K, Collet F. Neonatal outcomes and four- year follow-up after spontaneous or iatrogenic preterm prelabor rupture of membranes before 24 weeks. Acta Obstet Gynecol Scand 2009; 88:801-6.

Goldenberg RL, Culhane JF, Iams JD, Romero R. Epidemiology and causes of preterm birth. Lancet 2008; 371:75-84.

Hutzal CE, Boyle EM, Kenyon SL et al. Use of antibiotics for the treatment of preterm parturition and prevention of neonatal morbidity: a metaanalysis. Am J Obstet Gynecol 2008; 199:620.e1–8.

Melamed N, Ben-Haroush A, Pardo J et al. Expectant management of preterm premature rupture of membranes: is it all about gestational age? Am J Obstet Gynecol 2011; 204:48.e1-8.

Rouse DJ, Hirtz DG, Thom E et al. A randomized, controlled trial of magnesium sulfate for the prevention of cerebral palsy. N Engl J Med 2008; 359:895-905.

Wojcieszek AM, Stock OM, Flenady V. Antibiotics for prelabour rupture of membranes at or near term. Cochrane Database of Systematic Reviews 2014, Issue 10. Art. No.: CD001807. DOI: 10.1002/14651858. CD001807.pub2. Am J Obstet Gynecol. 2014 September; 211(3):308.e1-308.e6.

Seção IV

EMERGÊNCIAS INTRAPARTO E PÓS-PARTO

30

Emergências Fetais e Ressuscitação Intrauterina

Juliana da Silva Barra

■ EPIDEMIOLOGIA E RELEVÂNCIA

A principal emergência fetal é mais comumente denominada sofrimento fetal, ou melhor, estado fetal não tranquilizador. Essa expressão é frequentemente usada, mas pouco entendida. Na verdade, implica a interrupção do fornecimento de oxigênio para o feto, podendo levar a hipoxia leve ou asfixia. Hipoxia refere-se à redução da oxigenação tecidual, ao passo que asfixia implica a ocorrência de hipoxia associada a acidose metabólica. Sua incidência exata é desconhecida, e não existe consenso quanto a sua definição. A incidência de asfixia pode chegar a 40% em partos vaginais cirúrgicos e a 30% nas cesarianas.

Durante o trabalho de parto, o útero se contrai, diminui o suprimento de sangue e oxigênio para o feto, ocorre relaxamento do útero entre as contrações e a oxigenação é restaurada. Um feto normal, com boa reserva metabólica, suporta esse processo. Fetos comprometidos e com baixa reserva metabólica poderão desenvolver hipoxia, a qual é inicialmente reversível. A princípio, o feto responde com diminuição da frequência cardíaca e dos movimentos, redistribuição do fluxo sanguíneo para órgãos vitais e substituição do metabolismo anaeróbico pelo aeróbico. Esses resultados vão provocar acúmulo de ácido lático e ácido pirúvico, ocasionando acidose metabólica. Essa situação pode levar à ocorrência de taquicardia fetal e, mais tarde, bradicardia.

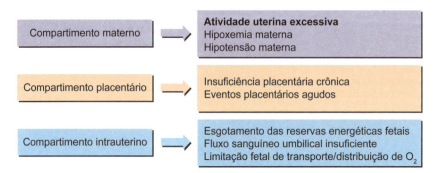

Figura 30.1 Estado fetal não tranquilizador.

Os nervos parassimpáticos fetais também são estimulados, promovendo aumento do peristaltismo e do relaxamento do esfíncter anal e, consequentemente, a liberação de mecônio no líquido amniótico. A persistência da hipoxia pode causar lesão neurológica e, até mesmo, a morte do feto.

Os fatores maternos associados ao aumento do risco de sofrimento fetal incluem condições como hipertensão, diabetes, hemorragia, rotura prematura de membranas, rotura uterina, indução do parto, hipertonia uterina e prolapso de cordão. Os fatores relacionados com o feto, por sua vez, seriam: restrição do crescimento fetal, prematuridade, oligoidrâmnio, isoimunização Rh, gestações múltiplas e alterações do Doppler umbilical, líquido meconial, alteração na cardiotocografia fetal, distocia de ombro e circular de cordão. Além desses, há ainda os fatores relacionados com a placenta, em virtude da insuficiência placentária, e eventos placentários agudos, como descolamento de placenta (Figura 30.1).

A cardiotocografia fetal permanece como o principal elemento para o diagnóstico do feto comprometido. Um traçado alterado por 30 minutos implica a necessidade de cesariana ou parto vaginal cirúrgico. O diagnóstico é fundamentado em um padrão suspeito, mas devem ser realizados testes para confirmação da acidemia fetal. Se possível, medidas de ressuscitação fetal devem ser instituídas logo após o diagnóstico da causa da hipoxia (Figura 30.2).

Método recente, o eletrocardiograma fetal complementa a cardiotocografia fetal e é utilizado para confirmar hipoxia em caso de dúvida. A confirmação ocorreria a partir da coleta de sangue do couro cabeludo da criança e da dosagem de lactato (Figura 30.3 e Quadro 30.1).

O diagnóstico e a correção imediata do fator desencadeante não são necessariamente capazes de reverter ou reduzir o quadro de hipoxia fetal. Entretanto, a equipe médica e assistencial deve estar sempre preparada para um parto de emergência. As medidas de ressuscitação uterina devem ter por objetivos melhorar a oxigenação do feto, reduzir a hipertonia uterina, aliviar a compressão umbilical e reverter a hipotensão materna.

Capítulo 30 Emergências Fetais e Ressuscitação Intrauterina

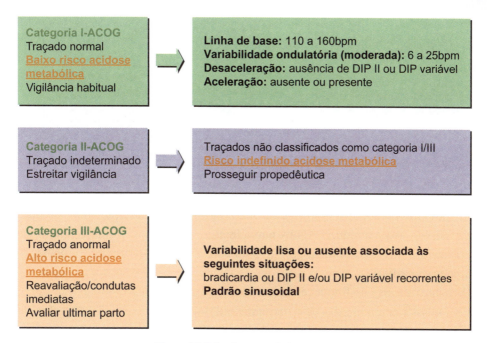

Figura 30.2 Cardiotocografia intraparto.

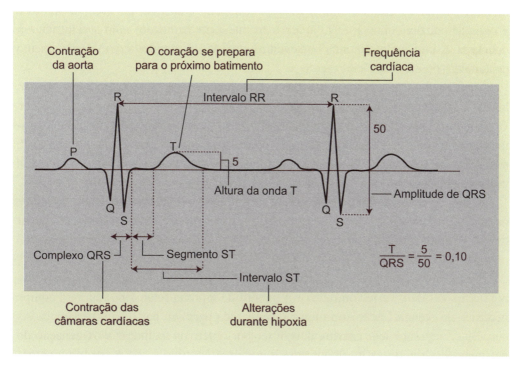

Figura 30.3 Eletrocardiograma fetal.

Quadro 30.1 Microanálise de sangue fetal

Estado gasométrico fetal	pH	Lactato (mmol/L)	Conduta obstétrica
Normal	> 7,25	> 4,2	Mantida CTG
Pré-acidemia/pré-lactemia	7,20 a 7,25	4,2 a 4,8	Repetir exame em 30 minutos
Acidemia/lactemia	< 7,20	> 4,8	Repetir imediatamente exame. Se persistir alteração: parto imediato

CTG: cardiotocografia.

O aumento do suporte de oxigênio materno, administrado por meio de máscara (8 a 10L/min), ajuda a reduzir o sofrimento fetal.

A mudança da posição materna, de preferência reclinada, ajuda a aumentar a perfusão uteroplacentária.

Em caso de hiperestimulação uterina, na presença de cardiotocografia anormal, pode ser administrada injeção de terbutalina, 0,25mg, SC.

O aumento da infusão de líquido endovenoso, como Ringer lactato, 500mL em *bolus*, por mais de 20 minutos, ajuda a aumentar o fluxo sanguíneo placentário, especialmente naquelas mães hipovolêmicas e hipotensas. Nesses casos, deve-se ter cautela devido ao risco de edema agudo de pulmão nas pacientes com pré-eclâmpsia e trabalho de parto pré-termo tratadas com sulfato de magnésio e corticoides. Pacientes em uso prolongado de ocitocina também apresentam risco em virtude da ação antidiurética da ocitocina. A infusão de líquidos contendo glicose deve ser evitada em virtude do risco de aumento do nível de lactato fetal.

As pacientes devem ser submetidas ao exame pélvico para exclusão da possibilidade de prolapso fetal.

Em caso de suspeita de estado fetal não tranquilizador, a equipe assistencial deve manter-se em alerta. Passados 30 minutos sem resposta às manobras de ressuscitação intrauterinas, a extração fetal deve ser realizada, no máximo, em até 30 minutos.

O estado fetal pouco tranquilizador é o motivo de sofrimento do obstetra, que deve estar preparado para a resolução de um parto na presença de traçados de cardiotocografias anormais em, no máximo, 30 minutos. A família da criança deve estar ciente da situação de risco durante todo o tempo. Uma amostra de sangue do couro cabeludo fetal deve ser coletada para confirmação de hipoxia fetal; infelizmente, no entanto, essa técnica não se encontra disponível em todos os serviços. As medidas de ressuscitação intraútero devem ser estabelecidas ao primeiro sinal de suspeita. Enquanto não existirem testes ideais para confirmação de acidose fetal, pesquisas devem ser estimuladas para que eles sejam descobertos em futuro próximo (Quadro 30.2).

Capítulo 30 Emergências Fetais e Ressuscitação Intrauterina

Quadro 30.2 Ressuscitação intrauterina

Objetivos	Técnicas e métodos
Melhorar a oxigenação fetal	Posicionamento materno lateral Suspender ocitocina ou misoprostol
Redução da atividade uterina	Infusão rápida (EV) de Ringer lactato, 500 a 1.000mL, se não houver contraindicação Modificação dos puxos maternos no período expulsivo
Aliviar a compressão umbilical	O_2 em máscara, 8 a 10L/min, se as medidas anteriores não forem eficazes (suspender O_2 assim que o padrão fetal melhorar) Terbutalina, 0,25mg SC; considerar seu uso em caso de taquissistolia associada e se as intervenções anteriores não forem suficientes
Corrigir a hipotensão materna	Elevação do polo cefálico nos casos de prolapso de cordão umbilical até extração fetal em cesariana de emergência Considerar administração de efedrina, 5 a 10mg EV, se as medidas anteriores não forem suficientes para restabelecer níveis pressóricos maternos adequados.

Leitura sugerida

Mishra MG, Sinha HH. Treatment and prognosis in obstetrics & ginecology. 1. ed. 2014.

Sibai, Baha M. Videoatlas: condutas em emergências obstétricas/Baha M, Sibai; tradução Douglas Arthur Omena Futuro... [et al.]. 1. ed. Rio de Janeiro: Elsevier, 2013; 27:208.

31

Intervenções Imediatas em Caso de Parto Prematuro Iminente

Gabriel Costa Osanan

■ EPIDEMIOLOGIA E RELEVÂNCIA

A prematuridade é uma das principais causas de morbimortalidade neonatal em todo o mundo. No Brasil, em 2007, sua incidência era de 6,6%, mas as taxas têm aumentado nos últimos anos. Grandes esforços devem ser direcionados no sentido de prevenir o parto pré-termo.

No entanto, quando o parto prematuro é iminente, algumas medidas imediatas devem ser adotadas na tentativa de minimizar os danos relacionados com o nascimento pré-termo.

■ DEFINIÇÃO

O *parto prematuro* é definido como o nascimento de um concepto em gestações < 37 semanas, mas > 22 semanas de gravidez.

Considera-se *parto prematuro iminente* aquele nascimento pré-termo que tem previsão de ocorrer nas próximas 24 horas.

O parto pré-termo pode ser espontâneo, quando há trabalho de parto prematuro (TPP) ou eletivo/induzido, quando existe indicação de se ultimar a gravidez, seja por risco materno, seja por risco fetal.

■ DIAGNÓSTICO CLÍNICO

A definição quanto ao momento de um parto é tarefa desafiadora. No entanto, algumas condições clínicas e obstétricas podem sugerir a possibilidade de ocorrência de parto prematuro iminente. As situações descritas a seguir podem sugerir a ocorrência de parto nas próximas 24 horas:

- TPP franco com dilatação ≥ 4cm e apagamento cervical de 80%.
- TPP franco com amniorrexe prematura de membranas.
- TPP franco com contraindicação à tocólise.
- Falha da tocólise em paciente em TPP franco.
- Índice de tocólise ≥10 (veja Quadro 31.1).
- Condições maternas e fetais que necessitam interrupção da gestação nas próximas horas, como, por exemplo, quadros de eclâmpsia, síndrome HELLP, ou mesmo situações específicas de comprometimento grave da vitalidade fetal.

■ PONTOS CRÍTICOS

Devem ser adotadas estratégias na tentativa de minimizar os danos relacionados com o nascimento prematuro (Figura 31.1), dentre as quais se destacam:

- Realizar a profilaxia contra sepse neonatal precoce (mediante o uso de antibiótico profilático, quando indicado) nas gestações pré-termo.
- Realizar neuroproteção fetal (por meio do uso antenatal de sulfato de magnésio) nos fetos com menos de 32 semanas.
- Induzir o amadurecimento pulmonar fetal (por meio de corticoterapia) entre a 24ª e a 33ª semana de gravidez.
- Minimizar o tocotraumatismo fetal, especialmente nos partos < 34 semanas de gestação. Nos quadros de TPP iminente não se indica, rotineiramente, a tocólise.

A equipe de neonatologia deve ser comunicada imediatamente sobre possibilidade de nascimento de feto pré-termo nas próximas horas.

Quadro 31.1 Determinação do índice de tocólise

Exame obstétrico	Pontuação		
	0	1	2
Posição do colo	Posterior	Intermediário	Centralizado
Apagamento cervical	Imaturo	30% a 50%	> 50%
Dilatação	Nenhuma	2 a 4cm	> 4cm
Altura de apresentação	Alta (móvel)	Média (fixa)	Baixa
Bolsa amniótica	Não formada	Formada	Herniada
Contrações	< 1/h	1\15"\10"	≥2\25"\10'
Conduta clínica	**Pontuação < 6:** observação clínica **Pontuação ≥ 6 e ≤ 9:** realizar tocólise **Pontuação ≥ 10:** aguardar e conduzir parto. Não realizar tocólise		

Capítulo 31 Intervenções Imediatas em Caso de Parto Prematuro Iminente

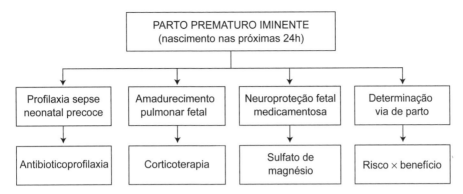

Figura 31.1 Estratégias para minimizar os danos relacionados com o parto prematuro.

■ CONDUÇÃO

Profilaxia da sepse neonatal precoce no parto prematuro iminente

O estreptococo beta-hemolítico do grupo B (EBGB), *Streptococcus agalactiae*, é importante causador de sepse neonatal precoce. Sua transmissão vertical ocorre especialmente durante o trabalho de parto ou após rotura das membranas amnióticas. O uso do antibiótico profilático é capaz de reduzir em até 80% o risco de sepse neonatal precoce.

As pacientes com risco de parto prematuro iminente sem rastreio para EBGB nas últimas 5 semanas ou sem o resultado do rastreio são candidatas à utilização de antibiótico profilático. Nesse grupo de gestantes, a profilaxia contra sepse neonatal precoce estará indicada sempre que houver ou trabalho de parto ou rotura prematura de membranas pré-termo, independente da via de parto escolhida (Figura 31.2).

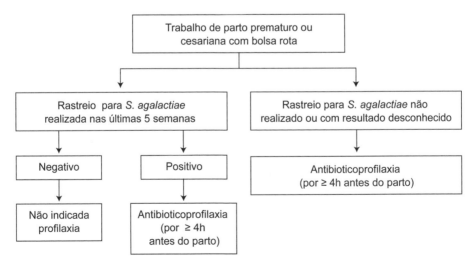

Figura 31.2 Definição do uso da antibioticoprofilaxia contra sepse neonatal precoce nos casos de parto prematuro iminente.

O Centers of Disease Control (CDC) não recomenda de rotina o uso de antibiótico profilático nos casos de cesariana em pacientes fora do trabalho de parto e com membranas íntegras.

O antibiótico de escolha para profilaxia contra o EBGB é a penicilina G cristalina. A ampicilina é uma alternativa aceitável (CDC, 2010). A escolha do antibiótico deve ser fundamentada no quadro clínico, na presença de alergias aos fármacos e na presença de resistência do EBGB a algum dos antibióticos propostos (Figura 31.3).

O intervalo mínimo preconizado entre a administração do antibiótico e o parto deve ser de pelo menos 4 horas, para que a profilaxia seja considerada adequada.

No entanto, mesmo nos casos com previsão de nascimento em menos de 4 horas, deve-se prescrever antibioticoprofilaxia. Alguns estudos demonstraram que o antibiótico parece iniciar seu efeito profilático contra o EBGB a partir da segunda hora de infusão (mesmo não se considerando profilaxia adequada).

Deve-se ressaltar que nenhum procedimento obstétrico necessário (risco de vida materno ou fetal iminente) deve ser postergado para se permitir a profilaxia contra a sepse neonatal precoce plena.

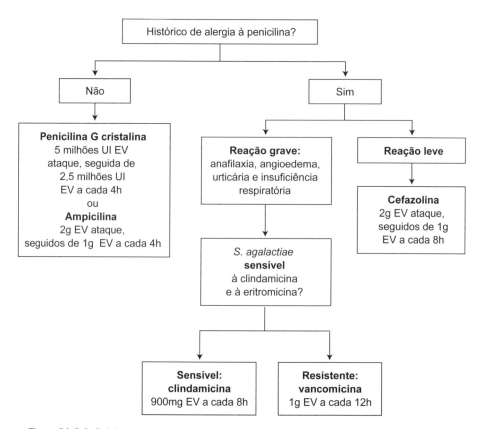

Figura 31.3 Definição do regime de antibiótico utilizado na profilaxia da sepse neonatal precoce.

Capítulo 31 Intervenções Imediatas em Caso de Parto Prematuro Iminente

Sulfato de magnésio antenatal para neuroproteção fetal no parto prematuro iminente

Estudos recentes têm demonstrado que o uso antenatal do sulfato de magnésio ($MgSO_4$) determina neuroproteção fetal, especialmente nos grupos de prematuros extremos.

Ainda existem controvérsias sobre a melhor posologia e quanto à melhor idade gestacional para seu uso de maneira rotineira.

No entanto, a maioria dos consensos tem recomendado o uso antenatal de $MgSO_4$ nas gestações únicas ou múltiplas < 32 semanas e que apresentem risco de nascimento prematuro nas próximas 24 horas.

A posologia recomendada atualmente pelas diretrizes consiste em uma dose de ataque de 4g de $MgSO_4$, seguida de infusão contínua de 1g/h de $MgSO_4$ por no máximo 24 horas ou até o parto, o que ocorrer primeiro. Seu uso está indicado antes de nascimentos por via vaginal ou abdominal (quando possível e indicado).

Nos casos de cesariana eletiva, tem sido recomendado o intervalo mínimo de 4 horas entre o início da terapêutica e o parto.

Nos casos de trabalho de parto franco, o uso do $MgSO_4$ está indicado quando se estima o nascimento para as próximas 24 horas, mesmo que ele ocorra em intervalo inferior a 4 horas em relação ao início da terapêutica. Deve ser lembrada a necessidade de monitoração rigorosa das pacientes em uso de $MgSO_4$ em virtude do risco de intoxicação. Nesses casos, deve-se suspender imediatamente o $MgSO_4$ e lançar mão de seu antídoto, o gluconato de cálcio. O Quadro 31.2 resume as orientações a respeito do uso antenatal do sulfato de magnésio para neuroproteção fetal.

Amadurecimento pulmonar fetal no parto prematuro iminente

Os benefícios do uso de corticoide antenatal para induzir a maturação pulmonar fetal são conhecidos desde a década de 1970. Tradicionalmente, seu uso está recomendado nas gestações entre a 24ª (considerada por alguns autores o limite inferior de viabilidade fetal) e a 33ª semana (apesar das controvérsias). O uso de um curso completo de betametasona ou dexametasona (Quadro 31.3) é capaz de reduzir a incidência de desconforto respiratório do recém-nascido, enterocolite necrosante e hemorragias intraventriculares e as taxas de morte neonatal.

No entanto, ao se discutir o uso do corticoterapia antenatal no parto prematuro iminente (em que o nascimento está previsto para as próximas 24 horas), discute-se na verdade o impacto do esquema incompleto de corticoide para induzir a maturação pulmonar fetal (haja vista que o esquema completo demanda um período total de 48 horas).

Alguns estudos demonstraram que o uso de uma dose de betametasona é suficiente para determinar efeitos positivos no pulmão do concepto. Alguns autores sugerem que esse efeito ocorra a partir de 8 a 15 horas do momento de aplicação da primeira dose.

Quadro 31.2 Recomendações para uso antenatal de sulfato de magnésio para neuroproteção fetal no parto pré-termo iminente

Critérios mínimos	Idade gestacional ≤ 31 semanas e 6 dias + Parto prematuro iminente (com previsão de nascimento nas próximas 24h)
Posologia recomendada	Dose de ataque: 4g de $MgSO_4$ EV, infusão lenta, por 20 a 30min Dose de manutenção: infusão contínua de 1g/h de $MgSO_4$ por no máximo 24h ou até o parto (o que ocorrer primeiro)
Tempo de uso	Cesariana eletiva: recomenda-se intervalo de 4h entre o início da terapêutica e o nascimento TPP: recomenda-se o uso nos casos de TPP franco em que há previsão de nascimento nas próximas 24h A infusão do sulfato de magnésio não deve exceder 24h
Intoxicação por $MgSO_4$	Antídoto: gluconato de cálcio 10%, 10mL, EV, lento (deve-se ter sempre disponível) Suspender $MgSO_4$ se: Diurese < 25mL/h Rebaixamento de consciência Frequência respiratória < 16irpm Reflexo patelar reduzido Controle clínico rigoroso à procura dos sinais de intoxicação por $MgSO_4$
Observações	Repetição do esquema de $MgSO_4$: há controvérsias sobre o tema. Não há evidências suficientes que apoiem a realização de novo esquema de $MgSO_4$ antes do parto, nas situações em que se suspendeu o medicamento anteriormente por motivos de reprogramação do momento da interrupção da gravidez ou por erro de diagnóstico de parto prematuro iminente Emergências obstétricas: nenhum procedimento obstétrico necessário (risco materno ou fetal iminente) deve ser postergado com o intuito único de permitir a infusão do $MgSO_4$ para neuroproteção fetal

Quadro 31.3 Recomendações para uso da corticoterapia antenatal no parto prematuro iminente

Idade gestacional	Indicado entre a 24ª e a 33ª semana de gravidez
Regimes de corticoterapia recomendados	Betametasona 12mg IM, a cada 24h, no total de 2 doses ou Dexametasona 6mg IM, a cada 12h, no total de 4 doses
Recomendação de uso nos casos de parto iminente	Recomenda-se corticoterapia antenatal nos casos de parto prematuro iminente Existem efeitos benéficos do corticoide já a partir de 8 a 15h da aplicação da 1ª dose O efeito máximo dos corticoides ocorre entre 48h e 7 dias após sua aplicação

Apesar das controvérsias, as diretrizes têm recomendado a realização da primeira dose de corticoide nos casos de parto prematuro iminente, exceto nas situações em que se prevê o nascimento nas próximas 2 horas.

Via de parto

A determinação da via de parto em gestações prematuras é um dos temas mais conflitantes quando se discute prematuridade. A ideia de que o feto prematuro é mais

Capítulo 31 Intervenções Imediatas em Caso de Parto Prematuro Iminente

"frágil" tende a induzir obstetras e pacientes a optarem, na maioria das vezes, por um parto cesariano, para evitar os insultos de um parto via vaginal.

No entanto, os dados disponíveis na literatura atual são limitados e controversos, não sendo possível definir qual a melhor via de parto para os fetos prematuros. Além disso, a maioria dos estudos utiliza populações e metodologias científicas distintas, o que dificulta a comparação entre eles.

Recomenda-se que a definição da via de parto não se resuma a uma discussão que aborde meramente a idade da gravidez (viabilidade fetal) e o peso do concepto. Ao contrário, essa discussão deve ser mais ampla e considerar vários outros fatores, como a apresentação fetal, as condições cervicais, a integridade das membranas amnióticas, a fase do trabalho de parto em que a paciente foi admitida, a presença de malformações fetais, a presença de intercorrências maternas ou fetais específicas e a possibilidade de monitoração fetal contínua, além das condições da unidade neonatal.

Apesar das controvérsias, algumas observações podem ser levantadas e sugeridas algumas recomendações:

- **Fetos prematuros em apresentação pélvica:** tem-se preferido o parto via abdominal, pois a cesariana parece reduzir a morbimortalidade neonatal nesse grupo de conceptos.
- **Fetos com idade gestacional ≥ 34 semanas e apresentação cefálica:** sugere-se que a definição da via de parto nos fetos que atingem a 34ª semana de gravidez seja orientada por recomendações semelhantes àquelas propostas para o parto de uma gestação a termo. Há consenso entre a maioria dos autores quanto à segurança do parto vaginal nesse grupo de fetos.
- **Fetos com idade gestacional < 34 semanas e apresentação cefálica:** nesse grupo se encontram as gestações que mais suscitam discussões a respeito da melhor via de parto. No entanto, as evidências científicas atuais não contraindicam o parto via vaginal nesse grupo de conceptos. São escassos os dados na literatura que avaliam o impacto da via de parto nos fetos com quadro de amniorrexe ou com crescimento intrauterino restrito. Alguns autores sugerem que o parto via abdominal possa ser benéfico para esses dois grupos de fetos, especialmente em caso de idade gestacional < 28 semanas. Recomenda-se, portanto, que a definição de via de parto nos fetos com menos de 34 semanas de gestação seja individualizada e se considerem o contexto obstétrico e as condições do binômio materno-fetal para a tomada de decisão.

Uma vez definida a via de parto, deve-se atentar para os cuidados durante a assistência a um parto prematuro, seja por via abdominal, seja por via vaginal.

A opção pelo parto cesariano em fetos prematuros frequentemente objetiva minimizar o tocotraumatismo fetal. No entanto, nem sempre o parto abdominal significa extração fetal fácil. Deve ser sempre lembrado que, se o segmento uterino estiver imaturo (espesso), deve-se avaliar a necessidade de incisão uterina do tipo corporal, que possibilite extração fetal mais fácil. Nos casos de cesariana em feto prematuro extremo, nos quais o cirurgião se depara com um segmento uterino espesso, a incisão uterina do tipo corporal é o procedimento de escolha. Deve-se atentar ainda para as complicações maternas, haja vista que muitas das cesarianas antes do termo são realizadas no período intraparto (por TPP) ou são indicadas por intercorrência materna relevante (p. ex., eclâmpsia).

No que se refere aos cuidados na assistência ao parto vaginal prematuro, deve-se evitar o uso de sedativos. Deve-se evitar o uso desnecessário de ocitocina. Está indicada analgesia de parto (peridural ou combinada) para evitar os efeitos deletérios do estresse materno (dor) na oxigenação fetal. Está indicada monitoração fetal rigorosa com cardiotocografia, sempre que possível. A amniotomia deve ser tardia. Deve-se evitar o período expulsivo prolongado e manobras obstétricas de extração intempestivas. No que se refere à episiotomia, pode-se ser mais liberal com esse procedimento.

■ CONSIDERAÇÕES FINAIS

O parto prematuro iminente é uma emergência obstétrica que deve ser adequadamente manejada na tentativa de minimizar os danos relacionados com a prematuridade. No entanto, a equipe obstétrica deve saber quais são as intervenções necessárias nessa situação, além de realizá-las em tempo oportuno. Com esse objetivo, é essencial o desenvolvimento de um protocolo de prematuridade para as unidades que atendem essas pacientes para garantia da condução adequada de um parto prematuro iminente.

Leitura sugerida

Alfirevic Z, Milan SJ, Livio S. Caesarean section versus vaginal delivery for preterm birth in singletons. Cochrane Database Syst Rev 2013 Sep 12; 9: CD000078. doi: 10.1002/14651858.CD000078. pub3.

Cabral ACV, Barbosa AS, Lage EM, Barra JS, Osanan GC, Teixeira PG. Infecções com transmissão vertical. In: Cabral ACV, Barbosa AS, Lage EM, Barra JS, Osanan GC, Teixeira PG. A gravidez de alto risco. 1. ed. Belo Horizonte: Atheneu, 2014:189-202.

Correa Jr. Parto pré-termo. In: Corrêa MD, Melo VH, Aguiar RAPL, Corrêa Jr. Noções práticas de obstetrícia. 14. ed. Belo Horizonte: Coopmed, 2011:321-48.

Elimian A, Figueroa R, Spitzer AR, Ogburn PL, Wiencek V, Quirk JG. Antenatal corticosteroids: are incomplete courses beneficial? Obstet Gynecol 2003; 102(2):352-5.

Ikegami M, Polk D, Jobe A. Minimum interval from fetal betamethasone treatment to postnatal lung responses in preterm lambs. Am J Obstet Gynecol 1996 May; 174(5):1408-13.

Magee L, Sawchuck D, Synnes A, von Dadelszen P. SOGC clinical practice guideline. Magnesium sulphate for fetal neuroprotection. J Obstet Gynaecol Can 2011 May; 33(5):516-29.

Miracle X, Di Renzo GC, Stark A, Fanaroff A, Carbonell-Estrany X, Saling E. Coordinators of World Associatin of Perinatal Medicine Prematurity Working Group. Guideline for the use of antenatal corticosteroids for fetal maturation. J Perinat Med 2008; 36(3):191-6.

Mousiolis A, Papantoniou N, Mesogitis S, Baglatzi L, Baroutis G, Antsaklis A. Optimum mode of delivery in gestations complicated by preterm premature rupture of the membranes. J Matern Fetal Neonatal Med 2012; 25(7):1044-9.

Norman JE. Preterm labour. In: Baskett TF, Calder AA, Arulkumaran S. Munro Kerr's: operative obstetrics. 12. ed. Oxford: Saunders Elsevier, 2014:80-7.

Verani JR, McGee L, Schrag SJ; Division of Bacterial Diseases, National Center for Immunization and Respiratory Diseases, Centers for Disease Control and Prevention (CDC). Prevention of perinatal group B streptococcal disease-revised guidelines from CDC, 2010. MMWR Recomm Rep 2010; 59:1-36.

32

Parto de Emergência em Apresentações Anômalas

Alberto Borges Peixoto
Mário Sergio Silva Gomes Caetano

▪ INTRODUÇÃO

Para o nascimento do concepto é necessária a presença de um conjunto de movimentos e fenômenos ativos e passivos durante sua passagem pela pelve e o canal vaginal. A progressão fetal pelo canal do parto é facilitada pelas relações entre a pelve materna e o concepto. As contrações uterinas são a força motriz do trabalho de parto, impulsionando o feto através da pelve até alcançar a vulva e desprender-se, finalizando o ato de nascer.

As apresentações cefálicas fletidas são as mais comuns e apresentam melhores características para progressão. Em virtude de sua baixa prevalência e por causarem parto distócico, as apresentações cefálicas defletidas, cefálicas transversas, cefálicas posteriores, pélvicas e córmicas são consideradas anômalas.

▪ APRESENTAÇÃO PÉLVICA

A incidência da apresentação pélvica reduz de 20% na 28ª semana de gestação para 3% a 4% no termo. Isso decorre de um processo ativo em que o feto normalmente formado e dotado de movimentos corporais preservados adota a posição em que se ajusta melhor ao ambiente intrauterino.

Os principais fatores de risco para apresentação pélvica são: primiparidade, idade materna avançada, apresentação pélvica em gestações anteriores, anomalias estruturais fetais, alterações da quantidade de líquido amniótico (polidrâmnio, oligoidrâmnio), anomalias uterinas (útero bicorno, útero septado), localização placentária anômala (placenta prévia, placenta cornual), multiparidade e leiomioma uterino.

As apresentações pélvicas respondem por maiores taxas de mortalidade e morbidade perinatal do que as apresentações cefálicas devido ao maior risco de prematuridade, anomalias congênitas, asfixia intraparto ou tocotraumatismos. Em muitos países europeus do Norte e na América do Norte, a cesariana tem sido sugerida como opção para reduzir as complicações perinatais relacionadas com as apresentações pélvicas.

Uma revisão sistemática, comparando a cesariana planejada com parto vaginal, incluiu três ensaios clínicos, totalizando 2.396 participantes. Os autores evidenciaram que a cesariana programada reduziu significativamente, em 33%, o risco de óbito perinatal e morbidade neonatal a curto prazo. Por outro lado, a longo prazo, os dois tipos de parto não apresentaram diferença quanto à taxa de atraso no desenvolvimento neuropsíquico e motor (RR: 1,09; IC 95%: 0,52-2,30).

Diagnóstico

O diagnóstico da apresentação pélvica é estabelecido com segurança por meio da combinação de palpação abdominal e exame vaginal. A primeira manobra de Leopold detecta a posição da cabeça fetal em relação ao fundo uterino. O toque vaginal e a palpação abdominal identificam tanto a tuberosidade isquiática e o sacro fetal como as extremidades inferiores. Quando o colo uterino se encontra dilatado e as membranas rotas, o orifício anal pode ser identificado ao exame vaginal.

A ultrassonografia (US) pode confirmar a apresentação fetal, classificar a modalidade da apresentação pélvica, estimar o peso e identificar anomalias fetais. Os modalidades da apresentação pélvica são:

- **Apresentação pélvica completa:** apresenta um ou ambos os joelhos fletidos sobre o quadril.
- **Apresentação pélvica incompleta:** apresenta um ou ambos os joelhos estendidos sobre o quadril.
- **Apresentação pélvica verdadeira:** apresenta o quadril fletido e ambos os joelhos estendidos.

Fatores que comprometem a segurança do parto pélvico por via vaginal

As pacientes devem ser cuidadosamente avaliadas por profissional experiente, antes da realização de parto pélvico por via vaginal.

Vários critérios devem ser avaliados para minimizar os risco do parto pélvico por via vaginal:

Capítulo 32 Parto de Emergência em Apresentações Anômalas

- Ausência de contraindicações para parto vaginal (p. ex., placenta prévia, prolapso de cordão).
- Ausência de cesariana anterior.
- Ausência de anomalias estruturais que podem causar distocia do trabalho de parto.
- Peso fetal estimado (PFE) entre 2.000 e 3.800g.
- Idade gestacional > 36 semanas.
- Ausência de hiperextensão da cabeça fetal.
- Apresentação pélvica verdadeira ou pélvica completa.
- Trabalho de parto espontâneo.
- Profissional treinado e hospital com estrutura adequada para realização de cesariana de emergência (anestesia, equipe de obstetras e pediatras, centro cirúrgico adequado para realização de cesariana de emergência).

Manejo do parto pélvico

A indução e a condução do parto não são contraindicadas, mas devem ser realizadas somente em situações especiais. Durante a fase latente, em casos de hipocontratilidade uterina, pode-se utilizar ocitocina para condução do parto. Por outro lado, deve ser evitado o uso de ocitocina durante a fase ativa do trabalho de parto, uma vez que nessa fase a deficiência da contratilidade pode ser sinal de desproporção feto-pélvica. Nesse caso, está indicada a realização de cesariana.

Deve-se oferecer monitoração fetal contínua durante o trabalho de parto e considerar cesariana na presença de atraso na descida ou sinais de comprometimento do bem-estar fetal. Durante o período expulsivo, recomenda-se que a paciente seja acomodada em posição de litotomia.

Nas apresentações cefálicas existem claras evidências de que a episiotomia seletiva é preferível à episiotomia de rotina. Não há evidências de que as indicações para episiotomia sejam diferentes nas apresentações pélvicas .

Não é necessária a realização de pelvimetria radiológica, uma vez que não melhora os resultados perinatais.

A progressão do parto pélvico deve ser analisada da mesma maneira que nas apresentações cefálicas. A descida é considerada adequada quando a apresentação atinge o nível das espinhas isquiáticas, em caso de dilatação cervical > 6cm, e o assoalho pélvico é atingido com dilatação completa. É aceitável um período expulsivo de até 90 minutos.

Existe consenso de que a extração pélvica deve ser evitada. Recomenda-se que o parto pélvico seja espontâneo até a exteriorização do ponto de inserção do cordão umbilical no abdome fetal. A partir desse momento, pode-se realizar pressão suprapúbica para promover flexão e descida da cabeça fetal, rotação do tronco e extração dos braços. A extração dos braços deve ser realizada varrendo-os para baixo e para a frente da face ou através da manobra de Lovset (rotação do feto para facilitar o desprendimento dos braços).

O desprendimento da cabeça geralmente ocorre sem qualquer esforço do médico assistente. Caso não ocorra identificação do polo cefálico após desprendimento dos ombros, o corpo é rodado de modo que a face fique voltada para o solo e uma pressão suprapúbica é aplicada por um assistente para flexionar a cabeça e empurrá-la para baixo (manobra de Bracht). A combinação dos puxos maternos durante a contração uterina, evitando tração do feto pelo obstetra, com a pressão suprapúbica, a fim de prevenir um período expulsivo prolongado, permite que a manobra de Bracht reduza a taxa de mortalidade de 3,2% para 0%. Caso não ocorra desprendimento do polo cefálico, o obstetra pode recorrer à manobra de Mariceau-Smellie-Veit ou ao fórceps de Piper. Não existe consenso na literatura quanto ao método ou à sequência preferível.

O uso de relaxante uterino (terbutalina, 0,25mg SC ou 2,5 a 10µg/min EV) é uma opção diante da impossibilidade de desprender o polo cefálico após a aplicação da manobra de Mauriceau-Smellie-Veit ou do fórceps de Piper.

Diante de falha dos procedimentos conservadores para resolução da cabeça derradeira, deve-se considerar a realização da manobra de Zavanelli (posicionamento do corpo fetal no interior do útero), seguida de cesariana ou sinfisectomia.

Parto pélvico em fetos pré-termo

A assistência ao parto pélvico de fetos pré-termo é similar à descrita para fetos a termo, exceto que a manutenção das membranas íntegras pode reduzir o risco de encarceramento da cabeça fetal devido a dilatação cervical insuficiente, tocotraumatismos e prolapso de cordão.

Parto pélvico em gestações gemelares

Quando o primeiro gemelar se encontra em apresentação pélvica, a cesariana programada diminui a taxa de baixo índice de Apgar no quinto minuto e não modifica a mortalidade e a morbidade perinatal.

O Royal College of Obstetricians and Gynaecologists (RCOG), com base em estudos realizados em gestações gemelares em que o segundo feto se encontrava em apresentação pélvica, recomenda que a cesariana não seja realizada de rotina e que a escolha da via de parto seja individualizada.

Cesariana em apresentação pélvica

A apresentação fetal dos gemelares deve ser conferida momentos antes da cirurgia. As incisões abdominal e uterina devem ser amplas o suficiente para possibilitar a extração dos fetos de maneira fácil e atraumática. A histerotomia segmentar é a técnica de escolha.

APRESENTAÇÃO CÓRMICA

Quando o eixo longitudinal do feto se encontra perpendicular ao eixo longitudinal do útero, considera-se a ocorrência de apresentação córmica. Existem duas formas de apresentação córmica:

- A curvatura da coluna fetal encontra-se orientada superiormente (dorso superior) e as pequenas partes apresentam-se para o colo uterino.
- A curvatura da coluna fetal encontra-se orientada inferiormente (dorso inferior) e o ombro apresenta-se para o colo uterino.

Etiologia

A apresentação córmica ocorre em aproximadamente 0,3% de todas as gestações. Os principais fatores de risco incluem: placenta prévia, multiparidade, polidrâmnio, prematuridade e anormalidades uterinas.

Diagnóstico

Inspeção e palpação abdominal geralmente sugerem apresentação córmica. A cabeça fetal pode ser palpada em um lado do abdome materno e o abdome e a pelve fetal no lado oposto. A US pode ser utilizada para confirmação da suspeita clínica e avaliação da localização placentária.

Manejo da apresentação córmica

Alguns fatores devem ser analisados para condução do parto córmico, como localização placentária, idade gestacional, viabilidade fetal e rotura de membranas:

- **Placenta prévia:** pacientes com placenta prévia devem ser submetidas à cesariana.
- **Feto morto ou inviável:** quando o óbito fetal ocorre em fases iniciais da gestação, desde que excluída placenta prévia, pode-se escolher a condução do parto por via vaginal. O colapso do corpo fetal (*conduplicato corpore*) torna possível essa via de parto em muitos casos, desde que o obstetra esteja habituado à realização de versão podálica interna.
- **Fetos viáveis:** durante a gestação, a maioria dos fetos em apresentação córmica modifica espontaneamente seu posicionamento para a situação longitudinal. A condução expectante das apresentações córmicas está relacionada com maiores morbidade e mortalidade neonatais. Desse modo, recomenda-se a realização de versão externa após 37 semanas de gestação ou a realização de cesariana. Quando a via de parto for cesariana, a incisão uterina clássica estará indicada para diminuir o risco de traumatismos para o neonato. A versão intra-abdominal, desde que o obstetra apresente

habilidade suficiente, deve ser realizada para converter o feto para apresentação cefálica ou pélvica e assim garantir maior segurança ao parto.

- **Rotura prematura ou intraparto das membranas:** recomenda-se a realização de cesariana.

■ APRESENTAÇÕES DE FACES DEFLETIDAS DE TERCEIRO E SEGUNDO GRAUS

Etiologia

As incidências de apresentações defletidas de terceiro e segundo graus são, respectivamente, de 1:600 a 1:800 e de 1:500 a 1:4.000 nascimentos.

Os principais fatores predisponentes são: anencefalia, massas cervicais, circular múltipla de cordão, desproporção cefalopélvica, prematuridade, baixo peso fetal, macrossomia fetal, pelve platipeloide, multiparidade, polidrâmnio, cesariana prévia e raça negra.

Diagnóstico

O diagnóstico das apresentações cefálicas defletidas é realizado durante o trabalho de parto por meio do toque vaginal.

A apresentação defletida de terceiro grau (*face*) é diagnosticada mediante a identificação de crista orbitária, órbita, sela do nariz, boca e queixo ao exame vaginal da parturiente. A apresentação defletida de segundo grau (*naso*) é diagnosticada quando se identificam fronte, crista orbitária e sela do nariz, porém a boca e o queixo não são identificados no exame físico. A US obstétrica é útil para exclusão de anencefalia e macrossomia.

Manejo da apresentação defletida de terceiro grau

Em geral, o manejo dessa apresentação é expectante. Manipulação vaginal e manobras de rotação estão contraindicadas devido à associação a aumento das taxas de mortalidade perinatal. A apresentação de mento anterior geralmente evolui para o parto vaginal. A apresentação de mento transversa frequentemente sofre rotação para mento anterior e evolui para parto vaginal. A apresentação de mento posterior persistente não consegue evoluir para parto vaginal e, portanto, a cesariana está indicada. A condução dos partos vaginais com ocitocina não está contraindicada nos casos de apresentação de face.

Nas apresentações de mento anterior, fórceps de alívio pode ser utilizado por profissionais experientes. A utilização do fórceps médio e de rotação deve ser evitada devido ao grande risco de lesão fetal e materna.

Manejo da apresentação defletida de segundo grau

Mais de 50% dos casos de apresentação cefálica defletida de segundo grau convertem para apresentação cefálica fletida ou para defletida de terceiro grau. O manejo da

Capítulo 32 Parto de Emergência em Apresentações Anômalas **383**

apresentação defletida de segundo grau é expectante, com menos de um terço dessas pacientes evoluindo para parto vaginal. Caso não ocorra evolução do trabalho de parto, está indicada a realização de cesariana.

◼ APRESENTAÇÃO COMPOSTA

Consiste no prolapso de uma das extremidades (mão, braço, perna) ao longo da cabeça ou pelve fetal. A maioria das apresentações compostas ocorre com exteriorização de um braço ou mão em fetos cefálicos. Essa situação é mais frequente durante a realização de partos prematuros. Nesses casos, a conduta é expectante, pois na maioria dos casos o membro prolapsado retrai e permite a descida da apresentação fetal. Caso o membro não se retraia, pode-se empurrá-lo gentilmente para cima após realização de pressão no fundo uterino, para descida da cabeça fetal.

◼ VARIEDADE DE POSIÇÃO OCCIPITAL TRANSVERSA

Etiologia

A variedade de posição occipital transversa (OT) é frequentemente uma posição transitória durante o trabalho de parto. Com o avanço do trabalho de parto ocorre rotação para a variedade de posição occipital anterior (OA) ou, às vezes, occipital posterior (OP). Os principais fatores predisponentes para as variedades de posição OT são: pelves platipeloide e androide.

Diagnóstico

O diagnóstico é realizado por meio do toque vaginal e a classificação, por meio da posição do osso occipital.

Manejo

- **Uso de ocitocina:** pode ser indicado nos casos de hipocontratilidade uterina, para melhorar o padrão das contrações uterinas.
- **Conduta expectante:** esta é a opção preferida, uma vez que grande parte das variedades de posição OT roda espontaneamente para OA ou OP. Algumas situações clínicas durante a segunda fase do trabalho de parto, como anormalidades da frequência cardíaca fetal ou variedade de posição transversa persistente, exigem parto operatório.
- **Rotação manual do polo cefálico:** nas variedades de posição OT persistentes, pode-se optar pela rotação digital ou manual do polo cefálico a fim de rodá-lo para OA ou OP.
- **Rotação instrumental:** deve ser utilizado após rotação manual do polo cefálico. O extrator obstétrico a vácuo pode ser aplicado nas variedades da posição transversa. No entanto, deve-se evitar aplicar esforço de torção no dispositivo. Rotação instru-

mental também pode ser realizada por meio do fórceps de Simpson ou Kielland. Caso o obstetra não tenha experiência suficiente para realização de rotação instrumental do polo cefálico, recomenda-se cesariana.

Um algoritmo que resume e auxilia o manejo do parto de fetos nas variedades de posição transversas pode ser consultado na Figura 32.1.

■ VARIEDADE DE POSIÇÃO OCCIPITAL POSTERIOR
Etiologia

A prevalência da variedade de posição OP depende do momento em que é realizado o diagnóstico. Antes do início do trabalho de parto, 15% a 20% dos fetos a termo em apresentação cefálica são OP, mas apenas 5% são OP no momento do nascimento por parto vaginal, pois a maioria dos fetos em OP sofre rotação espontânea para OA durante o trabalho de parto.

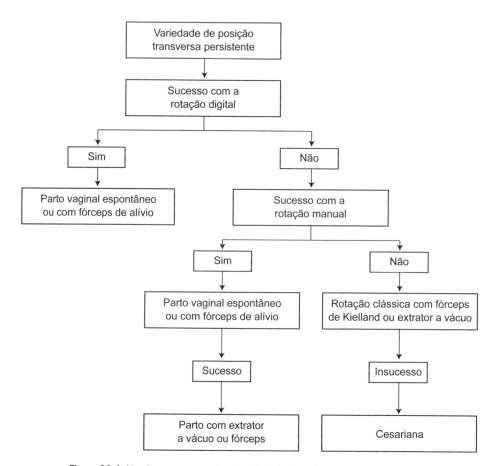

Figura 32.1 Algoritmo para manejo da variedade de posição occipital transversa.

Os principais fatores de risco para variedade de posição OP no momento do nascimento são: nuliparidade, idade materna > 35 anos, obesidade, raça negra, parto anterior em OP, idade gestacional > 41 anos, peso ao nascimento ≥ 4.000g, placenta anterior e anestesia peridural.

Diagnóstico

O diagnóstico é realizado por meio do toque vaginal durante a segunda fase do trabalho de parto, mediante a identificação das suturas frontal, coronal e da fontanela anterior orientadas anteriormente na pelve materna. Em caso de dúvida, a US obstétrica pode identificar, de maneira bastante acurada, o posicionamento da cabeça fetal. Nas variedades de posição OP, as órbitas estão apontadas para o transdutor.

Manejo

A variedade de posição OP não é indicação absoluta de parto operatório. Fitzpatrick e cols. avaliaram 246 gestantes em OP persistente e evidenciaram que 40% entraram em trabalho de parto espontaneamente. Os autores também observaram que 78% dos partos ocorreram por via vaginal.

As complicações associadas a partos vaginais em OP incluem laceração do esfíncter anal, infecção puerperal e período expulsivo prolongado.

A conduta expectante pode ser adotada em situações em que o trabalho de parto evolui normalmente e o bem-estar fetal encontra-se preservado. Caso o trabalho de parto se arraste, ou se o bem-estar fetal estiver comprometido, está indicado parto operatório.

Quando a amplitude pélvica é adequada, pode-se realizar aplicação de extrator a vácuo ou fórceps de Simpson. Outra opção consiste na realização de rotação manual da cabeça fetal para a variedade de posição OA antes de optar-se pela cesariana.

A cesariana, quando indicada, é realizada por meio de técnicas específicas. Para o nascimento da cabeça insinuada profundamente são sugeridas técnicas como extração pélvica, nascimento abdominovaginal ou elevação da cabeça por via vaginal, realizada por auxiliar.

■ CONSIDERAÇÕES FINAIS

Apresentações e variedades de posição anômalas são infrequentes durante o trabalho de parto. A apresentação pélvica persistente deve ser resolvida por meio de cesariana programada, devido à redução do risco de eventos perinatais adversos a curto prazo, quando comparada ao parto realizado por via vaginal. A apresentação córmica deve ser convertida para apresentação cefálica para nascimento natural do concepto, ou deve ser realizada cesariana programada. As apresentações cefálicas defletidas de terceiro e segundo graus e as apresentações compostas são geralmente conduzidas de maneira expectante. As variedades de posição OT persistentes são conduzidas mediante rotação para anterior ou posterior, e o parto segue as recomendações específicas para a variedade de posição final. A variedade de posição OP pode ser rodada para OA. Independentemente da apresentação ou da variedade de posição, o obstetra deve abandonar as manobras de rotação ou parto vaginal operatório e realizar cesariana, caso as manobras utilizadas não fluam com tranquilidade e segurança.

Leitura sugerida

ACOG Committee on Obstetric Practice. ACOG Committee Opinion No. 340. Mode of term singleton breech delivery. Obstet Gynecol 2006; 108:235.

Bashiri A, Burstein E, Bar-David J et al. Face and brow presentation: independent risk factors. J Matern Fetal Neonatal Med 2008; 21:357.

Broche DE, Riethmuller D,Vidal C, Sautiere JL, Schaal JP, Maillet R. Obstetric and perinatal outcomes of a disreputable presentation: the nonfrank breech. J Gynecol Obstet Biol Reprod 2005; 34:781-8.

Cheng M, Hannah M. Breech delivery at term: a critical review of the literature. Obstet Gynecol 1993; 82:605-18.

Chou MR, Kreiser D, Taslimi MM et al. Vaginal versus ultrasound examination of fetal occiput position during the second stage of labor. Am J Obstet Gynecol 2004; 191:521.

Cruikshank DP, Cruikshank JE. Face and brow presentations: a review. Clin Obstet Gynecol 1981; 24(2):333-51.

Cruikshank DP, White CA. Obstetric malpresentations: twenty years' experience. Am J Obstet Gynecol 1973; 116(8):1097-104.

Delacio D, Guariento A. Relações uterofetais. In: Briquet R (ed.) Obstetrícia normal. 3. ed. São Paulo: Sarvier, 1994:181-9.

Ezra Y, Wade C, Rolbin SH, Farine D. Uterine tocolysis at cesarean breech delivery with epidural anesthesia. J Reprod Med 2002; 47:555.

Fitzpatrick M, McQuillan K, O'Herlihy C. Influence of persistent occiput posterior position on delivery outcome. Obstet Gynecol 2001; 98(6):1027-31.

Francisco RPV, Bunduki V, Fittipaldi F, Martinelli S. Mecanismo de parto. In: Zugaib M (ed.) Obstetrícia. Barueri, SP: Manole; 2012:348-78.

Ghosh MK. Breech presentation: evolution of management. J Reprod Med 2005; 50:108-16.

Goffi OS, Resende J. Apresentações anômalas. In: Resende J (ed.) Obstetrícia. 10. ed. Rio de Janeiro: Guanabara Koogan, 2005:1111-39.

Hofmeyr GJ, Hannah ME. Planned caesarean section for term breech delivery. Cochrane Database Syst Rev 2003(2):CD000166.

Hogle KL, Hutton E, McBrien KA, Barrett JF, Hannah ME. Cesarean delivery for twins: a systematic review and meta- analysis. Am J Obstet Gynecol 2003; 188:220-7.

Iffy L, Apuzzio JJ, Cohen-Addad N et al. Abdominal rescue after entrapment of the aftercoming head. Am J Obstet Gynecol 1986; 154:623.

Kotaska A, Menticoglou S, Gagnon R et al. Vaginal delivery of breech presentation. J Obstet Gynaecol Can 2009; 31:557.

Laros RK Jr, Dattel BJ. Management of twin pregnancy: the vaginal route is still safe. Am J Obstet Gynecol 1988; 158:1330-8.

Oettinger M, Ophir E, Markovitz J, Stolero E, Odeh M. Is caesarean section necessary for delivery of a breech first twin? Gynecol Obstet Invest 1993; 35:38-43.

Pritchard JA, MacDonald PC. Dystocia caused by abnormalities in presentation, position, or development of the fetus. In: Williams Obstetrics. Norwalk, CT: Appleton-Century-Crofts, 1980:787-96.

Rabinovici J, Barkai G, Reichman B, Serr DM, Mashiach S. Randomised management of the second non-vertex twin: vaginal delivery or caesarean section. Am J Obstet Gynecol 1987; 156:52-6.

Richmond JR, Morin L, Benjamin A. Extremely preterm vaginal breech delivery en caul. Obstet Gynecol 2002; 99:1025.

Royal College of Obstetricians and Gynaecologists (RCOG). Guideline No. 20b. The management of breech presentation. 2006.

Sibony O,Touitou S, Luton D, Oury JF, Blot P. Modes of delivery of first and second twins as a function of their presentation study of 614 consecutive patients from 1992 to 2000. Eur J Obstet Gynecol Reprod Biol 2006; 126:180-5.

Souka AP, Haritos T, Basayiannis K et al. Intrapartum ultrasound for the examination of the fetal head position in normal and obstructed labor. J Matern Fetal Neonatal Med 2003; 13:59.

Stitely ML, Gherman RB. Labor with abnormal presentation and position. Obstet Gynecol Clin N Am 2005; 32:165-79.

Su M, Hannah WJ, Willan A, Ross S, Hannah ME; Term Breech Trial Collaborative Group. Planned caesarean section decreases the risk of adverse perinatal outcome due to both labour and delivery complications in the Term Breech Trial. BJOG 2004; 111:1065-74.

Whyte H, Hannah M, Saigal S, Term Breech Trial Collaborative Group. Outcomes of children at 2 years of age in the Term Breech Trial. Am J Obstet Gynecol 2003; 189:S57.

33

Extração Fetal Dificultosa e Distocia de Ombros

Marina Carvalho Paschoini
João Ulisses Ribeiro
Mário Sérgio Silva Gomes Caetano

■ INTRODUÇÃO

O processo de nascimento representa um grande desafio, e as condutas obstétricas podem ser determinantes para um parto eutócico. Apesar da baixa incidência, a distocia de ombro, dada a impossibilidade de sua prevenção e previsão, é uma das emergências mais temidas na prática obstétrica, tanto para assistentes iniciantes como para os profissionais mais experientes.

Estabelecido o diagnóstico de distocia de ombro, a equipe que presta assistência à parturiente deve atuar com conhecimento e sincronia para que as manobras a realizar sejam pertinentes e eficazes, evitando, assim, complicações maternas e fetais e eventuais danos permanentes, ou mesmo problemas médicos-legais para toda a equipe.

■ CONCEITO

Distocia de ombro pode ser descrita como a impactação biacromial fetal na pelve materna (comumente, ombro anterior) após a expulsão do polo cefálico.

Pode-se utilizar, também, um conceito temporal – duração da impactação > 60 segundos – para definição da distocia de ombro.

O American College of Obstetricians and Gynecologists (ACOG) define-a, ainda, pelo uso adicional de manobras obstétricas para exteriorização dos ombros, além da tração inferior habitual da cabeça fetal quando do nascimento.

INCIDÊNCIA

Precisar a incidência de distocia de ombro nem sempre é tarefa fácil em virtude da falta de critérios para sua definição – ora baseada em dados clínicos, ora no uso de manobras obstétricas para sua resolução – analisados sempre de maneira retrospectiva, em que casos menos graves não são determinados. Em geral, a taxa de distocia de ombro é de cerca de 1,4% de todos os partos, variando entre 0,2% e 6%.

Quando se correlaciona a distocia de ombro com peso fetal, obtêm-se prevalências diferentes. Em recém-nascidos < 2.500g, varia de 0,6% a 1,4%; por outro lado, ocorre em 5% a 9% daqueles com > 4.000g. Todavia, deve-se salientar que cerca de 50% dos casos descritos ocorrem em conceptos com peso normal.

FATORES DE RISCO

Como se sabe, não existe nenhuma causa direta determinante para a distocia de ombro; entretanto, alguns fatores podem ser considerados de risco, apesar de apresentarem baixo valor preditivo positivo. A distocia de ombro, portanto, não pode ser prevista com confiabilidade, sendo a cesariana a única medida preventiva.

Os fatores de risco podem ser divididos em maternos, fetais e intraparto (Quadro 33.1).

Fatores maternos

- **Diabetes:** a distocia de ombros é seis vezes mais frequente em casos de mães diabéticas, quando comparadas a não diabéticas. Estudos revelam a associação de distocia em gestantes diabéticas com outros fatores, como índice de massa corporal acima do normal – quando não se consegue manter o nível glicêmico controlado, pode estar presente macrossomia fetal. Essas gestantes apresentam incidência maior de distocia de ombro. Além disso, os recém-nascidos de mães diabéticas, após distocia

Quadro 33.1 Fatores de risco para distocia de ombro

Maternos	Fetal	Intraparto
Diabetes mellitus ou gestacional	Macrossomia	Parto induzido
IMC > 30kg/m²		Trabalho de parto prolongado (qualquer fase)
História prévia de parto com distocia de ombro		Demora na descida fetal
Anormalidade pélvica		Necessidade de instrumentalização (fórceps ou extrator a vácuo)
Pós-datismo		Uso de ocitocina
Idade materna avançada/paridade		Manobras intempestivas
Baixa estatura materna		Analgesia epidural

Capítulo 33 Extração Fetal Dificultosa e Distocia de Ombros

de ombro, parecem ter risco aumentado de morbidade perinatal em comparação com recém-nascidos de mães não diabéticas que apresentam essa complicação.

- **Obesidade materna – índice de massa corporal > 30kg/m²:** estudos demonstram que a obesidade pode ocasionar aumento de tecido mole (distocia de tecidos moles) na pelve materna, dificultando o parto e duplicando o risco de distocia de ombro. A forte relação entre obesidade materna/diabetes e macrossomia fetal, fatores de risco significativos para distocia do ombro, dificulta a avaliação do impacto da obesidade materna de maneira independente como fator de risco isolado.
- **Distocia de ombro em gestação anterior:** a ocorrência de distocia de ombro na gravidez anterior aumenta em cerca de 10 vezes o risco de recorrência em gravidez subsequente, quando comparada à população geral. Logo, fatores de risco identificáveis, como peso ao nascer e história anterior de distocia de ombro, podem influenciar a tomada de decisão clínica na gestação atual. Por outro lado, estudos atuais demonstram taxas menores do que os valores estimados anteriormente para reincidência dessa distocia.

Fatores fetais

- **Macrossomia:** a maioria dos casos de distocias de ombro ocorre em fetos grandes para a idade gestacional. Portanto, fetos com peso ≥ 4.500g apresentam 10 vezes mais chance de desenvolver essa complicação durante o trabalho de parto. É considerada um dos fatores mais importantes na avaliação para a ocorrência de distocia de ombro, porém com baixo valor preditivo positivo. A distocia de ombro em fetos macrossômicos de gestantes diabéticas pode ser atribuído à assimetria provocada pelo hiperinsulinismo fetal, que pode causar hipertrofia muscular e aumento do diâmetro biacromial.

Fatores intraparto

- **Parto vaginal operatório:** em caso de ocorrência de parto vaginal instrumentalizado (fórceps ou extrator a vácuo), o risco relativo de distocia de ombro aumenta de quatro a 28 vezes, principalmente se associado a outros fatores, como aumento da massa corporal materna e do peso do recém-nascido.
- **Disfunção do trabalho:** estudos revelam associação entre trabalho de parto laborioso, tanto na primeira fase (dilatação) como na segunda fase (expulsão), e a distocia de ombro, aumentando em até duas vezes a incidência.
- **Outros fatores:** quando na assistência ao trabalho de parto é constatada a necessidade de indução, uso de ocitocina, analgesia epidural, ou mesmo manobras intempestivas, as chances de distocia de ombro podem aumentar. Como mencionado previamente, os fatores envolvidos na distocia de ombro não podem ser avaliados individualmente, uma vez que estão associados na maioria dos casos.

FISIOPATOGENIA

O diâmetro biacromial fetal normalmente entra na pelve materna com um ângulo oblíquo para se colocar em posição anteroposterior, com o ombro posterior à frente do anterior (momento em que ocorre a rotação externa da cabeça fetal). O ombro anterior desliza na sínfise púbica para o nascimento.

Quando o diâmetro biacromial permanece em posição anteroposterior durante a descida, o ombro anterior pode impactar na sínfise púbica ou o ombro posterior pode impactar sobre o promontório, não ultrapassando o estreito superior da pelve, impedindo que a evolução do trabalho de parto continue de maneira eutócica e causando o que se denomina distocia de ombro.

A impactação do ombro anterior na sínfise púbica é mais comum do que a do ombro posterior sobre o promontório. Caso o assistente continue exercendo tração da cabeça fetal enquanto o ombro (anterior ou posterior) esteja impactado na pelve materna, pode ocorrer lesão de alongamento dos nervos do plexo braquial, além de compressão da medula fetal, com consequente tocotraumatismo fetal.

A circular cervical de cordão umbilical pode agravar ainda mais a situação, ou mesmo a compressão dos vasos cervicais em caso de persistência da tração, podendo ocorrer acidemia fetal, evoluindo para hipoxemia. Logo, o tempo entre o diagnóstico e a resolução do parto deve ser minimizado ao máximo, utilizando-se manobras pertinentes e eficientes, uma vez que o pH fetal cai cerca de 0,14 por minuto.

DIAGNÓSTICO

O diagnóstico de distocia de ombro é eminentemente clínico, sendo estabelecido quando há obstrução à passagem dos ombros do feto pelo estreito superior da pelve. A suspeita diagnóstica inicia-se quando, após a expulsão da cabeça fetal, há retração no períneo devido à inversão da tração do ombro fetal, que está impactado, caracterizando, assim, o "sinal de tartaruga".

O diagnóstico é realizado quando a prática rotineira de tração (suave) descendente da cabeça do feto não consegue liberar o ombro anterior, sendo necessárias, portanto, manobras auxiliares.

Distocia de ombro também ocorre quando o nascimento se prolonga, da extração da cabeça ao corpo, por intervalo > 60 segundos após a expulsão da cabeça fetal.

Antever o diagnóstico (empregando os fatores de risco) e manter a equipe preparada podem melhorar os resultados ao nascimento.

MANEJO INTRAPARTO

Após o diagnóstico de distocia de ombro, a equipe deve estar preparada para proceder a uma série de eventos coordenados, rápidos e eficazes que visem à expulsão completa do

Capítulo 33 Extração Fetal Dificultosa e Distocia de Ombros

concepto. Nesse momento, não se deve aplicar força excessiva à cabeça e/ou ao pescoço fetal e/ou manobras intempestivas que aumentem a pressão uterina, uma vez que isso não se mostra eficaz para a desimpactação do ombro fetal, além de causar lesões tanto na mãe como no feto.

Com o objetivo de sequenciar e uniformizar a conduta da equipe que assiste o parto, o uso do mnemônico ALEERTA (em português), utilizado no ALSO (Suporte Avançado da Vida Obstétrica), tem se mostrado uma ferramenta clínica importante que oferece um quadro estruturado, utilizando manobras para manejo da distocia de ombro.

De maneira geral, as manobras objetivam aumentar o tamanho funcional da pelve óssea materna, diminuir o diâmetro biacromial e alterar a relação entre o diâmetro biacromial e o diâmetro anteroposterior da pelve óssea (Figura 33.1):

A – O assistente deve solicitar ajuda e informar a paciente e a equipe (anestesista, enfermagem, obstetras) sobre o diagnóstico e que serão realizados as manobras necessárias. Nesse momento, faz-se mister uma equipe que conheça os protocolos preestabelecidos.

L – Levantar as pernas (manobra de McRoberts).

E – Avaliar a necessidade de episiotomia, que deverá ser considerada somente quando forem necessárias manobras de rotação.

E – Manobras externas (Rubin I e pressão suprapúbica).

R – Remover o braço posterior.

T – Toque (manobras internas).

A – Alterar posição da paciente (manobra de Gaskin).

Manobras (Figura 33.1)

- **Manobra de McRoberts – hiperflexão das coxas sobre o abdome:** para realização dessa manobra devem ser solicitados dois auxiliares, posicionados ao lado de cada perna da paciente, que deverão segurar e, a seguir, flexionar as coxas até o abdome (flexão e abdução), enquanto o terceiro assistente tenta novamente a desobstrução do ombro impactado. Com essa manobra verificam-se alinhamento vertical da pelve com rotação cefálica da sínfise púbica, diminuição da lordose lombar e retificação (achatamento) do promontório, havendo um giro da sínfise púbica sobre o ombro impactado, flexão da coluna fetal e queda do ombro posterior na concavidade do sacro, com aumento da força expulsiva do feto. A utilização da manobra McRoberts possibilita a obtenção de mais de 40% de resolução das distocias de ombro.
- **Manobra de Rubin I – pressão suprapúbica:** nessa manobra, o auxiliar deve colocar a mão sobre a pube da parturiente, aplicando pressão no ombro anterior do feto, com movimento descendente e lateral no ombro fetal. Essa manobra deve ser realizada concomitantemente à tração descendente (Figura 33.2). Nas distocias de ombro, a combinação dessa manobra com a de McRoberts resolve mais de 50% dos casos (Figura 33.3).

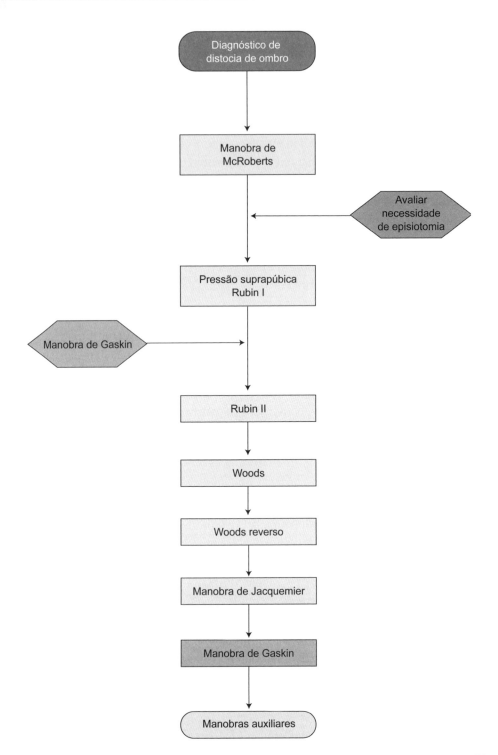

Figura 33.1 Sequência de manobras para resolução de distocia de ombro (tempo para cada manobra: de 30 a 60 segundos).

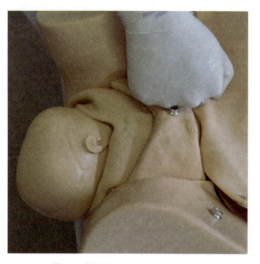

Figura 33.2 Manobra de Rubin I.

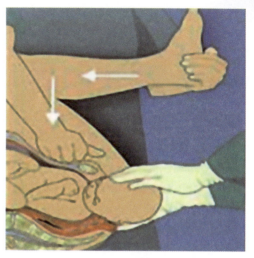

Figura 33.3 Manobras de McRoberts e Rubin I. (Optimizing Protocols in Obstetrics: ACOG, july, 2013.)

- **Manobras internas:** todas as manobras descritas a seguir enfatizam a distocia do ombro anterior, que é a mais frequente:
  - **Manobra de Rubin II – adução/rotação interna do ombro impactado:** após as tentativas de manobras externas, persistindo a distocia, procede-se à manobra de Rubin II: o assistente, ao tocar a parturiente, coloca dois dedos por trás do ombro anterior (no dorso fetal), fazendo pressão em direção ao tórax fetal na tentativa de promover a rotação do ombro anterior (Figura 33.4).
  - **Manobra de Woods ou do parafuso:** caso o assistente não consiga resolver a distocia com as manobras anteriores, pode ser tentada a manobra do parafuso, ou de Woods: mantendo os dedos de uma das mãos na mesma posição da ma-

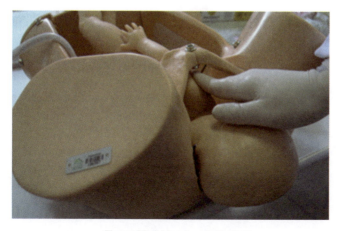

Figura 33.4 Manobra de Rubin II.

nobra de Rubin II, dois dedos da outra mão são colocados pela frente do ombro posterior e aplica-se pressão ascendente suave em direção às costas do feto. Assim, dois dedos ficarão no ombro anterior (no dorso, fazendo pressão para a frente) e os outros dois dedos no ombro posterior (no tórax, fazendo pressão para trás). Nessa manobra, o movimento da cintura escapular, como um parafuso, deverá desobstruir o ombro impactado. Deve-se ressaltar que essa manobra muitas vezes é dificultada pelo espaço limitado da mão do assistente e a realização da tração descendente, que deve ser contínua durante todo o processo rotacional, à semelhança de um parafuso.

- **Manobra de Woods reversa:** em casos de persistência da impactação do ombro fetal, pode-se utilizar a manobra de Woods invertida ou reversa, isto é, o assistente coloca seus dedos por trás do ombro posterior e a tração é feita em direção ao tórax fetal; o feto é rodado na direção oposta. Nessa manobra, o diâmetro biacromial fetal estará no diâmetro oblíquo da pelve materna (Figura 33.5).
- **Manobra de Jacquemier – desprendimento do ombro posterior:** para desprendimento do ombro posterior, o assistente deve localizar o braço posterior do feto (ou seja, aquele cujo ombro não está impactado) e realizar uma gentil tração pelo tórax fetal, delivrando a mão, depois o braço e, consequentemente, o ombro posterior; o movimento se assemelha ao de um saca-rolha, facilitando a extração do ombro anterior e completando o parto. Nessa manobra, deve-se lembrar de não tracionar a mão/braço anterior, pois o ombro está impactado e podem ocorrer inúmeras fraturas.

• **Manobra de Gaskin:** também conhecida como manobra de quatro patas, consiste em rolar a paciente sobre as mãos do assistente e colocá-la de joelhos. Trata-se de uma técnica segura, rápida e eficaz para redução da distocia de ombro. Nessa posição ocorre aumento dos diâmetros pélvicos (conjugada obstétrica) em relação à posição

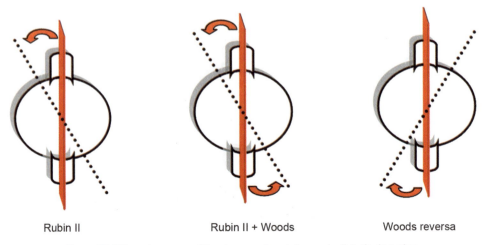

Figura 33.5 Desenho esquemático das manobras internas de distocia de ombro.

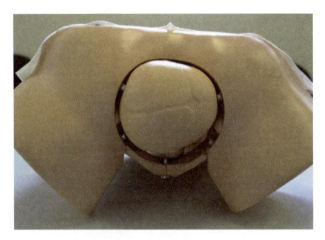

Figura 33.6 Manobra de Gaskin.

dorsal; após a manobra, o assistente deve realizar suave tração no ombro posterior, que não está impactado. Por vezes, a simples mudança de posição, utilizando-se da manobra de Gaskin, é suficiente para resolução da distocia de ombro, antecipando-se as manobras internas (Figura 33.6).

Episiotomia

Estudos recentes não encontraram evidências que apoiem o uso da episiotomia para prevenção e resolução da distocia de ombro. Logo, deve-se avaliar sua necessidade, uma vez que há implicações clínicas e legais para o assistente, mas estudos de qualidade ainda são necessários para avaliar essa questão.

A utilização de protocolos padronizados, sequenciais e hierarquizados das manobras para resolução da distocia de ombro tem demonstrado drástica redução na morbimortalidade neonatal, diminuindo, sobremaneira, os danos fetais e maternos.

Estudos revelam que aqueles que assistem o parto devem lançar mão da manobra que mais provavelmente resultará em um nascimento saúdavel.

Manobras auxiliares

Por vezes, apesar de todos os esforços e do emprego das manobras anteriores, não é possível desobstruir o ombro impactado, podendo ser usadas manobras obstétricas auxiliares, cuja sequência depende da perícia e das condições da equipe assistente:

- **Fratura proposital da clavícula:** na tentativa de reduzir o diâmetro biacromial, faz-se pressão na clavícula fetal (porção média), considerando a fratura no ombro impactado; se necessário, realizar bilateralmente. As fraturas da clavícula geralmente são curadas de imediato e sem sequelas permanentes; entretanto, quando proposital, a fratura é de difícil realização.

- **Relaxamento da musculatura esquelética ou uterina:** a anestesia geral, preferencialmente com halotano, objetiva o relaxamento uterino. Alternativamente, pode-se utilizar nitroglicerina VO ou EV.
- **Manobra de Zavanelli:** esta manobra objetiva fazer a cabeça do feto retornar para dentro da vagina. Coloca-se a cabeça fetal no occipúcio anterior ou posterior, flexionando-a e empurrando-a lentamente para dentro da vagina, mantendo pressão constante. Em seguida, realiza-se imediatamente cesariana para extração fetal.
- **Cirurgia abdominal com histerotomia:** com anestesia geral, realiza-se incisão de histerotomia; então, o cirurgião gira os ombros do feto (como na manobra de Woods ou parafuso), possibilitando a extração vaginal por outro assistente.
- **Tração bidigital do ombro posterior:** com o uso de uma tipoia (apoio), faz-se tração no ombro posterior; após sua liberação, procede-se ao parto.
- **Sinfisiotomia:** consiste na divisão intencional da cartilagem fibrosa da sínfise púbica sob anestesia local. Esse procedimento é de exceção, devendo ser realizado por pessoas com conhecimento e experiência e quando todas os outras manobras falharem.

■ COMPLICAÇÕES

Em partos com distocia, as complicações podem afetar o binômio materno-fetal com diferentes graus de gravidade.

Dentre as possíveis complicações maternas, estão hemorragia pós-parto, lacerações vaginais e anais, rotura uterina e estresse psicológico:

- **Hemorragia pós-parto:** como referido anteriormente, a macrossomia fetal, *per se*, é fator de risco tanto para distocia de ombro como para hemorragia pós-parto.
- **Lacerações vaginais:** com incidência de três a quatro vezes maior em mulheres que apresentaram distocia de ombro, podem ocorrer em diferentes graus; as de terceiro e quarto graus são as mais prevalentes. Incontinência fecal é comum após laceração do esfíncter anal, ocorrendo em 8% a 40% das mulheres.
- **Aspecto emocional:** também deve ser abordado o impacto psicológico nas mães de fetos com distocia de ombro. Por vezes, esse aspecto é sub-reconhecido, tornando-se prudente que os cuidadores de saúde estejam preparados para dar apoio emocional e aconselhamento à mãe e a seus familiares.

No feto, podem ocorrer desde lesões do plexo braquial, fraturas ósseas, hipoxemia fetal e parada cardíaca súbita, até morte neonatal:

- **Lesões do plexo braquial:** as lesões do plexo braquial resultam de alongamento ou avulsão das raízes nervosas que saem da coluna cervical. Podem ser decorrentes de excessiva tração da cabeça fetal para baixo e para o lado na tentativa de desobstruir o ombro impactado. Paralisia do plexo foi relatada em gestantes com fetos com ou sem riscos de distocia do ombro e até mesmo em partos abdominais. Estudos revelam que cerca da metade das lesões de plexo braquial não está relacionada com distocia de ombro. As lesões do plexo braquial em recém-nascidos têm sido tradicionalmente classificadas em quatro grupos, sendo mais comuns (50%) os casos decorrentes de lesão no nível de C5-C6, resultando em paralisia de Erb, ou de Duchenne-Erb, geralmente com bom prognóstico. A incidência de lesão do plexo braquial secundária à distocia de ombro varia amplamente na literatura, de 4% a 40%.

- **Fraturas ósseas:** nas distocias de ombro, vários tipos de fratura podem ocorrer, como claviculares ou de úmero, as quais geralmente se resolvem sem grandes complicações. Essas fraturas ocorrem em cerca de 10,6% dos casos de distocia de ombro.

- **Hipoxemia fetal:** nos casos de distocia de ombro, a privação de oxigênio e glicose para o tecido neural pode ocorrer em duas fases, aguda e tardia, evoluindo ao longo de 72 horas, levando à morte celular e ocasionando danos neurológicos irreversíveis.

Leitura sugerida

Amorim MMR, Duarte AC, Andreucci CB, Knobel R, Takemoto ML. Distocia de ombro: proposta de um novo algorítmo para conduta em partos em posições não supinas. Femina Maio/Junho 2013; 41(3).

Baxley EG, Gobbo, RW. Shoulder dystocia. Am Fam Physician 2004 Apr 1; 69(7):1707-14.

Dajani NK et al. Complications of shoulder dystocia. Seminars in Perinatology 2014; 38(4):201-4.

Gherman RB. Shoulder dystocia: prevention and management. Obstet Gynecol Clin N Am 2005; 32:297-305.

Hansen A et al. Shoulder dystocia: definitions and incidence. Seminars in Perinatology 2014; 38(4):184-8.

Malinowska-Polubiec A et al. Shoulder dystocia in diabetic and non-diabetic pregnancies. Neuro Endocrinol Lett 2014; 35(8):733-40.

Managing shoulder dystocia. Optimizing protocols in obstetrics. ACOG. Series 3. July 2013.

Marques JB, Reynolds A. Distócia de ombros – uma emergência obstétrica. Acta Med Port 2011; 24:613-20.

Mehta SH et al. Shoulder dystocia: risk factors, predictability, and preventability. Seminars in Perinatology 2014; 38(4):189-93.

Mehta SH, Blackwell SC, Chadha R, Sokol RJ. Shoulder dystocia and the next delivery: outcomes and management. J Matern Fetal Neonatal Med 2007 Oct; 20(10):729-33.

Ouzounian JG, Gherman RB, Chauhan S, Battista LR, Lee RH. Recurrent shoulder dystocia: analysis of incidence and risk factors. Am J Perinatol 2012 Aug; 29(7):515-8.

Politti S, D'Emidio L, Cignini P, Giorladino M, Giorladino C. Shoulder dystocia: an evidence-based approach. Journal of Prenatal Medicine 2010; 4(3):35-42.

Sagi-Dain L, Sagi S. The role of episiotomy in prevention and management of shoulder dystocia: a systematic review. Obstet Gynecol Surv 2015 May; 70(5):354-62.

Royal College of Obstetricians and Gynecologists. Shoulder dystocia. Green-top guideline No. 42. 2. ed. March 2012.

Spain JE, Frey HA, Tuuli MG et al. Neonatal morbidity associated with shoulder dystocia maneuvers. Am J Obstet Gynecol 2015; 212:353.e1-5.

Stitely ML et al. Shoulder dystocia: management and documentation. Seminars in Perinatology 2014; 38(4):194-200.

34

Hemorragia Pós-Parto

Liv Braga de Paula
Arlene de Oliveira Fernandes
Érika Milhomem da Silva Mota

■ INTRODUÇÃO

A hemorragia pós-parto (HPP) é condição potencialmente fatal, responsável por 140 mil mortes maternas por ano em todo o mundo, o que corresponde a uma morte materna a cada 4 minutos. Presente em 5% a 6% dos partos, é importante causa de morbimortalidade materna.

Em países desenvolvidos, a Organização Mundial da Saúde (OMS) estima a ocorrência de quatro a 14 óbitos a cada 100 mil nascidos vivos. Vale destacar que a maioria desses óbitos é decorrente de causas obstétricas, evitáveis na quase totalidade dos casos.

De acordo com o DATASUS 2013, no Brasil ocorrem cerca de 64,8 óbitos maternos para cada 100 mil nascidos vivos, e a hemorragia pós-parto corresponde à terceira causa mais comum de óbito materno.

A hemorragia puerperal é definida como perda sanguínea estimada em > 500mL nas primeiras 24 horas após parto vaginal ou > 1.000mL após cesariana. Outra definição aceita consiste na perda de qualquer volume sanguíneo capaz de ocasionar instabilidade hemodinâmica materna.

■ ETIOLOGIA

A hemorragia puerperal pode ser dividida em primária, que ocorre nas primeiras 24 horas do puerpério, e secundária, com início 24 horas após o parto, podendo se estender por até 6 semanas (Quadro 34.1).

Quadro 34.1 Etiologia da hemorragia pós-parto

Hemorragia pós-parto primária
Atonia uterina
Lacerações genitais
Retenção placentária
Distúrbios da coagulação
Rotura uterina
Hemorragia pós-parto secundária
Subinvolução do leito placentário
Restos placentários
Infecção
Distúrbios da coagulação congênitos

Com intuito de facilitar o diagnóstico e a abordagem das hemorragias primárias, a SOGC sugeriu a abordagem dessa condição em base nas causas mais comuns – os "4 Ts" (Quadro 34.2).

Algumas situações possibilitam a identificação de risco aumentado de desenvolvimento de hemorragia puerperal. Entretanto, a maioria dos casos de HPP ocorre em pacientes sem fatores de risco identificáveis.

Como fatores de risco antenatais, podem ser destacados: diagnóstico pré-natal de placenta prévia, multiparidade, pré-eclâmpsia, histórico de HPP em gestação anterior, obesidade, anemia e situações clínicas associadas a sobredistensão uterina, como polidrâmnio, gemelaridade e macrossomia fetal.

Durante o parto, descolamento prematuro de placenta, realização de episiotomia, cesariana de emergência e parto operatório, bem como trabalho de parto com duração > 12 horas ou febre intraparto, podem se associar a aumento do risco de hemorragia.

Podem ser citados como complicações da hemorragia puerperal: anemia aguda, choque hipovolêmico, necessidade de exposição a hemoderivados, coagulopatias, coagulação intravascular disseminada (CIVD), insuficiência renal/hepática, necessidade de intervenção cirúrgica, perda da fertilidade e morte materna. Uma complicação mais rara

Quadro 34.2 Causas de hemorragia puerperal – os "4 Ts"

"T"	Incidência	Causa
Tônus	70%	Anormalidades na contração uterina
Tecido	19%	Retenção de restos placentários
Trajeto	10%	Lacerações do trato genital
Trombina	1%	Deficiência de coagulação

Capítulo 34 Hemorragia Pós-Parto

da HPP é a necrose avascular da hipófise, levando a pan-hipopituitarismo ou síndrome de Sheehan.

Algumas medidas profiláticas estão especialmente indicadas em todas as parturientes, independente da presença ou não de fator de risco para HPP. O manejo ativo do terceiro período do trabalho de parto, além do planejamento do parto nos casos de pacientes com risco aumentado de hemorragia, consiste em conduta essencial.

■ MANEJO ATIVO DO TERCEIRO PERÍODO DO PARTO

Segundo a OMS, uterotônicos devem ser usados de rotina em todos os partos, preferencialmente após desprendimento das espáduas do feto, na dosagem de 10UI por via IM/EV, bem como tração controlada do cordão. Esta medida é capaz de reduzir em 60% o risco de HPP.

A extração placentária deve ser realizada por meio da manobra de Brant-Andrews (mão sobre o abdome materno, pressionando para trás e ligeiramente para cima), a qual promove dequitação espontânea da placenta e, consequentemente, menor perda sanguínea. O clampeamento oportuno do cordão, em 1 a 3 minutos, é recomendado e considerado essencial para a saúde do neonato.

Nos partos do tipo cesariana, a OMS sugere a extração placentária por meio da tração controlada do cordão e uso da ocitocina na dosagem de 5 a 10UI EV.

■ ABORDAGEM À HEMORRAGIA PUERPERAL

Instalado o quadro de hemorragia puerperal, é fundamental uma "resposta medular" automática e protocolar da equipe no momento de crise. A abordagem consiste em comunicação, ressuscitação, monitoração com investigação e tratamento da etiologia. As intervenções devem ser elaboradas de maneira precoce, precisa e sistemática.

O primeiro atendimento da paciente com sangramento grave deve seguir o ABC (A e B – *airway and breathing* [vias aéreas e respiração]: oferecer oxigênio, 10 a 15L/min, através de máscara facial; C – *circulation*), com estimativa da perda volêmica, lembrando que a perda volêmica é o principal déficit a ser corrigido.

Após diagnóstico de choque hipovolêmico, deverão ser instalados dois acessos venosos periféricos calibrosos (cateter de 16 ou 14 *gauge*) para infusão rápida de volume. O volume a ser infundido dependerá da estimativa da perda volêmica inicial. Infunde-se preferencialmente soro fisiológico a 0,9% ou solução de Ringer lactato, aquecidos na proporção de 3:1 (3 litros da solução para cada litro de sangue perdido).

O choque hipovolêmico pode ser classificado com base em avaliação clínica que leve em conta a perda sanguínea e sua repercussão no organismo (Quadro 34.3). A avaliação deve ser cuidadosa, lembrando que a utilização apenas da pressão arterial sistólica (PAS) como indicador de choque pode atrasar o diagnóstico, já que, inicialmente,

Quadro 34.3 Estimativa clínica da perda volêmica e estágio do choque hipovolêmico

Estágio do choque	Perda sanguínea (100mL/kg de peso)	Sinais e sintomas
Leve	< 20%	Sudorese Diminuição da perfusão capilar Extremidades frias FC = > 100bpm FR = 20 a 30irpm PAS = 80 a 100mmHg Débito urinário = 20 a 13mL/h
Moderado	20% a 40%	Confusão mental FC = > 120bpm FR = 30 a 40irpm Hipotensão postural (PAS = 70 a 80mmHg) Oligúria (débito urinário = 5 a 15mL/h)
Grave	> 40%	Letargia Instabilidade hemodinâmica FC = > 140bpm PAS = 50 a 70mmHg FR = > 40irpm Anúria

FC: frequência cardíaca; FR: frequência respiratória; PAS: pressão arterial sistólica.

mecanismos compensatórios podem retardar a queda da PAS até que seja perdido um volume ≥ 30% da volemia.

A elevação dos membros inferiores contribui para a otimização do retorno venoso. Para monitoração da diurese, deve ser introduzida uma sonda vesical de demora, uma vez que a diminuição da diurese é sinal precoce de agravamento do quadro hemodinâmico.

A monitoração da paciente deve ser rigorosa, incluindo a medida da temperatura axilar – um bom indicador de diminuição da perfusão cutânea.

Deve ser coletado material para exames laboratoriais durante a instalação dos acessos venosos periféricos, tendo em vista que, em condições de agravamento do quadro do choque hipovolêmico, muitas vezes é difícil a punção venosa. Os exames de prova cruzada, hemograma, coagulograma e fibrinogênio devem ser solicitados no primeiro momento. Da mesma maneira, deve-se proceder à reserva de hemoderivados tão logo seja possível.

■ TRATAMENTO ESPECÍFICO DE ACORDO COM A CAUSA

Tônus – Atonia uterina

Após rápida avaliação da paciente e determinação da causa da hemorragia, em se tratando de um quadro de atonia uterina, realiza-se inicialmente massagem uterina bimanual, vaginal e abdominal (manobra de Hamilton), que consiste em compressão uterina temporária.

Quadro 34.4 Tratamento medicamentoso da hemorragia pós-parto

Agente	Via de administração	Dose	Contraindicação	Efeitos colaterais
Ocitocina	EV	20 a 40UI (4 a 8 ampolas)		Vasodilatação transitória Hipotensão Intoxicação hídrica
Ergonovina	IM	0,2mg (até 3 ampolas)	Hipertensão Pré-eclâmpsia	Náuseas Vômitos Hipertensão Vasoconstrição periférica
Misoprostol	Retal Oral	600 a 1.000μg	Asma com hipertensão pulmonar	Febre Náuseas Vômitos Diarreia

O tratamento medicamentoso deve ser instituído rapidamente com a administração de agentes uterotônicos, sendo a ocitocina a primeira opção, seguida da metilergonovina e, então, do misoprostol (Quadro 34.4).

Em caso de falha do tratamento medicamentoso e nas pacientes sem condições de submeter-se a cirurgia (hemodinamicamente instáveis), ou ainda nos casos de coagulopatias, o tamponamento uterino com balão intrauterino por 24 a 36 horas pode ser uma boa opção.

Vários tipos de balão têm seu uso relatado na literatura, como balão de Bakri e Sengstaken-Blakemore ou sonda de Foley. O balão intrauterino, ao comprimir o leito uterino sangrante, pode reduzir a necessidade de histerectomia puerperal, mas não a elimina (Figura 34.1). O balão deve ser inserido acima do orifício interno do colo e insuflado com 500mL de soro fisiológico, e a monitoração do sangramento deve ser contínua.

A abordagem cirúrgica está indicada nas pacientes que não respondem ao tratamento clínico.

A ligadura das artérias uterinas, artérias ovarianas e artérias ilíacas internas é uma opção terapêutica. A ligadura dos vasos pélvicos diminui o fluxo sanguíneo para o útero, reduzindo, assim, sua perfusão, o que leva ao controle do sangramento uterino. A embolização arterial seletiva, apesar de indisponível para a maioria dos obstetras atuantes no Brasil, é considerada procedimento seguro e eficaz (Figura 34.2).

Outra abordagem cirúrgica conservadora descrita para controle da hemorragia pós--parto em virtude de atonia uterina consiste na sutura uterina compressiva, descrita por B-Lynch em 1997 (Figura 34.3). Autores como Hayman, Hwu e Kafali também descreveram suas técnicas. Todas têm como objetivo a compressão das paredes uterinas e promoção de hemostasia, com a preservação do útero e da fertilidade da mulher. A mais utilizada é a de B-Lynch, que consiste em sutura uterina com fio absorvível e espesso (categute cromado 1.0 ou Vicryl 1.0).

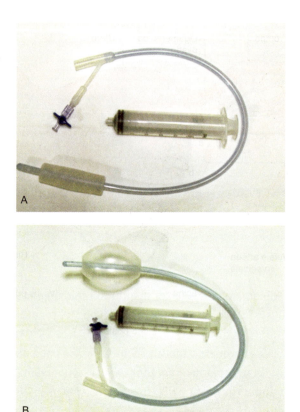

Figura 34.1 Balão de Bakri.

Muitas vezes, no entanto, histerectomia puerperal é necessária como tratamento definitivo. A técnica cirúrgica de escolha é a histerectomia subtotal, que deve ser realizada em caso de falha na utilização dos outros métodos clínicos/cirúrgicos. Não se deve retardar sua realização.

Não se deve ignorar a perda adicional de sangue da paciente submetida à histerectomia puerperal. A circulação uterina está muito aumentada durante a gravidez, e a retirada do órgão pode ocasionar perda adicional de cerca de 1.000mL de sangue em uma paciente já hemodinamicamente comprometida.

Em caso de falha da histerectomia, principalmente em pacientes portadoras de coagulopatias, pode ser necessária a realização do "empacotamento abdominal" (*damage control*). Trata-se de medida de exceção, por meio da qual são colocadas compressas estéreis na cavidade abdominal para tamponamento com reabordagem em um segundo tempo, após a estabilização da paciente.

O uso do fator VII recombinante tem se mostrado promissor nos casos de hemorragia pós-parto complicados por CIVD. O custo extremamente elevado do tratamento ainda é fator limitante em nosso meio.

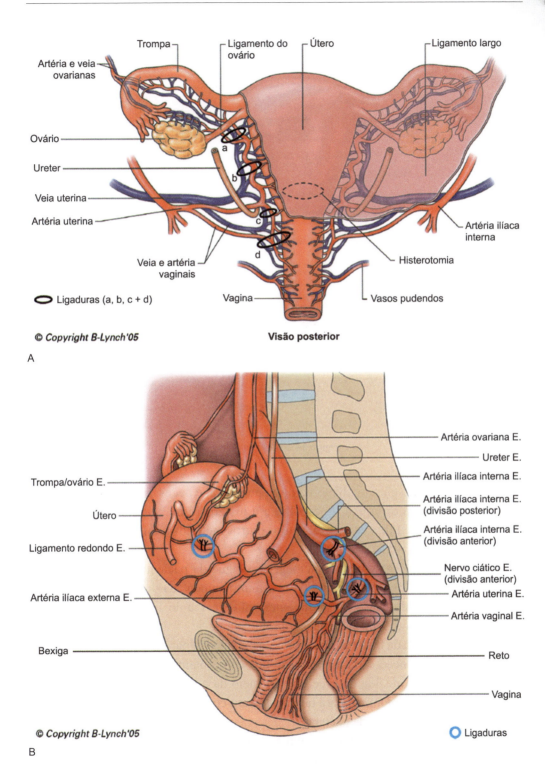

Figura 34.2 Sítios de ligadura da artéria uterina e da artéria vaginal.

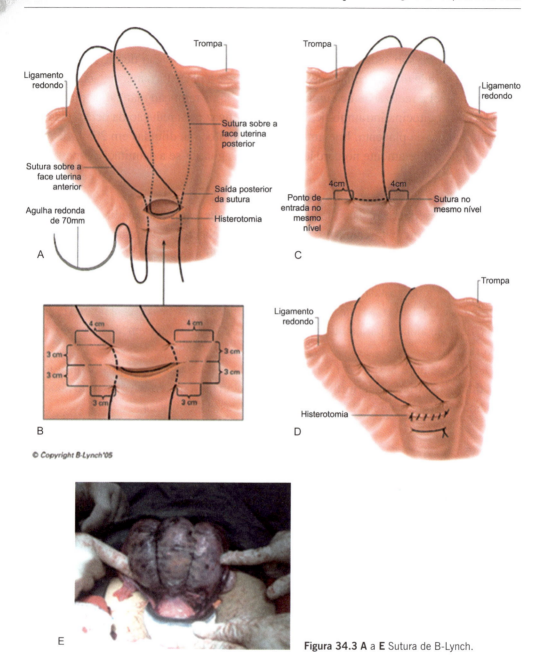

Figura 34.3 A a **E** Sutura de B-Lynch.

Tecido – restos placentários

Em caso de suspeita de retenção de restos placentários, curetagem uterina deve ser sempre realizada. A ultrassonografia pélvica pode ser útil no diagnóstico. Nos casos de acretismo placentário, deve-se avaliar a realização de histerectomia com placenta *in situ* para evitar sangramento ainda maior.

A remoção manual da placenta deve ser realizada sempre sob anestesia por bloqueio epidural ou sob sedação. Identifica-se inicialmente o plano de clivagem entre a placenta e a parede uterina com os dedos, retirando-se a placenta o mais intacta possível. É recomendável a realização de curetagem uterina após remoção manual da placenta.

O uso de ocitocina intraumbilical parece ser eficaz para redução da necessidade de extração manual da placenta. Injetam-se 20UI de ocitocina, diluídas em 20mL de solução fisiológica, diretamente no cordão umbilical e aguarda-se a dequitação espontânea.

Trajeto

Deve-se observar e revisar atentamente o canal de parto para avaliação de lacerações no trajeto, principalmente colo uterino e vagina. Na presença de sangramento ativo, deve-se proceder à sutura das lacerações. Por meio do toque vaginal e retal é possível avaliar a presença de hematoma, que deve ser investigado e, na presença de sangramento ativo, proceder à hemostasia. Deve ser avaliada a necessidade de colocação de dreno.

Nos casos de inversão uterina, procede-se à manobra de Taxe. Após a reversão uterina, deve-se atentar para a utilização de uterotônicos para prevenção de recorrência da inversão.

Deve-se sempre suspeitar de rotura uterina nas pacientes com pós-parto normal submetidas a cesariana anteriormente e que evoluem com quadro de distensão abdominal e choque hipovolêmico. A abordagem desses casos é cirúrgica.

Trombina

A hipótese de coagulopatia deve ser levantada nas pacientes que apresentam sangramento vaginal excessivo associado a plaquetopenia (< 100.000/mm³). Outros fatores que levam a pensar em distúrbios da coagulação são as alterações laboratoriais no coagulograma, como no tempo de protrombina, no tempo de tromboplastina parcial ativado (PTTa) ou no fibrinogênio. A história de uso de anticoagulantes também é importante.

O tratamento deve ser específico para a causa da coagulopatia, com necessidade de transfusão de hemoderivados. Concentrado de hemácias, concentrado de plaquetas, crioprecipitado e fator VII ativado são opções terapêuticas dependentes do diagnóstico.

O tamponamento com balão intrauterino pode ser utilizado como tratamento adjuvante na tentativa de preservação da fertilidade ou mesmo para estabilização da paciente.

Em caso de falha do tratamento conservador, não se deve adiar a realização da histerectomia.

■ HEMOTRANSFUSÃO

Nos casos de HPP, muitas vezes é necessária a utilização de hemoderivados para estabilização hemodinâmica da paciente, principalmente quando o hematócrito se encontra abaixo de 30% a 35%.

Quadro 34.5 Hemotransfusão

Hemoderivado	Volume infundido	Resposta
Concentrado de hemácias	300mL	↑ 3% hematócrito ↑ 1,5g/dL hemoglobina
Plaquetas	40mL (1UI/10kg de peso)	↑ 5.000 a 10.000 plaquetas/mm³
Plasma fresco congelado	200 a 250mL	↑ 10mg/dL fibrinogênio ↑ 2% a 3% fatores de coagulação

A administração de concentrado de hemácias é responsável pela elevação nos índices de hemoglobina e hematócrito. A infusão de plaquetas deve ser feita em casos de coagulopatias de consumo, na dosagem de 1 unidade para cada 10kg de peso. Já o uso de plasma fresco congelado é capaz de aumentar a concentração dos fatores de coagulação, principalmente o fibrinogênio, e está indicado nos casos de elevação do RNI (> 1,5 vez o plasma de controle) ou tempo de protrombina prolongado (> 1,5 vez o normal).

Nos casos de hipofibrinogenemia (fibrinogênio < 50mg/dL), está indicado o uso de crioprecipitado.

É importante ressaltar que as pacientes com necessidade de transfusão maciça de concentrado de hemácias devem receber também plasma fresco congelado e plaquetas, para evitar coagulopatias de consumo. A cada 6 unidades de concentrado de hemácias infundidas, administram-se 4 unidades de plasma fresco concentrado e 1 unidade de plaqueta. Alguns autores propõem a utilização de 4 unidades de plasma fresco concentrado e 1 unidade de plaqueta a cada 4 unidades de concentrado de hemácias administradas (Quadro 34.5).

■ CONSIDERAÇÕES FINAIS

A abordagem à paciente com quadro de hemorragia puerperal deve ser feita prontamente, de maneira rápida e precisa.

A utilização de protocolos para a abordagem à hemorragia obstétrica e o treinamento das equipes de assistência tem sido considerada um dos principais motivos para a diminuição da mortalidade nesses casos.

Leitura sugerida

Alexander JM, Wortman AC. Intrapartum hemorrhage. Obstet Gynecol Clin N Am 2013; 40:15-26.

Belfort MA. Overview of postpartum hemorrhage. Janeiro, 2015. Disponível em: www.uptodate.com

B-Lynch C, Shah H. Conservative surgical management. In: Arulkumaran S et al. A comprehensive textbook hemorrhage. 2. ed, Scotland: Sapiens Publishing, 2012:433-40.

Leduc D, Senikas Vyta, Ladonde AB. Society of Obstetricians and Gynaecologists of Canada. Active management of the third stage of labour: prevention and treatment of postpartum hemorrhage. Journal Obstet Gynaecol Canada, 2009; 31(10):980-93.

RCOG. Prevention and management of postpartum haemorrhage. Greentop guideline, Maio 2009; 52.

Sibai BM. Condutas em emergências obstétricas. 1. ed, Rio de Janeiro: Elsevier, 2013:15-70.

WHO. Recommendations for the prevention and treatment of postpartum haemorrhage. Italy, 2012.

Seção V

APÊNDICES

Apêndice A

Termos de Consentimento Livre e Esclarecido*

■ **TERMO DE CONSENTIMENTO LIVRE E ESCLARECIDO**

Procedimento:
ASSISTÊNCIA AO TRABALHO DE PARTO E PARTO NORMAL (VAGINAL)

É um imperativo ético informar o paciente sobre os procedimentos assistenciais dos quais participará, bem como *considerar as suas escolhas relativas aos procedimentos diagnósticos e terapêuticos,* mantendo-se a autonomia do serviço e do médico para definir modelos assistenciais (desde que cientificamente reconhecidos) em reavaliações sucessivas do quadro clínico e mantendo-se o foco na segurança do paciente e do concepto.

Como também é um imperativo ético obter a autorização do paciente, expressa no Termo de Consentimento Informado, que ora se apresenta para a assistência a ser prestada, após lhe ser apresentado como o profissional que o assistirá realiza o procedimento descrito abaixo. É facultado ao cliente não aceitar o modelo de assistência preconizado, bem como encaminhar-se a outro serviço, excetuando-se situações de emergência, em que a preservação da vida se sobrepõe.

---

* Organizados por Cláudia Lourdes Soares Laranjeira, Sandro Rodrigues Chaves e Carlos Henrique Mascarenhas Silva.

Se você tem um Plano de Parto, consensado junto ao obstetra Doutor. _____, CRM-MG_____, a sua exequibilidade deverá ser discutida antes da assinatura deste Termo de Consentimento Informado, em que fica claro o formato da assistência a ser prestada.

O Plano de Parto apresentado foi considerado: 1 (   ) Exequível 2 (   ) Parcialmente inexequível 3 (   ) Inexequível 4 (   ) Não houve plano de parto apresentado

---

Identificação do representante legal

NOME: .... IDADE: ....

ENDEREÇO:..

TELEFONE: ....

CPF: .... RG: ....

Identificação da paciente (representante legal)

NOME: .... IDADE: ....

ENDEREÇO:..

TELEFONE: ....

CPF: .... RG: ....

Declaro que o médico _____ CRM-MG _____,

informou-me que, tendo em vista o diagnóstico _____ , está indicado o ACOMPANHAMENTO DO TRABALHO DE PARTO E PARTO NORMAL/VAGINAL.

Descrição técnica dos procedimentos

O parto normal consiste em esperar que as contrações do útero levem a criança a nascer.

A. Trabalho de parto

O procedimento será acompanhado e conduzido por médicos obstetras.

Durante todo o período do trabalho de parto e no parto você poderá ser acompanhada do seu parceiro ou outro acompanhante que você escolher, incluindo Doulas. Entende-se, assim, que a Doulas é uma acompanhante, não sendo responsável pela condução ou interferência na condução do trabalho de parto e parto. Você permanecerá no pré--parto, que é o local adequado para acompanhamento do trabalho de parto, mais seguro para mãe e concepto. Permanecer no Quarto PPP é opcional, de acordo com a disponibilidade de acomodação. Caso o trabalho de parto esteja sendo conduzido no Quarto PPP, e seja detectada alguma ameaça à segurança de mãe ou bebê, ou você necessite de anestesia, poderá ser transferida para o pré-parto. Você poderá ingerir líquidos claros,

Apêndice A Termos de Consentimento Livre e Esclarecido

sem resíduos, até a fase avançada do trabalho de parto, ou até o momento de início de anestesia, se for indicada. Durante o trabalho de parto, caso haja comprometimento da vitalidade fetal e a segurança da assistência esteja ameaçada, constatado pela equipe médica, as medidas adequadas para correção de quaisquer anormalidades de contração serão devidamente tomadas e poderá ser indicada cesariana de acordo com os protocolos assistenciais. Você será orientada quanto aos procedimentos a serem realizados. A rotura artificial da bolsa amniótica ou o uso da ocitocina podem ser indicados ao longo da assistência ao trabalho de parto para correção de alterações da contractilidade uterina ou descida do bebê. Os procedimentos a serem realizados serão informados a você e ao(s) seu(s) acompanhante(s), buscando-se o consenso, considerando as manifestações de vontade feitas durante o trabalho de parto ou no Plano de Parto. Parte poderá não ser acatada pela equipe médica, dentro do princípio da autonomia de ambas as partes, pois algumas medidas podem ser imprescindíveis, em um dado momento, para se garantir a devida segurança da mãe e do bebê, e estas terão de ser realizadas pela Equipe Médica.

B. Parto vaginal

A posição para o parto será definida por você e pela equipe médica, de acordo com as condições no momento.

O número de toques vaginais realizado até o nascimento ou no pós-parto imediato é variável, evitando-se a manipulação desnecessária, mas respeitando-se as necessidades técnicas.

O uso do fórceps pode ser necessário para extração do feto, se a descida do bebê não estiver adequada ou se houver suspeita de sofrimento fetal.

Para nascer, às vezes, como a literatura expõe, a episiotomia (corte na região perineal) pode ser usada com indicações médicas bem definidas. Não é possível garantir que episiotomia não será realizada, ficando reservada para as situações em que o desprendimento completo do bebê não ocorrer.

Após o parto, aguarda-se a expulsão da placenta espontaneamente, mas manobras como massagens e limpeza da cavidade uterina com cureta ou com as mãos podem ser realizadas para se evitar sangramento volumoso ou retenção de material placentário. Administra-se ocitocina para auxílio da involução uterina e redução de risco de sangramento, como preconizado pela literatura e estabelecido pelo protocolo da instituição. Durante todo o procedimento os preceitos de campo estéreis deverão ser respeitados para segurança da mãe e por isto a remoção dos campos cirúrgicos pode não ser possível, entretanto entendemos que os mesmos possam ser abaixados para que o bebê seja visto pela mãe, após nascer.

C. Cuidados com o bebê recém-nascido

Após o nascimento, o bebê será assistido por pediatra e as condutas serão realizadas conforme o protocolo padrão de assistência neonatal na sala de parto. Se o mesmo estiver clinicamente bem, você pode receber o bebê em seu colo, de modo que possam estar perto um do outro o mais rápido possível. O bebê pode não ser diretamente entregue à mãe por indicação pediátrica ou obstétrica de acordo com as condições ao nascer. Isto porque o recém-nascido pode precisar de assistência médica imediatamente após o nascimento. Procedimentos como aspiração de secreção ou mecônio das vias aéreas, oferta de oxigênio, ventilação com máscara para ajudar o bebê a respirar e outros, poderão ser necessários e, sendo indicados, devem ser iniciados imediatamente. O recém-nascido em boas condições clínicas será acolhido em alojamento conjunto com os pais, que podem acompanhá-lo em todos os momentos e atendimentos, até a saída do hospital. Idealmente a amamentação deve ser iniciada já durante a primeira hora de vida. Fórmula infantil de leite pode, excepcionalmente, ser utilizada como uma alternativa ao leite materno. Os níveis de vitamina K no recém-nascido só atingem valores adequados com uma semana de vida. A deficiência de vitamina K causa hemorragias cutâneas e do aparelho digestivo, que raramente ocorrem com a administração profilática de vitamina K. Por isso, é consenso universal que os bebês devem receber uma dose da vitamina K logo após o nascimento. Se possível, faremos enquanto o bebê estiver mamando. Se você optar por não permitir a aplicação em seu bebê, deverá assinar termo de consentimento legal responsabilizando-se pelo não uso da medicação. A utilização do nitrato de prata pode ou não ser a rotina da instituição. Existem outras formas para prevenção de Conjuntivite Neonatal (ou Oftalmia Neonatal) bacteriana, conforme lei federal (Decreto-Lei 9713, de 1977, complementado pelo Decreto-Lei 19941, que normatizou a operacionalização do método de Credé). Utilizamos colírio de eritromicina ou solução oftálmica de povidine a 2,5%. Se você optar por não permitir a aplicação, deverá assinar termo de consentimento legal responsabilizando-se pelo não uso.

DESCRIÇÃO DOS INSUCESSOS: O parto pode não se completar devido ao sofrimento da criança, falta de contrações, parada da descida do bebê, ou desproporção entre a criança e a bacia da mãe. Nestes casos, pode ser necessária uma mudança da via do parto para cesariana, situação que vai ser indicada pela equipe médica, baseando-se nos dados clínicos maternos e fetais, com sua informação e de seu(s) acompanhante(s). **DESCRIÇÃO DE COMPLICAÇÕES DO ATO OPERATÓRIO**: Infecção, atonia do útero (dificuldade de se contrair), sangramento, rotura do útero, morte da criança por aspiração de mecônio e rotura de vagina que às vezes atinge o reto ou a bexiga. **DESCRIÇÃO DA ANESTESIA:** Pode ser local, peridural, raquianestesia e/ou anestesia geral (excepcionalmente) de acordo com o Termo de Consentimento anestésico específico. **DESTINO DA PEÇA OPERATÓRIA:** A placenta, o cordão e partes fetais (como algum tumor) poderão ser enviados para o laboratório de anatomia patológica ou patologia clínica.

Recebi adequadamente a explicação de que durante a cirurgia poderá ser modificada a técnica. Assim declaro agora que estou satisfeita com a informação recebida e que compreendo o alcance e os riscos do tratamento. Por tal razão, e nestas condições,

Apêndice A Termos de Consentimento Livre e Esclarecido

consinto que se realize **ASSISTÊNCIA AO TRABALHO DE PARTO E PARTO VAGINAL** proposto. Reservo-me expressamente o direito de revogar, a qualquer momento, meu consentimento antes que o objeto deste desejo se realize, devendo para isso determinar equipe médica que continue a prestar a devida assistência médica ao meu trabalho de parto.

Cidade _____ Data: _____

_____ _____

Médico   Paciente/Representante legal

_____ _____

Testemunha 1   Testemunha 2

REVOGAÇÃO

Revogo o consentimento prestado na data de: .... / .... / .... e não desejo prosseguir com o tratamento, que dou com esta por finalizado.

Local e data: ....

_____ _____

Médico   Paciente ou Representante ou Responsável

418   **Seção V**   Apêndices

■ TERMO DE CONSENTIMENTO LIVRE E ESCLARECIDO

Procedimento:
CESARIANA POR ESCOLHA DA PACIENTE

É um imperativo ético informar o paciente sobre os procedimentos assistenciais dos quais participará, bem como *considerar as suas escolhas relativas aos procedimentos diagnósticos e terapêuticos,* mantendo-se a autonomia do serviço e do médico para definir modelos assistenciais (desde que cientificamente reconhecidos) em reavaliações sucessivas do quadro clínico e mantendo-se o foco na segurança do paciente e do concepto.

Como também é um imperativo ético obter a autorização do paciente, expressa no Termo de Consentimento Informado, que ora se apresenta para a assistência a ser prestada, após lhe ser apresentado como o profissional que o assistirá realiza o procedimento descrito abaixo. É facultado ao cliente não aceitar o modelo de assistência preconizado, bem como encaminhar-se a outro serviço, excetuando-se situações de emergência, em que a preservação da vida se sobrepõe.

Identificação do representante legal

NOME: .... IDADE: ....

ENDEREÇO:..

TELEFONE: ....

CPF: .... RG: ....

Identificação da paciente (representante legal)

NOME: .... IDADE: ....

ENDEREÇO:..

TELEFONE: ....

CPF: .... RG: ....

DECLARO que o médico _____ CRM _____

instituição _____ informou-me que, tendo em vista _____ o diagnóstico de

_____ ser conveniente e indicado, proceder à CESARIANA POR OPÇÃO (em minha pessoa ou na paciente supramencionada).

    Esclareceu-me que:

1. A cesariana é uma intervenção obstétrica na qual se faz a extração fetal por via abdominal.
2. O fato de se interromper a minha gravidez por cesariana é uma opção minha, apesar de ter sido orientada que poderia ser realizada a tentativa de parto vaginal.

Apêndice A Termos de Consentimento Livre e Esclarecido   **419**

3. A cesariana necessita anestesia, que será avaliada pelo Serviço de Anestesia da instituição.

4. A assistência especializada ao recém-nascido também se faz necessária.

   Cuidados com o bebê recém-nascido – Após o nascimento, o bebê será assistido por pediatra e as condutas serão realizadas conforme o protocolo padrão de assistência neonatal na sala de parto. Se o mesmo estiver clinicamente bem, você pode receber o bebê em seu colo, de modo que possam estar perto um do outro o mais rápido possível. O bebê pode não ser diretamente entregue a mãe por indicação pediátrica ou obstétrica de acordo com as condições ao nascer. Isto porque o recém-nascido pode precisar de assistência médica imediatamente após o nascimento. Procedimentos como aspiração de secreção ou mecônio das vias aéreas, oferta de oxigênio, ventilação com máscara para ajudar o bebê a respirar e outros, poderão ser necessários e, sendo indicados, devem ser iniciados imediatamente. O recém-nascido em boas condições clínicas será acolhido em alojamento conjunto com os pais, que podem acompanhá-lo em todos os momentos e atendimentos, até a saída do hospital. Idealmente a amamentação deve ser iniciada já durante a primeira hora de vida. Fórmula infantil de leite pode, excepcionalmente, ser utilizada como uma alternativa ao leite materno. Os níveis de vitamina K no recém-nascido só atingem valores adequados com uma semana de vida. A deficiência de vitamina K causa hemorragias cutâneas e do aparelho digestivo, que raramente ocorrem com a administração profilática de vitamina K. Por isso, é consenso universal que os bebês devem receber uma dose da vitamina K logo após o nascimento. Se possível, faremos enquanto o bebê estiver mamando. Se você optar por não permitir a aplicação em seu bebê, deverá assinar termo de consentimento legal responsabilizando-se pelo não uso da medicação. A utilização do nitrato de prata pode ou não ser a rotina da instituição. Existem outras formas para prevenção de Conjuntivite Neonatal (ou Oftalmia Neonatal) bacteriana, conforme lei federal (Decreto-Lei 9713, de 1977, complementado pelo Decreto-Lei 19941, que normatizou a operacionalização do método de Credé). Utilizamos colírio de eritromicina ou solução oftálmica de povidine a 2,5%. Se você optar por não permitir a aplicação, deverá assinar termo de consentimento legal responsabilizando-se pelo não uso.

5. A cesariana abdominal não está isenta de complicações. De forma excepcional, podem surgir intercorrências e complicações do parto (são elas: hemorragia, atonia uterina, endometrites, transtornos de coagulação e infecções); e outras complicações decorrentes da intervenção cirúrgica (febre, infecção da ferida, seromas, hematomas, afecções urinárias, deiscência e/ou eventração pós-cirúrgica).

6. A frequência das complicações é maior nas mulheres submetidas a parto cesariana que naquelas submetidas a parto vaginal.

7. Como em toda intervenção cirúrgica, existe um risco excepcional de mortalidade derivado do próprio ato cirúrgico ou da situação vital de cada paciente.

8. Se no momento do ato cirúrgico surgir algum imprevisto, a equipe médica poderá variar a técnica cirúrgica programada.

Entendi as explicações que me foram prestadas em linguagem clara e simples, esclarecendo-me todas as dúvidas que me ocorreram.

Assim declaro agora que estou satisfeita com a informação recebida e que compreendo o alcance e os riscos do tratamento. Por tal razão, e nestas condições, consinto que se realize **a interrupção da minha gestação por cesariana por escolha**. Reservo-me expressamente o direito de revogar, a qualquer momento, meu consentimento antes que o objeto deste desejo se realize, devendo para isso determinar equipe médica que continue a prestar a devida assistência médica ao meu trabalho de parto.

Local: _____ Data: _____

_____ _____
Médico   Paciente/Representante legal

_____ _____
Testemunha 1   Testemunha 2

REVOGAÇÃO

Revogo o consentimento prestado na data de: .... / .... / .... e não desejo prosseguir com o tratamento, que dou com esta por finalizado.

Local e data: ....

_____ _____
Médico   Paciente ou Representante ou Responsável

Apêndice A Termos de Consentimento Livre e Esclarecido

■ TERMO DE CONSENTIMENTO LIVRE E ESCLARECIDO
Procedimento: CESARIANA

É um imperativo ético informar o paciente sobre os procedimentos assistenciais dos quais participará, bem como *considerar as suas escolhas relativas aos procedimentos diagnósticos e terapêuticos,* mantendo-se a autonomia do serviço e do médico para definir modelos assistenciais (desde que adequados cientificamente reconhecidos) em reavaliações sucessivas do quadro clínico e mantendo-se o foco na segurança do paciente e do concepto.

Como também é um imperativo ético obter a autorização do paciente, expressa no Termo de Consentimento Informado, que ora se apresenta para a assistência a ser prestada, após lhe ser apresentado como o profissional que o assistirá realiza o procedimento descrito abaixo. É facultado ao cliente não aceitar o modelo de assistência preconizado, bem como encaminhar-se a outro serviço, excetuando-se situações de emergência, em que a preservação da vida se sobrepõe.

Identificação do representante legal

NOME: .... IDADE: ....

ENDEREÇO:...

TELEFONE: ....

CPF: .... RG: ....

Identificação da paciente (representante legal)

NOME: .... IDADE: ....

ENDEREÇO:...

TELEFONE: ....

CPF: .... RG: ....

DECLARO que o médico _____ CRM _____

instituição _____ informou-me que, tendo em vista _____

ser conveniente e indicado proceder à CESARIANA (em minha pessoa ou no paciente supramencionado)

Esclareceu-me que:

1. A cesariana é uma intervenção obstétrica na qual se faz a extração fetal por via abdominal.
2. O fato de se programar uma cesariana se deve às circunstâncias atuais de minha gestação que não permitem um parto por via vaginal, em vista de se presumir um maior risco (aumento do risco de intercorrências e complicações ou até mesmo

morte, tanto para a mãe quanto para o feto). Assim, é a cesariana a alternativa que oferece maior garantia de saúde para meu futuro filho e para mim.

3. A cesariana necessita anestesia, que será avaliada pelo Serviço de Anestesia da instituição.

4. A assistência especializada ao recém-nascido também se faz necessária.

Cuidados com o bebê recém-nascido – Após o nascimento, o bebê será assistido por pediatra e as condutas serão realizadas conforme o protocolo padrão de assistência neonatal na sala de parto. Se o mesmo estiver clinicamente bem, você pode receber o bebê em seu colo, de modo que possam estar perto um do outro o mais rápido possível. O bebê pode não ser diretamente entregue à mãe por indicação pediátrica ou obstétrica de acordo com as condições ao nascer. Isto porque o recém-nascido pode precisar de assistência médica imediatamente após o nascimento. Procedimentos como aspiração de secreção ou mecônio das vias aéreas, oferta de oxigênio, ventilação com máscara para ajudar o bebê a respirar e outros, poderão ser necessários e, sendo indicados, devem ser iniciados imediatamente. O recém-nascido em boas condições clínicas será acolhido em alojamento conjunto com os pais, que podem acompanhá-lo em todos os momentos e atendimentos, até a saída do hospital. Idealmente a amamentação deve ser iniciada já durante a primeira hora de vida. Fórmula infantil de leite pode, excepcionalmente, ser utilizada como uma alternativa ao leite materno. Os níveis de vitamina K no recém-nascido só atingem valores adequados com uma semana de vida. A deficiência de vitamina K causa hemorragias cutâneas e do aparelho digestivo, que raramente ocorrem com a administração profilática de vitamina K. Por isso, é consenso universal que os bebês devem receber uma dose da vitamina K logo após o nascimento. Se possível, faremos enquanto o bebê estiver mamando. Se você optar por não permitir a aplicação em seu bebê, deverá assinar termo de consentimento legal responsabilizando-se pelo não uso da medicação. A utilização do nitrato de prata pode ou não ser a rotina da instituição. Existem outras formas para prevenção de Conjuntivite Neonatal (ou Oftalmia Neonatal) bacteriana, conforme lei federal (Decreto-Lei 9713, de 1977, complementado pelo Decreto-Lei 19941, que normatizou a operacionalização do método de Credé). Utilizamos colírio de eritromicina ou solução oftálmica de povidine a 2,5%. Se você optar por não permitir a aplicação, deverá assinar termo de consentimento legal responsabilizando-se pelo não uso.

5. A cesariana abdominal não está isenta de complicações. De forma excepcional, pode surgir intercorrências e complicações do parto (são elas: hemorragia, atonia uterina, endometrites, transtornos de coagulação e infecções); e outras complicações decorrentes da intervenção cirúrgica (febre, infecção da ferida, seromas, hematomas, afecções urinárias, deiscência e/ou eventração pós-cirúrgica).

6. A frequência das complicações é maior nas mulheres submetidas a parto cesariana que naquelas submetidas a parto vaginal.

Apêndice A Termos de Consentimento Livre e Esclarecido

7. Como em toda intervenção cirúrgica, existe um risco excepcional de mortalidade derivado do próprio ato cirúrgico ou da situação vital de cada paciente.
8. Se no momento do ato cirúrgico surgir algum imprevisto, a equipe médica poderá variar a técnica cirúrgica programada.

Entendi as explicações que me foram prestadas em linguagem clara e simples, esclarecendo-me todas as dúvidas que me ocorreram.

Assim declaro agora que estou satisfeita com a informação recebida e que compreendo o alcance e riscos do tratamento. Por tal razão e nestas condições, consinto que se realize **a interrupção da minha gestação por cesariana.** Reservo-me expressamente o direito de revogar, a qualquer momento, meu consentimento antes que o objeto deste desejo se realize, devendo para isso determinar equipe médica que continue a prestar a devida assistência médica ao meu trabalho de parto.

Local: _____ Data: _____

_____   _____
Médico   Paciente/Representante legal

_____   _____
Testemunha 1   Testemunha 2

REVOGAÇÃO

Revogo o consentimento prestado na data de: .... / .... / .... e não desejo prosseguir com o tratamento, que dou com esta por finalizado.

Local e data: ....

_____   _____
Médico   Paciente ou Representante ou Responsável

■ TERMO DE CONSENTIMENTO LIVRE E ESCLARECIDO
Procedimento: INDUÇÃO DO PARTO

É um imperativo ético informar o paciente sobre os procedimentos assistenciais dos quais participará, bem como *considerar as suas escolhas relativas aos procedimentos diagnósticos e terapêuticos,* mantendo-se a autonomia do serviço e do médico para definir modelos assistenciais (desde que cientificamente reconhecidos) em reavaliações sucessivas do quadro clínico e mantendo-se o foco na segurança do paciente e do concepto.

Como também é um imperativo ético obter a autorização do paciente, expressa no Termo de Consentimento Informado, que ora se apresenta para a assistência a ser prestada, após lhe ser apresentado como o profissional que o assistirá realiza o procedimento descrito abaixo. É facultado ao cliente não aceitar o modelo de assistência preconizado, bem como encaminhar-se a outro serviço, excetuando-se situações de emergência, em que a preservação da vida se sobrepõe.

Identificação do representante legal

NOME: .... IDADE: ....

ENDEREÇO:...

TELEFONE: ....

CPF: .... RG: ....

Identificação da paciente (representante legal)

NOME: .... IDADE: ....

ENDEREÇO:...

TELEFONE: ....

CPF: .... RG: ....

DECLARO que o médico _____ CRM _____

instituição _____ informou-me que, tendo em vista o diagnóstico de

_____ ser conveniente e indicado proceder INDUÇÃO DO PARTO (em

minha pessoa ou na paciente supramencionada).

Esclareceu-me que:

1. A indução do parto consiste em se provocar o término de gestação por indução do trabalho de parto com vigilância da frequência cardíaca fetal.

Apêndice A Termos de Consentimento Livre e Esclarecido

2. O procedimento de indução pode se realizar de diferentes formas, dependendo das características de cada caso, ficando a juízo do médico a indicação e seleção do método empregado, que poderá ser individual ou combinado. Os métodos são:
   a) Rompimento da bolsa amniótica;
   b) Administração intracervical (por via vaginal) de gel de prostaglandinas, que se utiliza para melhorar as condições do colo uterino;
   c) Administração intravenosa de ocitocina por gotejamento. Este pode realizar-se diretamente ou após o emprego dos métodos anteriores;
   d) Administração de prostaglandinas vaginal em doses elevadas, que só se empregam para a indução de fetos mortos.
3. Associadas a qualquer indução se seguem a assistência ao trabalho de parto e o parto vaginal (em anexo estão os consentimentos próprios para estes procedimentos).
4. Apesar de a indução de partos ser amplamente utilizada e seus riscos não serem elevados, não se pode considerar que os diferentes procedimentos não possam condicionar complicações na mãe ou no feto, sendo as mais importantes:
   a) Infecção materna ou fetal, cujo risco aumenta principalmente a partir das 24 horas da rotura da bolsa amniótica;
   b) Aparecimento de um sofrimento fetal agudo, por diminuição do aporte de oxigênio ao feto durante as contrações uterinas, não sendo seu risco maior que aquele do parto não induzido;
   c) Fracasso na indução;
   d) Rotura uterina, complicação infrequente, cujo risco aumenta quando se administra ocitocina ou prostaglandinas ou que supõe um grave risco para a vida da mãe ou do feto;
   e) Prolapso de cordão, complicação rara que pode ocorrer após rotura da bolsa amniótica e que põe em grave perigo a vida fetal, não sendo sua incidência maior que no parto não induzido;
   f) O aparecimento de algumas destas complicações obriga habitualmente a realização de uma cesárea abdominal para salvaguardar a vida da mãe e do filho.

Entendi as explicações que me foram prestadas em linguagem clara e simples, esclarecendo-me todas as dúvidas que me ocorreram.

Assim declaro agora que estou satisfeita com a informação recebida e que compreendo o alcance e os riscos do tratamento. Por tal razão, e nestas condições, consinto que se realize **a interrupção da minha gestação por indução do parto.** Reservo-me expressamente o direito de revogar, a qualquer momento, meu consentimento antes que o objeto deste desejo se realize, devendo para isso determinar equipe médica que continue a prestar a devida assistência médica ao meu trabalho de parto.

Local: _____ Data: _____

_____   _____
Médico   Paciente/Representante legal

_____   _____
Testemunha 1   Testemunha 2

REVOGAÇÃO

Revogo o consentimento prestado na data de: .... / .... / .... e não desejo prosseguir com o tratamento, que dou com esta por finalizado.

Local e data: ....

_____   _____
Médico   Paciente ou Representante ou Responsável

Apêndice A   Termos de Consentimento Livre e Esclarecido

■ TERMO DE CONSENTIMENTO LIVRE E ESCLARECIDO

Procedimento:

CURETAGEM UTERINA OBSTÉTRICA OU ESVAZIAMENTO UTERINO PÓS-ABORTAMENTO

É um imperativo ético informar o paciente sobre os procedimentos assistenciais dos quais participará, bem como *considerar as suas escolhas relativas aos procedimentos diagnósticos e terapêuticos,* mantendo-se a autonomia do serviço e do médico para definir modelos assistenciais, desde que adequados ao caso e cientificamente reconhecidos, em reavaliações sucessivas do quadro clínico e mantendo-se o foco na segurança do paciente e do concepto.

Como também é um imperativo ético obter a autorização do paciente, expressa no Termo de Consentimento Informado, que ora se apresenta para a assistência a ser prestada, após lhe ser apresentado como o profissional que o assistirá realiza o procedimento descrito abaixo. É facultado ao cliente não aceitar o modelo de assistência preconizado, bem como encaminhar-se a outro serviço, excetuando-se situações de emergência, em que a preservação da vida se sobrepõe.

Identificação do representante legal

NOME: .... IDADE: ....

ENDEREÇO:...

TELEFONE: ....

CPF: .... RG: ....

Identificação da paciente (representante legal)

NOME: .... IDADE: ....

ENDEREÇO:...

TELEFONE: ....

CPF: .... RG: ....

DECLARO que o médico _____ CRM _____ na instituição _____ informou-me que, tendo em vista o diagnóstico de _____ é conveniente e indicado proceder a **Curetagem uterina obstétrica ou esvaziamento uterino pós-abortamento** (em minha pessoa ou na paciente supramencionada).

Esclareceu-me que:

1. O principal objetivo da curetagem obstétrica ou esvaziamento da cavidade uterina é limpar a cavidade endometrial de restos ovulares após um abortamento. Às vezes

pode ser necessária uma segunda curetagem para completar esta evacuação, sobre todos os casos de aborto retido ou doenças da placenta.

2. Curetagem obstétrica ou esvaziamento da cavidade uterina necessita anestesia, que será avaliada pelo Serviço de Anestesia.

3. O procedimento só pode ser praticado por via vaginal. A intervenção consiste em dilatar o colo uterino, se o mesmo não estiver aberto, e a seguir extrair restos ovulares com um aspirador manual a vácuo (AMIU), pinças ou curetas (rombas ou cortantes). Em alguns casos, antes do procedimento, é necessário colocar na vagina medicamentos ou laminária para se obter dilatação cervical progressiva e conseguir acesso à cavidade uterina.

4. Todo material obtido será enviado ao laboratório de anatomia patológica para completar o estudo das células e tecidos da placenta e feto.

5. Toda intervenção cirúrgica, seja pela própria técnica cirúrgica, seja pelas condições clínicas de cada paciente, presença ou não de doenças crônicas, traz implícita uma série de complicações comuns e potencialmente sérias, que poderão exigir tratamentos complementares, tanto clínicos como cirúrgicos. Assim como tem que estar claro que há um mínimo de percentual de mortalidade.

6. As complicações da curetagem obstétrica ou esvaziamento da cavidade uterina podem ser:
   a) Infecções com possibilidade de evolução febril (urinárias, endometrites, infecções das tubas uterinas ou até mesmo da cavidade abdominal etc.);
   b) Hemorragias com a possível necessidade de transfusão (durante ou após o procedimento);
   c) Perfuração do útero;
   d) Persistência de restos ovulares.
   Tendo em vista a situação atual, o médico explicou-me que nesta circunstância poderão estar aumentados riscos e complicações, tais como infecção, sangramento vaginal persistente e consequente necessidade de nova intervenção.

7. Se no momento do ato cirúrgico surgir algum imprevisto, a equipe médica poderá variar a técnica cirúrgica programada.

Entendi as explicações que me foram prestadas em linguagem clara e simples, esclarecendo-me todas as dúvidas que me ocorreram.

Assim declaro agora que estou satisfeita com a informação recebida e que compreendo o alcance e os riscos do tratamento. Por tal razão, e nestas condições, consinto que se realize **a curetagem uterina ou esvaziamento uterino pós-abortamento.** Reservo-me expressamente o direito de revogar, a qualquer momento, meu consentimento antes que o objeto deste desejo se realize, devendo para isso determinar equipe médica que continue a prestar a devida assistência médica ao meu trabalho de parto.

Apêndice A   Termos de Consentimento Livre e Esclarecido

Local: _____   Data: _____

_____   _____
Médico   Paciente/Representante legal

_____   _____
Testemunha 1   Testemunha 2

REVOGAÇÃO

Revogo o consentimento prestado na data de: .... / .... / .... e não desejo prosseguir com o tratamento, que dou com esta por finalizado.

Local e data: ....

_____   _____
Médico   Paciente ou Representante ou Responsável

Apêncice B

Partograma

Seção V Apêndices

NOME: .... REGISTRO: ....

Data de início: ..../ ..../ ....

PARTOGRAMA																			De Lee
	10																		
	9																		– AM
	8																		– 3
	7																		– 2
Dilatação (cm)	6																		– 1
	5																		0
	4																		+ 1
	3																		+ 2
	2																		+ 3
	1																		+ 4
Hora real																			Vulva

Hodges: I, II, III, IV

Hora de registro		1	2	3	4	5	6	7	8	9	10	11	12	13	14	15	16
	180																
	160																
F C F																	
	140																
	120																
bpm																	
	100																
	80																
1-19°	X																
20-39°																	
≥ 40°																	
	Bolsa																
	LA																
	Ocitocina																
MEDICAMENTOS FLUIDOS ANESTESIA																	
	Examinador																

OBSERVAÇÕES:

Índice Remissivo

A

Abdome agudo não obstétrico na gravidez, 241-250
Abortamento
  ameaça de, 308
  completo, 309
  definição, 307
  em evolução, 309
  espontâneo, 307
  formas clínicas, 308
  iminente, 308
  incompleto, 309
  inevitável, 308
  infectado, 310
    antibióticos para tratamento, 311
  retido, 309
Acidente vascular encefálico, 195
  abordagem sindrômica, 196
  hemorrágico, 147
  isquêmico, 145
Acidose metabólica fetal, progressão dos fatores que conduzem à, 36
Acolhimento obstétrico
  atribuições de cada membro da equipe, 16
  classificação de risco, 17

Agentes cardiovasculares, 54
Agonistas adrenérgicos, 342
Agulha de Veress, 243
Álcool, 267
  no sangue, níveis de, 231
Alcoolemia, 231
ALEERTA, mnemônico, 393
Algúria, 178
Amadurecimento
  do pulmão fetal, corticoterapia para, 340
  pulmonar fetal no parto prematuro iminente, 371
Amniotomia, vantagens na condução do trabalho de parto com descolamento prematuro da placenta, 332
Analgesia
  de parto, 80
  epidural, 132
Analgésicos, 60
  usados na gravidez, 61
Anemia fisiológica da gravidez, 6
Anestesia
  geral, 77
  para cesariana, 76
Aneurisma cerebral, 147

Anion gap, 161
Antibioticoprofilaxia, 345
Anticoagulação no período periparto, manejo, 122
Anticonvulsivantes para uso na gestação, 59
Antidepressivos tricíclicos, 234
Antifúngicos na gravidez, 63
Anti-inflamatórios, 60
  usados na gravidez, 61
Antimicrobianos, 62
  na gravidez, 63
Antiplaquetários, 98
Apendicite aguda, 244
Apoplexia hipofisária, 147
Apresentação
  composta, 383
  córmica
    diagnóstico, 381
    etiologia, 381
    manejo, 381
  de faces defletidas de terceiro e segundo graus, 382
  pélvica, 377
    cesariana em, 380
    completa, 378
    diagnóstico, 378
    incompleta, 378
Artéria esplênica, rotura de aneurisma de, 249
Asma, 54, 125
  na gravidez, fármacos utilizados para o tratamento da, 55
Aspiração de conteúdo gástrico, 128
Ataque de pânico, 233
Atonia uterina, 404
Atosibano, 344
Atrito pericárdico, ausculta de, 107

B

Balanço hídrico, 9
Balão de Bakri, 405
Benzodiazepínicos, 269
Beta-agonistas de curta duração, 131
Betabloqueadores, 97
β-hCG, 313
Bicarbonato, 165
Bloqueios neuroaxiais, 79
Blues puerperal, 226

Broncoespasmo
  agudo, 126
  das vias aéreas, reversão do, 131

C

"Cacho de uva", aspecto, 318
Cannabis sativa, 273
Cardiotocografia
  contínua, 37
  fetal, 362
  intraparto, 363
    com classificação normal, 38
Cardiotocógrafo, 37
Cefaleias, 135
  sinais e características de alerta nas, 136
Cerclage de McDonald, 293
Cesariana
  anestesia para, 76
  em apresentação pélvica, 380
  programada, 380
Cetoacidose
  alcoólica, 161
  critérios de resolução da, 166
  diabética, 57
    monitoração materno-fetal durante episódio de, 163
    na gestação, 157
Cetonemia, 160
Cetose de inanição, 161
Choque, 52
  hipovolêmico, 403
    classificação, 70
    estágio do, 404
  séptico, 284
Cintilografia de ventilação *versus* perfusão, 117
Cirurgia
  abdominal com histerotomia, 398
  de alta frequência, 291
  EXIT (*ex utero intrapartum treatment*), 79
Cistos tecaluteínicos, 320
CIVD, ver Coagulação intravascular disseminada
Classificação de Manchester, 87
Clavícula, fratura proposital da, 397

Índice Remissivo

Coagulação
  fatores de, 7
  intravascular disseminada, 402
Cocaína, 274
Cocaine bugs, 233
Colecistite aguda, 245
Colecistolitíase, 215, 245
Colestase intra-hepática, 196, 217
Cólica
  biliar, 245
  nefrética, 178
  renal, 178
Colo uterino
  curto, 291
  longo e fechado, 290
Coluna, traumatismo da, 202
Conduplicato corpore, 381
Conização, 291
Consentimento informado, 12
Convulsão, acolhimento obstétrico, 29
Coreia gravídica, 153
Coriocarcinoma, 154
  gestacional, 321
Corticoide antenatal, 371
Corticosteroides sistêmicos, 131
Corticoterapia, 339
  neonatal no parto prematuro iminente, 372
  para amadurecimento do pulmão
    fetal, 340
Crack, 274
Crise
  álgica, 192
    abordagem sindrômica, 193
    analgésicos utilizados para controle
      da, 193
  aplásica, 197
  asmática, 54
  convulsiva, 58
  epiléptica
    classificação internacional das, 140
    condições que podem simular, 142
    única, 140
  falciforme, 192, 9
  hipertensiva, 44, 295
    acompanhamento, fluxograma, 299
  migranosa na urgência em gestantes,
    tratamento, 137

tireotóxica
  escala para avaliação clínica e auxílio
    no diagnóstico da, 172
  na gestação, 167
  tratamento da gestante com, 173
Cuidados intensivos na gestação
  epidemiologia, 85
  manejo da gestante em situações de
    emergência, 90
  relevância, 85
  risco de vida e de óbito,
    identificação, 89
  risco em urgência e emergência,
    classificação, 85
  times de resposta rápida em
    obstetrícia, 88
Culdocentese, 313

D

Damage control, 406
Delirium tremens, 232
Derivados de ergot, 96
Descolamento prematuro da placenta
  avaliação, 331
  cardiotocografia, 330
  complicações periparto do, 327
  conduta, 331, 332
  diagnóstico diferencial, 330
  fatores de risco, 328, 329
  fisiopatologia, 328
  pontos críticos, 331
  quadro clínico, 329
Desmaio/mal-estar geral, acolhimento
  obstétrico, 19
Diabetes mellitus, 177
Disfunção orgânica, mecanismos da, 284
Dissecção aórtica, 104
  pontos-chave, 107
Distocia de ombros
  complicações, 398
  diagnóstico, 392
  fatores de risco, 390
  fatores intraparto, 391
  incidência, 390
  manejo intraparto, 392
  manobras para resolução, sequência
    de, 393

Distúrbio(s)
do movimento, 153
hipertensivos da gravidez, 301
psiquiátricos
condução, 233
definição, 224
diagnóstico, 224
epidemiologia, 223
pontos críticos, 228
relevância, 223
tromboembólicos, 51
Diverticulite de Meckel, 244, 249

Doença(s)
arterial coronariana, 94
cardiovasculares, 93
de Wilson, 220
falciforme, 189
hemograma na, características, 192
hepáticas, 213
hereditárias da aorta torácica, 104
neuromusculares, 152
pulmonares agudas e crônicas, 125
trofoblástica gestacional, 317
gestação após, 324
vascular cerebral, 145
Doppler portátil, 36
Dopplervelocimetria, 314

Dor
abdominal/lombar/contrações uterinas, acolhimento obstétrico, 20
ao urinar, 178
de cabeça/tontura/vertigem, acolhimento obstétrico, 21
escala visual analógica da, 86
lombar na gestação, 204
pélvica, 204
torácica na gestação, causas, 94
pleurítica, 107

E
Eclâmpsia, 295
Ecstasy, 276

Edema
agudo de pulmão, 56
pulmonar, 127
EGB, ver Estreptococo do grupo B
Eletrocardiograma fetal, 362, 363

Eletroconvulsoterapia, 230

Embolia
gasosa, 129
por líquido amniótico, 129
pulmonar, 128
pontos-chave, 104

Emergência(s)
cardiovasculares, 44
endocrinometabólicas, 57
fetais, 361
hipertensiva
crise hipertensiva, 295
exames complementares, 298
interrupção da gravidez, 298
monitoração fetal, 298
pontos críticos, 298
tratamento, 296
na gestante com doença falciforme, 189-197
neurológicas, 58
respiratórias, 54
Empacotamento abdominal, 406
Encefalopatia de Wernicke, 149
"Entrando em sepse", 282
Enxaqueca, 137
Epilepsia, 144
Episiotomia, 397
Equilíbrio hidroeletrolítico, 8
Erythroxylum coca, 274
Escala visual analógica da dor, 86
Esclerose múltipla, 154

Estado
de mal epiléptico, 142
tratamento emergencial, 143
fetal não tranquilizador, 362
hiperosmolar, 57
Estatinas, 97
Esteatose hepática aguda, 218
Estetoscópio de Pinard, 36
Estreptococo beta-hemolítico do grupo B, 369
Estresse hemorrágico, 112
Exame toxicológico de urina, 267
Extração fetal dificultosa, 389

F
Falta de ar/sintomas respiratórios, acolhimento obstétrico, 22

Índice Remissivo

Febre, 195
Febre/sinais de infecção, acolhimento
obstétrico, 23
Feto
com idade gestacional
maior ou igual a 34 semanas e
apresentação cefálica, 373
menor que 34 semanas e apresentação
cefálica, 373
inviável, 381
morto, 381
prematuros em apresentação pélvica, 373
pré-termo, parto pélvico em, 380
viáveis, 381
Fibrinólise, 96
Fisiologia
materna
adaptação do sistema cardiovascular, 5
alterações fisiológicas dos órgãos
genitais durante a gestação, 3
fatores de coagulação, 7
hemácias, 7
leucócitos, 7
modificações sistêmicas, 4
plaquetas, 7
pressão arterial, 6
sistema digestivo, 8
sistema sanguíneo, 6
Flashbacks, 232
Floppy baby, 234
Força de cisalhamento, 104
Fosfato, 165
Fratura(s)
de coluna, fixação convencional, 203
ósseas, 399
por explosão da coluna, fixação
percutânea, 203
proposital da clavícula, 397

G

Gasometria arterial, 130, 160
Gestação (*v. tb.* Gravidez)
alterações fisiológicas dos órgãos genitais
durante a, 3
após doença trofoblástica gestacional, 324
cetoacidose diabética na, 157
crise tireotóxica na, 167

cuidados intensivos na, 85-90
dor lombar na, 204
dor torácica na, 93-110
fármacos usados em emergências na, 43-68
fluxos regionais durante a, 7
hérnia de disco na, 205
situações de emergência que ocorrem
durante a, 43
urgências ortopédicas na, 199-211
valores aceitos como normais para, 5
Gestante(s)
anestesia na, princípios, 73-83
com doença falciforme, emergências na,
189-197
em situações de emergência, atividades
essenciais no manejo da, 90
intoxicações exógenas na, 265-280
traumatismo na, 251-263
Glicemia em gestantes, parâmetros para
avaliação, 86
Gonadotrofina coriônica humana subunidade
beta, 308
Gravidez (*v. tb.* Gestação)
abdome agudo não obstétrico na, 241-250
alterações
hepáticas laboratoriais na, 214
fisiológicas da, 126
fisiológicas hepáticas da, 213
complicações neurológicas na
cefaleia, 135
crise epiléptica única, 140
distúrbios do movimento, 153
doença vascular cerebral, 145
doenças neuromusculares, 152
epilepsia, 144
estado de mal epiléptico, 142
hipertensão intracraniana
idiopática, 139
lesões das raízes e plexos, 151
mononeuropatias, 149
ectópica, 312
tubária, 312
hepatopatias
agudas
não relacionadas com a, 215
relacionadas com a, 216
classificação na, 215

interrupção da, 298
litíase urinária na, 177
pielonefrite na, 181
toxemia da, 217

H

HASTE (*Half-Fourier acquisition single shot turbo spin-echo*), 179
Hemácias, 7
Hemoglobinopatia, diagnóstico através de eletroforese, 191
Hemorragia
  na primeira metade da gravidez
    abortamento, 307
    doença trofoblástica gestacional, 317
    gravidez ectópica, 312
  obstétrica, protocolo de atendimento em casos de, 71
  pós-parto, 398
    etiologia, 401
    hemotransfusão, 409
    manejo ativo do terceiro período ao parto, 403
    tratamento
      específico de acordo com a causa, 404
      medicamentoso, 405
  puerperal
    abordagem da, 403
    causas, 402
  subaracnóidea, 147
Hemoterapia, princípios
  condução, 70
  definição, 69
  diagnóstico, 69
  epidemiologia, 69
  pontos críticos, 69
  relevância, 69
Hemotransfusão, 409
Heparinas, 98
Hepatite(s)
  aguda por herpes simples, 215
  autoimune, 220
  B, 219
  C, 220
  virais
    agudas, 215
    crônicas, 219

Hepatopatias
  agudas
    alterações fisiológicas hepáticas da gravidez, 213
    colecistolitíase, 215
    colestase intra-hepática, 217
    epidemiologia, 213
    esteatose hepática aguda, 218
    hepatites virais crônicas, 219
    hiperêmese gravídica, 216
    não relacionadas com a gravidez, 215
    relacionadas com a gravidez, 216
    síndrome de Budd-Chiari, 216
    toxemia da gravidez, 217
  crônicas com possibilidade de agudização, 220
Hérnia de disco
  columosa em L5S1, 206
  na gestação, 205
Hidralazina, 296
Hidratação venosa, 130
Hiperêmese gravídica, 216
Hiperestimulação uterina, 364
Hiperglicemia, 161
Hipertensão
  crônica, 295
    com pré-eclâmpsia sobreposta, 295
  gestacional, 295
  intracraniana idiopática, 139
Hipertireoidismo
  causas, 167
  materno, 167
Hipoxemia fetal, 399
Hipoxia fetal
  intraparto, fatores de risco associados a, 34
  prevenção, 33
"Horas de ouro", 285

I

Incompetência istmocervical
  diagnóstico, 289
  epidemiologia, 289
  fisiopatologia, 291
  relevância, 289
  tratamento, 292

Índice Remissivo

Inalantes, 272
Índice
de massa, avaliação, 4
de tocólise, 337, 368
Indometacina, 132, 343
Infarto agudo do miocárdio, 47
complicações, 100
condução, 96
definição, 94
diagnóstico, 94
mecanismo, 101
parto, 100
pontos críticos, 95
pontos-chave, 101
tratamento, 96
Infecção
definição, 283
do trato urinário, 181
fatores determinantes, 283
rastreamento de, 160
Inibidor(es)
da síntese de prostaglandinas, 343
seletivos da recaptação da
serotonina, 235
Insuficiência respiratória aguda, 127
insulinoterapia, 158, 164
Intervenção coronariana percutânea, 97
Intoxicação(ões)
aguda por substâncias, 237
alcoólicas
agudas, 268
repetidas, 268
casos de
abordagem, 266
tratamento, 267
exógenas na gestante, 265-280
por álcool, 231
por alucinógenos, 232
por cocaína, 232
por estimulantes, 232
por maconha, 232
Ionograma, 160
Íons, 9
ISS (*Injury Severity Score*), 199

J
Jejum, 73

L
Lacerações vaginais, 398
"Lança-perfume", 272
Laparoscopia, 242, 3114
Laparotomia, 314
Lesão(ões)
das raízes lombares, 151
do plexo
braquial, 398
lombossacro, 151
endotelial, 112
Leucócito, 7
Ligadura da artéria
uterina, 407
vaginal, 407
Litíase urinária na gravidez, 177
Litotripsia extracorpórea por ondas de
choque, 180
Macarossomia, 391
Maconha, 273
Malformação arteriovenosa, 147
Manobra(s)
de Gaskin, 396, 397
de Hamilton, 404
de Jacquemier, 396
de McRoberts, 394
de Rubin I, 394, 395
de Rubin II, 394, 395
de Taxe, 409
de Woods, 394
inversa, 396
de Zavanelli, 398
do parafuso, 394
internas de distocia de ombro, 396
Medicamento(s)
de manutenção durante o parto, 132
para asma aguda na gravidez, 132
que devem ser evitados em pacientes
miastênicos, 153
usados na gestação, segurança dos, 138
"Meio séptico", 282
Membranas
rotura das, 382
rotura prematura de, 351-358
Membros inferiores
duplex scan de, 117
trombose venosa profunda de, 117

Meralgia parestésica, 150
Metabolismo
lipídico, 5
proteico, 5
Metástases
hepáticas, 323
pulmonares, 324
Metotrexato
local, 316
para tratamento primário de gestação
ectópica, 316
sistêmico, 315
Miastenia grave, 152
Microanálise de sangue fetal, 364
Migrânea, 137
Mola
completa, 318
hidatiforme, 317
incompleta, 318
invasora, 320
parcial, 318
Monitoração (monitoramento)
cardiotocográfica, 37
fetal, 298
eletrônico, 131
intraparto, 36,
pontos críticos, 39
mediante ausculta intermitente do
batimento cardíaco, 36
Mononeuropatias, 149
Morbidade grave, 85
critérios para definição, 89
Movimento, distúrbios do, 153
Musculatura
esquelética, relaxamento da, 398
uterina, relaxamento da, 398

N
Náusea e vômitos, acolhimento
obstétrico, 24
Near-miss, 85
Nefrolitíase, 248
Neoplasia trofoblástica
gestacional, 320
de baixo risco, esquemas
quimioterápicos, 323
estadiamento da, 322

Nervo
femoral, 150
fibular comum, 151
obturador, 150
Neuroproteção, 345
Nifedipina, 297, 343
Nitratos, 97
Nitroprussiato de sódio, 46, 297

O
Obesidade materna, 391
Obstrução intestinal, 246
Ocitocina
antagonista da, 344
intraumbilical, 409
Oclusão(ões)
embólica, 146
trombóticas, 146
Ombro posterior, tração bidigital do, 398
Opioides, 278
Osmolalidade plasmática, 161
Overdose, casos de
abordagem, 266
tratamento, 267

Oxigenação, 130
Oxigênio suplementar, 97

P
Pacote de 3 horas, 285
Pancreatite aguda, 247
Parada cardiorrespiratória, 46
Parada/redução de movimentos fetais,
acolhimento obstétrico, 28
Paralisia de Bell, 149
Parto
de emergência em apresentações
anômalas, 377-387
pélvico
em fetos pré-termo, 380
em gestações gemelares, 380
manejo do, 379
por via vaginal, 378
prematuro
danos relacionados com o, estratégias
para minimizar os, 369
definição, 367

Índice Remissivo

iminente
  amadurecimento pulmonar fetal
    no, 371
  intervenções imediatas em caso
    de, 367-375
  neuroproteção fetal, 371
  profilaxia da sepse neonatal
    precoce no, 369
Partograma, 429
Perda
  de líquido via vaginal, acolhimento
    obstétrico, 25
  de sangue via vaginal, acolhimento
    obstétrico, 26
  sanguínea
    avaliação da, 331
    intensidade da, sinais e sintomas, 331
Pericardite, 107
  alterações eletrocardiográficas da, 108
  pontos-chave, 109, 7
Pico pressórico agudo, 296
Pielonefrite na gravidez, 181
Pinça de Winter, 309
Placenta
  descolamento prematuro da, 327-333
  prévia, 381
Plantão médico, 12
Plaquetas, 7
Plexo braquial, lesão do, 399
Pneumonia adquirida na comunidade, 128
Polineuropatia periférica, 151
Polo cefálico, rotação manual do, 383
Posição occipital
  posterior, variedade de, 384
  transversa, 384
Potássio, 164
Pré-eclâmpsia, 295
Pressão arterial, 6
Pessário cervical, 292
Progesterona, 313
Prolapso de uma das extremidades, 383
Prontuário médico, 12
Pseudotumor cerebral, 139
Psicofármacos, 233
Pulmões, angiotomografia computadorizada
  dos, 117
Pulso paradoxal, 127

Q

"Quatro Ts", 402
Queixas urinárias, acolhimento obstétrico, 27

R

Radiação, doses de, 116
Reação distônica aguda, 154
Reanastomose, 315
Resposta
  inflamatória sistêmica, definição, 283
  "medular", 403
Ressecção segmentar, 315
Ressuscitação intrauterina, 351, 365
Restos placentários, 406
Risco em urgência e emergência,
  classificação, 85
Ritodrina, 342
Rotação
  instrumental, 383, 383
  manual do polo cefálico, 383
Rotura
  intraparto das membranas, 382
  prematura das membranas, 382
    conceito, 351
    conduta, 353
    diagnóstico, 351
    exame físico, 352
    manejo, fluxograma, 356
    pontos críticos, 357
    propedêutica complementar, 353
    relevância, 351
Rotura de aneurisma de artéria
  esplênica, 249

S

Salbutamol, 342
Salpingectomia, 315
Salpingostomia, 314
Salpingotomia, 315
Sangramento obstétrico grave, 71
Sangue fetal, microanálise de, 364
Sepse
  definição, 284
  grave, 284
  neonatal
    por EGB, antibioticoprofilaxia
      para, 347

precoce
    antibioticoprofilaxia, definição do uso, 369
    profilaxia no parto prematuro iminente, 369
    regime antibiótico na profilaxia da, 370
  no Brasil, 283
"Sepse inicial", 282
Sequestro esplênico, 194
Shear stress, 104
Sinal(is)
  "de tartaruga", 392
  Vitais em gestantes, parâmetros para avaliação, 86
Síndrome
  da cauda equina, 205
  da encefalopatia posterior reversível, 148
  da vascoconstrição cerebral reversível, 148
  de abstinência de álcool, 231, 238
  de angústia respiratória do recém-nascido, 339
  de Budd-Chiari, 216
  de Ehlers-Danlos, 104
  de Guillain-Barré, 152
  de Marfan, 104
  de Turner, 104
  de Wernicke-Korsakoff, 269
  do túnel do carpo, 149, 206
  HELLP
    condução, 303
    definição, 302
    diagnóstico, 302
    epidemiologia, 301
    pontos críticos, 304
    prevalência, 301
  torácica aguda, 194
    fisiopatologia, 194
Sinfisiotomia, 398
Sistema
  cardiovascular, adaptação do, 5
  digestivo, 8
  respiratório, 10
  sanguíneo, 6
  urinário, 8

Sódio, 161
Sofrimento fetal, 259
Solventes, 272
Status hiperestrogênico, 214
Streptococcus agalactiae, 369
Substância no organismo, tempo para detecção de, 267
Suicídio, risco de, 228
Sulfato de magnésio, 344
  antenatal, 371
  para inibição e neuroproteção fetal/neonatal, 347
  para neuroproteção fetal, 372
Sutura de B-Lynch, 408

T

Tabaco, 271
Taquissistolia, 329
Técnica
  de McDonald, 293
  de Shirodkar, 293
Tenossinovite de De Quervain, 208
Teofilina, 131
Terbutalina, 342
Termos de consentimento livre e esclarecido, 413
Teste
  de fibronectina fetal, 337
  de função pulmonar basal, 130
  de Kleihauer-Betke, 260
Times de resposta rápida em obstetrícia, 88
  descrição dos códigos para acionamento do, 88
Tocodinamômetro, 37
Tocólise, 341
  índice de, 337, 368
Tônus, 404
Toxemia da gravidez, 217
Trabalho de parto prematuro
  abordagem ao, 335-350
  agentes tocolíticos empregados para inibição, 346
  definição, 356
Tração bidigital do ombro posterior, 398
Transdutor Doppler, 37
Transtorno(s)
  afetivo bipolar, 236

ansiosos, 233
de ansiedade, 224
generalizada, 225
de humor, 226
bipolar, 226
de pânico, 225
depressivo
grave, 234, 235
maior, 226
mentais, 223
perinatais, classificação, 224
obsessivo-compulsivo, 225
psicóticos, 227, 239
psiquiátricos perinatais, fatores de risco
para a ocorrência, 229
relacionados com o uso de
substâncias, 227
Traumatismo
cranioencefálico, 252
da coluna, 202
na gestante
condução, 256
definição, 252
diagnóstico, 252
epidemiologia, 251
pontos críticos, 261
relevância, 251
pélvico, 201
Tríade de Virchow, 112
Trombina, 409
Tromboembolismo
pulmonar, 102
venoso
diagnóstico, 114
duplex scan de membros
inferiores, 117
epidemiologia, 111
fatores de risco, 113
relevância, 111
tratamento, 119

Tromboprofilaxia
durante a gestação, 115
pós-parto, 114
Trombose, 96
de seio dural, 148
venosa profunda em gestantes, algoritmo
para diagnóstico, 118
Tumor trofoblástico
do sítio placentário, 321
epitelioide, 321
Turvação visual, 140

U
Ultrassonografia endovaginal, 313
Urgências
endocrinológicas, 157-175
ortopédicas
na gestação
dor lombar, 204
hérnia de disco, 205
síndrome do túnel do carpo, 206
tenossinovite de De Quervain, 208
traumatismo
da coluna, 202
pélvico, 201
urológicas
litíase urinária na gravidez, 177
pielonefrite na gravidez, 181
Urgência e emergência, aspectos éticos,
11-131
Urinálise, 160
Urorressonância, 179

V
Vasa vasorum, 96
Ventilação mecânica, 130

Z
Zumbido, 140